中医古籍整理丛书重刊

证治准绳（四）

疡医证治准绳

明·王肯堂 辑　施仲安 点校

人民卫生出版社

图书在版编目(CIP)数据

证治准绳.4,疡医证治准绳/(明)王肯堂辑;施仲安点校.
—北京:人民卫生出版社,2014
(中医古籍整理丛书重刊)
ISBN 978-7-117-18211-9

Ⅰ.①证… Ⅱ.①王… ②施… Ⅲ.①《证治准绳》②中
医外科学-中国-明代 Ⅳ.①R2-52②R26

中国版本图书馆 CIP 数据核字(2013)第 245593 号

人卫智网	www.ipmph.com	医学教育、学术、考试、健康, 购书智慧智能综合服务平台
人卫官网	www.pmph.com	人卫官方资讯发布平台

证治准绳(四)   疡医证治准绳

辑　　者:明·王肯堂
点　　校:施仲安
出版发行:人民卫生出版社 (中继线 010-59780011)
地　　址:北京市朝阳区潘家园南里 19 号
邮　　编:100021
E - mail:pmph @ pmph.com
购书热线:010-59787592 010-59787584 010-65264830
印　　刷:北京盛通数码印刷有限公司
经　　销:新华书店
开　　本:850×1168 1/32 印张:19
字　　数:511 千字
版　　次:2014 年 4 月第 1 版 2023 年 11 月第 1 版第 7 次印刷
标准书号:ISBN 978-7-117-18211-9
定　　价:58.00 元

打击盗版举报电话:010-59787491 E-mail:WQ @ pmph.com
质量问题联系电话:010-59787234 E-mail:zhiliang @ pmph.com

疡医准绳自序

《周礼·天官·冢宰》之属,有疾医、疡医、内外科之分久矣。疾医中士八人,疡医下士八人,重内轻外自古已然,然未有不精乎内,而能治外者也。疾医之所不能生者,于父母遗体,犹得全而归之,而疡医不然,至于烂筋骨、溃肌肉、见藏府而后终焉。故疾病于人,唯疽疡最惨,而世顾轻之何哉?乃世之疡医明经络,谙方药而不嗜利,唯以活人为心者,千百无一也,其见轻固宜,然不曰并自轻其命耶!余童而习岐黄之术,弱冠而治女弟[1]之乳疡;虞翁之附骨疽,皆起白骨而肉之,未尝有所师受,以为外科易易耳。欲得聪明有志者指授之,使为疡医而竟无有,故集先代名医方论,融以独得而成是编,与世专科书,图人形、刊方药、诧为秘传者,万万不侔,能熟而玩,神而明之,可以名世矣。余既以便差还故山,例得支俸,受之则不安,辞之则立异,乃以付梓人[2],逾期而后竣事,于是诸科分证用药之书略备。夫孰使余窃禄于朝,而又得优游编葺以行于世,岂非圣主之赐也欤。

　　万历三十六年岁在戊申七夕微雨作凉金坛
　　　　　　　王肯堂奢懒轩下书

---

〔1〕女弟:妹妹。《史记·佞幸列传》:"延年女弟善舞"。
〔2〕梓人:指木刻本古书的刻字工人。《考工记·总序》载,木工有
　　七,其一为梓人。

3

疡医准绳卷之一

金坛王肯堂 辑

痈疽之源一

方书叙痈疽之源有五。一,天行时气。二,七情内郁。三,体虚外感。四,身热搏于风冷。五,食炙煿、饮法酒[1]服丹石等热毒。总之不出于三因也。

外因者,运气痈疽有四:一曰[2]火热助心为疮。经云:少阴所至为疮疹。又云:少阴司天,热气下临,肺气上从,甚则疮疡。又云:少阴司天之政,初之气,寒乃始,阳气郁,炎暑将起,中外疮疡。又云:少阳所至为疮疡。又云:少阳司天之政,风热参布,太阴横流,寒乃时至,民病寒中,外发疮疡。初之气候乃太温,其病肤腠中疮。二之气火反郁,其病热郁于上,疮发于中。三之气,炎暑至,民病脓疮。又云:太阳司天之政,初之气,气乃大温,肌腠疮疡,此皆常化,病之浅也。又云:少阴司天,热淫所胜,甚则疮疡。又云:少阴司天,客胜,甚则疮疡。又云:少阴之复,病痱疹、疮疽[3]、痈疽、痤痔。又云:火太过曰赫义,其病疮疽血流。又云:火郁之发,民病疮疡痈肿,此是邪变病之甚也。二曰,寒邪伤心为疮疡。经云:太阳司天之政,三之气,寒气行,民病寒,反热中,痈疽注下。又云:太阳司天,寒淫所胜,血变于中,发为痈疡,病本于心。又

---

〔1〕法酒:合于成法所酿之酒。
〔2〕曰:原脱,据本篇下文"二曰"例补。
〔3〕疽:《素问·至真要大论》作"疡"。

1

云:阳明司天之政,四之气,寒雨降,民病痈肿疮疡是也。三曰,燥邪伤肝为疮疡。经云:木不及曰委和,上商与正商同。其病支发[1],痈肿疮疡,邪伤肝也。又云:阳明司天,燥淫所胜,民病疡疮痤痈,病本于肝是也。四曰,湿邪疮疡。经云:太阴司天,湿气变物,甚则身后痈。又云:太阴之胜,火气内郁,疮疡于中,流散于外是也。此四条,所谓天行时气者也。《素问·脉要精微论》帝曰:诸痈肿、筋挛、骨痛,此皆安生?岐伯曰:此寒气之肿,八风之变也。帝曰:治之奈何?岐伯曰:此四时之病,以其胜治之愈也。《灵枢经·痈疽篇》云:血脉荣卫,周流不休,上应星宿,下应经数。寒邪客于经络之中则血泣,血泣则不通,不通则卫气归之,不得复反,故痈肿。寒气化为热,热胜则腐肉,腐肉则为脓,脓不泻则烂筋,筋烂则伤骨,骨伤则髓消,不当骨空,不得泄泻,血枯空虚,则筋骨肌肉不相荣,经脉败漏,熏于五藏,藏伤故死矣。又《生气通天论》云:劳汗当风,寒薄为皶,郁乃痤。又云:阳气者,开阖不得,寒气从之,乃生大偻;荣气不从,逆于肉理,乃生痈肿。是亦寒邪从劳汗之隙,及阳气开阖不得其理之隙,久客之为痈肿也。所谓体虚外感,及身热搏于风冷者也。治法则《精要》十宣散、五香汤,洁古苍术复煎散等,发表之剂是也。

内因者,陈无择云:痈疽、瘰疬,不问虚实寒热,皆由气郁而成。经云:气宿于经络,与血俱涩而不行,壅结为痈疽。不言热之所作而后成痈者,此乃因喜怒忧思有所郁而成也。治之以远志酒、独胜散,兼以五志相胜之理,如怒胜思之类是也。

不内外因者,经所谓膏粱之变,足生大疔,更[2]如持虚。又东方之域,鱼[3]盐之地,其民食鱼[3]嗜碱,安其处,美其食,鱼[3]热中,碱胜血,故其民黑色疏理,其病为痈疽。又有服丹石、法酒而致者,亦膏粱之类也。李东垣曰:膏粱之变,亦是滋味过度,荣气不从,逆于肉理。荣气者,胃气也。饮食入胃,先输于脾而朝于肺,肺

〔1〕发:《素问·五常政大论》作"废"。
〔2〕更:《素问·生气通天论》作"受"。
〔3〕鱼:原作"委",据《素问·异法方宜论》改。

朝百脉,次及皮毛,先行肠道,下归五藏六腑而气口成寸矣。今富
贵之人,不知其节,法酒、肥羊,杂以厚味,积久大过。其气味俱厚
之物,乃阳中之阳,不能走空窍而先行阳道,乃反行阴道则湿气大
胜,子令母实,火乃大旺。热湿既盛,必来克肾,若不慎房事,损其
真水,水乏则从湿气之化而上行,其疮多出背上及脑,此为大疔之
最重者。若毒气出肺或脾胃之部分,毒之次也。若出于他经,又其
次也。湿热之毒所止处,无不溃烂,故经言膏粱之变,足生大疔。
更[1]如持虚者,如持虚器以更物,则无不更矣。治大疔之法,必当
泻其荣气。以标本言之先受病为本,非苦寒之剂为主为君,不能除
其苦楚疼痛也,如东垣治元好问,丹溪治老妇脑疽,皆因好酒,故以
三黄、大黄、酒制治之,又如排脓散、当归散之类是也。又有尽力房
室,精虚气怠[2]之所致者,亦属不内外因,当以补虚内托为主,亦
忌用五香之药,耗真阴而助邪热。治之之药,如内固黄芪汤、神效
托里散之类也。经云:五藏菀热,痈发六腑。又云:六腑不和,留结
为痈。又云:诸痛痒疮,皆属于心,肺乘肝则为痈,肾移寒于肝,痈
肿少气,脾移寒于肝,痈肿筋挛,此皆藏腑之变,亦属内因者也。

　　东垣曰:生气通天论云:荣气不从,逆于肉理,乃生痈肿。又
云:膏粱之变,足生大疔,受如持虚。阴阳应象论云:地之湿气,感
则害人皮肉筋脉。是言湿气外伤则荣气不行,营卫者,皆营气之所
经营也,营气者胃气也,运气也。荣气为本,本逆不行,为湿气所坏
而为疮疡也。膏粱之变亦是,言厚滋味过度,而使荣气逆行,凝于
经络为疮疡也。此邪不在表亦不在里,唯在其经中道病也。以上
《内经》所说,俱言因营气逆而作也。遍看诸疮疡论中,多言二热
相搏,热化为脓者。有只言热化为脓者,有言湿气生疮,寒化为热
而为脓者,此皆疮疽之源也。宜于所见部分,用引经药;并兼见证
中,分阴证阳证,先泻营气是其本,本逆助火,湿热相合,败坏肌肉
而为脓血者此治次也。宜远取诸物以比之,一岁之中,大热无过

------

〔1〕更:《素问·生气通天论》作"受"。
〔2〕怠:原作"节",据修敬堂本改。

夏,当是时诸物皆不坏烂,坏烂者,交秋湿令大行之际也。近取诸身,热病在身,止显热而不败坏肌肉,此理明矣,标本不得,邪气不服,言一而知百者,可以为上工矣。

痈疽之别二

《灵枢经》云:荣卫稽留于经脉之中,则血泣而不行,不行则卫气从之而不通,壅遏而不得行故热。大热不止,热胜则肉腐,肉腐则为脓。然不能陷肌肤,骨髓不为焦枯,五脏不为伤,故命曰痈。热气淳盛,下陷肌肤,筋髓枯,内连五脏,血气竭,当其痈下,筋骨良肉皆无余,故命曰疽。疽者,上之皮夭以坚,状[1]如牛领之皮。痈者,其皮上薄以泽,此其候也。《鬼遗方》云:痈之痛只在皮肤之上,其发如火焚茅,初如黍米大,三两日如掌面大,五七日如碗面大即易治。如肿冷,发渴、发逆,治之难愈。疽发或如小疖,触则彻心痛,四边微起如橘皮孔,色红赤不全变,脓水不甚出,至七八日疼闷喘急不止。若始发肿高,五七日忽平陷者,此内攻之候也。又云:痈疽有三等,毒气浮浅属腑,毒气沉深属脏,毒气猛烈而行经络,或浅或深无定。五脏六腑皆受五毒,难为调理。唯宜急切于痈发诸处,不问虚实,高肿起盛,光泽疼痛,只在皮肤之上,热急胀满,或有痒疼,别无恶候。初用温药平气,次用排脓发穴。治痈所谓平气者,乃犀角饮之类。其方用犀角、连翘、漏芦、甘草、当归、肉桂皆发表之药也。所谓发穴者,乃棘针之类。用皂角刺为君,甘草、川芎、乳香为佐使,亦托里之药也。然不若洁古、东垣诸方,发表、托里为稳当。疽发诸处不拘大小,惟起在背,广一尺、二尺、三尺,皮厚而紫黑,高肿不常,内疼如锥刺,攻击满闷,应四肢重疼,前心亦痛。余处发犹可,唯虚处及近筋骨处,若脓毒未溃,即伤烂筋骨肉损。为疽者属五脏,毒气深沉,多气伏硬坚实而不宜缓慢。治之须内实五脏外透皮肤,令软匀和即脓透,宜用内托实脏气之药,排脓匀气乃可,不比痈之毒气浮浅也,毋作一类治之。凡一切疮肿,始觉患起高肿,五七日忽平陷

〔1〕状:原作"上",据《甲乙经》卷十一第九下改。

者,此是内攻之候也,急以内托散及内补汤药,补填脏腑令实,最怕透膜,膜穿十无一生矣。娄金善云:痈之邪浅,其稽留壅遏,独在经脉之中而专攻于外,故初发时自表便发热,患处便如碗如盆,高肿而痛,甚者纵欲下陷,缘正气内固不肯受,故或便秘,或发渴、发逆以拒之,是以骨髓终不焦枯,五脏终不伤也。疽之邪深,其稽留壅遏,内连五脏而不专攻于外,故身体或无热,患处或不肿痛,甚者声嘶气脱,眼黑眼小,十指肿黑如墨多死也。治之之法,痈之初发,当以洁古法为主,表者散之,里者下之,火以灸之,药以敷之,脓未成者必消,脓已成者速溃也。疽之初发,当以《鬼遗方》为主,补填脏腑令实,勿令下陷之邪蔓延,外以火灸引邪透出,使有穴归着而不乱,则可转死回生,变凶为吉。今世外科,不分痈疽,一例[1]宣热拔毒,外以五香耗其气,内以大黄竭其血,终不能自悟其药之非,惜哉。《集验》云:痈疽之名虽有二十余证,而其要有二,阴阳而已。发于阳者,为痈为热为实。发于阴者,为疽为冷为虚。故阳发则皮薄、色赤、肿高,多有椒眼数十而痛。阴发则皮厚、色淡、肿硬,状如牛颈之皮而不痛。又有阳中之阴,似热而非热,虽肿而实虚,若赤而不燥,欲痛而无脓,既浮而复消,外盛而肉腐。阴中之阳,似冷而非冷,不肿而实,赤微而燥,有脓而痛,外虽不盛,而内实烦闷。阳中之阴,其人多肥,肉紧而内虚,阴中之阳,其人多瘦,肉缓而内实。而又有阳变而为阴者,草医凉剂之过也。阴变而为阳者,大方热药之骤也。然阳变阴者其证多,犹可返于阳,故多生。阴变为阳者其证少,不能复为阴矣,故多死。然间有生者,此医偶合于法,百中得一耳。观此,则痈与疽,但有阴阳、深浅、内外、虚实之分,而无大小之别。《精要》乃谓二寸至五寸为痈,五寸至一尺为疽者,谬也。

脉　法三

沉实,发热、烦躁,外无焮赤、痛,其邪深在里,宜先疏通,以绝

---

[1]　例:概也。《南史·刘苞传》:"家有旧书,例皆残蠹"。

其源。浮大、数,焮肿在外,当先托里,恐邪入内。脉不沉、不浮,内外证无,知其在经,当和荣卫。脉数,身无热,内有痈脓。脉数,应当发热而反恶寒,若有痛处,当发痈。若数脉不时见,当生恶疮。

浮　肿疡为虚、为风。溃疡为虚,宜补。

洪　肿疡为虚、为热盛,宜宣热、拔毒。年壮形实,宜下。溃疡为邪气盛,服药久不退者难治。

滑　肿疡为热。溃疡,为热、为虚,为邪气未退。

数　肿疡为病进,为热。数而洪者欲脓。溃疡为难愈。数甚者,难治。

散　肿疡为气不收敛。溃疡为痛未退,洪、滑、大、散,难治。

芤　肿疡为血虚。溃疡为虚,为脉病相应。

长　肿疡宜消退之法。溃疡为易愈。谓长则气治也。

牢　肿疡为邪盛,为欲脓。溃疡为邪气不退。

实　肿疡为邪气太盛。溃疡为邪不退,为实。缓、豁大者为虚。

弦　肿疡为痛,为欲脓,弦、洪相搏,外紧内热,为疽发也。溃疡为血虚,为痛。

紧　肿疡浮而紧发热、恶寒,或有痛处,是为痛疽。溃疡主气血,沉涩为痛,为有外寒。

涩　肿疡为气实,为气滞。溃疡为血虚,为病脉相应。

短　肿疡为元气不足。溃疡为大虚,宜补。

微　肿疡为虚。服药渐充者佳。溃疡若微而匀者为虚,为病脉相应。

迟　肿疡为寒为虚。尺迟为血少。溃疡为虚,为气血不能滋荣于疮,为有外寒。

缓　肿疡为可治,大而缓为虚。溃疡缓而涩者愈,以其病脉相应,及胃气充也。

沉　肿疡为邪气深。溃疡为遗毒在内。寸沉为胸有痰。

伏　肿疡为阴中伏阳邪。溃疡为阳伏阴中,为内蚀,为流注、浸淫难治。

虚　肿疡便宜补而内托。溃疡脓既泄,宜大补气血。

弱　肿疡为元气不足,宜内补托里。溃疡为病脉相应,宜补。

结　肿疡为邪气结。溃疡渐匀则愈,不调则危。

促　肿疡为热,为病进。溃疡为热不减,渐进则死,渐退即生。

代　肿疡为气血败坏,元气损伤。溃疡为元气竭绝。

分经络四

人身之有经络,犹地理之有界分。治病不知经络,犹捕贼不知界分,其能无诛伐无过之咎乎。况手足十二经络,有血气多少之分,如手少阳三焦、足[1]少阴肾、太阴脾多气少血,手厥阴心包络、太阳小肠、足太阳膀胱多血少气,手阳明大肠,足阳明胃多气多血,此其大较也。多血少气者易愈,多气少血者难疗,气多之经可行其气,血多之经可破其血,不可执一也。丹溪曰:六阴经六阳经分布周身,有多气少血者,有多血少气者,有多气多血者,不可一概论也。若夫要害处,近虚处,怯薄处,前哲已曾论及,惟分经之言未闻也。何则?诸经惟少阳、厥阴经之生痈疽,理宜预防,以其多气少血也。其血本少,肌肉难长,疮久未合,必成危证。又云:少阳经多气少血与厥阴经同,少阳有相火,尤甚于厥阴经者,其有不思本经少血,遽用驱毒利药,以伐其阴分之血,祸不旋踵矣。请述一二成败之迹,以告来者。予族叔父,平生多虑,质弱神劳,年近五十,忽右髆外侧臁上生结核,身微寒热而易怒,食味颇厚。脉之,俱浮大弦数,而重似涩。予曰:此多虑而忧伤血,时在初秋,勿轻视之,宜急补以防变证,以人参壹斤作膏,下以竹沥。病者吝费,招一外科,以十宣、五香散相间与服。旬日后,一日大风拔木,病者发热,神思不佳。急召予视之,核稍高大,似有脓,于中起一红线,延过肩后,斜走绕背脊,过入右胁下,不痛,觉肩背重而急迫,食有呕意,脉同前但弦多耳。急作人参膏,入芎、术、生姜汁饮之,用人参三斤,疮

---

〔1〕足:原脱,据本篇下文"手厥阴心包络,足太阳膀胱"例补。

溃脓干。又与四物汤,加参术、陈皮、甘草、半夏、生姜,百余贴而安。此等若在春令;虽神仙不治也。幸而在秋金之令,不幸因时下暴风,激起木中相火而致此,自非参膏骤补,何由得免。此正涓子所谓补填藏府之法也。又一人腿外廉生红肿;一人胁下生红肿,皆由庸医误下之而死,详见后条。或曰:太阴经非多血少气者乎,何臀疽之生,初无甚苦,往往间有不救者,吾子其能治之乎?予曰:臀居小腹之后,而又在其下,此阴中之阴也,其道远,其位僻,虽曰多血,气运不到,气既不到,血亦罕来,中年已后,不可生痈,才有痛肿,参之脉证,但见虚弱,便与滋补,血气无亏,可保终吉。若用寻常驱热、拔毒、舒气之药,虚虚之祸,如指诸掌,可不慎欤!东阳李兄,年逾三十,形瘦肤厚,连得忧患,又因作劳,且过于色,忽左腿外廉侧上,发一红肿,其大如栗。一医闻其大腑坚实,与承气汤二贴下之,不效。又一医教与大黄、朱砂、生粉草、麒麟竭,又二三贴,半月后,召予视之。曰:事去矣。又一李兄,四十余,面稍白,神甚劳,勿胁下生一红肿如桃。一人教用补剂,众笑且排,于是以流气饮、十宣散杂进之,旬余后,召予视之。予曰:非惟不与补剂,抑且多得解利,气血俱备难矣,已而果然。此二者皆由不预防本经,少阳少血,遽猛浪用大黄攻里而死之者也。一男子年近六十,形素肥,初夏于左膊外廉侧生一核,方圆二寸余,不甚痛,召予治。诊其脉息,缓大而弱。予曰:此因忧闷而生,当气升散之时,须急与人参膏五六斤。又看作何应。病家召他外科,以十宣散五六贴而疮甚。予曰:此太虚也,勿以轻小视之。病家不信,一外科仍以十宣散进之,又五六贴,疮平陷,出清水而死。此可为因虚而生痈疽者之例。胡经历女,及笄,性急而形实,未许嫁,厚味积毒已深。髀骨中痛者年余,医以气药杂治之,愈而复发。至秋冬令,忽大痛发热,医者方悟髀枢穴上生附骨疽,在外廉侧少阳之分。其厚味性急自若,自首至尾悉是五香汤、十宣散,服至疮溃,犹与五香汤者月余,忽一日恶寒发热膈满,医者不悟升散太多,阴血已绝,孤阳狂越于上,犹恨服五香饮欠多,致膈间有滞,大服以进,一夕喘汗而死。此二者由不预防本经,少阳血少,遽猛浪用十宣、五香表散而死之者也,可不戒哉!刘宗厚曰:以上病例,不系膏粱、丹毒、火热之变,因虚劳气郁所致,止宜补形气,调经脉,其疮当自消散,盖不待汗之、下之而已也。其不详脉证、经络受病之异者,下之先犯病禁、经禁,故致失手如此。丹溪又曰:才得肿痛,参之脉证,但有虚弱,便与滋补,血气无亏,可保终吉。若用寻常驱热、拔毒及气药,虚虚之祸,不旋踵矣。且夫火热为病,亦有微甚,所谓君火、相火是也。疮疡所发,有痈疽疖疬,轻重浅深不同,或止发于一经,或兼二经者,止当求责于一二经,不可干扰余经也,若东垣处方用药是已。矧有兼风、兼湿、兼痰、兼气、兼血、兼阴虚等证者,病本不同,治当求责。前论虽略。比之世俗外科等书,图人形疮样而不分经络者,此则大有径庭矣。

头部　巅足太阳、厥阴、督脉。头角直耳上中,是少阳。中行前直鼻,上巅后直,须中上巅、督脉。第二行足太阳,一寸五分各开两傍,为头第三行。第三行足少阳。

面部　额足少阳、阳明。鼻手阳明、太阳,足阳明,督脉。人中督脉,手、足阳明。唇足阳明。唇内足厥阴。承浆足阳明,任脉。上齿足阳明。下齿手阳明。舌足太阴、少阴。目内眦手足阳明,手足太阳。目锐眦手太阳,手、足少阳。眉至额直鼻而上督脉,直目内眦而上足太阳,直目瞳子而上足少阳,直锐眦而上手、足少阳。颊直目内眦而下足阳明,直目瞳子而下足阳明。颊车足少阳、阳明。耳手足少阳,手太阳。目系手少阴,足太阳。

颈项部　项中间督脉。拔项大筋中足太阳。当完骨下手少阳,项大筋之前,耳之后也。当耳下足少阳。当曲颊下手太阳。曲颊前一寸手阳明。挟喉两旁动脉足太阳、阳明。缺盆中任脉。咽手太阴、少阴、足太阴。喉咙足少阴、阳明。喉咙后足厥阴。

肩　前臁手阳明。后臁手太阳。上臁手、足少阳。

背部　中行督脉。第二行足太阳。第三行足太阳。

膺输部　中行任脉。第二行足少阴。第三行足阳明。第四行足太阴。

腹部　中间行任脉。第二行足少阴。第三行足阳明。第四行足太阴。

腋下　中间手厥阴。前手太阴。后手太阴。

胁部　腋直下髀枢足少阳。

臑部自肩至肘曰臑。前臁手阳明。后臁手太阳。外臁手太阳。内臁手少阴。内前臁手太阴。内后臁手少阴。

臂部 上臁手阳明。下臁手太阴。外臁手少阳。内臁手厥阴。内上臁手太阴。内下臁手少阴。

股胫部 前臁足阳明。后臁足太阳。外臁足少阳。内臁足厥阴。内前臁足太阴。

诸经向导药

太阳经 上羌活,下黄柏。

阳明经 上白芷、升麻,下石膏。

少阳经 上柴胡,下青皮。

太阴经 上桔梗,下白芍药。

厥阴经 上柴胡,下青皮。

手太阴肺 南星 款冬花 升麻 桔梗 山药 檀香 五味子 粳米 阿胶 葱白 麦门冬 杏仁 白茯苓 麻黄 益智 丁香 桑白皮 知母 天门冬 栀子 黄芩 石膏 白豆蔻 砂仁。檀香、豆蔻为使。

足太阴脾 茱萸 草豆蔻 砂仁。人参、益智为使。防风 代赭石 益智 甘草 半夏 赤茯苓 当归 苍术 白术 麻子仁 黄芪 胶饴。

通入手足太阴,肺脾 白芍药酒浸 升麻 芍药 木瓜 玄胡索 藿香 砂仁。

手阳明大肠 升麻 麻子仁 秦艽 薤白 石膏 白芷 肉豆蔻 白石脂 砂仁。白石脂为使。

足阳明胃 丁香 草豆蔻 砂仁 防风 石膏 知母 白术 神曲 葛根 乌药 半夏 升麻 葱白 苍术 白芷。

通入手足阳明 麻黄、酒 连翘 升麻 白术 大黄、酒 葛根 石膏 白芷 檀香。佐以他药。

手少阳三焦 川芎 大黄、酒 柴胡 青皮 白术 黄芪 熟地黄 石膏 细辛 附子 地骨皮。

足少阳胆 半夏 草龙胆 柴胡。

通入手足少阳 青皮 柴胡 川芎 连翘。

手厥阴心包络 牡丹皮 白术 沙参 柴胡 熟地 败酱。

足厥阴肝 草龙胆 山茱萸 阿胶 瞿麦 桃仁 蔓荆子 代赭石 当归

甘草　青皮　羌活　吴茱萸　白术　紫石英。

　　通入手足厥阴　青皮　熟地　柴胡　川芎　皂角　苦茶　桃仁。

　　手太阳小肠　白术　生地黄　赤石脂　羌活　赤茯苓　砂仁。赤石脂为使。

　　足太阳膀胱　滑石　蔓荆子　猪苓　泽泻　桂枝　茵陈　白茯苓　黄柏　羌活　麻黄。

　　通入手足太阳　蔓荆子　防风　羌活　藁本　大黄,酒,黄柏　白术　泽泻　防己　茴香。

　　手少阴心　麻黄　代赭石　桂心　当归　生地　黄连　紫石英　栀子　独活　赤茯苓。

　　足少阴肾　知母　地骨皮　黄柏　阿胶　猪肤　玄参　牡丹皮　败酱　牡蛎　乌药　山茱萸　猪苓　白茯苓　檀香　甘草　益智　天门冬　泽泻　五味子　丁香　独活,或用梢　吴茱萸　砂仁,黄柏　茯苓为使。桔梗或用梢。

　　通入手足少阴　五味子　细辛　熟地　泽泻　地榆　附子　知母　白术。

　　命门　附子　沉香　益智　黄芪。

善　恶五

　　疮疡旧分五善,七恶。动息自宁,饮食知味一善也,便利调匀二善也,脓清、肿消、不臭三善也,神采精明,语声清爽四善也,体气和平五善也。烦躁时嗽,腹痛渴甚,或泄利无度,小便如淋一恶也,脓血大泄,肿焮尤甚,脓色臭败,痛不可近二恶也,喘粗短气,恍忽嗜卧三恶也,目视不正,黑睛紧小,白睛青赤,瞳子上看四恶也,肩背不便,四肢沉重五恶也,饮食不下,服药而呕,食不知味六恶也,声嘶色败,鼻青赤,面目四肢浮肿七恶也。五善见三则瘥,七恶见四则危。薛氏:三善者属腑证,病微邪浅,更能慎起居,节饮食,勿药自愈[1]。恶者乃五脏亏损之证,多因元气虚弱。或因脓水出多,气血亏损。或因汗下失宜,荣卫消铄。或因寒凉克伐,气血不足。或因峻厉之剂,胃气受伤,以致真气虚而邪气实,外似有余而

---

〔1〕愈(yù 庾):四库本作"愈"。

内实不足,法当纯补胃气,多有可生,不可因其恶,遂弃而不治。若大渴发热,或泄泻淋秘者,邪火内淫一恶也,竹叶黄芪汤。气血俱虚,八珍汤加黄芪、麦门、五味、山茱萸。如不应,佐以加减八味丸煎服。脓血既泄,肿痛尤甚,脓色败臭者,胃气虚而火盛二恶也,人参黄芪汤。如不应,用十全大补汤加麦门、五味。目视不正,黑睛紧小,白睛青赤,瞳子上视者,肝肾阴虚而目系急三恶也,六味丸料加炒山栀、麦门、五味。如不应,用八珍汤加炒山栀、麦门、五味。喘粗短气,恍忽嗜卧者,脾肺虚火四恶也,六君加大枣、生姜。如不应,用补中益气汤加麦门、五味。心火刑克肺金,人参平肺散。阴火伤肺,六味丸加五味子煎服。肩背不便,四肢沉重者,脾肾亏损五恶也,补中益气汤加山茱萸、山药、五味。如不应,用十全大补汤加山茱萸、山药、五味。不能下食,服药而呕,食不知味者,胃气虚弱六恶也,六君子汤加木香、砂仁。如不应,急加附子。声嘶色败,唇鼻青赤,面目四肢浮肿者,脾肺俱虚七恶也,补中益气汤加大枣、生姜。如不应,用六君子汤加炮姜。更不应,急加附子或用十全大补汤,加附子、炮姜。腹痛泄泻,咳逆昏愦者,阳气虚,寒气内淫之恶证也,急用托里温中汤。后用六君子汤加附子,或加姜桂温补。此七恶之治法也。此外,更有溃后,发热恶寒作渴。或怔忡惊悸,瘛瘲不宁,牙关紧急。或头目赤痛,自汗盗汗,寒战咬牙,手撒身热,脉洪大按之如无。或身热恶衣,欲投于水,其脉浮大,按之微细,衣厚仍寒,此血气虚极传变之恶证也。若手足逆冷,肚腹疼痛,泄利肠鸣,饮食不入,吃逆呕吐,此阳气虚,寒气所乘之恶证也。若有汗而不恶寒,或无汗而恶寒,口噤足冷,腰背反张,颈项劲强,此血气虚极变痉之恶证也,急用参、芪、归、术、附子救之,间有可生者。大抵虚中见恶证者难治,实证无恶候者易治。宋时齐院令,虽尝纂其状而未具其因,我朝陶节庵,虽各立一方,亦简而未悉,予故补其缺云。

虚　实六

　　夫疮疽脓溃,肿毒浸淫,证候危恶者,须辩虚实。况夫虚者难补,实者易泻,补泻之法,不可轻用,若或少差,利害甚大。然而虚实多端,有疮之虚实,有脏腑虚实,有血气虚实,又有上实下虚,真虚邪实者,不可不辩也。夫肿起坚硬,脓稠者,疮疽之实也。肿下软慢,脓稀者,疮疽之虚也。泻利肠鸣,饮食不入,呕吐无时,手足并冷,脉弱皮寒,小便自利或小便时难,大便滑利,声音不出,精神不爽者,悉脏腑之虚也。大便硬,小便涩,饮食如故,肠满膨胀,胸膈痞闷,肢节疼痛,口苦咽干,烦躁多渴,身热脉大,精神昏塞者,悉脏腑之实也。如脓水清稀,疮口不合,聚肿不赤,肌寒肉冷,自汗色脱者,气血之虚也。肿起色赤,寒热疼痛,皮肤壮热,脓水稠粘,头目昏重者,气血之实也。头疼鼻塞,目赤心惊,咽喉不利,口舌生疮,烦渴饮冷,睡语咬牙者,上实也。精滑不敛,大便自利,腰脚沉重,睡卧而不宁者,下虚也。肩项不便,四肢沉重,目视不正,睛不了了,食不知味,音嘶声败,四肢浮肿者,真气之虚也。肿焮尤甚,痛不可近,积日不溃,寒热往来,大便秘涩,小便如淋,心神烦闷,恍忽不宁者,邪气之实也。又曰:真气夺则虚,邪气盛则实。又曰:诸痛为实,痒为虚也。又曰:诊其脉洪大而数者,实也,微细而软者,虚也。虚则补之,和其气托里也,实则泻之,疏利而自导其气也。《内经》谓:血实则决之,气虚则掣引之。元戎云:若人气血壅盛,荣卫充满,抑遏不行,腐化而为痈者,当泄之以夺盛热之气。若人饮食少思,精神衰弱,荣卫短涩,寒搏而为痈者,当补之以接虚怯之气,此治虚实之大法也。疮疽痛息自宁,饮食知味,脉证俱缓,缓则治本,故可以王道平和之药,徐而治之亦无不愈。若脉实焮肿,烦躁寒热,脉证俱实,非硝黄猛烈之剂不能除,投以王道之剂则非也。若疮疡聚肿不溃,溃而脓水清稀,或泄利肠鸣,饮食不入,呕吐无时,或手足并冷,此脉证俱虚,非大补之药不能平,投以硝黄攻伐之剂亦非也。故治其证者,当辨表里虚实,随宜治之,庶得万全。薛新甫曰:疮疡之作,皆由膏粱厚味,醇酒炙煿,房劳过度,七情郁火,阴虚阳辏,精虚气节,命门火衰不能生土,荣卫虚弱外邪所袭,气血受伤而为患,当审其经络受证,标本缓急以治之。若病急而元气实者,先治其标,病缓而元气虚者,先治其本,或病急而元气又虚者,必先于治本而兼以治标。大要肿高焮痛,脓水稠粘者,元气未损也,治之则易,漫肿微痛,脓水清稀者,元气虚弱也,治之则难,不肿不痛,或漫肿黯黑不溃者,元气虚甚,治之尤难者也。主治之法,若肿高焮痛者,先用仙方活命饮解之,后用托里消毒散,漫肿微痛者,用托里散。如不应,加姜桂。若脓出而反痛,气血虚也,八珍汤。不作脓不腐溃,阳气虚也,四君加归芪、肉桂。不生肌不收敛,脾气虚也,四君加芍药、木香。恶寒憎寒,阳气虚也,十全大补加姜桂。晡热内热,阴血虚也,四物加参术。欲呕作呕,胃气虚也,六君加炮姜。自汗盗汗,五脏虚也,六味丸料加五味子。食少体倦,脾气虚也,补中益气加茯苓、半夏。喘促咳嗽,脾肺虚也,前汤加麦门、五味。欲呕少食,脾胃虚也,人参理中汤。腹痛泄泻,脾胃虚寒也,附子理中汤。小腹痞,足胫瘇[1],脾肾虚也,十全大补汤加山茱、山药、肉桂。泄泻足冷,脾肾虚寒也,前药加桂附。热渴淋秘,肾虚阴火也,加减八味丸。喘嗽淋秘,肺肾虚火也,补中益气汤、加减八味丸。大凡怯弱之人,不必分其肿溃,惟当先补胃气,或疑参芪满中,间有用者,又加发散败毒,所补不偿所损;又有泥于气质素实,或有痰,不服补剂者,多致有误。殊不知疮疡之作,缘阴阳亏损,其脓既泄,气血愈虚,岂有不宜补者哉!故丹溪先生云:但见瘇痛,参之脉证虚弱,便与滋补,气血无亏,可保终吉。又当舍时从证,如肿赤烦躁,发热引冷,便秘作渴,脉洪数实,是为五实,虽在严寒之时,必用大苦寒之剂,泻其阳以救其阴;若脉细皮寒,泻利肠鸣,饮食不入,呕吐无时,手足逆冷,是为五虚,虽在盛暑之时,必用大辛热之剂,散其阴以回其阳。《内经》曰:用寒远寒,用热远热。有假者反之,虽违其时,必从其证,若执泥常法则误矣。

内 消七

痈疽之证,发无定处,欲令内消,于初起红肿结聚之际,施行气

---

〔1〕瘇(zhǒng 肿):指脚肿。

活血解毒消肿之药是也。当审浅深大小，经络处所，形脉虚实，如发于脑背腰项臀腨者，皆太阳经也，宜黄连、羌活。背连胁处，为近少阳，宜柴胡并宜败毒散、仙方活命饮。形实脉实者，宜漏芦汤、内疏黄连汤、追毒丸等疏利之。气虚者参芪为主，血虚者芎归为主，佐以消毒之药，随分野以引经药，行至病所。六经分野上有痈疽，其五经各随本经，标本寒温，气血多少，以行补泻，惟少阳一经，虽曰气多血少，而气血皆不足也，治与气虚血虚同法。凡瓜蒌、射干、穿山甲、金银花、夏枯草、蟾酥、连翘、地丁、鼠粘子、木鳖子之类，为内消之药，仙方活命饮、内消丸、柞木饮子、牛胶饮子、车螯散、返魂丹、消毒饮为内消之方，众皆知之。殊不知补泻虚实，平治寒温，使气血各得其常，则可内消也，其外用紫葛汤淋洗，及用散涂膏贴者，亦使气血和平，而肿热消退也。薛新甫曰：疮疡之证，当察经之传受，病之表里，人之虚实而攻补之。假如肿痛热渴，大便秘结者，邪在内也，疏通之。肿焮作痛，寒热头疼者，邪在表也，发散之。焮肿痛甚者，邪在经络也，和解之。微肿微痛，而不作脓者，气血虚也，补托之。漫肿不痛，或不作脓，或脓成不溃者，气血虚甚也，峻补之。色黯而微肿痛，或脓成不出，或腐肉不溃者，阳气虚寒也，温补之。若泥其未溃，而概用败毒，复损脾胃，不惟肿者不能成脓，而溃者亦难收敛，七恶之证蜂起，多致不救。丹溪先生云：肿疡内外皆壅，宜以托里表散为主，如欲用大黄，宁无孟浪之非。溃疡内外皆虚，宜以托里补接为主，如欲用香散，未免虚虚之失，治者审之。

内　托八

痈疽已成，血气虚者，邪气深者，邪气散漫者，不能突起，亦难溃脓，或破后脓少，或脓清稀，或坚硬不软，或虽得脓，而根脚红肿开大，或毒气不出，疮口不合，聚肿不赤，结核无脓者，皆气血虚，气血既虚，兼以六淫之邪而变生诸证，必用内托，令其毒热出于肌表，则可愈也。凡内托之药，以补药为主，活血祛邪之药佐之，或以芳香之药行其郁滞，或加温热之药御其风寒。大抵托里消毒散、托里散、小托里散、十宣散皆为要药，但用随时加减耳。如冬月并气滞之人，五香连翘汤，虚弱人去大黄。素不宜寒药者，小五香汤。形脉实，脓色稠，不可用补药者，忍冬丸之类。大脓出，败肉去，红肿消，当用黄芪、人参、当归、白术大剂补之，令气血滋茂，新肉易长也。薛新甫，有随证加减用药例，以托里消毒为主，诚内托之良法。今采入各证中，不复赘叙于此。

灸九

《元戎》云：疮疡自外而入者不宜灸，自内而出者宜灸。外入者，托之而不内；内出者，接之而令外。故经云：陷者灸之。灸而不痛，痛而后止其灸。灸而不痛者，先及其溃，所以不痛，而后及良肉，所以痛也。灸而痛，不痛而后止其灸，灸而痛者，先及其未溃，所以痛，而次及将溃，所以不痛也。凡人初觉发背，欲结未结。赤热肿痛，先以湿纸覆其上，立视候之，其纸先干处，即是结痈头也。取大蒜切成片，如当三钱厚薄，安于头上，用大艾炷灸之三壮，即换一蒜片，痛者灸至不痛；不痛灸至痛时方住。最要早觉早灸为上，一日二日，十灸十活，三日四日六七活，五六日三四活，过七日则不可救矣。若有十数头，作一处生者，即用大蒜研成膏，作薄饼铺头上，聚艾于蒜饼上烧之，亦能活也。若背上初发，赤肿一片，中间有一片黄粟米头子，使用独蒜，切去两头，取中间半寸厚薄，正安于疮上，着艾灸十四壮，多至四十九壮。一法云：灸乃开结破硬之法，倘有一点白粒，如粟米起，四围微肿如钱，便当于米粒上，着艾火十四五壮，三日内灸者，只成灸疮而散，三日外者，其肿渐少，宜多灸之，或灸火着处，则结热可伸，灸处先溃，则毒势分减，庶免展开，不致下陷及坏筋骨，伤气血也。所谓灸至不痛者，谓着皮肉未坏处则痛，火至着毒处，则不痛，必令火气至着毒处方止。所谓灸至痛者，谓初着毒处不痛，至好肉则痛，必令火气至好肉方止。畏灸者，或用独蒜瓣，或用豆豉饼，或用椒姜盐，烂捣捏作饼子，如当三钱厚，铺艾灸之，热则易新饼，亦可散也。灸乃从治之意，惟头为诸阳所聚,艾炷宜小而少,若少阳分野,尤不可灸,灸之多至不救,亦有因灸而死者。盖虚甚孤阳将绝,其脉必浮数而大,且鼓精神,必短而昏,无以抵当火气,宜其危也。又《精要》云:脑为诸阳所会,颈项近咽喉,肾俞,皆致命之所,俱不可灼艾。

河间灸刺法谓:凡疮疡,须分经络部分,血气多少,腧穴远近。从背出者,当从太阳五穴选用。至阴在足小指外侧,去爪甲角如韭叶大。通谷在足小指外侧,本节前陷者中。束骨在足小指外侧,本节后陷中。昆仑在足外踝,后跟骨上陷中。委中在腘中央,约纹中动脉。从鬓出者,当从少阳五穴选用。窍阴足小指、次指端,去爪甲如韭叶。夹溪在足小指、次指歧骨间,本节前陷中。临泣在足小指、次指本节后间陷中。阳辅在外踝上四寸,辅骨前绝骨端,如前三分。阳陵泉在膝下一寸,外廉陷中。后髭出者,当从阳明五穴选用。厉兑在足大指、次指,去爪甲如韭叶。内庭在足大指、次指外间陷中。陷谷在足大指、次指间,本节后陷中。冲阳在足跗上五寸,骨间动脉,去陷骨三寸。解谷在冲阳后一寸五分,腕上陷中。从脑出者,则唯绝骨一穴,在外踝上三寸,动脉中。详见痈疽灸经。

骑竹马灸法:治一切疮疡,无有不愈。令病人以肘凭几,竖臂腕要直,用篾一条,自臂腕中曲处横纹,男左女右,贴肉量起,直至中指尖尽处,截断为则,不量指甲。却用竹杠一条,令病人脱衣,正身骑定,前后用两人扛起,令病者脚不着地,又令二人扶之勿令伛偻,却将前所量臂篾,从竹杠坐处,尾骶骨尽处,直贴脊背,量至篾尽处为则,用墨笔点定,此只是取中,非灸穴也。却用薄篾作则子,量病人中指节,相去两横纹为则,男左女右,截为一则,就前所点记处,两边各量一则尽处,即是灸穴。两穴各灸五七壮,疽发于左,则灸右,疽发于右,则灸左,甚则左右皆灸。盖此二穴,心脉所过之处,凡痈疽皆心火留滞之毒,灸此,则心火流通而毒散矣,起死回生之功,屡试屡验。

刘宗厚曰:此谓痈疽初发,宜灸之也。然诸疮患久成痛[1]者,常有脓水不绝,其脓不臭,内无歹肉,尤宜用附子,浸透、切作大片,

---

[1] 痛:四库本、修敬堂本同,集成本作"漏"义长。

厚三二分,于疮上着艾灸之,仍服内托之药,隔三二日再灸之,不五七次,自然肌肉长满矣。至有脓水恶物,渐溃根深者,郭氏治用白面、硫黄、大蒜三物,一处捣烂,看疮大小,捻作饼子,厚约三分于疮上,用艾炷灸二十一粒,一灸一易,后隔四五日,方用翠霞锭子,并信效锭子,互换用之,纴入疮内,歹肉尽去,好肉长平,然后贴收敛之药,内服应病之剂,调理即瘥矣。盖不止宜灸于疮之始发也,大抵始发宜灸,要汗下补养之药对证,至灸冷疮,亦须内托之药切当,设反逆,不唯不愈,恐致转生他病之患也。

针　烙十

凡用针烙,先察痈疽之浅深,及脓未成已成,高阜而软者,发于血脉,肿平而坚者,发于筋脉,皮色不相辨者,发于骨髓。高阜而浅者,用铍针开之。疽始生白粒,便可消退,渐长如蜂窠者,寻初起白粒上烙,及四围烙四五处,如牛项之皮者,疽顶平而浅者,皆宜用火针烙之。其针用圆针,如箸、如纬铤大,头圆平,长六七寸,一样二枚,蘸香油于炭火中烧红,于疮头近下烙之,宜斜入,向软处一烙,不透再烙,必得脓也。疮口烙者,名曰熟疮,脓水常流下,不假按抑,用纴药使疮口不合,旧用纸捻,及新取牛膝根,如疮口大小,略刮去皮,一头系线纴之。不如用翠青、搜脓等锭子,临用以糯米饭,和成软条子,看浅深纴之,外用拔毒膏贴之。疮毒未成,烙之可散,溃而未破,针之可消,但要用得其宜耳。若当用针烙而不用,则毒无从而泄脓,瘀蚀其膏膜,烂筋坏骨,难乎免矣。若毒深针浅,脓不得出,毒浅烙深,损伤良肉,不当其所,他处作头,此皆不能愈疾,反增痛耳。或瘰疬溃久不愈,漏疮经年,或通或闭,痈疽疮口不收,皆因冷滞不能收敛,亦宜疮口内外,四畔烙之。痈疽正发,及脓见后红肿焮开,用铁针烧赤,四围刺之,则红肿随缩矣。薛新甫曰:毒气已成者,宜用托里以速其脓,脓成者,当验其生熟、深浅而针之,脓生而用针,气血既泄,脓反难成;若脓熟而不针,腐溃益深,疮口难敛。若疮深而针浅,内脓不出,外血反泄;若疮浅而针深,内脓虽出,良肉受伤。若元气虚弱,必先补而后针,其脓一出诸证自退;若脓出而反痛,或烦躁呕逆,皆由胃气亏损,宜急补之。若背疮热毒炽盛,中央肉黯,内用托里壮其脾胃,外用乌金膏,涂于黯处,其赤处渐高,黯处渐低,至六七日间,赤黯分界,自有裂纹如刀划,然黯肉渐溃矣。当用铍针、利剪,徐徐去之,须使不知疼痛,不见鲜血为妙,虽有裂纹,脓未流利,及脓水虽出而仍痛者,皆未通于内,并用针于纹中引之。患于背胛之间,肉腐脓出,肿痛仍作,此内有毒筋间隔,脓未通耳,尤宜引之。若元气虚弱,误服克伐,患处不痛,或肉将死,急温补脾胃,亦有生者,后须纯补之药,庶可收敛,若妄用刀针,去肉出血,则气无所依附,气血愈虚,元气愈伤矣,何以生肌收敛乎。又曰:针灸之法,有太乙、人神,周身血忌,逐年尻神,逐日入神,而其穴有禁针、禁灸之论,犯之者其病难瘥,理固然也。但疮疡气血已伤,肌肉已坏,宜迎而夺之,顺而取之,非平人针灸之比,何忌之有?《外科精义》云:疮疡之证,毒气无从而解,脓瘀无从而泄,反攻于内,内既消败,欲望其生,岂可得乎。危恶之发于致命之所,祸在反掌,腹痛、囊痛,二便不通,胸腹胀闷,唇疔、喉痹、咽喉肿塞,其祸尤速,患者审之。蜞针法:治痈疽初作,先以笔管一个,入蚂蜞[1]一条,以管口对疮头,使蜞吮疮脓血,其毒即散,如疮大须换三四条,若吮正穴,蜞必死矣,累试累效。若血不止,以藕节上泥涂之。若疮头未明,以井边泥涂上,先干处即是。按此法,可施于血实毒浅之证,若积毒在脏腑者,徒竭其血于外无益也。一人脑后患疮,焮发肿盛,用此而愈。一小儿赤疹,取七八大蜞吮其血,疹消三日,大热而死。

砭镰十一

《素问》云:血实宜决之。扁鹊云:病在血脉者,治之以砭石,

---

〔1〕蚂蜞:为水蛭之异名。见《新修本草》卷十六,虫部。

但见肿起，赤色游走不定，状如丹瘤，先以生油涂赤上，以镰镰之，决泄其毒，不可太深，《内经》谓，刺皮无伤肉。其法虽治疮疽，不可轻用也。

敷贴十二

疮肿初生，似有头而未起，即当贴温热药，引出其热毒，火就燥之义也。若疮肿初生，即高起四畔焮赤，宜捣生寒药贴熁，折伏其热势，驱逐其邪恶，扑火之义也。大抵敷贴之法，欲消散肿毒，疏通血脉，寒热错综，皆期于不成脓也。凡肿皮厚者，以软帛或绵纸，涂药贴熁之，待其药干方换。肿皮薄者，用疏纱或薄纸，涂药贴熁之，其药未干即当换之，至脓溃之后，即贴温肌生肉膏药，要在逐臭腐，排恶汁，取死肌，生良肉，全藉温热膏剂之力也，切勿用寒凉药水调贴，令血滞而难瘥，盖血脉喜温而恶寒故也。《集验》云：痈疽无头起者，用神矛膏、灵龟膏、拔毒膏、正铁箍散贴，即令消退。溃脓者，用灵龟膏贴之，或用追毒膏去脓，或用筒子收脓。有头疽疮，每于洗后，视赤晕阔狭，用凉水调大铁箍散成膏，隆冬用温水调如人肉温贴之。肿赤盛，用生地黄自然汁，调贴。围贴之法，从四畔红晕处围贴，用皮纸掩上疮，有旋生白粒，散漫如米、如豆者，用银箆尾拨去疮眼，用老皮散敷之，再换新药傅上。凡热多，则赤焮肿散，热甚则紫黑，外寒郁之亦紫，血虚兼寒则青白，大铁箍散、正铁箍散乃常用之药。或因风寒热及秽气厌触等证，四时寒热不同，又宜从权设法，热者宜三黄散，热甚宜三消散，风者加羌活、防风。风气滞者加木香，寒郁加桂，秽气触者宜加香药熏之。肿处脆嫩者，去白芨。去贴药时，看毛下窍中当有汗珠，此则血脉疏通，热毒消散，赤晕渐缩，脓溃痛止，变逆为顺，皮毛润活，要作良肉，但疽顶有些少腐开，不用刀剪。如药下不生汗珠，腐败必阔、必多也。脓后围贴，则收散漫遗毒，尽随脓出，疮口贴拔毒膏药。如脓出不顺，用追毒膏，恶肉不去，用金宝膏,败肉去后,围贴则气血活,新肉易长,疮口用长肉膏。敷贴之药,与淋洗药,并行同功。郭氏法:如是有头疮疽,就便用朱砂备急膏一丸,如黄豆大,安于疮头上,却用软粘膏药盖护之,其疮必破。如疮晕紫黑色,外用宣毒散,周围敷住毒气。如疮晕赤红色,用水澄膏敷之,次日用坚峻碧云锭子,开了疮口,次用紧缓碧霞锭子,去其歹肉,稍净,却用缓慢碧玉锭子生肌,总名青金锭子。不拘日数直待歹肉去净,单用膏药贴之,候脓水尽、肌肉平,方许贴生好肌敛口之药。若依此法,免教人受刀剪、针烙之苦。如是无头痛肿,待脓成,用针刺破,方依法收功也。

淋洗_{十三}

　　古人论疮肿初生,经一二日不退,即须用汤水淋射之。其在四肢者,濡渍之。其在腰腹及背者,淋射之。其在下部委曲者,淹渍[1]之。无非疏导腠理,通调血脉,使无凝滞也。《集验》云:淋洗之法,每用药二两,水三升,煎取一升半,去渣,以净帛或新绵蘸之,乘热淹其患处,渐觉喜淹,仍淋浴之,稍冷则急令再换,慎勿冷用。肿疡宜紫葛汤,一日五七次洗之,每洗后拭干,视疮顶上有白粒如米大者,以五灰膏点破之,疮眼敷老皮散,次用水调大铁箍散,围贴四边红肿处,用正铁箍散水调贴疮口,再洗则先去旧药,每一次洗换新药如前。溃疡用猪蹄[2]汤,一日一二次洗之,仍用大铁箍散如前围贴,疮口上用追毒拔毒等贴之,败肉去后,间二三日一洗之,可换长肉膏贴之。淋洗之功,痛疽初发,则宜拔邪气,可使消退,已成洗之,则疏导腠理,调和血脉,探引热毒,从内达外,易深为浅,缩大为小;红肿延蔓洗之则收,殷紫黯黑洗之红活,逐恶气,祛风

---

〔1〕渍:原作"溃",四库本同。据修敬堂本改。
〔2〕猪蹄(tí 蹄):四库本作"猪蹄"。

邪,除旧生新。如疮口冷滞不收者,浓煎北艾汤洗,烧松香、兔毛熏之。淋洗之药,可与铁箍散并行同功。大抵灸、烙、漏、溃,各有所宜。凡疽则宜灸不宜烙,痈则宜烙不宜灸。丹瘤肿毒,宜漏溃之,肿皮光软则针开之,以泄其毒。认是疽疮,速以艾炷如绿豆许大,灸二百壮,灸后觉似烊痛,乃火气下彻,毒气随火而出。若其疮痒,宜淡豆豉,以椒、姜、盐、葱和捣,捻作饼子如当三钱厚,安疮头上灸之,觉太热即抬起,又安其上,饼干再易新者。若其疮痛,即须更灸,壮数以多为妙。已成脓者,不可灸当针开之。初觉背上有疮,疼痒略异,认是发背,即取净土,水和捻作饼子,径一寸,厚二分,贴疮上,作艾炷灸之,一炷一易,其疮粟米大时,可灸七七壮,如钱大者,日夜不住灸,以瘥为度。其痔瘘、恶疮,诸法不验者,取蜻蟷剪去两头,安疮口上,以艾灸之,七壮一易,不过七枚,无不效者。又法:以乞火婆虫,同前灸之,累试累验[1],人皆秘之,往往父子不传。

将护+四

〔齐〕大凡有疮疽生,皆只如黍粟粒许大,其状至微,人多不以为急,此蕴大患,宜速辨之,不可自忽。若能防之于未形,理之于未成,或朝觉而夕治,求治于良医,则必无危困矣。若因循慢忽,询于庸医,致令脓血结聚,委之于命,束手待毙,悔之何及,可不慎欤!夫以不赀之躯,托命庸医,任意措置,危殆立至,若用良医,则可保痊愈。用医之际,不可不择,辨之何难,若能饱读经书,久谙证候,汤药熟闲[2],洞明色脉,性情仁善,孝义忠信,临事不惑,处治有决[3],方为良医,委用勿疑。然后要在病人自克,不可恚怒悲忧,叫呼忿恨,骄恣情性,信任口腹,驰骋劳役;惟宜清静恬澹,耐烦为

---

〔1〕验:原作“试”,据修敬堂本改。
〔2〕闲:通“娴”。熟习。《诗·秦风·驷驖》:“四马既闲”。
〔3〕决:通“诀”。诀窍。《列子·说符》:“卫人有善数者,以决喻其子。”

宜。于患人左右,止息烦杂,切忌打触器物,诸恶音声,争辩是非,咒骂斗殴,及产妇淫男,体气不洁,带酒腥膻,鸡犬乳儿,孳畜禽兽,并须远离。设或亲友重意问疾者,可以豫嘱,徐行低声,款曲伺候,礼毕躬退。勿令嗟呀惊怪话旧,引其游赏宴乐,远别亲戚,牵惹情怀,但恐病人心绪凄怆。尤不可乱举方药,徒论虚实,惑乱患人,凝滞不决,秖合方便。省问不可久坐,多言劳倦,病人深不长便。夫侍患者,宜须寿近中年,情性沈厚,勤谨耐烦,仁慈智惠,全在调以粥药,无失时节,勿令于患人左右,弹指嗟咨,掩泪窃言,感激病人,甚不利便。饮食之间,忌慎非细,不可不载,畜中勿食驴马、驼骡、猪狗、牛殺羊等,并杂鱼、龟鳖、虾蟹,及淹浥、臭陈、自死、病倒之类,慎勿尝啖。飞禽之中,忌食鹅鸭、鸿鹰、雀鹤、鸳鸯、鹭鸶、鸠鸽鸦、鸡雉,及能学人言者。野兽之中,忌食獐鹿、狐兔、虎豹、熊豺,及爪牙害人,有毒虫兽,并父母自本命生属。菜蔬之中,忌食黄瓜、茄子、兰香、芸苔、胡荽、生菜、蓼芥、菌瓠、韭蒜、葱薤。果木之中,忌食桃杏、枣栗、李奈、梨梅、软枣、红柿、樱桃、胡桃、榛松、林檎,及诸虫蛀未熟之果。若其疮疽,脓溃肿消,气血虚弱,则可食羊肉、鹌鹑、蔓菁、姜酱、瓜荠、萝卜,及黄白粮米、细米,稀粥软饭。若至肌肉渐生,思想滋味,则宜食白熟酥饼,薤粥羹汤,熟软温和,稀稠得中,制造如法,勿令太饱。此时犹忌馒头、蒸饼、馎饦、馄饨、肉角、煎饼,及炙煿、燠熁、煎炒、咸酸油腻,脂肥鱼肉。若至肌肤欲平,恶肉去尽,疮口收敛之际,尚忌起立行步,揖待宾客,房酒宴会,嗔怒沐浴,登陟台榭,运动肢体,寒暑劳倦,正宜调节,饮食保摄,以待疮瘢平复,精神如故,气力完全,方无所忌。百日内,慎勿触犯之。

禁忌十五

〔薛〕仲景先生治伤寒,有汗、吐、下三法;东垣先生治疮疡,有疏通、托里、和荣卫三法,用之得宜,厥疾瘳矣。假如疮疡肿硬木闷,烦热便秘,脉沉而实,其邪在内,当先疏其内以下之。焮肿作痛，便利调和，脉浮而洪，其邪在表，当先托其里以汗之。《元戎》云：荣卫充满，抑遏而为痈者，当泄之以夺盛热之气；荣卫虚弱，壅滞而为痈者，当补之以接虚怯之气。又东垣先生云：疮疡虽面赤伏热，不得攻里，里虚则下利。仲景先生云：疮家虽身体疼痛，不可发汗，汗之则发痉。苟不详审，妄为汗下，以致血气亏损，毒反延陷，少壮者难以溃敛，老弱者多致不救。

〔东垣〕疮疡及诸病面赤，虽伏火热，禁不得攻里，为阳气怫郁，邪气在经，宜发表以去之，故曰火郁则发之。虽大便数日不见，宜多攻其表，以发散阳气，少加润燥药以润之，如见风脉风证，只用发表风药，便可以通利大便，若只干燥秘涩，尤宜润之，慎不可下也。九窍不利，皆不可下，疮疡郁冒，俗呼昏迷是也，慎不可下，汗之则愈。

〔丹溪〕《精要》云：大黄治痈疽之要药，以其宣热拔毒。又云：疮，始作，皆须以大黄等汤，极转利之，且排日不废。继又自言，患痈疽者，每有泄泻，皆是恶候，此是不能无疑者也？借曰：前用大黄，恐因病体实，而大腑秘结，有积热沉痼之积者发也，止可破结导滞，推令转动而已，岂可谓极转利之，而且排日不废乎！若下利之后，又与利药，恐非防微杜渐之意。疮之始作，即《周礼》肿疡之时也，肿在肌肉，若非大满大实坚之证，自当行仲景发表之法，借五香汤为例，散之于外，何必遽以峻下之药，以夺其里，自取其祸乎。

《精要》云：大凡痈疽不可舍五香汤，此又不能无言者也，开卷便于第一论中详言之。吾不知良甫之时，有许多大腑坚秘，病气郁塞，若是之顽厚，可以骤散而大下者？若果有之，亦当开陈时之先后，证之可否，庶乎后人不敢孟浪杀人也。或曰：痈疽用大黄，走泄以去毒，自孙真人行《千金方》已言之矣，良甫祖述其说，何吾子病之深也？曰：大黄除诸实热，而性峻急，孙以盛行奇术于公卿间，时在晚宋，民不知兵，交游于富贵之家，肉食之辈，固皆捷效，今良甫不分贫富、苦乐、劳逸，一概用之，宁无孟浪之患乎！况有房劳而虚者，忧怒而虚者，极意贪求而虚者,强力动劳而虚者,大醉过饱而虚者,皆因气弱而涩,血少而浊,生疽固是难治之病,若大腑秘而稍安谷食,肯守戒律,甘心澹味者,犹为可治,但费补工夫耳。苟因旬日、半月,大便秘实,不知其气不降也,便以为实而行大黄,些少寒热,不知其血气不和也,便以为有外感而行表散,如此害人甚速。

仲景云:疮家虽身[1]疼痛,不可发汗,汗之则痉。发汗为大汗出,非谓诸托里之药,轻轻表散也。

〔丹〕排脓内补十宣散,若用之于些少痛疽与冬月,尽可助内托之功,若于冬月肿疡用之,亦可转重就轻,移深为浅,若溃疡与夏月用之,其桂朴之温散,佐以防风白芷,吾恐虽有参芪,难为倚仗。比见世人用此方者,不分痛疽冬夏,无经络无先后,如盲人骑瞎马,半夜临深池危哉! 又云:内补十宣散,泻卫燥血药太多,止可用于轻小证候,虚之甚者,恐难倚仗。

《精要》云:内托散一日至三日之内,进十数服,治毒气攻冲脏腑,名护心散,此方专为服丹石而发疽者,若不因丹石而发,恐非必用之剂,若夫年老者,病深者,证急者,体重者,绿豆虽补,将有不胜重任之患矣。

〔丹〕夫外施敷贴,正与发表之意同。经曰:发表不远热。大凡气得热则散,冷则敛。向见郑经历,性嗜酒与煎煿,年五十余,忽春末夏初,在额丝竹空穴,涌出一角,长短大小,如鸡距稍坚。求予治。予曰:此非膏粱所致而何? 宜断厚味,先解食毒。针灸以开泄壅滞,未易治也,此少阳经所过,气多血少者。郑以惮烦,召他医以大黄、朴硝、脑子等,冷药罨之。一夕,豁开如酱蚶,径三寸,一二日后,血自蚶中溅出,高数尺而死。此冷药外逼,热郁不得发,宜其发之暴如此也。李世英:疽不热不痛属阴,切不可用冷药敷贴,恐逼毒气入内。

〔薛〕《内经》云:五脏不和,九窍不通,六府不和,留结为痈。

---

〔1〕身:原作"不",据《金匮要略》卷上第一改。

又云:形伤痛,气伤肿。此则脏腑不和,疮发于外也明矣。涂贴寒凉,岂能调和脏腑,宣通气血耶! 设使肿痛热渴,脉滑数而有力属纯阳,宜内用济阴丹,外用益阳散,则热毒自解,瘀滞自散。若似肿非肿,似痛非痛,似溃不溃,似赤不赤,脉洪数而无力,属半阳半阴,宜内用冲和汤,外用阴阳散,则气血自和,瘀滞自消。若微肿微痛,或色黯不痛,或坚硬不溃,脉洪大按之微细软弱,属纯阴,宜内服回阳汤,外敷抑阴散,则脾胃自健,阳气自回。丹溪先生云:敷贴之剂,应酬轻小热证耳,若不辨其阴证、阳证之所由分,而妄敷寒凉之剂,迷塞腠理,凝滞气血,毒反内攻,而肉反死矣。况运气得寒而不健,瘀血得寒而不散,瘀肉得寒而不溃,新肉得寒而不生,治者审焉。

蜞针法:谓开门放毒以为要捷,恐可施于轻小证候耳。愚谓蜞之所吮,止肤间恶血,若积毒于脏腑者,徒竭之于外,而不及于里,恐未为得。往见张兄之子,甫二岁,遍身赤疹如霞片,予向见其母久病痁[1],谓毒热在血所成者。张曰:谁不因母血所成,何谓毒热之血? 予曰:其母虽痁,食肉如平时,肉性热与宿痰之热相搏,非毒软? 张不之信,自取五六大蜞,吮其血,疹顿消,乳食起居如旧,予曰:非其治也,未可以为喜! 张怒,越二三日,大发热而暴死,非竭之于外,血去而气不能独居乎。

薛氏论,见前内消条。

薛用药之法如执权衡,当察病势轻重,邪畜表里,疮毒肿溃,元气虚实,若不详究其因,率尔投治,实实虚虚,七恶之祸,不能免矣,治者审之。吴庠,盛原博,掌后患疗,红丝至腕,恶寒发热,势属表证,与夺命丹一服,红丝顿消,又用和解之剂,大势已退,彼别服败毒药,发热口干,红丝仍见,脉浮大而虚,此气血受伤而然,以补中益气汤主之而愈。盖夺命败毒性尤猛烈,疮邪已散而复用之,是诛伐太过,失《内经》之旨矣。一儒者,元气素弱,予补其气血出脓而

─────────────

〔1〕痁(shān 苫):《玉篇》疟疾也。疟疾一日一发曰单疟,二日一发曰痎疟,多日之疟曰痁疟。

愈，后因劳役疮痕作痒，乃别服败毒药一剂，以致口噤舌强，手足搐搦，痰涎上涌，自汗不止，此气血伤而发痉也，用十全大补加附子一钱，灌服而苏。一男子患疔，服夺命丹，汗不止而疮不痛，热不止而便不利，此汗多亡阳，毒气盛而真气伤矣。用参芪、归术、芍药、防风、五味二剂，诸证悉愈，惟以小便不利为忧，予曰：汗出不宜利小便，汗既止阳气复而自利矣，仍用前药去防风，加麦门、倍用当归、黄芪四剂，便行疮溃而愈。

东垣曰：疮疡食肉，乃自弃也。疮疡乃营气而作，今反补之，自弃何异，虽用药治，不能愈也。《精要》曰：羊、鸡、牛、鹅、鱼、面，煎煿、炒炙，酒等味，犯之必发热，用栀子黄芩汤最效。丹溪曰：栀芩、苦参、犀角，佐辅人参，固可解食毒之热，若寒月与虚人，宁无加减乎！《内经》谓，膏粱之变，足生大疔，此言疮疽之因也，禁戒厚味，恐其引起宿火之热，此诚富贵豢养口腹者，所当谨。若素贫者大不然矣，予治一人，背痈径尺，穴深而黑，家贫得此，急作参芪归术膏，多肉馄饨与之而安，多肉馄饨，补气之有益者也。

肿疡十六

痈疽，初发壅肿而未见脓者也。《集验》论疮疡之法，其名有三：曰疖，曰痈，曰疽。疖者，初生突起，浮赤而无根脚，肿见于皮肤间，止阔一二寸，有少疼痛，数日后则微软，薄皮剥起，始出清水，后自破脓出，如不破，用替针丸、拔毒膏贴之，脓出即愈。痈者，初生红肿，突起无头，便用火针针之即散，不散针侵根脚，阔三四寸，发热恶寒，烦渴，或不发热，抽掣疼痛，四五日后，按之微软，此证毒气浮浅，春夏宜用防风败毒散，加葱头、姜枣煎服，秋冬去姜枣、葱头，加木香。身半以上加栝蒌，身半已下宜加射干，治早者即散。或用追毒丸、返魂丹、复元通气散微利之。脓成用铍针破开，或用替针丸咬开。又一等皮色不变，但略微肿，肌肉内痛，夜间痛甚，发热恶寒，烦渴，此热毒深，亦名为疽，谓其能伤筋脉骨髓也，日久按之，心中微软,脓成后用火烙烙开,以决大脓,外用拔毒乳香膏贴之,宜服内托之药,初发,急用大针于肿硬处针之则散。疽者,初生白粒如粟米大,便觉痒痛,触著其痛应心,此疽始发之兆也,急用火针于白粒上针开,或误触破,或入汤,便觉微赤肿痛,三四日后不散,根脚赤晕展开,须详看之,方见其晕阔狭,如阔四五寸左右,浑身发壮热,微渴,疮上亦热,此疽也,用火针于初起白粒上,刺入一寸余,径寸之间,四边刺四处,便用四味紫葛汤淋洗,一日夜共五六次洗之,洗了以软帛拭干,看疽上或有渐生白粒,如黍米或多或少,可用银篦儿挑去,勿令见血,或有少血亦不妨,不见血尤妙。却用老皮散敷之,用凉水调大铁箍散围贴,却留疮口,疮口处,用水调正铁箍散贴之,未可用膏药。如再要洗,须先去围药令净,然后洗之,一次洗,一次点检疽上渐生白粒,有则如前挑之,六七日疮头无数如蜂房,脓不肯出,仍淋洗、围贴,冬月用五香连翘汤,大黄一味随虚实加减;夏秋用黄连羌活散,春末夏初用防风败毒散,加葱白、枣煎服,秋去之加木香。若形气实,脉洪滑有力,痛肿焮开,壮热便闭,于五利大黄汤、漏芦汤、返魂丹、追毒丸、复元通气散,选一药以通利之。若大便润,便止药,四十岁已前可用之,虚弱年老之人,虽有便闭之证,须慎之勿令过也。疮热晕赤焮开围贴,如赤晕收敛,却再换铁箍散,不及用火针,证七八日后,中间初起白粒处,此窍已溃通内大脓,可用皮纸捻小纸纴,捻入窍中令透,渐渐流出,可不用针砭。如要脓透,必以大针刺开,或周围四五处,其窍四边如蜂房处,脓不肯出,用正铁箍散香油调贴。一证初生白粒,误触后,便觉情怀不舒畅,背上沉重,如负五七斤米样,身体烦疼,胸膈痞闷而躁,饮食无味,怕闻食气,所谓外如麻,里如瓜者,疽毒深恶,内连腑脏也。三五日内,皆可用烙,于中间左右上下,令毒气通畅后,脓从诸窍而出。五六日不散,疽顶生白粒如椒者,数日后渐生多,间有大如蜂房、莲子者,指捺有脓血而不流,时有清水流出,微肿不突,根脚红晕,渐渐展开,或痒痛,或不痛,或根脚晕紫赤,焮开至七八寸,疽不甚热,此证甚重,用紫葛汤加米醋一盏淋洗,可使红活,如法去白粒,敷老皮散,围大铁[1]箍散,疮口涂正铁箍散,每用前法,如得根脚红晕,收疮突,此药力到,变重为轻。如起第一颗顶上白粒,虽有脓而纤引不透,按之犹硬,或渐不疼,便宜用火烙开透。若根脚仍旧紫黑,疮反陷下如牛项之皮,渐变黑色,肌骨腐溃,恍惚沉重,用拔毒乳香膏,贴四边,仍用大铁箍散围,却用猪蹄汤洗,此数项变证必多,又宜随证调理,脉若虚弱,便用大料人参、当归,浓汤调解毒行经之药。凡痈疽必服万全散,夏月用桃红散,服以护心,若见脓之后,当以溃疡法调理。按《集验》治法,未可尽据为准绳,更当以后论为主,参酌诸方用之。

大法肿高焮痛,脉浮者邪在表也,宜托之,如内托复煎散。肿硬痛深,脉沉者邪在内也,宜下之,如黄连内疏汤、仙方活命饮、苦参丸。外无焮肿,内则便利调和者,邪在经络也,宜调和荣卫,如托里荣卫汤,白芷、升麻辈。焮痛躁烦,或咽干作渴者,宜降火,如黄连解毒汤。焮痛发热,或拘急、或头痛者,邪在表也,宜散之,如荆防败毒散、人参败毒散辈。大痛或不痛者,邪气实也,隔蒜灸之,更用解毒如仙方活命饮。烦躁饮冷,焮痛,脉数者,邪在上也,宜清之,如清凉饮,或金银花散。恶寒而不溃者,气实兼寒邪也,宜宣而补之,如十宣散。焮痛发热汗多,大渴便秘,谵语者,结阳证也,宜下之,如黄连内疏汤、破棺丹辈。不作脓或熟而不溃者,虚也,宜补之,如补中益气汤、八物汤、十全大补汤辈。焮痛或不痛,及麻木者,邪气盛也,隔蒜灸之。肿痛或不作脓者,邪气凝结也,宜解之,如仙方活命饮。肿痛饮冷,发热睡语者,火也,宜清之,如清心汤,或防风通圣散加黄连。不作脓,或不溃及不敛者,阳气虚也,宜补之,如托里消毒散。

洁古云:疮疡者,火之属,须分内外。若其脉沉实当先疏其内,以绝其原也,其脉浮大,当先托里,恐邪气入内也。有内外之中者,邪气至甚,遏绝经络,故发痈肿。经曰:荣气不从,逆于肉理,乃生痈肿。此因失托里,及失疏通,又失和荣卫也,治疮之大

---

〔1〕铁:原脱,据修敬堂本补。

要,须明托里、疏通、行荣卫三法,托里者,治其外之内,疏通者,治其内之外,行荣卫者,治其中也。内之外者,其脉沉实,发热烦躁,外无燉赤痛甚,邪气深于内也,故先疏通脏腑,以绝其原,内疏黄连汤。外之内者,其脉浮数,燉肿在外,形证外显,恐邪气极而内行,故先托里以防其干也,内托复煎散。内外之中者,外无燉恶之气,内亦脏腑宣通,知其在经,当和荣卫也,当归黄芪汤。用此三法之后,虽未瘥必无变证,亦可使邪气峻减,而易痊也。东垣云:疮疽之发,其受之有内外之别,治之有寒温之异,受之外者,法当托里以温剂,反用寒药,则是皮毛始受之邪,引入骨髓,受之内者,法当疏利以寒剂,反用温剂托里,则是骨髓之病,上彻皮毛,表里通溃,共为一疮,助邪为毒,苦楚百倍,轻则危殆,重则死矣。予闻洁古云,疮疡之生也,表里不同,或攻或发,少有差舛、变证,随能杀人,甚于伤寒也,针灸施治,各随其宜,所用之药,又当明入五脏君臣,是其法也。

内疏黄连汤 治呕哕心逆,发热而烦,脉沉而实,肿硬木闷,而皮色不变色,根系深大,病远在内,脏腑秘涩,当急疏利之。

黄连 芍药 当归 槟榔 木香 黄芩 栀子 薄荷 桔梗 甘草各一两 连翘二两

上除槟榔、木香为末外,并剉。每服一两,水一盏半,煎一盏。先吃一二服,次每服加大黄一钱,再加二钱,以利为度。如有热证,止服黄连汤,大便秘涩加大黄。如无热证,止用复煎散,时时呷之,如此内外皆通,荣卫和调,则经络自不遏绝矣。

内托复煎散 治肿燉于外,根盘不深,形证在表,其脉浮,痛在皮内,恐邪气盛则必侵于内,急须内托以救其里。

地骨皮 黄芪 防风各二两 芍药 黄芩 白术 茯苓 人参 甘草 当归 防己各一两 桂五钱

上㕮咀。先将苍术一斤,用水五升,煎至三升,去苍术滓。入前药拾二味,再煎至三四盏,绞取清汁,作三四服,终日服之。又煎苍术滓为汤,去滓,再依前煎十二味药滓,服之。此除湿散郁热,使胃气和平,如或未已,再作半料服之。若大便秘及烦热,少服黄连汤。如微利,烦热已退,却服复煎散半料,如此使荣卫俱行,邪气不能内侵也。

当归黄芪汤 治疮疡脏腑已行,而痛不可忍者。

当归 黄芪 地黄 川芎 地骨皮 芍药各半钱

上咬咀,水煎服。如发热,加黄芩。如烦躁不能睡卧者,加栀子。如呕,则是湿气侵胃,倍加白术。上三方,乃易水师弟治疮之三法,今特列于篇首,而以古今诸方胪列于后,临病之工详审脉证而施用之,庶乎可以无失矣。

发　表

《内经》曰:汗之则疮已。东垣云:东南二方者,在人则为丙,小肠热甲胆风,小肠与胆,皆居其下,其性炎上,其疮外有六经之形证,内无便溺之阻隔,饮食如故,清便自调,知不在里,非疽疮也,止痈疖也。小则为疖,大则为痈,其邪所受于下,风湿之地气,自外而来侵加于身者也。经云:营气不从,逆于肉理,乃生痈肿。诸痛痒疮,皆属心火。此疮自外而入,是丙小肠左迁,入于胆作痛而非痒也。此二方皆主血,血为病必痛,此元气不足,营气逆行,其疮初出,未有传变,在于肌肉之上,皮毛之间,只于风热,六经所行经络地分出矣,宜泻其风湿热。医者只知阴覆其阳则汗也,此宜发汗者,乃湿热郁其手足少阳,致血脉凝逆,使荣卫周身元气消弱也。其风热郁滞于下,其面色必赫赤而肿,微黯色,东方青,埋没之色也。风木之性上冲,颜必忿色,其人多怒,其疮之色亦赫赤肿硬,微带黯色,其疮之形势,亦奋然高起,结硬而作痛也,其脉止在左手,左手主表,左寸外洪缓,左关洪缓而弦,是客邪在于血脉之上,皮肤之间,宜急发其汗而通其荣卫,则邪气去矣,以托里荣卫汤主之。刘宗厚曰:前论大要三法即此。疮宜汗之,及先托里,恐邪气入内,言外因也。宜先疏内,以绝其源,言内因也。当和荣卫,谓不内外因之证也。故疮之发于皮表者,因大略言汗,其汗下和之间,然亦有外治之次第焉。如郭氏治验云:一妇人五十九岁,右耳下天容穴间,患一疔疮,其头黑黡,四边泡起,黄水时流,浑身麻木,发热谵语,时时昏沉,六脉浮洪,用乌金散汗之。就以钅比针,先刺疮心不痛,周遭再刺十余下,紫黑血出,方知疼痛,就以寸金锭子,纴入疮内,外用提丁锭子,放于疮上,膏药贴护,次日汗后,精神微爽,却用破棺丹下之,病即定,其疔溃动,后用守效散贴涂,红玉锭子纴之,八日其疔自出矣。兹所谓审脉证汗下之间,外治次第如此。殊胜不察脉证,但见发热谵语,便投凉剂与下,或兼以香窜之药,遂致误人者远矣。

丹溪曰:痈疽因积毒在脏腑,非一朝夕,今发于外宜以标本为治,当先助气壮胃,使根本坚固,而以行经活血为佐,条以经络、时令,使毒气外发,此正仲景解表用麻黄、桂枝之意,施治之早,可以内消,此乃内托之本意也。

托里荣卫汤 治痈疽疔肿。及无名肿毒。

桂枝七分 人参 黄芪 红花 苍术 柴胡 连翘 当归身 羌活 黄芩 防风 甘草炙,各一钱

上作一服,水一盅、酒一盅,煎至一盅,食前服。

加味当归饮子 治诸疮疡,诸痛痒疮皆属心火。火郁则发之。

当归 生地黄 升麻各五钱 防风二钱五分 荆芥穗 何首乌各二钱 柴胡 白芍药 川芎 羌活 黄芪各二钱 红花 苏木 甘草各一钱

上咬咀,每服五钱。水二盏,生姜三片,煎至八分。食远服。沐浴取微汗效速,使血气通和,服之应效。

人参败毒散

人参 独活 柴胡 桔梗炒 羌活 枳壳麸炒 茯苓 川芎 前胡 甘草各一钱

作一剂。水二盅,姜三片,煎一盅。服后服内托复煎散。

郭氏神效乌金散 治痈疽、疔肿、时毒、附骨疽、诸恶疮等证。若疮黑陷如石坚,四肢冷,脉细,或时昏昧、谵语、循衣,烦渴,危笃者,服此汗之疮起。

苍耳头端午日午时收 小草乌头 火麻头火日收 木贼去节 虾蟆头 桦皮节酥炙 麻黄去根、节

上晒干,各等分。同入瓷器内,盐泥固济,炭火内从早煅至申分,如黑煤色为度,碾为末。每服二钱,病重者三钱,用热酒调下;未汗再一服,如汗干,却服解毒疏利之药。如修合此药,必选天晴、好日,于静室中,勿令鸡犬、猫畜,及阴人见也。又名首功玄黑散。

夺命丹　治诸般肿毒、疔疽、恶疮。

蟾酥　轻粉各五分　朱砂三钱　白矾枯　寒水石　铜绿各一钱　蜗牛三十一粒,另研　乳香　没药　麝香一钱

上件为细末。将蜗牛另碾一处丸,如丸不就,用好酒糊为丸,如绿豆大。每服一丸,生葱三五茎,嚼极烂,吐于手心,包药在内,热酒和葱送下,如重车行五七里,汗出为效。重者,再服一、二丸。

蟾酥丸　治疔黄,一切恶疮。

川乌　莲花蕊　朱砂各一钱半　乳香　没药各二钱　轻粉　蟾酥各一钱　麝香五分

上为细末。糊为丸,豌[1]豆大。每服一丸,病重者二丸。依前法服,取汗。

上三方,郭氏称为首药,皆主乎发散。首出太阳例,后二方出少阴例,然皆刦剂也,智者当较轻重阴阳之分,取择用之。

寸金丹　二名返魂丹,三名再生圆,四名追命丹,五名延寿圆,六名来苏圆,七名知命圆,八名得道圆,非人勿示此方。若有人患疮,身未烂者,与三圆服之,咽下便活。如口噤,但斡开牙关,研化三圆,灌下喉中立生。此方治发背,脑疽,痈肿,遍身附骨肿痛。先觉时饮水,口中烦渴发热,四肢沉重,体壮热。

麝香一分　南乳香　乌金石　轻粉　雄黄　狗宝　没药各一钱　蟾酥二钱　粉霜　黄蜡各三钱　硇砂五钱　鲤鱼胆　狗胆各一个,干用　金头蜈蚣七条,全者,酥炙黄色　头首男孩儿乳一合

上件为细末。除黄蜡、乳汁二味。熬成膏子,同和丸如绿豆大;小儿丸如芥子大。每服一丸,病重者,加三丸,白丁香七个。研烂,新汲水调送下,用衣服盖之睡,勿令透风,汗出为度。大段疼

---

〔1〕豌(wān 弯):原作"菀",据修敬堂本改。

痛，如无头疮肿，不过三服立效。服药后吃白粥、瓜虀，就睡大妙。

乌金散 治疔毒肿痛。

牙皂四分 人言制 蟾酥 麝香各五分 血余煅过 蛇蜕煅过 蜂房煅，各一钱 蝉蜕酒洗 血竭 乳香炙 僵蚕炒去丝，各二钱 辰砂研，水飞 雄黄 穿山甲炙黄，各二钱五分 全蝎三钱，汤泡七次 天龙四钱，酒炙去头足 川乌尖 没药炙

上各为细末，称准分两，和匀。每服三分，赤砂糖调葱头酒送下，取汗为度。

胜金丹 治症同前。

麝香 白砒制各五分 蟾酥一钱 雄黄 辰砂 乳香 没药 血竭各一钱五分 全蝎泡、炙 天龙去头足，炙 穿山甲炙，各三钱 僵蚕炙去丝，五钱

上为细末，和匀。服法同前。

夺命丹 治证同前。

轻粉 麝香 白砒制，各五分 白矾煅 辰砂为衣 血竭各一钱 蟾酥干者二钱，酒化入药 铜绿 寒水石煅 乳香 没药 雄黄各二钱 蜗牛二十一个，连壳

上为末。先将蜗牛研烂如泥，匀和前药为丸，如绿豆大。如丸不就，加好酒打三五百下。每服二三丸，先用葱白三寸与病者嚼烂，吐于男左女右手心，将药丸裹入葱白，用无灰酒三四盏，温热送下，被盖取汗为度。重者不过三服。

上自乌金散以下，皆治毒疮初发，憎寒壮热面赤，身拘急疼痛者，取汗之峻剂。东垣虽左袒汗而托里荣卫，一方则固。丹溪所谓，助气壮胃，使根本坚固，而以行经活血为佐者也，与乌金、夺命之取汗异矣。当归饮子亦同此意，而微有气血温凉之分焉，故与败毒散同列为发表之方。而后所列东垣分经诸方，则正丹溪所云云，虽曰解表，不以取汗为功，尤可师法，学者详之。

〔垣〕通父家翟梗，于尻臀上足太阳经生痈，坚硬肿痛大作，左右尺脉俱紧，按之无力。

内托羌活汤

羌活　黄柏酒洗,各二钱　防风　藁本　连翘　当归各一钱　肉桂三分　甘草炙　苍术　陈皮各五分　黄芪一钱五分

上作一服,酒二大盏,水一大盏,煎至一盏。去渣,热服空心。以夹被盖覆其痛,使药行罢去之,一服愈。

〔丹〕王姑丈七十余,患项疽,脉实而稍大,此因忧闷而生,太阳经治之。

归头二钱　黄柏一钱半,酒[1]　黄芪　羌活　地黄酒[1]　黄芩酒炒　桔梗一钱　黄连酒炒　连翘　防风　甘草生　人参　陈皮　防己　泽泻五分

白水煎服。

净腋汤　治皮肤痒,腋下疮,背上疮,耳龙耳鸣。

麻黄　草蔻　防风　柴胡　黄芩酒[2]　苍术各一钱　桂枝羌活各二钱　桔梗　甘草　生地各五分　当归梢七分　红花少许　升麻半分　连翘一钱半

上剉如麻豆大,都作一服。水二大盏,煎至一盏,去渣,稍热服。

尹老,家素贫寒,形志皆苦,于手阳明经分出痛,第四日忽肿,幼有癩疝,其臂外皆肿痛,先肿在阳明。左右寸皆短,中得之俱弦,按之洪缓有力,此痛得自八风之变,以脉断之,邪气在表,然其证大小便如故,饮食如常,腹中和,口知味,知不在里也,不恶风寒,止热躁,脉不浮,知不在表也,表里既和,知邪止在经脉之中,凝滞为痛,出身半以上,风从上[3]受之也,故与却寒邪,和经脉中气血,使无凝滞也。

白芷升麻汤

白芷七分　升麻　桔梗各五分　甘草炙　黄芩生　归梢　生地

---

〔1〕酒:此下疑有脱漏。
〔2〕酒:此下疑有脱漏,《兰室秘藏》卷八作"酒黄芩"。
〔3〕上:原作"生",据修敬堂本改。

各一钱　酒黄芩　黄芪　连翘各二钱　中桂少　红花少

上水酒各一盏,同煎至一盏。临卧热服,一服愈。此证虽曰经脉之中,然得之自八风之变,其药制度皆发表之意。

妇人两乳间出黑头疮,疮顶陷下,作黑眼子,其脉弦洪,按之细小。

升麻　连翘　葛根各一钱半　肉桂三分　黄芪　归身　甘草炙,各一钱　黍粘子五分　黄柏二钱

上作一服。水一盏,酒半盏,煎至一盏,二服愈。

〔罗〕汗之则疮已。丁巳年,委予从军。回住曹州,有赵同知舅、经历。病头面赤肿,耳前后尤甚,疼痛不可忍,发热恶寒,牙关紧急,涕唾稠粘,饮食难下,不得安卧。一疡医,肿上砭刺四五百余针,肿赤不减,其痛益甚,不知所由然。予往诊视,其脉浮紧,按之洪缓,此寒覆皮毛,郁遏经络,热不得升,聚而赤肿。经云:天寒地冻,则水冰。人气在中,皮肤致,腠理闭,汗不出,血气强,内坚涩,当是之时,善行水者不能注冰,善穿地者不能凿冻,善用针者亦不能取四厥,必待天温冰释,冻解而水可行,地可穿,人脉亦犹是也。又曰:冬月闭藏,水冰地拆,故用药多而少针石也,宜以苦温之剂,温经散寒则已,所谓寒致腠理,以苦发之,以辛散之也,宜以托里温经汤。麻黄苦温发之者也,故以为君[1],防风辛温散之者也,升麻苦平、葛根甘平解肌出汗,专治阳明经中之邪,故以为臣,血流而不行者则痛,以香白芷、归身辛温,以破血散滞,湿热则肿,苍术苦甘温,体轻浮,力雄壮,能泄皮肤腠间湿热,人参、甘草甘温,白芍药酸微寒,调中益气,使托其里也,故以为佐,各剉如麻豆大。同秤水煮饵之,以薄衣覆其首[2],以厚被覆其身,且卧于暖处,则经血温,腠理开,寒乃散,阳气伸,大汗出,肿减八九;再服去麻黄、防风,加连翘、黍粘子,痛肿悉去,经言汗出则疮已,信哉。

---

〔1〕故以为君:原脱,校本同。据《卫生宝鉴》卷十三补。
〔2〕首:原作"手",校本同。据《卫生宝鉴》卷十三改。

托里温经汤　治寒覆皮毛,郁遏经络,不得伸越,热伏荣中,聚而赤肿,痛不可忍,恶寒发热,或相引肢体疼痛。

麻黄去根、节　白芷　当归各二钱　防风去芦　葛根各三钱　升麻四钱　甘草炙　白芍药各一钱半　人参　苍术各一钱

上剉如麻豆大。每服秤一两,水二盏,先煮麻黄令沸熟去沫,再下余药,同煎至一盏,去渣。大温服讫,卧于暖处,即以绵衣覆之,得汗而散。

〔垣〕蒲津,王世祥,年七十。感寒湿地气,二月间得附骨痛,于左腿外侧足少阳之分,少侵足阳明分,阔六七寸,长一小尺,坚硬漫肿,不辨肉色皮泽,深以指按,至骨大痛,又行步作痛,与药下咽,疼痛立止,二日后柔软而肿消矣。

内托黄芪酒煎汤

柴胡　黍粘子各钱半　连翘　肉桂各一钱　黄芪　当归梢各二钱　黄柏　甘草炙,各五分　升麻七分

作一贴。好酒一盏半,煎至一盏,大温空心食消尽服之,少时以早膳压之,使不令大热上攻,犯上中二焦也。

贾德茂男,十岁。四月天气大热,于左足大腿近膝股内,足厥阴肝之经,少侵足太阴脾之经分,出附骨疽,不辨肉色,漫肿,皮泽木硬,痛势甚大,其脉在[1]三部细弦,按之洪缓,略有力。

内托黄芪柴胡汤

黄芪二钱　柴胡梢一钱　羌活五分　连翘一钱二分　肉桂三分　土瓜根酒制,一钱　生地一钱　黄柏酒洗,三分　当归尾七分半

上作一服。酒一盏,水三盏,煎至一盏。空心热服,一服愈。

上方皆东垣及罗谦甫、丹溪随痈疽所发分野制之也,其方皆以发表为先,不过一二服而愈。如痈疽发在太阳经分野,必用防风、羌活;阳明经分野,必用香白芷、升麻;少阳经分野,必用柴胡;太阴经分野,必用芍药、升麻;少阴经分野,必用独活;厥阴经分野,必用青皮、柴胡,皆以桂佐之。身半已下者,必用酒、水多,

---

〔1〕在:修敬堂本作"左"。

熟煎之,空心服,使药下行,身半以上者,必用酒、水少,带生煎之,临卧服,使药上行。脉细小无力,必于本经药中加辛热剂,脉洪大有力,必于本经药中加苦寒剂。随证加减,活泼泼地,其效如神,真良医也。

辛 凉 解 表

脉有力而数者,春夏者宜之。其药则前条东垣、谦甫、丹溪诸方除托里温经汤皆是也。

〔丹〕吕孺人,恶寒发热,腹上有小疽,此血少有热,与此药。

白术 川芎三钱 赤芍药 连翘二钱半 陈皮 黄芩 防风二钱 木通一钱半 甘草五分

分五贴,水煎服。

又治一好酒老媪脑疽,脉弦紧急且涩,用大黄,酒煨、细切,酒拌炒为末,又酒拌炒人参,入姜煎调一钱重,过两时再与,得睡而上半身汗,睡觉病已,亦辛凉解表之意。

当归拈痛汤 治一切风湿热毒,浸淫疮疡,下注湿毒,脚膝生疮赤肿,里外臁疮,脓水不绝,或痒或痛,脉沉紧实数动滑者,并宜服之。

羌活 人参 苦参酒制 升麻 葛根 苍术各二钱 甘草炙 黄芩酒制 茵陈叶酒炒,半两 防风 当归身 泽泻 知母酒制 猪苓各三钱 白术一钱半

上㕮咀,每服一两。水煎空心服,临睡再服之。

按:此足太阳、阳明,三阴药也,东垣本处为治脚气湿热之剂,然世人用治以上诸疮甚验故录之。

缩毒金粉散《鬼遗》 治但疼痛,不急胀。

干葛 甘草 郁金 川芎 瓜蒌根 白芷各等分

上并生为末。每服一钱,温酒入蜜调下,不拘时。此药大散五脏积毒凝滞,日三服。

复煎散 治痈疽,发背。

黄柏 黄芩 黄连 知母 生地黄酒洗,各一钱 防己 山栀

羌活　黄芪　麦门冬　甘草_炙　独活　人参_{各半钱}　当归尾_{二钱}
陈皮　防风梢　甘草梢_生　苏木　当归身　五味子　猪苓　藁本
连翘　桔梗_{各一钱半}

上㕮咀，每服四钱。水一盏，煎至七分，去滓，随证上下食前后服。

羌活当归汤_{脑疽}　黄柏当归汤^{〔1〕}_{发背}　黄连消毒饮_{脑疽}　内托升麻汤_{乳痈}　散肿溃坚汤　升阳^{〔2〕}调经汤_{并瘰疬}　东垣连翘^{〔3〕}散坚汤　消肿汤_{并马刀}　柴胡通经汤_{马刀}　郭氏升麻牛蒡子散_{时毒}中和汤_{时毒}

辛平解表

不寒不热，半阴半阳者，宜之。

《良方》升麻和气饮　治疮肿、疖疥、痒痛。

甘草　陈皮_{各一两半}　芍药_{七钱半}　大黄_{半两，煨}　干葛　苍术
桔梗　升麻_{各一两}　当归　茯苓　白芷_{各二两}　干姜　枳壳_{各半钱}
《三因方》有厚朴_{半钱}

上㕮咀，每服一两，水煎。

按：此手足太阴、阳明经药也，五积散加减法，世俗多用之，故收入。盖欲燥脾胃胜湿和气，为治疮之剂，然临证而不通变，恐未合宜也。

加味当归饮子_{见前}

《圣济总录》金针散　治发背，诸疮肿。

皂角针_{春取一半新，采一半黑者}

上一味不拘多少，晒干为末。食后，酒调二三钱服。

按丹溪曰：此药治痈疽，已破未破皆用，直领到溃处，谓当入群队中用也。

---

〔1〕黄柏当归汤：卷四发背正文无此方；通检六卷目录亦无此方名。
〔2〕阳：原作"麻"，据本书卷三"项部"目录改。
〔3〕翘：原作"羌"，据改同上。

辛温解表

脉无力而缓者，秋冬者，宜之。

《精要》十宣散

人参　当归　黄芪各二两　川芎　防风　厚朴　桔梗　官桂　甘草　白芷各一两　上为细末，每服二钱，加至六钱止。热酒调下，日数服以多为妙。不饮酒者，用木香浓煎汤下，然不若酒力之胜也。许学士云：此方得于都下异人，济苦者不可胜数。陈无择谓：此药在第四节服者非也，早服中病者，必消散。

《卫生宝鉴》曰：诸痛痒疮疡，皆属心火，言其常也。如疮盛形羸，邪高痛下，始热终寒，此反常也，固当察时下之宜而权治。故曰，经者常也，法者用也，医者意也，随其宜治之，可收十全之功矣。故此方用之于痈疽初发，或已发，或内托。然疮证脉缓涩，或身倦恶寒热少，脉弦或紧细者，宜用之，散风寒助阳之剂也，表里气血之药。若施之于积热焮毒，更不分经络、时宜，不能无误也。

丹溪曰：《精要》谓，排脓内补十宣散，治未成者速散，已成者速溃，诚哉是言也。若用之于些小痛疮，与冬月时令，尽收内托之功，若于冬月肿疡用之，亦可转重就轻，移深为浅。若溃疡于夏月用之，其桂朴之温散，佐以防风、白芷，吾恐虽有参芪，难为倚仗。比见世人用此者，不分痈疽、冬夏，无经络，无前后，如盲人骑瞎马，夜半临深池，危哉。

十六味流气饮　治无名恶肿，痈疽等证。

川芎　当归　芍药　防风　人参　木香　黄芪　官桂　桔梗　白芷　槟榔　厚朴　乌药　甘草　紫苏　枳壳

上㕮咀，水煎服。

按：此表里气血药也，复以疏风助阳之剂，世俗多用之，故收入。非脉之洪缓、沉迟、紧细者，不宜用此。每见外科诸家载此，往往不分经络、脉证，不具时宜，但云化毒消肿，有云不退者，加以补气血之药。盖又使人不能无疑也，用者当触类而长之。

凡治疮疡,不审元气虚实,病在表里,便服败毒、流气等药,必有失误。盖败毒散发表药也,果有表症,止宜一二服,多则元气损,毒愈盛,虽有人参亦莫能补。流气饮耗血药也,果气结胸满,只宜二三服,多则血反致败,虽有芎归亦难倚仗。丹溪曰:此不系膏粱丹毒之变,因虚劳气郁所致也。

千金托里散　治一切疮肿、发背、疔疮。

黄芪一两半　厚朴　防风　桔梗各二两　连翘二两二钱　木香没药各三钱　乳香二钱　当归半两　川芎　白芷　芍药　官桂　人参　甘草各一两

上为细末。每服三钱,酒一大盏,煎三二沸,和滓温服。

辛 热 解 表

脉无力而迟者,阴证者,大寒之时者宜之。

托毒散《鬼遗》　治痈疽初起,高肿发痛不定,喘息气粗。

附子一枚,炮去皮尖　当归　麻黄　甘草　官桂　川芎　羌活　石韦　龙胆草

上九味等分为末。每服二钱,水一大盏,姜三片,盐少许,同煎。

丹溪治一男子,年五十余,形实色黑,背生红肿近胛骨下,痛甚,脉数而洪紧,食亦呕,正冬月。与麻黄桂枝汤,加酒黄柏、生附子、栝蒌子、甘草节、羌活、青皮、人参、黄芪、半夏、生姜,六贴而消,此非内托之意欤。

攻 里

内疏黄连汤方见前

《圣济》射干汤　治痈疽发背,诸疮肿痛,脉洪实数者。

射干　犀角　升麻　玄参　黄芩　麦门冬　大黄各一两　山栀半两

上㕮咀。每服五钱,加竹叶、芒硝一钱,以利为度。

按:此足阳明、手太阴经药也。

托里散 治一切恶疮,发背、疔疽、便毒始发,脉洪弦实数,肿甚欲作脓者,三服消尽。

大黄 牡蛎 瓜蒌根 皂角针 朴硝 连翘各三钱 当归 金银花各一两 赤芍药 黄芩各二钱

为粗末,每半两,水酒各半,煎服。

按:此足厥阴、太阴、阳明经药也。

破棺丹 治诸热肿,一切风热疮症,发热多汗,大渴便秘,谵语,结阳之证。

大黄二两半,半生半熟 芒硝 甘草各二两

上为末,炼蜜丸如弹子大。每服半丸;病重一丸至二丸,食后,童便入酒半盏化服,或白汤合酒化服。

按:此仲景正阳、阳明经药也。

泻心汤 治疮毒痈肿,发躁烦渴,脉实洪数者。

大黄四两 黄连 山栀 漏芦 泽兰 连翘 黄芩 苏木各二两 犀角一两

上㕮咀,每服三五钱,水煎服。

按:此手少阴、太阴、少阳药也,出足阳明例。

清凉饮 治疮疡,烦躁饮冷,焮痛脉实,大便秘结,小便赤涩。

大黄炒 赤芍药 当归 甘草各二钱

上水煎服。

《精要》漏芦汤

生黄芪 连翘 沉香 漏芦各一两 粉草半两 大黄一两

上为细末,每服二钱,姜枣汤调下。

内消升麻汤 治血气壮实,若患痈疽,大小便不通。

升麻 大黄各二两 黄芩一两半 枳实麸炒 当归 芍药 甘草炙,各一两

上㕮咀,水煎,食前服。

孙真人单煮大黄汤脉实沉而数,膏粱食肉之辈,大府秘者,详审用之。

锦文大黄酒洗,去皮

上一味,剉如麻豆大,水煮服。

宣毒散　治一切毒疮,其功不可尽述。

大黄煨　白芷各五钱

作一剂,水二盅,煎一盅,食前服。

〔薛〕按:此方乃宣通攻毒之剂,若脉沉实便秘者,乃毒在脏也,宜服之,以绝病源,其功甚大。或藏府调和而脉不实,恐不可用。《医林集要》方,大黄一斤,白芷六两,为末。每服三钱,热酒调下,更用茶清,调搽患处,命名万金散,盖因其功而珍之也,当以水迭为丸,令可服。吴江,申金宪兄,背患疽,木闷坚硬,脉沉实,乃毒在内,用一服,大小便下污物,再服而消,恐患者忽此二药,故以所尝治验者告之。

治背疮,荆芥穗、木鳖子肉、大黄、归头、甘草节,除荆芥穗为君外,余各等分,酒水各一盏煎至七分,空心向东饮,即下积,与粥便止。若结成者,用川楝子七枚,烧灰酒下,次与十四枚,又次与廿一枚,三贴后,虽结亦小矣。陶氏。

内托散　治诸肿毒恶疮,一服立愈。

大黄　牡蛎各半两　瓜蒌二枚　甘草三钱

上剉。每服三钱,水一大碗,煎七分,去滓、温服。

秘传背疮方

大黄五钱　甘草节一钱　木鳖仁五枚

右先将甘草、木鳖剉碎,同酒水各半小碗,砂铫内,文武火熬数沸,后下大黄,煎至七分,去滓,盛瓷器内,以青布覆之,明星下露一宿,五更温服。打下脓血是验,却用生料四君子汤,煎服。

漏芦汤见四卷,股部,附骨疽条。

车螯散　治痈疽初发肿痛,或少年热盛发背等,急宜宣毒利下,热退为度,大人小儿,四季皆可服之。

紫背车螯一双,盐泥固济,火煅通红,地上出火毒用　轻粉　甘草各二钱　大黄五钱　黄芩　漏芦去须　瓜根各半两

上为末。每服二钱,薄荷汤下,速利、酒亦可。

内消丸《宝鉴》　治疮肿初生,及瘰疬结核,热毒郁滞,服之内消。

薄荷叶　皂角不蛀者,水煮至软,二味各半斤,煎膏　牵牛半斤,取头末
青皮　陈皮各一两　沉香半两　广茂炮　京三棱炮,各三钱

上为末,入牵牛头末,用煎膏和丸,如绿豆大。每服三十丸,煎连翘汤送下,食后。

神仙解毒万病丸又名追毒丸,一名玉枢丹。　治一切毒,及菰子、鼠莽、菌蕈、金石,或吃疫死牛马、河豚等毒,或时行瘟疫、山岚、瘴疟,急喉闭,缠喉风,脾病、黄肿、赤眼,及冲冒寒暑,热毒上攻,或自缢、或溺水,或打扑伤损,痈疽发背,疮肿汤火,或蛇、虫、犬、鼠所伤,或中邪狂走,鬼胎鬼气,并宜服之。居家出入,不可无此药,真济世卫身之宝。毒药如岭南两广最多,若从宦于此,才觉意思不快,服之即安。彼洞有草,曰胡蔓草,又名断肠草,阴置水中饮之,即死。又有取毒蛇杀之,以草覆上,以水洒之,数日菌生其上,取为末,酒调以毒人,始亦无患,再饮酒即发,立死。其或淫妇,多与北人配合,北人回密与药,置食中,乃戒之曰:子某年来,若从其言,妇乃以药解之,过期则必死矣,名曰定年药。凡北人至彼方,亦宜知之,若觉中毒,四大不调,即便服此,况彼下药时,必于鸡豚等肉投之,后再食前物,必发其毒,急服此一锭,或吐、或利,随手便差。昔有一女子,久患劳瘵,为尸虫所噬,磨一锭服之,一时吐下小虫千余条,后只服苏合香丸半月,遂如常。如牛马、六畜中毒,亦以此药救之,无不效者。

文蛤三两,淡红黄色者,捶碎洗净,一名五倍子　山慈菇二两　续随子去壳研细,以纸包压去油、再研,一两　红芽大戟洗净,一两五钱　麝香三钱,研

上各另为细末、和匀,以糯米粥和合,于木臼中杵千余下,每料分作四十锭,于端午、重阳、七夕合,如欲急用,辰日亦得。勿令妇人、孝服、不具足人,及鸡犬之类见之,合宜珍重,否则无效。如痈疽发背未破,用冷水磨涂痛处并服,良久,觉痒立消。阴阳二毒,伤寒心闷语狂,胸膈壅滞,邪毒未发,及瘟疫、山岚、瘴气,缠喉风,冷水入薄荷一叶,同研下。急中颠邪,喝叫乱走,鬼胎鬼气,并用暖无灰酒下。自缢或落水死,心头暖者,及惊死,鬼迷死,未隔宿者,并冷水磨灌下。蛇、犬、蜈蚣伤,并用冷水磨涂伤处,如腹胀或迷闷

者,更宜服之。诸般疟疾,不问新久,临发时,煎桃、柳枝汤下。小儿急慢惊风,五疳八痢,蜜水、薄荷一叶,同磨下。牙关紧急,磨一锭外涂,内服量大小用之。牙痛酒磨涂及含少许吞下。汤火伤,东流水磨涂伤处。打扑伤损炒松节酒下。年深日久,头痛太阳疼,用酒入薄荷磨[1],纸花贴太阳穴上,并服之。诸般痫疾,口眼歪斜,眼目掣眨,夜多唾涎,言语謇涩,卒中风口噤,牙关紧急,筋脉挛缩,骨节风肿,手脚疼痛,行步艰难,一应风气疼痛,并用酒磨下,有孕妇人不可服。

〔薛〕治一妇人,腹内结块,久而不消,又一妇人,月经过期不至,腹内作痛,服破血行气之剂不效,服此并痊。一妇人,苦头风作晕数年,亦服之,吐痰碗许,遂不再发。一男子喉闭,水浆难下,一男子,缠喉风,痰涎壅盛,一妇人中风牙关紧急,痰涎涌出,随服并愈。一男子,便毒坚硬,一男子,患痔未成脓,苦痛,大便俱难,各进一锭后,去二次,痛即止,不日而消。一男子,患发背疮头如粟,重如负石,内服外涂后,去三四次,每去肛门如灸,即日而瘳。三男子剥自死牛,即日遍身患紫泡,不计其数,已而俱愦,各灌一锭,吐泻而苏。一药不下者遂死。一小儿,昏愦六日不省,一小儿,惊风发搐,诸药不效,穵[2]口灌之,并苏。一男子,中风,牙关紧急,口出涎水,亦灌之,寻愈。一女子,为邪所交,腹作瘕,服之随下恶物,其邪仍至,又服半锭,每夜更灸二三锭,使烟气盈屋,遂不再至。一家,患传尸劳,兄弟五人,已死者三人,有方士,令服此药,遂各进一锭,一下恶物如脓状;一下死虫如蛾形,俱获生。其人遂以此药,广济尸证,无不验者。余常用治一切杂病,及疮疽等毒,未成脓者,甚效,其已成脓者,亦能杀大势。考其药品虽不言补,今赢瘦之人服之并效,诚神剂也。然以价计之,用银三钱,药有

---

〔1〕磨:此下修敬堂本有"末"字。
〔2〕穵(wā):"挖"本字。《西游记》卷一:"只见海边有人捕鱼、打雁、穵蛤,淘盐。"

七十锭,可救七十人,有力之家,当合之以济人。近人制此,往往加以朱砂、雄黄,考之诸方,并无此味,余故不用,恐乱其真也,识者当自知之。

郭氏瑞效丸 治肠痈、胃痈内积,兼男子、妇人积聚证。

当归 京三棱 槟榔 木鳖子 穿山甲炒,各一两 牡蛎为末、炒山甲都用 连翘 枳壳炒,各一两半 硇砂焙 琥珀各一两 巴豆二十一粒,去油 麝香少许

上为末,酒糊为丸,桐子大。每服十丸至二三十丸,温酒下,临卧再服。如利动脏腑,减丸数,大小便有脓血出者,却用别药调治之。

万灵夺命丹郭氏。又名延寿济世膏 治一切疮肿疔疽,初起脉沉实,及服汗药后,毒气在里不尽者,宜此下之。

朱砂 盐花各二钱半 雄黄 明矾生用 枫香各二钱 赤石脂 黄丹 琥珀 轻粉各一钱半 麝香 片脑各一钱 巴豆去壳,水煮十沸 蓖麻子另研,各四十九个

上为末,用巴豆、蓖麻子膏,和药为丸。如和不就,加炼蜜就成膏,收瓷器内,如用时旋丸芡实大。每服一丸,井花水下,或汤亦得。忌热物半日,大人、小儿以意加减,与服。

一粒金丹 治一切恶疮痈肿,无名肿毒。

沉香 木香 乳香各五分 巴豆霜一钱五分

各为细末,照称分数和匀。用黑肥枣两[1]个半,去皮捣烂为丸,如芡实大。每服一丸,量人虚实,先呷水一口,行一次。胃气壮实者,只可呷水三四口,不可太过。后用水一口,送药下行,尽数次,以米饮补之。

威灵仙饮

生威灵仙不拘多少,为末

每服一钱。空心温酒调服,逐日微利为度。

戴复庵治痈疽疖毒,并威灵仙饮,微利之。

---

〔1〕两:原脱,据修敬堂本补。

发表攻里

五香连翘汤　治诸疮肿,初觉一二日,便厥逆咽喉塞,发寒热。

沉香　木香　麝香　丁香各一两　乳香二两　连翘　射干　升麻　独活　桑寄生　甘草炙,各一两　大黄一两半　木通二两

上㕮咀。每服五钱,水一盏半,煎七分,温服取利。

按:丹溪曰,《精要》第一论云,不问痈疽疮疖,虚实[1]冷热,先与内托散、五香连翘汤、沉麝汤等诸方,不冷不热,不问老幼少壮,阴阳虚实冷热,多服为妙。夫痈疽疮疖,脏腑阴阳,有浅深、虚实、冷热,用药有补泻、温凉,老幼、少壮,其禀受厚薄,形志苦乐,随年岁而增损。奈何?欲以不冷不热,四五方而通治之,又以多服为妙,此不能无疑也,学者当审经络,察病机而处治,岂可仗此为通治之法乎!

千金漏芦汤　治痈疽、丹疹、恶肉,时行热毒赤肿。

漏芦　连翘　黄芩　白敛　枳壳　升麻　粉草　麻黄　朴硝各一两　大黄一两半

上除硝外,每服二钱。水一盏,姜三片,薄荷三叶同煎。温服,取利为度。

防风通圣散　治时毒热毒,便秘热燥。若时毒饥馑之后,胃气亏损者,须当审察,非大满、大实,不用。

防风　当归　川芎　芍药　大黄　芒硝　连翘　薄荷　麻黄桔梗　石膏　黄芩各一两　白术　山栀　荆芥各二钱五分　甘草二两滑石一两

右水煎服。或为末、白汤调下,仍量人虚实。

按:此表里气血之药也,治一切风毒,积热疮肿,脉候弦洪,实数浮紧,气血实盛者,不可缺此。见近有秘传外科家方,以是药加人参、赤茯苓、黄芪、苍术、金银花,名消肿托里散。虽以参芪为主,复云人参无亦可。盖使人不能无疑而难用也。且临证加减须较表

―――――――――

〔1〕实:原作"热",据修敬堂本改。

里之法,如表证多者,当从此方,以辛甘为主散之也,里证多者,方可从变,故此分辛温、辛平、辛凉之异。

升麻和气饮 治疮肿疥疬痒痛。此与前条方,大黄有多少之异,故两列之。

升麻 桔梗 苍术 干葛 甘草 大黄煨,各一钱 陈皮二钱 当归 半夏 茯苓 白芷 干姜 枳壳各五分 芍药一钱半

上作一服,水二盏,煎至一盏,食远服。

半 表 半 里

中和汤 治疮属半阴半阳,似溃非溃,似肿非肿,此因元气虚弱,失于补托所致。

人参 陈皮各二钱 黄芪 白术 当归 白芷各一钱半 茯苓 川芎 皂角刺炒 乳香 没药 金银花 甘草节各一钱

上水酒各半,煎服。

内 托

内托散一名护心散。一日至三日内,宜连进十数服。

真绿豆粉一两 明乳香半两,慢火于银石器中炒,手指搅使干,急倾出扇冷,研极细

上研令匀。每服二钱至三钱,浓煎甘草汤调下,时时细呷,要药常在胸膈间,若毒冲心有呕逆之证,大宜服此,如有寒而呕逆,不宜服此,当用辛热。

丹溪云:此散绿豆解丹毒,又治石毒,味甘入阳明胃,性寒能补为君,乳香去恶肿,入少阴,性温善窜为佐,甘草性缓,解五金八石,及百药毒为使。此方专为服丹石而发疽者设,若不因丹石而发疽,恐非必用之剂。又云:内托散,性凉,治呕,有降火之理。

国老膏 治一切痈疽,能消肿逐毒,使毒不内攻,其效不可具述。

甘草大者二斤

上捶碎,河水浸一宿,揉令浆汁浓,去尽筋滓,再用绢滤过,银

石器内,慢火熬成膏,用器收之。每服一二匙,无灰酒或白汤亦可,曾服燥药丹剂者,亦解之。《本事方》每甘草一斤,分作三服,温酒调下。今云:一二匙,恐力少也。

牛蒡粥　治疮肿。

用牛蒡根三茎,洗净,煮令烂。于盆中研令细,去筋膜。汁中即下米煮粥,咸淡任性,服一碗甚良,无忌。

解毒散　治痈疮,始觉便宜服。

犀角屑　川升麻　川朴硝　赤芍药　木通各一两,剉　石膏二两　玄参　麦门冬去心　甘草生剉,各半两

上每服四钱。水一中盏,煎至六分,去滓。温服无时。

清心内固金粉散又名金花散。

辰砂另研　白茯苓去皮　人参去芦　甘草各七钱半　绿豆粉四两,研　白豆蔻仁　朴硝另研,各半两　雄黄研　脑子　麝香并研,各二钱半

上以参、苓、白豆蔻为末,入研药令匀。每服一钱半,蜜汤调下,无时候。此药专治恶疮,热盛焮痛,作渴烦躁,此药解毒。

内追毒丹　清心解毒散潮。

大朱砂　雄黄各五钱　生麝香一钱　生犀角　琥珀以上并别,研细　黑角沉香各五钱

上为末,炼蜜丸,梧桐子大。每服二十丸。灯心、薄荷汤下。

《精要》云:愤爵不遂志欲之人,多犯此疾。

《三因》云:痈疽、瘰疬,不问虚实寒热,皆由气郁而成,经云:气宿于经络,与血俱涩而不行,壅结为痈疽。不言热之所作而后成痈者,此乃因喜怒忧思,有所郁而成也。

独胜散　治痈疽,皆缘血滞气凝而致者。

香附子去毛令净,以生姜汁淹一宿,焙干,研极细

上无时,以白汤调二钱服之。又云:疽疾多因怒气得之,若有此疾,必多怒。但服香附,进食宽气,自有效。

丹溪云:独胜散,治气郁血滞,而诸疮愈后,常服半年尤妙。此皆施于体实气郁之人。予见吴兄,厚味气郁,而形实性重,年近六十,患背疽,医与他药皆不行,惟香附末饮之甚快,始终只此一味,

肿溃恃此以安。然此等体实,而又病实,乃瘥千百而一见者也。每思香附经不言有补,惟不老汤一方,乃言于老人有益,用片子姜黄、香附子、甘草三味,而以不老为名,且引铁瓮先生与刘君为证,夫岂无其故哉!盖于行气中有补之之理耳。天之所以为天者,健而有常也,因其不息,所以生生无穷,正如茺蔚子活血行气,有补阴之妙,故名益母。胎前产后所恃者,气血耳:胎前无滞,产后无虚,以其行中有补也,夏枯草治瘰疬,亦然。

远志酒 治一切痈疽发背,疔毒恶候,浸有死血,阴毒在中则不痛,傅之即痛,有忧怒等气积而内攻,则痛不可忍,敷之即不痛,或蕴热在内,热逼人手不可近,敷之必清凉,或气虚血冷,溃而不敛,若七情内郁,治之必愈。

远志不以多少,泔浸,捶去心,干,为末。

酒一盏,调末三钱,澄清饮之。以滓敷于患处。

越鞠丸 治六郁,牙齿作痛,口舌生疮,或胸膈痞满,呕吐吞酸,或腹胀腿酸等症。

苍术炒 神曲炒 香附 山楂 山栀炒 抚芎 麦芽炒,各等分

上为末,水调曲糵面,为丸桐子大。每服七十丸,白汤下。

五香散 升降诸气,宣利三焦,疏导壅滞,发散邪热。治阴阳之气,郁结不消,诸热蕴毒,肿痛结核,或似痈疖而非,使人头痛、恶心、寒热、气急。

木香 丁香 沉香 乳香 藿香各等分

上剉散。每服三钱,水一盏半煎,食后温服。

《补遗》谓:妇人男子痈疽,治法无异,惟月闭、血虚、气结三证有异耳。予谓:妇人海满则行,月闭一证固异,然妇人情性执着,比之男子十倍,虽有虚证宜补,亦当以执着为虑。向见楼氏妇,早寡,善饮啖,形肥伟,性沉毒,年六十,六七月间生背疽,近正瘠,医遂横直裂开取血,杂以五香、十宣散,与酒饮之月余,未尝议其寡居之郁,酒肉之毒,执着之滞,时令之热,卒至于平陷,淹延两三月而不救。

忍冬酒 初发便当服此。或贫乏中,或居乡僻,田夫、野老,百

发百中。

忍冬藤生取一把，以叶入砂盆研烂，入酒少许，调和得所，涂敷四围，中心留一口，又取五两，用木槌捣碎，不犯铁器　甘草生剉，一两

上二味入砂瓶内。用水二碗，文武火煎至一碗，入好酒一大碗，煎十数沸，去渣。分为三服，一日连夜进尽；病势重一日夜，可二剂。忍冬藤补血，如气虚及寒多人，不宜用。是故田夫、野老，百发百中也。

金银花汤　治一切痈疽、发背、疔疮，及喉闭、乳蛾等证。

金银花藤叶，捣烂，取汁半钟和热酒半钟，温服，甚者不过三五服，可保无虞。

槐花酒　治发背及一切疮毒，不问已成未成，但焮痛者，并治之。

用槐花四五两，微炒黄，乘热入酒二盅，煎十余沸，去柤，热服。未成者，二三服；已成者，一二服。

黄芪汤　治诸疮，退风热。

黄芪剉　黄芩去黑心　麦门冬去心，焙　芍药　甘草炙、剉，各一两半　生地黄四两　半夏姜制，半两　当归切、焙　大黄剉、炒　石膏碎　芎䒷　人参各一两

上剉如麻豆。每服五钱匕，用水一盏半，竹叶七片，煎至一盏，去滓。空心温服，日晚再服。

生地黄散　治发痈肿、热毒疼痛，心神烦闷。

生地黄二两　川大黄剉碎，炒　川升麻　地骨皮　当归剉，微炒黄芩　木通　赤芍药　黄芪　玄参　甘草生，各一两　赤茯苓一两半

上为散。每服四钱，水一中盏，入竹叶二七片，煎至六分，去滓。不拘时温服。

阿胶饮子《精要》

明阿胶炒如珠　粉草各一两　橘红半两

上㕮咀，分作三服，以水一盏，煎七分，去滓，温服。

牛胶饮　截痈疽、恶疮、发险处，服之使毒气不攻于内。

牛胶通明者，四两

用酒一碗，入胶内，重汤煮熔透，搅匀倾出，更浸酒。随意饮，能饮者以醉为度，此方活人甚多。

黄矾丸 服过一两以上，无不取效。最止疼痛，不伤脏腑，活人不可胜数。

白矾一两 黄蜡半两

上和丸，如桐子大。每服十丸，渐加至伍十丸，温酒送下，如未破即消，已破即合，一日服百粒，则有效。能防毒气内攻，尤能护膜，始终须服半斤。疮愈后服之尤佳。治蛇咬，溶化白矾，乘热滴伤处，痛即止。

一方 用明矾飞过，研细，以鸡子二个取清，调矾末稀稠如糊。用无灰陈好酒，放开服之，脓未成者即消，已成脓者，从大小便出，神效，其功大胜黄矾丸。

丹溪云：阿胶饮、牛胶饮、黄矾丸，以牛皮属金属土，补肺气，实大肠，壮胃止泄。黄矾丸，以蜡味甘淡，入大肠，有补难化。国老膏以甘草化毒，行经。远志酒、忍冬酒，皆有补性，归心归血，用之颇切。善用者，以之配入治肿疡之散结，溃疡之补虚，亦奏捷功。

托里消毒散 治胃气虚弱，或因克伐，不能溃散，服之未成即消，已成即溃，腐肉自去，新肉自生。若腐肉既溃，而新肉不能收敛属气虚者，四君子汤为主，属血虚者，四物汤为主，气血俱虚者，十全大补汤为主，并忌寒凉消毒之剂。

人参 黄芪盐水拌，炒 当归酒拌 川芎 芍药炒 白术炒 茯苓各一钱 金银花 白芷各七分 甘草炙 连翘各五分

上水煎服。

托里散 治疮疡因气血虚，不能起发、腐溃、收敛，及恶寒发热者，宜用此补托。其属六淫七情，及诸经错杂之邪而为患者，当各审其因，而参以主治之剂，其属胃气虚弱者，当以六君子汤为主。

人参气虚者，多用之 黄芪炒，各二钱 白术炒 陈皮 当归 熟地黄自制 芍药酒炒 茯苓各一钱半

上水煎服。

散毒饮子〔1〕　治痈疽初觉,肿结未成可以消。

黄芪二两　甘草炙　天罗生　山药炒,各一两　鬼腰带叶半两,生竹篱阴湿,石岸、络石而生者好、络木者,无用。其藤柔细,两叶相对,形生三角

上为粗末。每服三钱,水一盏,煎至七分,入酒三盏,同煎一二沸,去渣,温服。

神效托里散《精要》　治痈疽发背,肠痈奶痈,无名肿毒,焮赤疼痛,憎寒发热,不问老幼、虚弱,并治之。

黄芪去芦　忍冬藤叶各五两　当归一两八钱　粉草炙,八钱

上为细末。每服五钱,酒一盏半,煎至一盏,病在上食后服,在下食前服,少顷,再进。留渣,外傅。

金银花汤前见　**回疮金银花散**。见痈疽兼证痛条。

《本事》黄芪散

绵黄芪一两　甘草半两　皂角刺检红紫者,剉、炒黄,一两

细末。每服五钱,酒一盏,乳香一块,煎七分,去渣服。

海藏云:黄芪汤与四物相和,亦名托里汤,血气齐补也。

黄芪四物汤

人参　黄芪　白术　茯苓　芍药　甘草　生姜　当归　地黄　川芎

上多加金银花,水煎服。

内固黄芪丸《本事》

绵黄芪　人参各半两

上细末,入真生龙脑一钱,研细,生藕汁和丸,绿豆大。每服三十丸,温熟水下,加至四十丸,日三服。

丹溪治五八婶,年六十岁。背上疮,脉洪大数,午后恶寒发热,食少。

连翘　黄芪生三钱　人参二钱　陈皮　茯苓五分　甘草炙　白术各一钱　缩砂仁三钱

分十贴,煎服。

---

〔1〕散毒饮子:原倒。据本书卷一"肿疡"目录乙。

上方皆以黄芪为君,甘草、归参为佐,乃实内补虚之中兼托里也。

上丹溪实内补虚法,皆以参术、归芪,又甚者,独参膏。其法并见后分经条,乃散见溃疡门,虚实寒热条,真转死回生之捷法也。

《元戎》:《素问》寒痈疽例,经云,肾移寒于脾,发为痈肿、少气。脾移寒于肝,发为痈肿、拘挛。又云:诸寒痈肿,此皆安生?岐伯曰:生于八风之所变也。又云:地之湿气,感则害人皮肉筋脉。《圣济》云:衣服过厚,表易着寒。所得之源,大抵如此,或发不变色,或坚硬如石,或捻之不痛,久则然后变色疼痛,渐软而成脓,如泔而稀,久不能差,疮口不合,变为疳漏,败坏肌肉,侵损骨髓,以致痿痹,宜以骨碎补丸主之。方见久漏疮。

李世英,患疽数日后,根脚开大,或腹疼泄泻,手足常冷,脉沉微细,或自汗出。急用姜附之药,甚者于脐下关元,着艾三五百壮,待手足温,泄泻止,饮食知味,方可为喜。

回阳汤　治脾肾虚寒,疮属纯阴,或药损元气,不肿痛,不腐溃,或腹痛泄泻,呕吐厥逆,或阳气脱陷等症。

干姜炮　附子炮,各二钱　人参　白术　黄芪各三钱　当归　陈皮　甘草炙,各二钱　柴胡　升麻各五分

上酒水煎服。不应,姜附倍之。敷药,用回阳玉龙膏。

清热消毒散　治一切痈疽阳症,肿痛、发热作渴。

黄连炒　山栀炒　连翘　当归各一钱　川芎　芍药炒　生地黄各一钱半　金银花二钱　甘草一钱

上水煎服。

黄连消毒散　治脑疽、背疽,肿焮疼痛,或麻木。

黄连制　羌活各一分　黄芩　黄柏各半钱　生地黄　知母制　独活　防风　当归尾　连翘各四分　藁本　防己　桔梗各半钱　黄芪　苏木　陈皮　泽泻各二分　人参　甘草各三分

上水煎服。

黄连解毒汤　治疮疡焮痛,烦躁饮冷,脉洪数,或发狂言。

黄芩　黄柏炒　黄连炒　山栀各一钱五分

上水煎热服

清心汤　治疮疡肿痛,发热饮冷。脉沉实,睡语不宁。

即防风通圣散,每料加黄连五钱。每剂一两,水煎服。

济阴汤　治疮属纯阳,肿痛发热。

连翘　山栀炒　黄芩炒　黄连炒,各一钱　芍药一钱五分　金银花三钱　牡丹皮一钱二分　甘草一钱

上水煎服,大便秘,量加大黄。敷药,用洪宝丹。

玄参散　治痈肿始发,热毒气盛,寒热心烦,四肢疼痛。

玄参　甘草生剉,各半两　石膏二两　麦门冬去心,七钱半　前胡去芦　枳实麸炒　人参去芦　赤芍药　黄芪　赤茯苓　川芎　生干地黄　黄芩各一两

上㕮咀。每服四钱,水一中盏,入竹叶二七片,小麦一百粒,煎六分,去渣。不拘时,温服。

仲景排脓汤

甘草二两　桔梗三两　生姜一两　大枣十枚

上四味,以水三升,煮取一升。温服五合,日再服。

排脓散

枳实十六枚　芍药一两半　桔梗五钱

上三味杵为散。取鸡子黄一枚,以药散与鸡子黄相等,揉和,煎如薄粥。温服一升,即瘥。

《本事》托里排脓生犀散

皂角刺粗大黑紫者,不拘多少

上置瓶中,盐泥固济,炭火烧过,存性放冷出,研为细末。每服一钱,薄酒微温调下;暑月陈米饮调下。

连翘饮　治痈肿疮疖,排脓。

连翘　防风去叉,各三两　荞苨　白芍药　黄芩去黑心　玄参各二两　人参　白茯苓去黑皮　桔梗剉碎,炒　前胡去芦　甘草炙,各一两　黄芪生四两　桑根白皮剉、炒,一两半

捣筛。每服五钱,水一盏半,煎八分,去渣,温服,日二。

或问：肿疡何脓可排？曰：家嫂尝苦痈疽，连患不已，乌程，凌藻湖谓：针血海，可以除根，以长针刺之，半日出针，脓血相杂，臭不可闻，后果不复发。当是时，身无疮也，脓从何来哉。

内　消

《精要》柞木饮子

干柞木叶四两半　干荷叶中心蒂　干萱草根　甘草节　地榆各一两

上细剉。每服半两，水二碗，煎一碗，分作二服，早晚各一服。未成者自消，溃者自干。其荷蒂去恶血，萱根下水、解毒、利胸膈，柞木有芒刺，能驱逐，地榆主下焦血病。轻小证候或可倚仗。

车螯散

车螯一两，煅通赤《本草》云：车螯消酒毒　生甘草二钱半　轻粉五分

为细末。每服四钱，浓煎，栝蒌酒调，五更服。转下恶物为度，未知再用，效在五香之上。《本草》云：车螯大蛤也，一名蜃。

又方

车螯四个，黄泥固济，火煅赤，出火毒一宿　瓜蒌一枚，去皮，瓦上炒香　灯心三十茎　甘草节五分

上为粗末。作一服，酒二盏，煎一盏，去粗，入蜜一大匙和匀。每用酒八分盏，车螯末二钱，腻粉少许，调匀，空心温服。取下恶物、黄涎为效。

内消散　治痈疽，结硬疼痛。

人参去芦　瞿麦　白敛　川升麻　当归微炒　黄芩　防风　黄芪剉　沉香　甘草生剉，各一两　赤小豆煮熟，一合

为细末。每服二钱，不拘时，温酒调服。

丹溪云：车螯散，一以轻粉为佐，一以灯心为佐，其散肿消毒、下积，安详稳重，轻小症候，可以倚仗。

化毒为水内托散　凡患痈疽发背，对口恶疔疮，乳花百种，无名无头歹疮，此药能令内消去毒，化为黑水从小便出，万不失一。此方不可秘藏，不可轻视，宝之宝之。

乳香　穿山甲　白及　知母　贝母　半夏　金银花　皂角刺
天花粉各一钱

上㕮咀。用无灰酒一碗，煎半碗，去粗，作一服，温进。不宜加
减，将粗捣烂，加秋过芙蓉叶细末一两，以蜜水润，过一宿自消，不
必用第二服。忌发物大效。

仙方活命饮又名，真人活命饮　治一切疮疡，未成脓者内消，已成
脓者即溃，又止痛，消毒之圣药也。

滴乳香研　防风　白芷　贝母　赤芍药　当归尾　明没药研
皂角刺炒　天花粉　甘草节　穿山甲炮,各一钱　陈皮　金银花各
三钱

在背俞，皂角刺为君，在腹募，白芷为君。在胸次，加瓜蒌仁二
钱　在四肢，金银花为君。如疔疮，加紫河车草根三钱,如无亦可。

上为粗末。大者四两，小者二两，作一剂。无灰酒十茶钟，疮
小五茶钟，入有嘴瓶内，以厚纸封口，勿令泄气，煎至三大钟，去粗，
作三次服，接连不断，随疮上下服，能饮酒者，服药后再饮三五杯。
此药并无酒气，不动脏腑，不伤气血，忌酸、薄酒、铁器。服后侧睡，
觉痛定回生，神功浩大，不可臆度。

洁古保安汤　治疮托里，或已成者，速溃。

瓜蒌新者一枚,去皮,火焙　没药通明者,一钱,研　金银花　甘草
生姜各半两

上为细末，用好无灰酒三升，于银石器内煎至一升。分作三
盏，三次饮尽，病微者，只一服。如服托里药不能发散，又作疮者
用此。

《苇航纪谈》云：户部尚书，沈诜，为人仁厚，一兵卒患背疽，乞
假，亲为合药治之，时旱蝗，当致斋园丘，犹丁宁料理，药内用酒恐
市酤不中用，自取酒入药，服之即愈。其法：用瓜蒌子一枚，乳香、
没药各一钱，甘草三钱，用醇酒九盏，临服嚼没药一块，饮此酒
极妙。

秘方托里散　治一应疮毒，始终常服，不致内陷。

瓜蒌大者一枚,杵　当归酒拌　黄芪盐水拌,炒　甘草　白芍药各一

两半　皂角刺炒　金银花　天花粉　熟地黄用生者,酒拌入瓷器,蒸半日,四味各一两

用无灰酒伍茶钟,和药伍两,入瓷器内,厚纸封口,再用油纸重封,置汤锅内煮,用盖覆之,煮至药香,取出分服,直至疮愈。

〔薛〕按:此方药品平易,消毒之功甚大。且不动脏腑,不伤气血,不问阴阳肿溃,屡用屡效,诚仙方也。常治发背、脑疽势盛者,更隔蒜灸。若脉沉实,大小便秘者,先用疏通而后用此,其功甚捷。若大毒已退不作脓,或不溃者,用托里,溃而不敛及脓清,用峻补。

秘方拔毒散　治一切痈疽肿毒,其功不可尽述。

乳香　没药　穿山甲炮　当归　木鳖子各一钱　瓜蒌实八钱　甘草炙,伍分　忍冬藤二钱　牙皂角炒,七分　大黄生熟,各一钱半　连翘一钱　贝母七分

作一剂。用酒、水各一盏,煎至一盏。食前服。

按:此方攻毒、止痛、化脓之良剂也,屡用屡验。若有脓或已溃者,大黄不可用,恐泄其真气,则脓者难溃,溃者难敛也。亦有脓虽溃,脉仍洪数,或沉实喜冷者,火邪尚在,又所宜用。

归芪汤　治痈疽无头,但肿痛。

黄芪　当归　瓜蒌　甘草　皂角刺　金银花各一钱

上㕮咀。水一盏半,煎八分,去渣,入乳香酒,再煎服。

又方

贝母　穿山甲　天花粉

上为末。每服三钱,水二盏,煎半钟,一日四服,其毒自在大小便下矣。可与前方合为一贴。

破毒无比散

猪牙皂角,去皮如法,醋炙焦黄,为末。每服半钱,加穿山甲全者,看患人证在何处,就取此处甲,用以蛤粉炒为末,一钱,与皂角末相和,温酒调下。症在上食后服,在下食前服,神效。

消毒散　治一切无名肿毒,疮疖。

贝母一味,去心切细,一半生晒,一半微炒,和匀为末。病在上食后服,病在下食前服,酒调一二钱。

一男子,肩患毒,肿硬作痛,恶症迭见,用白矾末三钱糊丸,以葱头七茎,煎汤调下,肿痛悉退,再服诸症亦退,更以仙方活命饮二剂,出水而消。此秘方名千金化毒汤,本矾末葱汤调服,因末难服,故易为丸。一方士,治疮疽不问肿溃,先用此药三二服,后用消毒药甚效。常治刍荛[1]之人,用此即退,不用托里药亦愈。盖止热毒为患,血气不亏故也。若金石毒药发疽者,尤效,盖矾又能解金石之毒也。一方,用矾末伍钱,朱砂伍分,热酒下亦效,此药托里固内,止泻解毒,排脓不动脏腑,不伤气血,有益无损,其药易得,其功甚大,偏僻之处,不可不知。此方或虫犬所伤,溶化热涂患处,更以热酒调末服,皆效。

荣卫返魂汤又名通顺散;又名何首乌散。

何首乌不犯铁　当归　木通去皮尖　赤芍药炒　白芷不见火　茴香炒　土乌药炒　陈枳壳面炒,若恶心,加姜汁炒　甘草

上方止此九味各等分,水、酒汤使,随证用之,水酒相半亦可。惟流注加独活,每服四钱。病在上食后服,病在下食前服。

此一药,流注、痈疽、发背、伤折,非此不能效。至于救坏病,活死肌,弭患于未萌之前,拔根于既愈之后,中间君臣佐使,如四时五行,更相迭旺,真神仙妙剂,随证加减,其效无穷。何则?此药大能顺气匀血故也,夫气阳也,血阴也,阳动则阴随,气运则血行,阳滞则阴凝,气弱则血死,血死则肌死。肌死则病未有不死者矣!必调其阳,和其阴,然后气血匀,二者不可偏废,只调阳不和阴,则气耗而血凝,肌必不活,如五香连翘之类是已;只和阴不调阳,则血旺而气弱,疾必再作,如内补十宣之类是已。然二药亦须参用,不可执一为妙。此药扶植胃本,不伤元气,荡涤邪秽,自然顺通,不生变证,真仙剂也。用法列之于下。

一发背既久不愈,乃前医用凉药过也,凉药内伤其脾,外冰其血,脾主肌肉,脾既受伤,饮食必减,颜色痿瘁,肌肉不生,血为脉

---

[1] 刍荛(chú ráo 雏饶):《诗·大雅》询于刍荛。指采薪者。刍荛之人,引申为体力劳动者。

络，血一受冰，则气不旺，肌肉糜烂，故必理脾，脾健肉自生，宜于此方中去木通，少用当归，倍加厚朴、陈皮，盛则用家传对金饮子；又盛则加白豆蔻之类，为妙。一凡治流注，可加独活。流注者，气血凝滞，故气流而滞，则血注而凝，加此药者，可以动荡一身血脉，血脉既动，岂复有流注乎。一流注起于伤寒，伤寒表未尽，余毒流于四肢，经络涩于所滞。而后为流注也。如病尚有潮热，则里有寒邪未尽散，此方中可加升麻、苏叶，如服此而热不退，可加干葛，如有头疼，加川芎，并用姜水煎。如无潮热，可用水、酒相半煎，酒，大能行血生气故也，气生血行，病愈可必。然流注须表者，何也？所以推其因，究其源，不忘病之根本也。寒邪既尽，表之太过，则为冷流注，尤为难治。故宜略表为妙，表后第二节，宜服温平之药，乃十宣、内补是已。如不效，第三节宜加附子，或服四柱散，数服即止，温药亦不可多用，恐增痛苦，反成脓血不干。第四节仍归本方收效，然表未尽则余毒附骨而为骨痈。夫流注者，伤寒之余毒，骨痈者，又流注之败证也。流注非伤寒之罪，乃医者表之未尽也，骨痈非流注之过，又庸医凉药之过也。庸医无识，心盲志聋，妄称明见，虽知为骨痈，而治之无法，又复投之凉药，烈之毒刃，则毒气滞，凉药触铁器，则愈附骨而不能愈矣。不然，则人之骨何以有痈？骨而成痈，非药所治，故名附骨疽，又名白虎、飞尸。留连周期，展转数岁，冷毒朽骨，出尽自愈，其不愈者，至于终身有之，此皆失于初也。其骨腐者，多为副骨，犹或可痊，正骨腐则终身废疾，故脓白而清者，碎骨初脱，肉深难取，脓黄而浓者，碎骨将出，肉浅可取，宜以利刀取之，详在后章，此不过治骨痈之概耳。又有病经数月，伤于刀刃，羸弱拳挛，咳嗽脓血，坏肉阴烂者，此皆冷极，阳弱阴盛，不可以唾红为热，宜以好附子，加减治之。又有毒自手脚头面而起，疼痛遍身，上至颈项经络，所系去处。如瘰疬贯珠者，此为风湿流气之证，宜以加减小续命汤，及独活寄生汤，与此方参错用之。又有两膝痛起，以至遍身骨节皆痛，妇人类血风，男子类软风，此名风湿痹，又名历节。宜以附子八物汤加减用之。又有痈肿在项腋、两乳傍，两胯软肉处。名为痕疬痈，此冷证无热，宜以内补十宣散，与此方参用,小儿不可轻用附子,恐生惊痫,切不可更犯针刀,薄血无脓,努肉难合,宜以温热药,贴散内消,倘犯针刀,生努肉,亦以此药收功,倘用药微疼,略有惊痫,宜用全蝎观音散,加减用之,惊定药如故事。又有小儿,亦患宿痰失道者,痈肿见于颈项、臂膊、胸背等处,是为冷极,全在热药敷贴之功留口,病须再作为佳,治法见后。又有流注,大如匏瓠、覆碗,见于胸背,其证类发而甚峻[1],用药之后,形势一有微动,即非发矣,宜以内补、十宣与此方随证通变用之,可以内消。大抵诸证皆原于冷,故为痛者骨痛也,骨者肾之余,肾虚则骨冷,骨冷所以痛,所谓骨疽皆起肾者,亦以其根于此也,故补肾必须大附子,方能作效。肾实则骨有生气,疽不附骨矣,凡用药不可执一,贵乎通变。凡痈疽初萌,必气血凝滞所成,为日既久,则血积于所滞,而后盛作,故病人气血盛者,此方中减当归。多则生血发于他所,再结痈肿,生生不绝,斯乃秘传,医者少知也。一凡痈疽生痰,有二证,一胃寒生痰,此方中加半夏,健脾化痰;二热郁而成风痰,此方中加桔梗以化咽膈之痰,并用生姜和水酒煎。一凡脑发、背发在上者,此方中可去木通,恐导虚下元,为上盛下虚之病,难于用药。老人虚弱者,尤宜去之。一凡病人有泻者,不可便用此方,宜先用止泻药。白矾生用为末,溶开,黄蜡为丸,米饮下,三十丸。俟泻止方用此药。盖人身以血气为主,病痈之人,气血潮聚一处为脓,若脏腑不固,必元气泄而血愈寒难愈,此药大能顺气故也。大抵气顺则血行,气耗则血寒,气寒则血死,血死则肌肉不生,投之热药,则肌肉无元气,不足以当之,徒增苦投之凉药,则无是理,是方虽仙授,要在用之得当,不然,则有刻舟之患矣。至于流注,又不可一概论也。若凉药耗散,元气虚败,有用三建取效者,其疾多缘于冷故也,尤当审其脉,辨其证,的出于冷,然后用之,亦不可过,过亦有害,但阳脉回,肿处红活,骨有生气,寒气不能相附为疽,即归功本方以取效,此万全妙法。一此药丸、散、末,皆可水酒汤使,临时裁度用之,贵人加木香为衣,病者,有热痰咳嗽富沉香、贫苏

---

〔1〕峻:原作"后",据修敬堂本改。

叶汤皆可下，丸用蜜剂。一此方非但治痈疽、发背、伤折，至于男子、妇人疝气，血气，皆可用，屡获效矣。有一妇人，患气疾五年，发时只是块痛呕逆，水浆不下，一发便欲死，用此药为丸，木香汤下，一服呕止，再服气顺，疾遂愈。一凡伤折，皆不脱此方，但加减有差，详见伤折类中。如寻常打破伤损，或伤心胞，并皆治之。在头上则去木通、枳壳，加川芎、陈皮。常用加丁皮、苏叶能活血；加破故纸、五灵脂能破宿血。水煎熟，用浓酒一盏，浸入候再沸，却入大黄末，空心服之，如通顺，药只四服，先二服中入大黄，后二服不必用，只是催发便下。如不通，只枳壳汤一向催，如若不通，即不可治，不可坐视人死而不知也，补血、十宣散之类。一凡伤折，常用此方，可去木通，名何首乌散，盖首乌能扶血故也。如刀刃伤，有潮热、面肿、气喘，乃破伤风证，可服索血散、葛根汤数服，姜葱煎发散，或败毒散三四服。外用敷贴药，依法治之，无不愈者矣。一经年腰痛，加草薢、玄胡索以酒煎服。一脚气，加槟榔、木瓜、穿山甲水煎服之。一宿痰失道，非惟人不识，自仙授以来，惟予一派知之。人身有痰，润滑一身，犹鱼之有涎，然痰居胃中，不动则无病，动则百病生，或喘、或咳、或呕、或晕、头痛、睛疼、遍身拘急、骨节痹疼，皆外来新益之痰，乃血气败浊凝结而成也。何则？脏腑气逆，郁结生痰，当汗不汗，蓄积生痰，饮食过伤，津液不行，聚而生痰。其常道，则自胃脘达肺脘而出，其失道，自胃脘，而流散于肌肉、皮毛之间，脾主肌肉，肺主皮毛，故凡胸背、头项、腋胯、腰腿、手足结聚肿硬，或痛，或不痛，按之无血潮，虽或有微红，亦淡薄不热，坚如石，破之无脓，或有薄血，或清水，或如乳汁，又有坏肉如破絮，又或如瘰疬，在皮肉之间，如鸡卵浮浴于水中，可移动，软活不硬，破之亦无脓血，针口努肉突出，惟觉咽喉，痰实结塞，作寒作热，即皆其证，急于此方中加南星、半夏等药，以治其内，外用玉龙热药，以拔其毒，便成脓破为良，其轻无脓者，必自内消，如热极痰壅，则用控涎丹。紫大戟、甘遂、白芥子，等分为末，米糊为丸。如遍身肿硬，块大如杯盂,生于喉项要处者,尤为难治。夫血气和畅,自无他病,气行不顺,血化为痰,痰复失道,则血气衰败,不能为脓,但能为肿硬,理必然也。此证阳少阴多,随证用药,回阳生气,补血、控涎外,则用敷法作起,一身气血,引散冷块,万一肿不消,不作痛,不为热,体气实,无他证,肉块与好肉无异,此又一证也,切不可轻用针刀自戕。如草医曾用针灸,阴烂其肉,或用毒药点脱,使人憎寒壮热,法当通顺其气血,于此方中加升麻,以除其寒邪,用敛口结痂之药,以安之,使为疣赘而已。万一病自作臭秽糜烂,不免动刀,则有妙剂可以代刀,不可轻泄。即白矾、枯朴硝二味,为末敷之。一肚肠内痈,宜服十宣散与此方相间用之,并加忍冬藤,此药最治内痈,但当审其虚实,或通或补,补须用附子,通则用大黄,如不明虚实,则此方亦自能通顺,十宣自能内补,可无他变。至于肺痈初觉,饮食有碍,胸膈微痛,即是此证,急须察脉,审其虚实,虚则用此方加附子,相出入用之,若稍再作,即用十宣散内补之即自消散,实则用此方,加大黄略通之,使毒气下宣为妙,盖肺与大肠相表里故也。如内痈已成,宜以海上方与此方,加减参用之,喘咳脓血者,肺痈也,大便有脓自脐出者,肚痈也,忍冬藤、甘草节,煮酒妙。

龙虎交加散　治发背痈疽,发脑、发鬓、发髭,又治脑虚头晕,风湿之症。

制药法:

南木香剉碎,用纸垫锅焙干,研为细末　莺粟[1]壳去顶穰筋,剉、焙干,为细末　甘草用湿纸裹煨,焙干,为细末　吴白芷面裹煨,去面焙干,为细末　川芎湿纸裹煨,焙干,为细末

上件药末,各另包收,看疮加减用之。

加减法:

若疮势红肿热大,先服如神托里散一贴,卧、盖取微汗;如红晕大,肿高,疮头有似碎米大白脓点者,可进交加散一贴,用

〔1〕莺粟:即"罂粟"。《政和本草》卷二十六,米谷部。名"罂子粟"。

木香四分,罂粟壳二钱二分　甘草六分　白芷一钱四分　川芎一钱半
共为一贴。用水七分,生白酒三分,共一碗,用银器煎八分,如
无银器,新瓷器亦好,不用铜、铁旧器。于炭火边,先滚五七
滚,用细绢水湿,扭干,滤去粗,食后服,以干盐菜压之;粗敷疮
四围,用穰绢帕包之。如恶心呕吐,即服护心散一贴止呕,次
服前药。若胸腹膨满,或大小便闭涩,可服当归连翘散一贴,
行五七次,用温米粥汤补正。如疮已成溃脓,不寒不热,止是
烂开疼痛,木香三分　甘草六钱　川芎一钱半　白芷一钱四分　粟
壳二钱　水五分,酒五分,合煎八分服。若红晕白者好也,仍红
其疮不退。若紫黑稍可,如红晕不退,每日于晚进药一贴,吃
交加散四五贴,可服当归连翘散一贴,要行、加大黄,只有热,
腹不胀,不用大黄。如疮患要将好,腐肉不脱,可用针刺破皮,
令随脓出,将水红花根煎汤洗之,用生肌散掺上,每日洗一次,
依此法无不效。有蛆者难治。

最忌酸、辣、酱、面、发气,并生冷之物。

护心散　治证见前交加散。

甘草炙,一钱　绿豆粉炒,二钱　朱砂研、水飞、过,一钱
上为细末。作一服,白汤调下。

当归连翘散　治证同前。

当归　连翘　栀子仁　芍药　金银藤各一两　黄芩五钱
上㕮咀。每服五钱,用水二盏,煎至七分,空心温服,要行,加
大黄二钱,待药熟,入大黄煎一二沸,去粗服。

如神托里散　治发背等疮初起,又治疔疮,并一切肿毒,及发
散伤寒。

苍耳根　兔耳草根又名〔1〕枝箭　金银藤用花亦可　五味子根各
等分
上㕮咀。每服五钱,用生白酒二盏,煎至七分,去粗,服卧,盖
取微汗,粗再煎。

〔1〕一:原脱。据修敬堂本补。

生肌散

水红花叶

上为细末。先用水红花根剉碎,煎汤,洗净。却用叶末撒疮上,每日洗一次,撒一次。

前锋正将　治一切痈疽,不问发肩发背,作釁疼痛,其效如神。

荆芥　薄荷　山蜈蚣　老公须　天花粉　菇蕒　菇片　败荷心　川白芷　猪牙皂角切、炒　赤芍药以上各等分　淮乌大者一个,煨红内消倍其数　甘草每十五文,入一文,喜甜加用

上为末。每服二钱,薄荷、茶清调下,欲快利用酒调服效。若服经日未见效,恐是凉药涩血,可加当归、羌活,如热重,雄黄酒调,乳痈,加萱草根研汁调。其余候只用酒下不饮,麦门冬去心煎汤亦可,但较缓耳。

引兵先锋　凡用内消,先用此药。退潮、止渴、解热以升麻葛根汤,表散后,服此。

木通　瞿麦　荆芥　薄荷　白芷　天花粉　甘草　赤芍药　麦门冬去心　生干地黄　山栀子　车前子　连翘各等分

上剉,每服二钱,灯心、生地黄煎,热潮,加淡竹叶煎,温服。上膈食前、下膈空心,老人气虚者,宜加当归、羌活。

加味十奇散　主内护。治痈发已成,未成服内消。三五日不效,或年四十以上,气血衰弱,成者速溃,未成者速散,服至疮口合而止。内能固济去旧生新,又名固垒元帅。

当归酒浸　桂心不见火　人参　土芎　香白芷　防风去芦　桔梗　厚朴去粗皮,姜汁炒　甘草五文　乳香　没药并别研

上件药,各等分,研为末。每服二钱,酒调日三服,病愈而止。不饮者,麦门冬去心煎汤,或木香汤。

一方　治背痈、附骨疽、乳痈,及一切痈肿。未成脓者,发散极效。

槐花一两,炒焦色　胡桃十个,新鲜不油者,熰火煨熟,去壳

上二味,入砂盆内,研烂如泥,热酒调,和粗温服,如能饮酒人,多饮愈效,一醉后而痈肿散矣。

蘻苙散 治痈疽发背，及一切疔毒等证如神。

蘻苙草其叶长如牛舌，其气如猪臭者 小蓟根 五爪龙即五藤 生大蒜

上四物各等分，细研。用酒和匀，滤去粗。服一碗，得大汗通身而愈。

又方 治诸般痈肿，神效。

新掘天门冬一味，约三五两

上洗净，入砂盆内研烂[1]，以好酒荡起，滤去粗，顿服。未效再服，一二服必愈。

敷 贴 温 药

戴院使云：发散诸般毒，多碾白芙蓉叶，入草乌末少许，蜜调敷，重者加入南星末。凡诸毒用敷贴药，欲散搓入麝香，欲溃搓入雄黄。

冲和仙膏一名黄云膏。冷热不明者用之，茶、酒随证治之。

川紫荆皮五两，炒。又名红肉，又名内消 独活三两，炒，不用节 赤芍药二两，炒 白芷不见火，一两 木腊又名望见消，又名阳春雪，即石菖蒲也，随加减妙

上五味，并为细末，用法详见于后。

夫痈疽流注杂病，莫非气血凝滞所成，遇温即生，遇凉即死，生则散，死则凝，此药是温平，紫荆皮木之精，能破气、逐血、消肿。独活土之精，能止风、动血、引气，拔骨中毒，去痹湿气，更能与木腊，破石肿坚硬。赤芍药火之精，微能生血，住痛去风。木腊水之精，能生血、住痛、消肿、破风散血。白芷金之精，能去风、生肌、止痛。盖血生则不死，血动则流通，肌生则不烂，痛止则不焮作，风去则血自散，气破则硬可消，毒自散，五者交攻，病安有不愈乎。一凡病有三证，治有三法，如病极热，则此方中可倍加紫荆皮、木腊，少用三品，亦能消散之，但功少迟耳。如病极冷，则此方微加赤芍药、独

---

〔1〕烂：原作"酒"，据修敬堂本改。

活,亦能活血而消散之,功亦稍迟而不坏病。一如病热势大盛,切不可用酒调,但可用葱泡汤调,此药热敷上,葱亦能散气故也,血得热则行,故热敷也。如病稍减,又须用酒调,酒能生血,遇热则血愈生,酒又能行血,遇温则血愈行矣。一疮面有血泡成小疮,不可用木腊,恐性粘,起药时生受[1],宜用四味先敷,后用木腊,盖在上面,覆过四围,以截助攻之血路,凡敷药皆须热敷,干则又以元汤湿透之,使药性湿蒸而行,病自退矣。一如用正方,四面黑晕不退,疮口皆无血色者,是人曾用冷药太过,不可便用玉龙,盖肌未死也,恐药力紧,添痛苦,宜于此方加肉桂、当归、以唤起死血,自然黑晕退,见功效,血回即除加药,只以正方取效。一如用正方,痛不住,可取酒化乳香、没药,于火上使溶,然后将此酒调药,热涂痛止。一流注筋不伸者,可于此方,加乳香敷之,其性能伸筋故也。一如疮口有赤肉突出者,其证有三,一是着水,二着风,三是刀破后,刀口番突,宜于此方,加少南星以去风,用姜汁、酒调,其不消者,必是庸医以手按出脓核太重,又以凉药凉了皮,以致如此,若投以热药则愈縻[2]烂,此又有口诀焉,宜用白矾、枯,朴硝二味,为末敷之,次用硫黄末掺之,外服荣卫加对金饮,外贴冲和。一若病势热盛者,不可便用凉药,热盛,则气血壅会必多,大凉,则血退不彻,返凝于凉,故宜温冷相半用之,血得温则动,挟凉则散,可用此方,加对停洪宝丹,用葱汤调涂贴之。一此方乃发背、流注之第一药也,学者当通变妙用,表里相应,则病在掌握之中,但发背甚者,死生所系,惟此药功最稳重,终始可恃,决无变坏。若发之轻者,草医亦能取效,然有变证流弊之患,此无他,发于阴则非草医之可治矣,岂如是剂,兼阴阳而并治,夺造化之神功哉。至如流注一疾,虽不能死人,而十有九为废疾,废疾流连,死亦随之,纵有医之能愈者,亦必半年周岁之后,方见其效,此乃百中之一,然终为残弱之身矣。惟吾此派仙方,药奇效速,万不失一,端有起死回生之效,非言所能尽述。夫流注乃伤寒余毒,故

---

〔1〕生受:修敬堂本作“受痛”。

〔2〕縻:修敬堂本同。集成本作“糜”。

有表未尽者,余毒客于经络,气血不匀,则为热流注。所谓医之能愈者热也,热病少见,有表散太过,气血衰者,余毒流入腠理,腠理或疏或密,为冷流注。所谓医之难医者冷也,冷病常多,故伤寒表未尽者,非特为热证而已,其余毒亦多为冷证,皆原于肾虚,故作骨疽。冷则气愈滞而血愈积,故但能为肿而不能为脓,若医者投之以凉剂,则所谓冷其所冷,而阴死于阴,惟有坏烂腐肉,毒气着骨而为骨痈,流为废疾。故曰骨痈者,流注之败证也,流者动也,注者住也,气流而滞,则血住而凝,气为阳,血为阴,阳动则阴随,气运则血行,吾所以能移流注于他处而散之者,取其能动故也,动则可移,阳既移而动矣,阴岂能独住而不随之者乎。是故以独活引之者,以其性能动荡气血也,引之一动,则阴阳调和,不能为脓,而散之于所移之处,势必然矣。一流注在背膊、腰腿紧要处,当用此方,厚敷患处,却单用独活一味,末之酒调,热涂一路,其尽处以玉龙诱之,此移法也,使血气趋于他所,聚于无紧要处作脓,又或消之。若以[1]成脓,则引不下,急将此药拔之,出毒气免作骨疽,如庸医用了凉药,犯了针刀,使成骨痈,非药所愈,又待其碎骨出尽方愈。若怯用针刀取之,则用玉龙,治法在后。若正骨出无治法,副骨出可安。一方用白芷、紫荆皮酒调,以内消初生痈疽,名一胜膏。又方,只用赤芍药、木腊、紫荆皮作箍药,名三胜膏。一方治大人、小儿,偶含刀在口,割断舌头,已垂落而未断,用鸡白软皮,袋了舌头,用破血丹,蜜调涂舌根断血,却以蜜调和蜡,稀稠得所,调此正方,敷在蜡子皮上,取其软薄,能透药性故也,如在口溶散,勤勤添敷,三日舌接住,方可去鸡子白皮,只用蜜蜡调药,勤勤敷上,七日全安。学者观此,则知通变,活法妙用,不在师传之功,如无速效,以金疮药参错治之,尤妙。一治痈肿未成脓,不可便用洪宝丹敷贴头上,恐为冷药一冰,血凝不消,不能成脓,反能烂肉,只用此方敷贴,如不消,欲其成脓,却以玉龙贴痈头以燥之,次用此正方在玉龙之下,四围用洪宝丹箍住,以截新

───────────────

〔1〕以:同"已"。《论语》:"其斯而已矣"。

潮之血。又若病未甚冰于凉药者,玉龙之下,不必用此方,上以
洪宝丹围之。一如救坏病,未见可用玉龙只用此方,自然稳当,
免病人苦。一发背初生未成,单用紫荆皮末,酒调箍住,自然撮
细,不开服药,止用柞木饮子,乃救贫良剂也。一此方加南星、草
乌二味三分之二,热酒调敷诸痈,可以溃脓不痛,若单玉龙,要洪
宝丹箍住,实此法妙。一猘犬咬人,单用紫荆皮、沙糖涂、留口,
金丹退肿,嚼杏仁,置口中去毒。一法加南星、草乌二味,与此方
各一半,热酒调敷,可治久损,至妙。一小儿软疖,用此方加军
姜,酒调敷,若初发即用此方酒调敷,成脓而止。若初发时用紫
荆皮、木腊,酒调敷,可以必消,切不用洪宝丹。一　疮,心火热
毒也,见于五心,痛不可忍,其状如泡疮而血赤,外形虽小,内有
热毒在心腌者难治,在手足心者可疗。然治之须早,稍迟或在心
腌,则腐肉粉碎,神仙莫医。凡有此疾在手心,则用洪宝,于手心
环围敷之,以截其血,却用冲和于手心,留口收功,在足心则用洪
宝,敷在脚胫、交骨四围,一二寸长,以冲和收功如前。

神功散　专治发背痈疽,一切疔毒,并瘰疬等疮。已未成患
者,效验不可备述。

川乌头炮,去皮尖　　川黄柏炙,去粗皮

上二味为细末后各等分,用小儿,或大人唾津,调成膏,如唾
少,嗽口水亦可。发背、痈疽等疮才起者,敷于患处留头,候药
干,用淘米水常润湿,每日换药敷一次。如疮已成,重患将溃烂
者,先将槐枝、艾叶煎汤,顿温,将疮洗净,用绢帛展去脓血,以香
油润患处,用绵纸仍照患处,剪成圆钱,留头贴上,后用药涂于
纸,如干,依前用淘米水润,日换一次,听其自然,流脓不可手挤。
如敷药后,病人觉疮住疼即热即愈,如生肌则腐肉自落,腐而不
落者,剪割亦可,最不宜用针。发背不宜贴膏药,凡医疮屏去别
医,止饮别药方可治。忌气怒、房事、劳役,并孝服、体气、饮酒之
人。饮食忌酒,并羊、鸡、鱼、肉、瓜茄、姜辣之物。若因气怒,反
复发肿者,依前治之。如治对口并脑疽,不必洗去旧药,逐次添
药,恐动疮口惹风也。

围药

南星　草乌头　黄柏　白及各二两　五倍子炒,一两

上为细末,调如糊,随血围匝如墙壁,可移险处于不险处,如神。

敷药

白敛　白芷　天南星　白及　贝母各等分

上为末。水调傅,外用围药束定,内用敷药提起,制之有理。

将军铁箍膏　治诸恶毒疮,红肿突起,用药箍疮四围,不令滋蔓走疰毒气。

盐霜白梅　南星　大黄　苍耳根各一两　白及　白敛　防风
川乌头各半两　草乌头　雄黄各三钱

上为细末。先以苍耳根、霜梅捣烂,和余药调成膏。如干入醋调得所,于疮四围,用药作铁箍涂上,止留疮高突处,如药干以鸡羽蘸水扫之,日换二三次,大妙。又方治一切痈疽,肿毒。

草乌　贝母　天花粉　南星　芙蓉叶各等分,为细末

上用醋调搽四围,中留头出毒,如干仍用醋润之,按:此方药性温和常用,不问阴阳肿溃,并效。

正铁箍散

贝母去心　白芷　苍耳草灰醋拌。晒干,各二两　或加龙骨二钱尤妙

上为细末,水调或香油调贴疮上。

大铁箍散

芙蓉　猪卷皮　木鳖子各四两　白芷、黄柏　寒水石　赤豆
白敛　贝母各二两　大黄　紫荆皮　白及　真地青　羌活各一两
防风半两

上为细末。凉水调,围痈四畔。如肉脆,去白及、白敛,加生地黄、地榆,用芭蕉油调敷。热甚者,用三消散。

水黄散　围肿毒。

犀角屑　大黄　白及　草乌皮尖　白敛　麝香　朴硝各等分

上为细末。蜜醋调,薄摊油纸上,稍干揭下,再添润湿贴之

即消。

外用溃毒药　治诸肿毒，坚硬不消。

升麻　葛根　鼠黏子　地骨皮　金银花　黄花地丁　甘草生,各等分

上为粗末。每用五七钱，水一升，煎十沸。于肿处四畔热用，冷则再暖。

围肿方

草乌　白及　白敛　黄柏　朴硝各等分

上为末。用蜜醋调，围肿外，即便收起。

神白膏　贴五发未破。

南星　大黄　草乌　白敛各半两　蚌粉　大柏皮各一两　小赤豆一两　加乳香、没药尤妙。

上为末。取芭蕉头研取油调，角四畔。

雄黄散郭氏　治痈疽、发背紫晕，疼痛不止。

粟米小粉三两,炒　草乌头　南星　络石　百合各一两　白及二两　乳香　没药　雄黄　黄丹各半两

上为极细末，温水调敷之。

治无名肿毒，或背疽。治法肿围定。**名铁井栏**

芙蓉叶重阳前收,研末　苍耳端午前收,烧灰存性

上同研细，以蜜水调敷之。

乌龙膏一名乌金散　治一切肿毒，痈疽，收赤晕。

木鳖子去壳　半夏各二两　小粉四两　草乌头半两

上于铁铫内，慢火炒令转焦，为细末，出火毒，再研。以水调，稀稠得所。敷疮四围，中留顶出毒气；或用醋调亦得。

宣毒散　初发或灸后敷贴，消肿收赤晕。围聚。

露蜂房三两,炒焦　南星　赤小豆各一两　小米一合　生草乌二钱半　生白矾半钱

上为细末。用淡醋调涂四畔，干即再上。

拔毒散　痈疽肿结通用，能散能溃。

南星上等大白者。一两　草乌头　白芷各半两　木鳖子仁一个,研

上为细末。分两次,法醋入蜜调敷纱贴之。

蠲毒散 治痈疽肿毒,未结则散,已结则溃,去风排脓。

大南星一两 贝母七钱半 白芷 赤小豆 直僵蚕炒,各半两 雄黄二钱

上为细末。初用醋调敷,后用蜜水调敷。

退毒散 痈肿通用。

木鳖子去油 大南星 半夏生 赤小豆 白芷 草乌连皮尖,各等分

上为细末,硬则法醋调敷,热焮则蜜水调敷。

神功妙贴散 涂敷痈疽晕内,使脓血化为水出,收晕敛毒。

大南星圆白者 蓖麻子仁各四钱 五倍子淡红者 半夏生 白芷稍片 姜黄 贝母 白及各三钱 没药 乳香各二钱 花蕊石散二贴

上为细末。夹和井水,入蜜调敷。疮色黯晦,姜汁调敷,从晕边抹收入里,留中间如钱大,贴膏药。若疮开大,全用纱摊药,以旧茶笼内白竹叶尾,剪两片如疮势,先贴药上,然后贴疮,久年蓬仰上竹叶,亦得。竹叶出水,藉药以行之。凡敷药须是细末,则不痛。

特异万灵散 治痈疽、发背、肿毒等患,神妙。

软石膏烧通红,碗覆在泥地上一宿 大白南星 赤小豆 草乌连皮尖,各半两 乳香二钱,别研

上为细末,蜜水调成膏。从外抹收入,留最高处如钱勿敷。如疮已破,切忌药入疮口恐痛。敛毒排脓,不致溃烂屡效。

治冷痈青硬无头,阴毒并疮疥毒疮,皆效。

生铁锈 轻粉各二钱 白松香一两半 麝香少许

先将铁锈、松香为细末。入铫内,加麻油一两,慢火煎数沸,离火待热少退,入轻粉、麝香末,搅匀,即为膏矣收贮。量疮大小,摊贴患处。

敛疮内消方 黄明胶一两,水半升,熔消了,入黄丹一两,再煮三五沸,又放温冷。

以鸡毛扫在疮口上,如未成,即涂肿处自消。

凡痈不问已溃未溃者,以胶一片,水浸令软,随肿大小,贴当头

上开一孔,若已溃合脓者,当被胶急发之,脓皆出尽;未有脓者,肿当自消矣。

治发背秘法:李北海云,此方神受[1],极奇秘。以甘草三大两,生捣别筛末,大麦面九两,于一盘中相和,搅令匀,取上好酥少许,别捻入药令匀,百沸水搜和如饼剂。方圆大于疮一分,热敷肿上,以油纸隔令通风,冷则换之。已成者,脓水自出,未成者,肿便内消。

隔皮取脓法　治诸般肿毒。

驴蹄_{细切,一两,炒}　荞麦面_{一两}　白盐_{半两}　草乌_{四钱,去皮}

上为末。水调作饼子,慢火炙黄,出火毒研,米醋调成膏。用白纸摊贴患处,毒自毛窍而出,其肿自退。

雄黄散　治痈疽,赤肿疼痛,未得脓溃,贴成脓。

雄黄_{细研}　黄柏　槟榔　川大黄　骐　竭_{各七钱半}　麝香_{研,一钱}　黄连_{一两}　白芷　木香　芎䓖　桂心_{各半两}　当归_{炒,三钱}

上为细末。用腊猪脂调,令匀,涂于绢上,贴肿处,候脓溃后,即用膏药搜脓生肌。

万应针头丸《济生》治一切脑背疽,恶毒,大疮欲死者。一粒即愈。

麝香_{二钱}　血竭_{如蜡者用,散者不用,非真也}　轻粉　蟾酥_{舌试辣者}　硇砂_{各三钱}　片脑_{一钱}　蜈蚣_{一对,全用}

上为极细末,炼蜜和丸为剂。如疮有头者,用针头挑破,微有血出,将药一黍米大,放挑开疮内,上用纸花,周围唾津湿贴疮上,不过时刻即愈。如两腋见无头疮,即是暗疔。即将两手虎口内白土纹,用针挑破,如前法用药封盖,忌鸡、鹅、酒、湿面,一切发热之物。

针头散《保命》　治疮疡㽎肿木硬。

上以乳香、蟾酥各一钱,同研匀细,以儿乳汁和如泥,入磁石盒收之,干不妨。

---

〔1〕受:通"授"。《宋书·垣护之传》:"岂是朝廷受任之旨"。

每用以唾调,拨少许点于肿处上,以膏药贴之,毒气自消,纵然有疮亦轻。

万槌青云膏 治诸般痈肿,未成脓者,贴散,已成脓拔毒追脓,腹中痞块贴块上。疟疾,贴大椎及身柱,其效如神。

白松香一斤,去木屑 蓖麻子三百粒,去壳 杏仁三百枚,去皮 铜青三两 乳香 没药各一两五钱 轻粉二钱

上共作一处,用铁槌木砧,于日中捣成膏,如燥少加香油杵之,或用石臼木杵捣亦可,用瓷器盛,绯帛摊贴。汤中做,不见火。

敷 贴 热 药

《鬼遗方》云:凡痈疽外冷内疼者,由阴气外逼,用热物熨之,大热亦不觉者,须用热物熨令透,随手便用紧急溃脓药,使脓外出尽,肿平即用生肉暖疮和正气药,令进饮食不倦。

治痈疽、发背,初肿时方
风化石灰二两 细辛一两
上为粗末。用热醋敷患处干再敷,三上其肿即消。

四虎散 治发背初生,筋脉紧急不舒。
附子生,去皮,一两 天南星 半夏 狼毒各半两 一方,无附子,有草乌各等分。

右四味为末。热酒调成膏,摊上肿处,以熟绢爏定,觉患处如火烧,不妨。

回阳玉龙膏
草乌头三两,炒 南星一两,煨 军姜二两,煨 白芷一两,不见火 赤芍药一两,炒 肉桂半两,不见火

此方治阴发背,冷流注,鼓椎风,久捐痛,冷痹风湿,诸脚气冷肿,无红赤者,冷肿不痛者,足顽麻痹,妇人冷血风,诸阴证之第一药也,用热酒调涂,用法详具于后。

夫杂病虽见于皮肤手足之间,而因必本于五脏六腑。盖脏腑之血脉、经络,一身昼夜运行,周而复始,一脏受病,必见于本脏脉息所经之处,即阴阳分手足之所属也。为病有冷有热,热者易治,

冷者难疗。夫冷必由脏腑元阳虚弱,然后风邪得以乘间而入,血气不匀,遂自经络而客于皮肤之间,脉息不能周流,遂涩于所滞,愈冷则愈积而不散,复加庸医用凉剂,而内外交攻,则其为病,鲜有不危者矣。学者当观其外之为证,而察其内之所属,表里相应,万无一失。此药有军姜、肉桂,足以热血、生血,然既生既热而不能散,又反为害,故有草乌、南星,足以破恶气,驱风毒,活死肌,除骨痛,消结块,唤阳气,又有赤芍、白芷,足以散滞血,住痛苦,生肌肉,加以酒行药性,散气血,虽十分冷证,未有不愈,端如发寒灰之焰,回枯木之春。大抵病冷则肌肉阴烂,不知痛痒,其有痛者,又多附骨之痛,不除则寒根透髓,非寻常之药所能及,惟此药大能逐去阴毒,迎回阳气,住骨中痛,且止肌肉皮肤之病,从可知矣,当斟酌用之,不可太过,则为全美。一发背发于阴,又为冷药所误,又或发于阳,而误于药冷,阳变为阴,满背黑烂,四围好肉上,用洪宝丹把住,中间以此药敷之,一夜阳气回,黑者皆红,察其红活,即住此药,却以冲和仙膏收功。如不效欲作脓,又以南星、草乌,加于冲和用之,如阳已回,黑已红,惟中间一点黑烂不能红者,盖血已死,可以朴硝、明矾。又云:白丁香、硇砂、乳香,用唾调匀,于黑红交处作一圈,上用冲和盖之,至明早起药,自然去黑肉如割,却以药洗之,掺以生肉合口药收功。一流注冷证,多附骨内硬不消,骨寒而痛,筋缩不伸,若轻用刀针,并无脓血,若止有乳汁清流,或有瘀血,宜用此药敷之,若稍缓,止以军姜、白芷、肉桂、草乌等分,热酒调敷,骨寒除而痛止,则气温和而筋自伸,肉硬自消矣。然治流注,不可无木蜡,以其能破积滞之气,消坚硬之肿最妙,又不可多,多则能解药性,盖此证主于温药故也。一鼓椎风,起于中湿或伤寒余毒,又或起于流注之坏证,或起于风湿虚痹,此证有三:一是两膝相搋,行步振掉,膝跎胫骨微肿;二是膝跎胫骨交接处,大如椎腿股,肉消皮缩裹骨;三是上腿肿大,下股冷消。盖足膝属肝,肝经有风寒湿气,则血脉不流而作此,遂为膝寒,所涩凝流不动,下股之血脉,有去无返,是以愈瘦愈冷而筋愈缩,上腿之血脉有积而无散,是以愈肿愈热而肉愈瘦。其原若起于流注,则肉凝者为烂,烂则冷毒腐骨,腐骨一出,神仙无术。未破则肌肉尚未死,急以此药,热酒调敷膝陀骨上腿处,以住骨痛,回阳气,又以冲和涂下腿冷处,引其血气,使流动而下[1]通贯血脉,又以此方敷胫骨交处,以接所引之血脉,以散所积之阴气,内用追风丸,倍加乳香以伸筋,如法服之,无不愈者。如人欲出方,可用五积散加姜桂芷归,又加大川芎、牛膝、槟榔、木瓜,或茶或酒调之。一男子、妇人久患冷痹血风,手足顽麻,或不能举动,可用绵子夹袋此药在中心,却以长片[2]缠在痛处,用绢袋系定,此药能除骨痛,附在肉上,觉皮肤如蚁缘,是其功也。如痹可加丁皮、吴茱萸、没药、大川乌等分,然后全在追风丸,表里交攻,去病如神。一风脚痛不可忍,内用追风丸,外用此方,加生面、姜汁调热敷。欲得立止,可依法加乳香、没药化开,酒调为妙。一久损入骨者,盖因坠压跌扑伤折,不曾通血,以至死血在所患之处,久则如鸡肺之附肋,轻者苔藓之晕石,年少之时,血气温和,尤且不觉,年老血衰,遇风寒雨湿,其病即发,宜此方热酒调敷,内则用搜损寻痛丸,表里交攻为妙。虽然血气虚弱之人,病在胸肋腰背之间者,谓之脱垢,不除变为血结劳,不论老少,年远近岁,大而遍身,小而一拳半肘,医之则一,此等乃根蒂之病,则非一剂可愈,磨以岁月方可安,未成劳者易已,成劳者难。一法只用南星、草乌,加少肉桂,能去黑烂溃脓,谓之小玉龙,此法大效。一治石痈用此方,热酒调敷,外却用洪宝,箍住四围,待成脓后破。一妇人乳痈,多因小儿断乳之后,不能回化,又有妇人乳多,孩儿饮少,积滞凝结,又为经候不调,逆行失道,又有邪气内郁而后结成痈肿,初发之时,切不宜用凉药冰之,盖乳者血化所成,不能漏泄,遂结实肿核,其性清寒,若为冷药一冰,凝结不散,聚久而外血不能化乳者,方作热痛,蒸逼乳核而成脓,其苦异常,必烂尽而后已,故病乳痈者,既愈则失其乳矣。盖乳性最寒,而又滞以凉剂,则阴烂宜也,然凉药亦未尝不用,用于既破之后则佳,如初发之时,宜于此方中用南星、姜汁、酒两停调匀热敷,即

---

〔1〕下:原作"不",据修敬堂本改。
〔2〕片:原作"长",据修敬堂本改。

可内消。欲急则又佐以草乌，此药味性烈，能破恶块，逐寒热，遇冷即消，遇热即溃。如已成痈肿，则又从冲和，依常法用之，或加此草乌、南星二味，亦可破后观其原，原于冷用冲和收功，原于热用洪宝生肌，且须用乳没住痛，以减其苦。至于吃药，只用瓜蒌散，随人虚实，参以通顺散、十宣相间服之。多口者，为乳发，乳房坚硬者，为乳石，正在乳嘴处肿者，为吹乳，在乳兜囊下，为乳漏，以肉悬垂而血易满故也，故为难治。一囊一口为乳痈，五十岁老人无治法外，有老人乳节，又为可治，盖在垂囊肉上为痈，若近胸则为节矣。一宿痰失道，痈肿无脓者，可用此药点头，病必旁出，再作为佳，不然，则元阳虚耗，此为败证。如元阳虚耗败证者，急用全体玉龙敷之，拔出成脓，服药则通顺散加桔梗、半夏、当归、肉桂等药，若病红活热骤，则当归冲和为佳，切不可误投凉剂，此方但能拔毒作脓，病回即止不可过，若能参用陷脉神剂尤妙，出《外科精要》。一肚痈一证，十有九死，盖胃属阴，外寒里热，凡气血潮聚，趋热避寒，故多为内痈，不能外现，间有微影欲出，则又为冷药所触，及服凉剂，虽有神仙莫施其功，医者可不慎乎！凡有此证，初觉腰痛，且以手按之痛，若走闪移动，则为气块，若根不动，外面微有红肿，则为内痈，急以此方拔出毒气，作成外痈，然后收功冲和，内则用通顺散，加忍冬藤，治法如前。若痈自能外现者，不必用此方，只用冲和为妙，不可轻用针刀。如犯铁器，口不能合，只用玉龙贴痈头上，四面以冲和围之，依法自破。若脓流不快，依法用洪宝三分，姜汁七分，茶调敷之，脓出皆尽，内用十宣、平补生肌外，则依然收功冲和。此证阴多阳少，损人最甚，将安之际，倍服内补，以生气血，庶几易愈，否则消而复胀，口不合，既安之后，尤宜多服内补加附子，否则气弱难平。证冷者，未破之先，尤宜先服附子方好，既破之后，切不可用急涩、敛口之药，恐食毒不散，服药力到，自然合口。至于内痈已成，不能拔出，只用冲和外贴，使在外温和成脓，自脏腑而出，不至肉烂，死生所系，全在服药之功，治法见前。最忌毒食，食毒即发，反复难疗。又有孕妇病此者，又与此异，内用紫苏饮安胎，勿轻与他药。若临月，则儿与脓俱下，若尚远，则脓自大腑中下。若初萌只服药可消,若痛在外面,其证必热,惟可用冲和收功,亦须审轻重用之,恐有误也。

敷 贴 凉 药

《鬼遗方》云:凡痈疽外热内疼者,是有客邪,内有积毒,欲作脓透之候。

洪宝丹又名金丹,寸金,四黄散

天花粉三两　姜黄　白芷各一两　赤芍药二两

上为末。茶酒汤使,随证热涂。诸般热证,痈肿金疮,此药一凉而已,能化血为水,又能使血瘀积,又能凉肌生肉,去死肌烂肉,又能破血退肿,又能滞气为浮,能止痛,又能为痛闭脓,又能出脓,一反一复,此方药性无他,遇凉效少,遇热效多,故非十分阳证,不可轻用,恐或凝寒,治疗费力。若夫金疮出血,非此不可,乃第一药。余外但可为前二药之佐使尔,当审之审之。大抵此三药,可合力同功者,可独将专权者,可分司列职者,可合围交攻者,可借援求救者,可勇力相持者,可正兵先锋奇兵取胜者,可奇兵先锋正兵取胜者,神圣工巧,端与兵法无异,然兵随印转,将逐令行,故立功取胜,存乎其人,苟非明理通变之士,何足言哉,用法如后。一若病势大热,可用热茶调敷,如证稍温,则用酒调。若用以撮脓,可用三分,姜汁七分茶调,何也?此药最凉,能使血退,姜汁性热,能引血潮,故血退则被引,血潮被逐,进退相持而后成脓作破,逼脓尽流也。一凡疮口破处,肉硬不消者,疮口被风所袭也,此方中加独活以去风,用热酒调,如又不消,则风毒已深,肌肉结实,又加紫荆皮,有必消之理矣。一此方莫善去金疮,及诸热证赤肿,断诸血根,不使焮赤,若痈疽不可轻用,恐贴处不散,毒入内,在骨则成骨痈,在喉项则毒气聚喉,在胸背则阴烂脏腑在腹肚则为内痈,杀人不救,可不慎哉! 只以冲和、玉龙,依法详证,用之为妙。一年少血壮之人,衰老血败之士,如有溅血,无药可止,血尽人亡,若在手足,可用茶调敷手足上下尺余远,若在胸背、腰腹,则全体敷之,把住血路,方能止,却用断血药,五倍末方,见金疮条中。或神效军中方、搇口方得安愈。一治金疮重者,筋断脉绝,血尽人亡,如要断血,须用绳及绢袋,缚住人手臂,却以此方,从手臂上用茶调,敷住血路,然后却用断血药搇口,却不可使内补,及四物等药,却又能令人发呕吐,甚则口眼㖞邪,少焉发烦发热成破伤风,只可下对金饮,加川芎、白芷、姜枣煎自安,却徐徐补血,如或有破伤风证,又须用破伤风药,即葛根汤之类,方见后,疮口用军中方,加九肋鳖甲酥炙碾。一凡金疮在头面上者,血不止,急用此方茶调,团围敷颈上截血,疮口边亦用此敷,军中方搇口,重者十日,轻者三日效。一凡金疮着水,肉番花者,可用蕴汁调此方,敷疮口,两旁以火微炙之,或烧早稻秆烟熏之,疮口水出即愈,如无水出,即是风袭,可用南星,茶调敷之即愈,然后以军中方,搇口妙。一治妇人产后或经绝,血行逆上,心不能主,或吐血、鼻衄、舌衄,可以此方,用井花水调敷颈上,生艾汁调亦妙,其血立止,然后服药以绝原。如舌衄必有血泡,破之复胀,可用线于舌根颈缚住勿除,于颈项上截血,内用黄芩、荆芥凉心之药,以收其原,舌上用蜜调结口之药以治之,泡破除线,血不胀矣。服凉心药,四物汤加荆芥、薄荷、朱砂。一此方用药调涂热毒,恐随干随痛,赤肿不退,当用鸡子清调敷,诸热毒难干妙,汤火疮同。一打破伤损在胸膈上者,药通血不下,可用绿豆水,调此药末吞之,即吐出而安。又有从高坠下,用通血药不下,数日病人几死,此必天时寒冻,服大黄等药冰之。血凝片不行,可用热酒调军姜末饮之,片时血通,人得更生,盖借热性以活死血,则前药方能行矣。治发背初发时小,后五七日赤肿高,即罨药,令内毒散减疼,免牵引。**乳香膏**

乳香一两　青薄荷叶四两,洗干

上研匀,厚罨患处,以青绢盖之,如干以新汲水润之,常令湿,其热毒自然消散,如热毒攻结可用,气毒攻结不可用。

金黄散　贴痈毒,令内消。

白芷　白及　白敛

上等分为细末,用新汲水调傅。

治阳证肿毒,并金疮。

大粉草剉细,用竹壹段,刮去青,两头留节开一小窍,入草在内,满后却用油灰塞窍,从冬至日放粪缸内,待立春先一日取起,竖在有风无日阴处。二十一日,验两窍好,却破竹取草为细末,用水调傅。《药性论》甘蔗根,捣傅一切痈肿上,干即更敷,无不瘥者。

梅师,治痈疽发背,或发乳房,初起微赤,不急治之,即死速消方,捣苎根敷之,数易效。

诸疮肿痛不可忍者,以葵花根,去黑皮,捣烂,若稠点井花水少许,若不稠,不须用水,以纸摊如膏药贴之立效。

又方 芙蓉叶,捣烂罨,立效;晒干为末,水调敷,亦妙。治发背,蜗牛百个,活者置净瓶内。新汲水一盏,浸瓶中封闭,自晚至晓,其水如涎,取水将真蛤粉,不拘多少调之,刷疮上效。

治背痈与疖,久年烟壁土、黄柏,等分为细末,生姜汁捏成膏敷之,夏月以茅香汤下、一二钱妙。《经验》

七宝散《本事》 治痈疽,止痛拔毒。

干荷叶心,当中如钱片,不拘多少。

上为末,每用三匙,水二盏,慢火煎至一盏半,放温淋洗干,以太白膏敷之。

太白膏 寒水石研,飞过用腊月猪脂调成膏,随疮大小,薄纸摊贴之。

天花青露散 罨围一切肿毒。

白及 白敛 白薇 白芷 白鲜皮 朴硝 青黛 黄柏 老龙骨各一两 天花粉 青露各三两 大黄四两

上为细末,醋蜜调匀,如疽毒未成,则当头罨退,若已成,四面围之,中留头,用替针膏贴之。

消肿散 围罨肿毒,一切疮疖并治。

大黄 水仙子 山药 苎根 青露 小赤豆 寒水石 水姜香蛤粉 花蕊石

上将前药捣和,如干加醋蜜调匀。如疽毒未成则当头罨退,若已成四面围之,留一头,用替针膏贴之。

神护膏　围罨一切肿毒。

小赤豆　黄皮　白敛　白芷　天花粉　南星各等分

上为末。阴用米醋与蜜水同,阳用当陆根,亦用芭蕉油,此是邵色婆黄金散,加黄皮为主。

水澄膏　秘方,围敷肿毒。

郁金　白敛　白及　五倍子各一两　乳香　雄黄各五钱

上为细末。水调敷,如热极者,用腊水尤妙。

五金膏一名葵花散

黄葵花七朵　川连二钱,去须　山栀三个,肥者　黄柏五钱　川郁金三钱

上为末,井华水调成膏敷。此药性急,宜速打之。

清凉膏　治初患痈肿疮疖,热燉疼痛,消肿毒。

大黄不拘多少

上为细末。用浆水调摊贴之,醋摩亦得。

治诸疮肿不散者。

上取白药根,捣烂敷贴,干则易之。无生者,用末,新水调涂之亦得。

治诸疮肿,马毒疮。

上以马齿苋,水煮冷服一升,及涂疮上。治湿癣、白秃,以马齿膏和灰涂之效。治紧唇、面肿,捣汁涂。冬用干末,水调涂。治丹毒、发背肿,捣傅之,不住者,以蓝靛和之更佳。治多年恶疮,捣烂敷之尤良。治三十六种风结疮,取马齿苋一石,水二石,一釜煮之,澄清,内蜡三两,重煎之成膏,涂疮上并服之。

清水膏　治痈疽,及一切毒肿,坚硬肿痛,攻冲四畔燉肿,抽热毒,散肿气。

羊桃根　川大黄　黄芩　绿豆粉　黄柏各一两　赤小豆

上为细末。用芸台菜取自然汁,入蜜少许,相和调药,令稀稠得所。看四畔肿赤处大小,剪生绢上匀摊,可厚一钱许贴之,干

即易。

水调膏　治痈疽毒热,赤㷉疼痛。

川大黄生用,研末　杏仁去皮尖,研　盐花各三分

上为细末。研令匀,以新汲水和调,稀稠得所。旋即涂肿上,干即易之。

水澄膏郭氏　治风热肿毒,赤红色,攻㷉疼痛不止。

白及　白敛各四钱　郁金一对　大黄　黄柏　黄药子　榆皮各七钱半　乳香　没药　雄黄各半两

上为细末。用新汲水一碗,药末不以多少,澄于水内,药定去水。敷于肿处,上用白纸封之,用鸡翎掠此水湿润。

二黄膏　治一切肿毒。

黄柏　大黄各等分

上为末,用醋调搽,如干以水润之。

揭毒散

大黄一两半　白及一两　朴硝二两

上为末。用井水调搽,如干再搽。

薛按:此二方乃寒凉之药,若疮疡㷉肿作痛,属阳之证,宜用之。或微肿痛,而不㷉赤者,恐不宜用。盖气血喜温而恶寒,若冷气入里,反为难治之证矣。

二消散　退极热证,赤肿㷉开者。

朴硝　焰硝　大黄　栀子炒黑色　寒水石　南星各等分

上为细末。生地黄汁,调涂贴。芙蓉叶捣汁调亦可。

四面楚歌　敷诸般疽,发肿赤痛不可忍,未成角散,已成角破,至疮口合而止。

荆芥和根,剉碎　赤芍药　大柏皮　土当归　山大黄　土白芷天南星　赤小豆　商陆根剉片子,焙　白及　赤敛　白敛　草乌寒水石煨或炒,各等分

上为末。生地黄汁,调角四畔,或苦蕌根汁。肿用商陆根研汁,未溃则满涂上,或有尖起处,则留出疮口。

水师晶明　治诸发已破未破皆洗,如成脓溃烂,最要洗净,去

故肉生新肉,洗后净干,再用角贴掺药,一日一次。

　　大柏皮　泽兰　莽草　荆芥　赤芍药　山大黄　土白芷　土当归　独活各等分

　　上剉粗散。用水一斗,入葱白、大椒、橘叶同煎熏洗。如已烂,入猪蹄下膝爪骨肉煎,可免干痛,净洗为度。

点　药

　　痈疽有小白头者,初起即以膏子贴之,毒轻者自消,毒重者出水,甚至流黑汁而愈,最甚者即未散,亦大杀其毒矣。

　　硇砂膏　治痈疽肿毒,并治瘰疬,点落疣痣等。

　　硇砂生用,一钱　石矿灰一两,炒黄色　白丁香三钱,炒黄色　黄丹半斤,生用　碱一斤,淋水五碗

　　前四味研为极细末。次将碱水煎作一碗,成膏待冷以前末入膏,和匀藏瓷器中,一应毒物以膏点之。白丁香即麻雀儿屎,用坚尖者,不用软颓者。

　　六灰膏　治发背、疔疮、疖子、肿毒、瘰疮、痔疮、痣子、疣子,其功用与硇砂膏同也。

　　灰苋　桑木　枣木　乔麦科　茄科各烧为灰　石矿灰研细

　　上件多少不妨。和匀,汤泡水淋,淋下之水,煎成膏如糊,装瓷器中,一应毒物,以膏点之。若点瘰疮、痔疮,待烂去少许,再点之,再烂去,如是渐渐点去。

　　援生膏　治诸般恶疮,及瘰疬、鼠疮才起者,点破即愈。

　　血竭一钱　蟾酥　轻粉各三钱　麝香五分　雄黄五钱　乳香　没药各一钱　以上药俱为极细末。

　　上用荞麦秸灰,或真炭灰一斗三升,淋灰汤八九碗,用栗柴或桑柴文武火煎作三碗,取一碗收留,将二碗盛于好瓷器内,候温将药末入灰汤内,用铁瓢或桑柳枝右搅,又用好细石灰一升,入药灰汤,搅匀,取出候冷过宿,盛于小白瓷罐内。凡遇诸恶疮,点在当头,一日二次,次日又一次,疮头食破,约五分血水出为妙,恐日久药干,将前收留灰汤和用。

灸　法

痈疽初发小点一二日间,急以大蒜头,横切如钱,贴其中心,顿小艾炷灸之,五壮而止。若形状稍大,以黄秆纸蘸酒全贴,认先干处为筋脚,于先干处灸之,或两处先干皆灸,但五七壮止。又法,屈指从四围寻按,遇痛处是根,就此重按深入,自觉轻快,即此灸之,更于别处灸。若或大肿,即捣蒜为饼焙干,蘸法醋灸热,更换频罨,或以熨斗火于蒜饼上熨之,更换热饼频熨,如觉患处走散,即以绵帛覆盖,勿令气泄,俟少间敷药。凡痈疽展大如龟之形,且看头向上下,先灸其前两脚,次灸其尾,或红筋走紧而长,从尽处灸之,须留头,并后两脚勿灸。若尽灸之,不惟火气壅聚,彼毒无所走散,又攻入里也,或辨认不明,以白芷三分　汉椒　桑白皮各一分　连须葱白十片

上取新水煎汤,入酸醋半盏、淋洗,少顷,其筋自现,可以辨验头尾。

神仙隔蒜灸法　治一切痈疽肿毒,前论言之详矣。凡大痛或不痛,或麻木痛者,灸至不痛,不痛灸至痛,其毒随火而散,此拔引郁毒从治之法也,信有回生之功。其法用大蒜头切三分厚,安疮头上,用艾炷于蒜上灸之,五炷换蒜再灸,未成即消,已成杀其大势,疮患大以蒜杵烂,摊患处,将艾铺蒜上灸之,蒜败再换,疮色紫,或白而不起发,不作脓,不大痛,不问日期,最宜多灸。

神效葱熨法　治流注结核,骨痈鹤膝等症肿硬,或先已隔蒜灸而余肿未消,最宜用熨,以助气血而行壅滞,其功甚大,又为跌扑伤损,止痛、散血、消肿之良法。用葱白头捣烂,炒热,频熨患处,冷再换。

神效桑枝灸　治发背不起,或瘀肉不溃,此阳气虚弱,用桑枝燃火着,吹熄焰用,火灸患处片时,日三五次以助肿溃,若腐肉已去,新肉生迟,宜灸四畔,其阴疮、瘰疬、流注、吹疮、恶疮,久不愈者,亦宜用之。大抵此法,未溃则解热毒,止疼痛,消瘀肿;已溃则

补阳气,散余毒,生肌骨,其阳症肿痛,甚或重如负石,初起用此法出毒水,即内消。日久者用之虽溃亦浅,且无苦楚。惜患者不知有此,治者亦不肯用此也。

砭 法

治丹毒、疔疮,红丝走散,或时毒,瘀血壅盛,用细瓷器击碎,取有锋芒者一块,以箸一根,劈开头尖夹之,用线缚定,两手指轻撮箸梢,令瓷芒正对患处,悬寸许,再用箸一根,频击箸头,令毒血遇刺皆出,毒入腹膨胀者难治。

豆豉饼法见兼证痛条。

溃　疡

大　法

痈疽已破，脓出者是也。《集验》云：痈疽既破，脓出肉腐，当用拔毒膏贴之，邪气渐退，气血亦虚，脉之洪数，渐宜减退，当内补托里，必使气血滋荣，正气强盛，脓色鲜浓，赤肿渐收，药宜补气生血，秋冬微加御风寒之药，十宣散、十全大补汤中用桂是也，气滞加香附。如毒势大退，气血未复，多宜用人参、当归、黄芪四物汤之类。痈疽虽已见脓，根脚赤晕，反展开阔，或不痛，或大痛，此毒气不退，金银白芷散、十宣散，去厚朴、桂，倍人参、川归、黄芪，加忍冬藤、连翘、犀角、瓜蒌根，消毒之药。春末夏间及秋初，宜加酒芩、黄连、黄柏、羌活，腰已下可去桔梗。见脓后须以补气血药为主，解毒药助之，或不宜于补药者，宜忍冬丸，四围肿焮处，用毫针烧赤刺之约一米[1]深，红肿则缩，服药脉得和缓为佳。或破后不溃，疮口坚硬者风也，用蜈蚣散敷之，或蠹肉不腐，用雄黄、轻粉敷之，大忌红肿不退，或饮食进少，从权且调理脾胃，或兼他证，又另议药。治腐肉不知痛痒，正黑者可去之，但不伤四畔好肉及里面良肉，当去外之黑腐者下皆去，黄白如絮之状，脓内有红血丝路，又不可动。此项大脓次日必

〔1〕一米：原文如此，诸本同，待考。

自脱落,庶免伤其良肉。若怕刀砭,三四日必自脱落,但用刀去者,新肉易长,毒气渐消。凡腐肉亦有少臭气,腐败去后则无变,四围腐者渐渐去令净,用长肉膏贴,间日用猪蹄汤洗,新肉长如梅李,如石榴子红活可爱,日见堆阜,或上有白膜,皆是吉兆。若腐败去后,下面良肉色白而平,略无纹理,亦不能如米如粟,不见渐生之意,或脓水清淡或臭,此积毒内连五脏,血气枯竭,乃是危证。肉不能长,气血不荣,卫气不护疮,则风寒着之,用北艾黄芪汤熏洗,生肌长肉药敷之,用乳香膏、长肉等膏贴之,或肉虽长起,色紫者,遗毒也,用地榆汤、活血散敷,追毒膏贴之,即自红活,疮口渐收,仍用长肉膏贴,或疮口痒,用细茶、葱盐煎汤热洗。或疮口易收,乃气血中热毒,故不分消,即使长肉,必防流注之患。或更迷违,疮口如钱大时,恐转他证危殆。凡痈疽疮口已收,但皮嫩未可便去膏药。《鬼遗方》云:凡发背及痈疽,皆在背上,不问大小,有疼无疼,或热或不热,或冷或不冷,但从小至大,肿起至一尺以上者,其赤肿焮热者,即用紧急收赤肿药围定,不令引开中心,即用抽脓聚毒散贴之,急令散毒外透,内服排脓缩毒、内托汤药,候脓成,相次破穴,看疮大小深浅,内发其脓汁,脓水大泄,急须托里内补,虽破穴脓汁不多,再须排脓拔毒,透后慎不令再肿,须疼止肿消,患人自觉轻便,即是顺疾也,最宜节慎饮食。其热毒方盛,或发大渴,多饮冷水及冷浆之类,此是毒气攻心,令口干烦渴,但以心气药,内补脏腑即止矣。内补谓参芪之属,排脓谓皂角刺之属。
[薛]脓熟而不溃者,阳气虚也,宜补之如圣愈汤之类。瘀肉不腐者,宜大补阳气,更以桑柴火灸之。不作脓,脓不溃,气虚也,托里消毒散去金银花、白芷、连翘三味,加参术、肉桂,如不应,暂用十全大补汤。肿赤作痛,血凝滞也,本方加乳香、没药,如不应,暂用仙方活命饮。脓出反痛,气血虚也,去三味,加参芪归地。溃后食少无睡,或发热者,虚也,宜补之,内补黄芪汤之类。倦怠懒言,食少不睡者,虚也,宜补之黄芪人参汤之类。寒气袭于疮口,不敛或陷下不敛者,温补之,十全大补汤。脉大无力或涩而微,肌肉迟

生者，气血俱虚也，峻补之，十全大补汤倍用参芪。肉赤而不敛，血
虚有热也，托里消毒散去三味，加熟地、丹皮。肉黯而不敛，阳气虚
寒也，前散去三味，加参芪、白敛、官桂。漫肿不痛，或肉死不溃，脾
气虚也，前散去三味，加人参、白术，如不应，加姜桂，更不应，急加
附子。肉白而不敛，阳气虚也，前散去三味，加参芪、归术。脓多而
不敛，气血虚也，前散去三味，加参芪、归术、熟地黄，如不应，暂用
十全大补汤。饮食少思而不敛，胃气虚也，前散去三味，加参芪，如
不应，暂用补中益气汤。饮食难化而不敛，脾气虚也，前散去三味，
加参术，如不应，暂用六君子汤，又不应，佐以八味丸。脓多而带
赤，血虚也，前散去三味，加归地、参术，如不应，暂用八珍汤加牡丹
皮。出血、作痛、发热等，另分条在后。

辨　脓

《集验》云：脉紧而数，为脓未成，紧去但数，为脓已成。以手
按上，热者为有脓，不热者为无脓。按之牢硬，未有脓也，按之半软
半鞭[1]，已有脓也，大软方是脓成也。大按之痛者，脓深也，按之
不甚痛者，未成脓也。按之即复者，为有脓也，不复者，无脓也。小
按便痛，薄皮剥起者，脓浅也，按之四痛，皮色不变，不高阜者，脓深
也。浅者宜药点破，高突者宜钺针，深者宜烙，更详虚实何如。肿
处软而不痛者，血瘤也，发肿日渐增长而不大热，时时牵痛者，气瘤
也，虚肿而黄者水也，气结微肿，久而不消，后亦成脓，此是寒热所
为也，留积经久，积阴生阳，寒化为热，以此溃必成瘘，宜早服内塞
药以排之。诸瘿瘤、疣赘等，至年衰皆自内溃不一，于补养而妄行
攻蚀，必有性命之忧。至于瘰疬结核，寒热发渴，经久不消，其人面
色萎黄，被热上蒸，已成脓也，治见本条。手足指梢，及乳上，宜脓熟
大溃，方可开之。麻豆[2]后，肢节上痛，稍觉有脓，便须决破，迟则
成挛曲之疾。

─────────

〔1〕鞭(bào 报)：四库本作"硬"。
〔2〕豆：四库本、修敬堂本均作"痘"。

取　脓

凡疮肿,以手指从疮旁按至四畔上赤黑者,按之色不变,脓已结成,又按之随手赤色,此亦有脓。按之白,良久方赤,游毒已息,可就赤白色尽处灸断,疮肉平实,久而方消。夫痈则皮薄肿高,疽则皮厚肿坚,初发并宜灼艾,惟痈脓成则宜针,疽脓成则宜烙。切宜孰[1]视详审,候其溃熟,脓透于外,其势盈盈欲出,只用替针丸自疮头咬开,不半日许其脓自出,切不可用针刀也。丹溪云:《精要》论戒用针刀,业外科者,当拳拳服膺。

替针丸　治痈疽已溃未破,或破后脓出不快者。

白丁香一字　硇砂一字以上　没药　乳香各一字

上灰饼药内,种糯米十四粒。其法:用石灰五升,炉灰三升,以水五升,淋取清汁,入大锅内熬浓汁,至三二升,用瓦器盛贮。临用时,以小青盏,盛取半盏浓汁,却用皮纸,贴盏中浓汁面上安定,然后取糯米十四粒,种在皮纸面上,一宿即是。

上为细末,糯米饭丸,如麦粒大。每用一粒,未破,用津贴疮头薄处即破,脓滞不快,则用一粒纳疮口内,使脓不滞好肉易生。

又方

雄雀粪二十粒　硇砂　陈仓米　没药各一字

上研匀,以米饭丸,如粟大。每用一粒,贴疮口眼中,即溃脓出。

替针丁香丸

草乌尖　硇砂　白丁香坚者

上为末,酸醋调点,将破者令速溃。若急则无如刀快。蝌针一法亦妙,见后。〔梅〕治诸痈不消,已成脓,惧针不得破,令速决。取雄雀粪涂头上,干即易之,雀粪中坚者为雄。

《本事》治痈疽已有疮眼,未出脓,痛不可忍,用此药纴即脓出。巴豆一枚,去皮膜,不去心、油。盐豉十四粒,口中含去皮,令

---

〔1〕孰:四库本作"熟"。

软,同研烂,真麝香少许,如难丸,入少稀糊,捏作饼子,如鼠粪大。大小临时看疮口纴之,只以纸捻子送入药,须史必痛,忍之良久,脓遂出。

〔丹〕出一切疮口,用出蛾茧壳,烧存性,无灰酒调下。每服一枚,服下一个时辰,便有疮口一个,若服两枚,出疮口两个。

《精》痈成脓宜针,其铁用马衔铁为之。形如韭叶,两面皆利,可以横直裂开,五六分许,取其毒血,如觉病轻,须先灸而后裂。

〔娄〕按:痈如椒眼数十粒,或如蜂窠莲房而脓出痛不除,宜用针者,以针横直裂之,则毒血挟脓出而愈,如无椒眼之类,只消直入取脓,不必裂之也。又法:当椒眼上,各各灸之亦佳,不必裂也。

《灵》铍针者,末如剑锋,以取大脓。《素》夫痈气之息者,宜以针开除去之。病疑篇,王注云:息瘜也,死肉也。今世用刀割去死肉者是也。

治腐肿者,刺腐上,视痈大小深浅刺,刺大者多血,小者深之,必端内针为故正。长刺节论,大者多血,小者深之八字,衍文也。大小深浅刺七字,取脓之法,尽矣备矣。

《精》疽成脓宜烙,可用银篦大二分,长六寸,火上烧令赤,急手熨烙毒上,得脓为效。《鬼遗》凡痈觉在虚处,及眼不见处,皆是恶症。如发高肿,紫赤皮薄光泽,觉里有脓毒,诸药贴熠不破者,宜用熟铜针,于油火上燎透,先用墨笔点定,却当头以针浅刺入,随针出脓者顺也,有不随针脓出,当用白纸作纴,纴入针孔,引出脓毒,当时肿退可及三分,如肿不退是一逆也。肿不退,疼不除,但脓出二逆也。脓疼不退,患人不觉疮轻三逆也,虽用针破出脓,亦无所济,须急用引脓托里汤药,以助其势力可也。更有痈生实处,不问浅深,如有脓即用针烙无害,稍缓即恐伤筋骨内疼,凡近筋脉骨节处,不得乱行针烙,反致他病也。患疽初生赤硬,或在虚处毒气浅,或在实处毒气深,切须仔细辨认,仍问患人疼痛,觉深觉浅,其患处疮头,不拘多少,其间须有一个最大者,即是大脓窍,当用熟铁大针头如钗脚者,于麻油灯上烧令热透,以大头处按定,插入一寸或至二寸脓当下,恐未有脓毒出,却用白纸作纴子纴入,候次日取出,其脓即随纴下矣。脓色黄白即好,若赤黑色,防后有鲜血出,即患人寒战不禁，其有虚处，不得妄行针烙。凡患发背，觉似有脓成，便用大熟铁针烙，当正头上烙之，其烙并用麻油灯上烧令通红，烙入可二寸许，初入肉即须横插入，不得正入，恐烙透膜也。如已有破处，皮烂溃熟，更不得用针烙，如是横长赤引开阔，当须两头下火针，令脓毒随针引出，肥人脓汁多，瘦人脓汁少，如肥人却少，瘦人却多，多是肉败坏成脓，少是肉不腐烂，受气实也，尤宜详审，不可造次便行针烙。亦看患人气脉匀和，荣卫气不节滞，血脉不致凝涩，即行针烙无畏，切须仔细，患人气虚，脉气大者，亦不可乱行针烙。针烙之法，不可容易，先看皮纹紧慢厚薄，紫赤色大光泽者，即可用针烙，如皮肉未变，不可用针，针亦无济。大抵用针，只欲引脓，如针刺无脓，是气伏也，不可用针烙。

〔丹〕或问烙法如何？曰：脓或汪洋欲出，奈何皮厚肉深难穴者，既前无内托之药，先致力于内。后又不用烙以开窍，脓脓何由出。脓本肉腐所成，皆挟毒热之气，若久留肉腠间，则毒气浸淫，好肉亦化为脓腐，此所以烙法有功于溃疡也，彼根浅而皮薄者，何必假此以卖弄假法，恐吓而胁取利也。

发　表

一男子溃后，发热头痛，脉浮紧，虚而兼表邪也，以补中益气汤，加川芎、白芷二剂而止，更以托里药而愈。一男子风袭疮口，牙关紧急，腰背反张，以玉真散一服而愈，仍以托里药而敛。一男子患痈将敛，遍身作痒，脉浮，以消风散二服而止，更以托里药而愈。

攻　里

〔薛〕一人胸患痈，焮痛烦躁，发热作渴，脉数而实，时季冬。予谓：此热毒内畜[1]须舍时从证，欲治以内疏黄连汤，彼以时当隆寒，乃杂用败毒药愈炽。仍求治，投前汤二剂，后去二次，诸证悉

───────────

〔1〕畜：通“蓄”。蓄积。《礼记·月令》：“(仲秋之月)务畜菜”。

退,以金银花散加连翘、山栀,四剂出水而消。罗谦甫,治贾仓使父,见发背。

清　热

一男子患痈,溃而饮酒,焮痛发热,服黄连解毒汤二剂而止,更以托里消毒散而愈。常治痈而大便秘,脉实者,用清凉饮治之。

已　寒

〔罗〕至元壬午,有王伯禄者,年五十七,右臂膊肿盛,上至肩,下至手指色变,皮肤凉,六脉沉细而微,脉症俱寒,举疡医彦和视之,曰:此乃附骨痈,开发已迟,以燔针起之,脓清稀解,待日再开之,加吃逆不绝,彦和与丁香柿蒂汤两服,稍缓,待日吃逆尤甚,自利脐腹冷痛,腹满饮食减少,时发昏愦,于左乳下黑尽处,灸二七壮,又处以干姜、附子、木香、沉香、茴香、羌活类药,㕮咀一两半,欲与服。或者曰:诸痛痒疮,皆属心火,又当盛暑之时,用干姜、附子可乎?予应之曰:理所当然,不得不然。《内经》曰:脉细皮寒,泻利前后,饮食不入,此谓五虚。吃逆者,胃中虚极也,诸肿疮疡,皆属心火,是定理也,此症内外相反,须当舍时从症,非大方辛热之剂急治之,则不能愈也,遂投之。诸症悉去,饮食进,疮势温,脓色正,彦和又与五香汤数服,月余平复。噫! 守常者众人之见,知变者大人之事,知常而不知变,细事因而取败者亦多矣,况医乎。守常知变岂可同日而语哉。陈录判母治案,见脑疽。

托里温中汤　治疮为寒变而内陷者,脓出清解,皮肤凉,心下痞满,肠鸣切痛,大便微溏,食则呕气短促,吃逆不绝,不得安卧,时有昏愦。

丁香　沉香　茴香　益智仁　陈皮各一钱　木香一钱半　羌活干姜炮,各三钱　甘草炙,二钱　黑附子炮去皮脐,四钱
《内经》曰:寒淫于内,治以辛热,佐以苦温。以附子、干姜大辛热,温中外发,阳气自里之表,以为君。羌活苦辛温,透关节,炙甘草甘温,补脾胃,行经络,通血脉,胃寒则呕吐吃逆,不下食,益智

仁、丁香、沉香大辛热,以散寒为佐。疮气内攻,气聚而为满,木香、
茴香、陈皮苦辛温,治痞散满,为使也。

上咬咀作一服。水三盏,生姜五片,煎至一盅,去滓。不拘时,
温服。忌一切冷物。

补　虚

〔薛〕一童子,腋下患痛不敛,脓清,脉大,倦怠懒食,少寐,自
汗口干,以内补黄芪汤,及豆豉饼灸之两月而愈,凡疮脓溃而清,或
疮口不合,或聚肿不赤,肌寒肉冷,自汗色脱者,皆气血俱虚也,非
补不可。一男子,腰患毒,脓熟不溃,针之脓大泄反加烦躁,以圣愈
汤四剂而宁,更以人参养荣汤,加麦门冬、五味子。两月而愈,此人
后患湿气遂为痼疾。凡疮脓血去多,疮口虽合,尤当补益,务使气
血平复,否则更患他证,必难治疗,慎之。一妇人,患臂痈,疮口紫
陷,脓清不敛,彼以为毒未尽,欲服攻毒之剂,予谓:疮疡之证,肿起
坚硬,脓稠者实也,肿下软慢,脓稀者虚也,遂用附子饼灸之,及饮
十全大补汤百剂,始愈。一妇人,患附骨痈,久而不敛,致腿细短
软,脉来迟缓,以十全大补汤加牛膝、杜仲及附子饼,灸之两月余而
愈。凡脓溃之后,脉涩迟缓者易愈,以其有胃气故也,脉来细而沉,
时直者,里虚而欲变证也,若烦痛尚未痊也,洪滑粗散者难疗。以
其正气虚而邪气实也。一男子,腰中患此,发而不溃,其气血止能
发起,不能培养为脓也,投大补药数剂而溃,又数剂脓出尚清,乃服
参芪归术膏斤余,脓少稠,数斤脓渐稠,肌肉顿生。大凡痈疽藉气
血为主,若患而不起,或溃而不腐,或不收敛及脓少或清,皆气血之
虚也,宜大补之,最忌攻伐之剂。亦有脓反多者,乃气血虚而不能
禁止也,若溃后发热作渴,脉大而脓愈多。属真气虚而邪气实也,
俱不治。常见气血充实之人,患疮皆肿高色赤,易腐溃而脓且稠,
又易于收敛。怯弱之人,多不起发不〔1〕腐溃,及难于收敛,若不审
察而妄投攻剂,虚虚之祸不免矣,及患后当调养。若瘰疬、流注之

---

〔1〕不:修敬堂本作"而"义长。

证,尤当补益,否则更患他证,必难措置,慎之。一上舍,年逾四十,因怒胁内作痛不止,数日后,外结一块,三寸许,漫肿色不赤,按之微痛,予谓:怒气伤肝,致血伤气郁为患,以小柴胡汤对四物,倍用芎归、黄芪、贝母、肉桂治之。彼谓:丹溪云,肿疡内外皆壅,宜托里表散为主。又云,凡疮未破,毒攻脏腑,一毫热药断不可用。况此证为气血凝滞,乃服流气饮愈虚,始信而复求治。视之虚证并臻,诊之胃气更虚,彼欲服予前药。予谓:急者先治,遂以四君子汤加酒炒芍药、炮干姜,四剂少得,更加当归又四剂,胃气渐醒,乃去干姜,又加黄芪、肉桂、芎归数剂,疮色少赤,并微作痛,又二十余剂而脓成,针之却与十全大补汤,喜其谨疾,又两月余而瘳。夫气血凝滞,多因营卫之气弱,不能运散,岂可复用流气饮以益其虚,况各经气血,多寡不同,心包络、膀胱、小肠、肝经多血少气,三焦、胆、肾、心、脾、肺少血多气,然前证正属胆经少血之脏,人年四十以上,阴血日衰,且脉证俱属不足,肿疡内外皆壅,宜托里表散为主,乃补气血药而加之以行散之剂,非专攻之谓也。若肿焮痛甚烦躁脉大,辛热之剂,不但肿疡不可用,虽溃疡亦不可用也。凡患者须分经络气血,地部远近,年岁老幼,禀气虚实,及七情所感,时令所宜而治之。常见以流气、十宣二药,概治结肿之证,以致取败者多矣。〔赵〕无锡华氏,年六十,患背疮溃发,大如旋盘而色赤,想是平日多服金石药毒发所致? 问之果然。因令侵晨饮羊血三五升,始用退热解毒、生气血之剂,燔以生肌膏,半月后肌生脓少,予因归,令服此药百余贴,方可安全。一月后,复来招往视,其疮皮肉已坚厚如常,但食少无力,因问前日之药服几何? 曰:疮将平,遂止不服,脉之沉微甚,因知其气血,止可供给疮平而已,于真气则已竭,不可治,即古人所谓死于疮结痂之后,果不出半月而死。不独此脓出后之虚,若因虚而发痈疽者亦然,若以常法攻之,则气血不胜药力之散而愈虚,邪得以乘机入内,多成不救。

　　加味十全汤　治痈疽溃后,补气血,进饮食。

　　黄芪蒸　地黄蒸　当归　川芎　人参　茯苓　芍药炒　白术
陈皮各一两　粉草炙　桂心　五味子各半两　乌药七钱

上㕮咀。每服一两,用水一碗,生姜五片,枣二枚,同煎。分作二服,留渣晒干为末,服之。丹溪云:加味十全汤,须看年之老壮,资之强弱,症之缓急,时之寒热,加减用之。

丹溪云:加味十全汤治痈疽后,补气血,进饮食,实为切要。盖脓血出多,阴阳两虚,非此药何以回生起死,惜其不分经络,不载时令,又在识者触类而长之。今之外科,于疮疡肿平痛宽,遂以为安,漫不加省,往往于结痂后,两三月或半年,虚证乃见,医者不察,病者不悟,无补接调养之功,因而转成他病者,惜哉。予治一士夫,因脚弱求诊,两手俱浮洪稍鼓,饮食如常,惟言问不答,肌上起白屑如麸片,时在冬月,予作极虚处治。询其弟,乃知半年前,曾于臂、背、腿三处,自夏至秋冬,节次生疽,率用五香连翘汤、十宣散与之,今结痂久矣。予为作参芪白术当归膏,以二陈汤化饮之,三日后尽药一斤,白屑没者太半,病者自喜呼吸有力,补药应效以渐,而病家反怨药不速应,自作风病论治,炼青礞石二钱半,以青州白丸子作料,煎饮子顿服之。予谏之不听,因而不救书以为警云。

补中益气汤　治疮疡之人,元气不足,四肢倦怠,口干发热,饮食无味,或饮食失节,或劳倦身热,脉洪大而无力,或头痛或恶寒自汗,或气高而喘,身热而烦。

黄芪炙,一钱五分　甘草炙　人参　当归酒拌　白术炒,各一钱　升麻　柴胡　陈皮各三分　作一剂。水二盅,姜三片,枣二枚,煎一盅,空心服。

人参养荣汤　治溃疡发热或恶寒,或四肢倦怠,肌肉消瘦,面色痿黄,吸吸短气,饮食无味,不能收敛,或气血原不足,不能收敛,若大疮愈后,多服之,不变他病。

白芍药一钱半　人参　陈皮　黄芪蜜炙　桂心　当归酒拌　白术　甘草炙,各一钱　熟地黄酒拌　五味子炒,杵　茯苓各七分半　远志去心,炒,五分

作一剂。水二盅,姜三片,枣一枚。煎八分,食前服。

四君子汤　治脾胃虚弱,或因克伐,肿痛不散,溃敛不能,宜用

此以补脾胃,诸症自愈。若误用攻毒,七恶随至,脾胃虚弱,饮食少思,或食而难化,或欲作呕,或大便不实,若脾胃气虚,疮口出血,吐血便血,尤宜用之,盖气能摄血故也。凡气血俱虚之证,宜于前汤,但加当归,脾胃既旺,饮食自进,阴血自生。若用四物沉阴之剂,脾胃复伤,诸症蜂起。若命门火衰而脾土虚寒,必用八味丸,以补土母。

人参　茯苓　白术各二钱　甘草炙,一钱

上姜枣,水煎服。

六君子汤　治脾胃虚弱,或寒凉克伐,肿痛不消,或不溃敛,宜服此汤以壮营气,诸症自愈。即前方加陈皮半夏。

异功散　治脾胃虚弱,饮食少思。即四君子汤加陈皮。

四物汤　治血虚发热,或因失血,或因克伐,或因溃后致晡热内热,烦躁不安,皆宜服之。经云:血生于脾,若脾虚不能生血者,宜用四君子汤加当归、酒炒白术,以补脾。

熟地黄　当归各三钱　芍药二钱　川芎一钱五分

上水煎服。

八珍汤　调和荣卫,顺理阴阳,滋养血气,进美饮食,退虚热,此气血虚之大药也。

当归酒拌　川芎　芍药炒　熟地黄酒拌　人参　白术炒　茯苓各一钱　甘草炒,五分

作一剂。水二盏,姜三片,枣二枚,煎八分。食前服。

十全大补汤　治溃疡发热,或恶寒,或作痛,或脓多或清,或自汗盗汗及流注、瘰疬、便毒,久不作脓,或脓成不溃,溃而不敛。若血气不足之人,结肿未成脓者,宜加枳壳、香附、连翘,服之自消。

人参　肉桂　地黄酒洗,蒸焙　川芎　白芍药炒　茯苓　白术炒　黄芪盐水拌炒　当归酒拌,各一钱　甘草炙,五分

作一剂。用水二盏,姜枣煎服。

归脾汤　治忧思伤脾,血虚发热,食少体倦,或脾不能摄血以致妄行吐下。或健忘怔忡,惊悸少寐。或心脾作痛,自汗盗汗。或

肢体肿痛,大便不调。或妇人经候不准,晡热内热。或唇疮流注等症,不能消散溃敛。

　　白术　白茯苓　黄芪炒　当归　龙眼肉　远志肉　酸枣仁炒,各一钱　木香五分　甘草炙,三分　人参一钱

　　上姜枣,水煎服。

　　黄芪人参汤　治诸疮破后,食少无睡,及有虚热秽气所触者。

　　黄芪二钱　人参　白术　麦门冬　苍术　陈皮　升麻　五味子　当归身　甘草各一钱　黄柏炒,四分　炒曲五分

　　上作一服,水二盅,煎至一盅,食远服。

　　托里当归汤　治溃疡气血俱虚,疮口不敛。或晡热内热,寒热往来。或妇人诸疮,经候不调,小便频数,大便不实等症。

　　当归　黄芪　人参　熟地黄　川芎　芍药各一钱　柴胡　甘草各五分

　　上水煎服。

　　内补黄芪汤见痈疽兼症,痛条。

　　人参散　治痈疽,内虚不足。

　　人参　白术　白茯苓　枸杞子各一两　熟地黄　黄芪剉,各二两　桂心　白芍药　当归微炒　甘草炙,各半两

　　上剉碎。每服四钱,水一中盏,入生姜半分,枣三枚,煎至六分,去渣,不拘时温服。

　　麦门冬汤　治痈疽溃后,脓水不绝。

　　麦门冬去心　黄芪剉　五味子炒　白茯苓去黑皮　人参去芦　官桂去粗皮　当归切,焙　远志去心　芎䓖各一两　甘草炙,七钱半

　　上㕮咀。每服五钱,水一盏半,入生姜半分,擘碎,大枣二枚,擘破,同煎至一盏,去滓。空心温服。

　　护壁都尉　治诸发已溃,去旧生新,老人气血虚弱,宜补之。此溃后服至愈而止。

　　防风去芦　厚朴去粗皮,姜汁炒　苦梗　白芷　黄芪炙,各半两　川芎　甘草　柳桂　当归各三钱　人参二钱

　　上为末。每服二钱,空心,温盐、酒调服。至疮口合后更服为

佳。不饮酒，木香汤、兼服降气汤，尤妙。方见[1]

六味丸一名六味地黄丸　此壮水之剂。夫人之生，以肾为主，凡病皆由肾虚而致，此方乃天一生水之剂，无有不可用者，世所罕知。若肾虚发热作渴，小便淋秘，痰气壅盛，咳嗽吐血，头目眩晕，小便短少，眼花耳聋，咽喉燥痛，口舌疮裂，齿不坚固，腰腿痿软，五脏齐损，肝经不足之症，尤当用之，水能生木故也。若肾虚发热，自汗盗汗，诸血失血，失喑水泛为痰之圣药，血虚发热之神剂也。

熟地黄生者,自制,八两　山茱萸肉　山药各四两　白茯苓　牡丹皮　泽泻各三两

上地黄杵膏，余为末，蜜和丸桐子大。每服七八十丸，滚汤下。

八味丸　治命门火衰不能生土，以致脾土虚寒而患流注、鹤膝等症，不能消溃收敛，或饮食少思，或食而不化，脐腹疼痛，夜多溲溺，即前方加肉桂、附子各一两。经云：益火之源，以消阴翳。即此方也。

加减八味丸　治症同前。即六味丸加肉桂、五味子各一两。

东垣痈疽用药加减法　如发背疔肿，脓溃前后，虚而头痛者，托里药内加五味子。恍惚不宁，加人参、茯神。虚而发热者，加地黄、瓜蒌根。潮热者，加柴胡、地骨皮。渴不止者，加知母、赤小豆。虚烦者，加枸杞、天门冬。自利者，加厚朴。脓多者，加当归、川芎。痛甚者，加芍药、乳香。肌肉迟生者，加白敛、官桂。有风邪者，加独活、防风。心惊悸者，加丹砂。口目眲动者，加羌活、细辛。呕逆者，加丁香、藿叶。痰多者，加半夏、陈皮。

作　痛

丹溪云：脓溃之后，肿退肌宽，痛必渐减而反痛者，此为虚也，宜补之。托里消毒散，去后三味，加参芪、归地。脉数虚而痛者，属虚火，宜滋阴。托里散，加生地。脉数实而痛者，邪气实也，宜泄之。脉实便秘

---

[1] 方见：此下疑有脱文。

而痛者,邪在内也,宜下之。清凉饮。脉涩而痛者,气血虚寒也,温补之。定痛托里散。亦有秽气所触者,宜和解之。东垣黄芪人参汤。丹溪云:芍药、乳香之类。亦有风寒所逼者,宜温散之。败毒散,丹云:防风、桂枝之类。若有脓为脂膜间隔不出,或作胀痛者,宜用针引之,或用利刀剪之。腐肉堵塞者,去之。

〔丹〕权小娘,疟后,右腿股生疖。破后筋吊疼,脉虚而涩。询之小便时疼处亦相应,宜与生血导热。

川芎　当归头　条芩　生地黄　赤芍药　牛膝　黄柏　甘草炙,二分　青皮炒　槟榔五分　通草三分　桂皮一钱

右煎,食前热饮之。

人参内托散　治疮疡,溃脓而作痛者。

人参　黄芪　当归　川芎　厚朴　防风　桔梗　白芷　官桂紫草　木香　甘草右入糯米一撮,水煎服。

余见后兼证痛门,宜参看。

发　热

戴院使云:未溃之际,憎寒壮热,狂言妄语,如见鬼神,脓去已多而大热不休者,似为难治。盖毒之得脓,犹伤寒表证之得汗,汗已而反太热,则为坏伤寒矣。又云:患痈毒人,脓血已溃,所去过多,津液枯竭。多病于渴,纵有发热躁扰等证,不可以治,宜用益荣生津之剂,若大热不止者,难疗。脉浮或弱而热,或恶寒者,阳气虚也,宜补气,补中益气汤。脉涩而热者,血虚也,宜补血,四物汤,人参养荣汤,圣愈汤。午前热,补气为主,四君子汤,黄芪六一汤。午后热,补血为主,四物汤,圣愈汤。脉浮数发热而痛者,邪在表也,宜散之。脉沉数发热而痛者,邪在内也,宜下之。

〔薛〕疮疡,发热烦躁,或出血过多,或溃脓大泄,或汗多亡阳,或下多亡阴,以致阴血耗散,阳无所依,浮散于肌表之间而非火也。若发热无寐,血虚也,用圣愈汤。兼汗不止气虚也,急用独参汤。发热烦躁,肉瞤筋惕,气血虚也,用八珍汤。大渴面赤,脉洪大而虚,阴虚发热也,用当归补血汤。肢体微热,

烦躁面赤,脉沉而微,阴盛发躁也,用四君加姜附。东垣云:昼发热而夜安静,是阳气自旺于阳分也。昼安静而夜发热,是阳气下陷于阴中也。如昼夜俱发热者,重阳无阴也,当峻补其阴,治者详之。

托里消毒散加减法:头痛发热,邪在表也,本方加川芎、羌活,若外邪在表,而元气实者,暂用人参败毒散。头痛恶寒,表虚也,去金银花、连翘二味,倍参芪。发热饮冷便秘,内热也,去参芪、归术,加大黄。发热饮热便秘,内虚也,去二味,加参芪、归术。面目赤色,烦热作渴,脉大而虚,血脱发躁也,去连翘、金银花、白芷三味,倍黄芪、当归。如不应,暂用当归补血汤。身热恶衣,欲投于水,脉沉微细,气脱发躁也,去三味,加肉桂、附子。如不应,暂用附子理中汤。若妇人劳役恚怒,或适经行,发热谵语,或夜间热甚,病在血分也,去三味,加生地黄、牡丹皮、柴胡。如不应,暂用加味四物汤。

一男子,脓熟不溃,微痛少食,倦怠发热,予为针之,脓涌出,热益甚,乃虚故也,急以人参黄芪汤二剂,热愈甚,此药力尚未及也,又二剂果应,再以当归补血汤数剂而痊。东垣云:发热恶热,大渴不止,烦躁肌热,不欲近衣,脉洪大,按之无力,或目痛鼻干者,非白虎汤证也,此血虚发躁,宜当归补血汤主之。

一儒者,患流注,发热作渴,头痛自汗,脉洪大,按之无力,此气血虚寒也,用十全大补,加麦门、五味治之,其症益甚,仍用前药加附子一钱,四剂诸证悉退,却去附子,加肉桂二十余剂,气血渐复。又因劳心发热恶寒,饮食减少,此脾胃复伤,元气下陷,用补中益气加附子一钱,二剂热止食进,仍用大补元气而安。后因考试不利,怀抱不舒,更兼劳役,饮食日少,形气日衰,吐痰作渴,头痛恶寒,或热来复去,或不时而动,仍用补中益气数剂,诸症渐愈,元气渐复,乃去附子,再加肉桂五分,百余剂而愈。一男子背疮不敛,小便赤涩,臀肿发热,口干体倦,脉洪数而无力,用参芪、归术、熟地、芎芍、陈皮、麦门、五味、炙草、肉桂,以补元气,引火归经,脉症益甚,此药力未能及也,再剂顿退,却去肉桂,又数剂而愈。此症因前失补元气故耳。操江,五都宪,背疮愈后大热,误为热火,用苦寒药一盏,寒热益甚,欲冷水浴身,脉浮大,按之全无。余曰:此阳气虚浮于肌表,无根之火也,急用六君子加附子,一剂即愈。

外[1]舅于见,素膏粱厚味,四十三岁,疽发于背,疡医投五香汤,躁热欲狂。予固沮[2]之,而后已溃,后平静一日,热复大作,五六日益甚,脉洪数无伦,医皆以为虚,宜补。予私计,膏粱之变,重以五香之热,当治以苦寒,且大便不行数日矣,盍下之,以泄其毒乎!乃研石膏末两许,知母二三钱,甘草一钱,黄瓜蒌一枚和仁,捣碎,为一剂,命僮炽炭注水而自煎之。医夏生,苦口力谏,以隆冬溃疡,无用白虎法。余故复加石膏两许,而置大黄片五钱于袖中,汤既沸,则以袖笼药铫,若为移远火者,而潜下大黄于铫中,时妻叔二三辈,皆环炉坐,注目而视不觉也,夏生语于声甫,饮是药必死,别去,声甫以告余,哂之。药成持以饮外舅,少顷,大便下结粪及食物未化者,满行清中,热退身凉,乃以四君子汤调之,月余而平。先是每旦诊脉,皆言不思食,食少而疮大,去死肉多,自虑何以生肌敛口乎?予信之,初意其便溺阻隔而漫下之,亦不知为伤食发热也,夏生愧甚,遂徙去。

黄芪散 治痈溃后,补虚去客热。

黄芪　石膏各二两　知母　麦门冬去心　白芍药　白茯苓　桂心　熟地黄　人参去芦　川升麻各一两　甘草炙,微赤,半两

上剉碎。每服四钱,水一中盏,煎六分,去滓。温服,日三四服。

当归补血汤 治疮疡溃后,气血俱虚,肌热躁热,目赤面红,烦渴引饮昼夜不息,脉洪大而虚,重按全无,此脉虚血虚也,若误服白虎汤必死,宜此主之。

黄芪炙,一两　当归酒拌,三钱

作一剂。水一盏半,煎六分服。

---

〔1〕外:四库本作"娘"。

〔2〕沮(jǔ咀):止也。《诗·小雅·巧言》:"乱庶遄沮。"

沉香散　治痈脓溃已绝,肌肉内虚,尚有余热。

沉香剉　柴胡去苗　黄芪　麦门冬去心,各一两　白术七钱半　熟地黄二两　黄芩　瓜蒌根　甘草生剉,各半两

上剉。每服四钱,水一中盏,入竹叶二七片,小麦五十粒,煎至六分,去滓。不拘时温服。

加味逍遥散　治肝脾血虚,内热发热,或遍身瘙痒寒热,或肢体作痛,头目昏重,或怔忡颊赤,口燥咽干,或发热盗汗,食少不寐,或口舌生疮,耳内作痛,或胸乳腹胀,小便欠利。

甘草炙　当归　芍药酒炒　茯苓　白术炒　柴胡各一钱　牡丹皮　山栀炒,各七分

上水煎服。

栀子黄芩汤　治发背、痈疽溃后,因饮食有伤;调摄不到,发热不住,用以退热。

漏芦　连翘　山栀仁　黄芩去心　防风　石韦如无有,以桑白皮代　生甘草　生犀角屑　人参　苦参各去芦　茯苓去皮,各二钱半　生黄芪一两,去叉芦

上为粗末。每服四大钱,水一盏,煎至六分,去滓温服。

恶　　寒

一男子,溃而恶寒,用四君子汤,加桂,倍用黄芪,大料,四剂而止。脓水尚多,投八珍汤,加桂数剂渐少。惟疮口不合,以附子饼,及十全大补汤,每剂加炮附子五分,数剂乃去附子,又服月余而愈。一男子,溃后畏寒,脉虚,以四君子加炮姜,四剂而愈,以十全大补汤月余而敛。仲景云:脉虚则血虚。血虚生寒,阳气不足也,疮肿脉虚,宜托里和养血。信夫!

呕　　逆

丹溪治一老人,年七十云云,见兼症呕条。

五香白术散　宽中和气,滋益脾土,生肺金,进美饮食。方见内痈门,肺痈条下。

禁 忌

〔丹〕五香汤,即五香连翘汤,去射干、大黄、升麻、连翘,加参、犀角。若用于肿疡,犹可借其飞走,以攻散其毒,便不延蔓。若用于溃疡,虽多有参芪、甘草之缓补,而走泄太多,宁不犯仲景,已有得汗复汗,得下复下,重虚之戒!可不省乎。

《精要》云:血气闻香则行,闻臭则逆。又言:饮食调令香美,益其脾土,养其真气。夫甘而淡者,可养脾土,若香美者,但能起火,经以热伤脾,热伤气为戒。今曰益脾养气,若施之于肿疡者,似有畅达之理,溃疡后用香美,恐有发湿热,损真阴之患矣。

《精要》云:热盛脉数,与漏芦汤,单煮大黄等汤,不甚热,脉缓弱,只投五香连翘汤。夫热盛脉数,若肿疡时,脏腑秘而体实者,犹可与大黄。若溃疡后,脓血出多者,热盛脉数,去死为近,其可下乎!缓弱之脉,古人皆以为邪毒已散,五香之飞走升散,其可用乎。

《精要》云:初成脓,宜用烙,得脓利为效,亦服神仙追毒丸,此又不能无疑者也。夫追毒丸下积取毒之药,决无取脓之效,今用烙而得脓,若在里之气血壮实,则脓自出如推矣,何不以和气活血之药,佐参芪补剂,使脓自托出乎。

《精要》云:疮作渴甚,急与神仙追毒丸,取下恶毒,与清膻汤、万金散、五香连翘汤、六味车螯散、千金漏芦汤,皆可选用。下利已后,渴尚未止,宜用生津补气药,则津液生,气血完,渴自止矣。夫大渴而与利药,非明示脉症,何以知其当下?后又言下利后,渴又不止,却用补药,又不明言脉症,恐是但有大渴必与峻下,下后尚渴方与补药,夫医者治未病,如此用药可乎?况渴属上焦,当肿疡时犹或可用,若溃疡时渴,恐因血气之虚,何以待下利后,方议其虚哉。

《精要》论疽疾,咽喉口舌生疮,归罪于不得内托,以致热毒冲心,与琥珀犀角膏。夫于肿疡时用之,犹或近理,若于溃疡后用之,彼犀角、脑子之升散,宁不助病邪致虚,以速其死也耶!后有犀角散，以大黄佐黄芪，用黄芪则知其虚，用大黄又似疑其有实热，夫疮溃体虚，纵有旧热，将自渐因脓血而消，何必以峻冷利动脏腑，若在秋冬，何异用刀剑耶。

《精要》论痈疽，发寒热多汗，或先寒后热，或先热后寒，或连日作，或间日作，必先呕痰，然后寒热，寒热解，大汗出，不可专以为有热，亦有气虚而得者，亦有因怒而得者，又有先感寒邪，脾气不正而有此证者。夫气虚者，当以补气药补之，因怒者，当以顺气药和之，脾气不正者，当以调脾药养之。今用不换金正气散，悉是温散泻卫之药，而欲以一两人参，收拾十四两之泻卫可乎？若用于肿疡时感寒邪者，犹或庶几。彼气虚者，因怒者，脾气不正者，此方能兼治乎？又未知用于肿疡耶，溃疡耶。

《鬼遗》穴有孔慎风，仍慎再合，如再合者，为风湿邪气，攻搏而再生脓，宜如前以通和汤药，依次第用，不可急性，恐伤气害人之命也。《三因》疮疡未合，风入，为破伤风；湿入，为破伤湿，二者害人最急，仓卒不知其因，甚难认治，痈疽、瘰疬，溃后尤宜谨之。

追蚀脓蠹

疖之薄皮剥起，痈疽之疮口紧细，瘰疬火针破核之后，皆可用追蚀破脓之药。痈疽开后，疮口再闭，宜用药纴以通之，或用纸、或用发、或用干稻草叶，皆可涂捻纴，涂以蟾酥、硇砂、白丁香、巴豆、寒食面之类，或用五灰膏，随轻重涂纴用之。疮疽腐败，可用手法去之，或用金宝膏去之，或用雄黄、轻粉敷之，多待数日，亦自脱落。疽破后，有蠹肉努出者，远志末酒。调涂之，则渐渐消去，如不消，用五灰膏涂之则消。痈疽久流脓水，不腐不败，气血不能滋养疮口，滞毒日渐内侵，好肉而为蠹肉，脓水过处，渐成膜管，如鹅毛管而软，其疮口如鱼嘴样，日久不能愈，筋烂骨坏，用金宝膏，或涂或纴、或封之，一日三四次用之，不耐痛者，一日二次用之，其蠹肉、膜管消尽，以滋润膏药贴之。薛新甫云：疮疡之症，脓成者，当辨其生熟浅深，肉死者，当验其腐溃连脱。丹溪先生云：痈疽因积毒在脏腑,当先助胃壮气为主,使根本坚固,而行经活血佐之,令其内消。余常治脉症虚弱者,用托里之药,则气血壮而肉不死,脉症实热者,用清热之剂,则毒气退而肉自生。凡疮聚于筋骨之间,肌肉之内,皆因血气虚弱,用十全大补汤,壮其脾胃,则未成自散,已成自溃,又何死肉之有?若不大痛,或木痛,或不赤,或内脓不溃,或外肉不腐,乃气血虚弱,宜用桑枝灸及十全大补,加姜桂,壮其阳气,则四畔即消,疮头即腐,其毒自解,又何假于针割。若脾胃虚弱,饮食少思,用六君倍加白术,壮其荣气,则肌肉受毒者自活,已死者自溃,已溃者自敛。若初起或因克伐,或犯房事,以致色黯而不痛者,乃阳气脱陷,变为阴症,急用参附汤温补回阳,亦有可生。吴庠,史邦直之内,仲夏患背疽,死肉不溃,发热痛甚,作呕少食,口干饮汤,脉洪大按之如无,此内真寒而外假热,当舍时从症,先用六君加炮姜、肉桂,四剂饮食顿进,诸症顿退,又用十全大补,仍加姜桂之类,五十余剂而死肉溃,又五十余剂而新肉生,斯人气血充盛,而疮易起易敛,使医者逆知,预为托里,必无此患。

六合回生丹又名,六合夺命散。　治发背、痈疽溃烂者,有回生之妙。

　铅粉一两　轻粉　银朱　雄黄　乳香箬上,炙焦　没药亦炙,各二分半共一两一钱二分半

　上六味,各择真正好者,研为极细末,收贮。凡治其病,先煎好浓茶,将疮洗净,软帛拭干后,剖开猪腰子一枚,用药一分,掺于猪腰子上,却敷患处,待猪腰子上发热如蒸,良久,取去。自此拔毒气,减痛苦,定疮口,出脓秽,不可手挤。第二日依前法仍敷之,第三日亦敷之,疮势恶甚,可敷七八九次,疮小只敷一次可愈。猪腰子不发热,勿治。又治对口疮同前。

　沁阳,焦阁老先生,曾施此方,用药一分,敷一次则止。茶仙,施此方,加药至三五分,敷数次,见效尤速,功多在拔其毒耳。疮口大者,恐一个猪腰子敷之不足,可加半个。剖腰子法,不可剖脱,做两断,须要相连如一,大约量疮口大小,掺药则可,用镟猪腰子为

佳。其腰子有毒,宜深埋之。

若臁疮日久不愈,用黄蜡少加好黄丹,化摊纸上,量疮大小,裁其蜡纸炙热,掺药一二分,粘在蜡纸上面贴疮,绵帛缚住,任疮出尽恶水即愈。若患下疳,用猪腰子切作宽片,掺药缚裹疳上,或以尖刀穿开猪腰子,纳药于内,笼套其疳亦良,羊、鱼、鹅、鸡、犬、鸭,及发毒菜物,俱忌之。

骊龙散 治发背、痈疽,破与不破二者之间,功能捷奏。

珍珠五分 牛粪十二月生用。余月烧存性 铁锈各重一两

上研细末。以猪脑髓和好醋,调敷疮口,三五次愈,初起者自消。凡发毒品味,忌食之。

麦饭石膏 在脓溃后,围疮口。

麦饭石不拘多少,炭火煅至红,以好米醋淬之,如此煅焠十数次,研为末,重罗去粗者,取细末入乳钵,数人更递研,五七日,如面极细,为妙 白敛研为细末 鹿角不用自脱者,须用带脑顶骨全者,却是生取之角,截作二三寸长,炭火烧令烟尽,研罗为末,再入乳钵,更归研,令极细

上用麦饭石细末二两,白敛末二两,鹿角灰四两 最要研得极细,方有效,粗则反致甚痛,细则大能止痛、收口、排脓。精粗之异如此。和合,量药末多寡,用经年好米醋,入银石器内,熬令鱼眼沸,却旋旋入药末,用竹篦子不住手搅,熬一二时久,令稀稠得所,提出以瓷器盛之,候冷以纸盖覆,勿令着尘。用时先以猪蹄汤,洗去脓血,以故帛挹干,鹅翎蘸膏,涂敷四围,凡有赤处,尽涂之,但留中心,一口如钱大。未溃能令内消,已溃则排脓如湍水,逐日疮口收敛,疮久肌肉腐烂,筋骨出露,用旧布片涂药贴疮,但内膜不穿,亦能取安。洗疮勿可手触嫩肉,亦不可口气吹着。合药亦忌腋气之人,及月经有孕妇人见之。仍可熬好米醋一大碗,收瓷器内,候逐日用药于疮上,久则药干,以鹅翎点醋拂拭药上,勿令绷也。初则一日一洗一换药,十日后两日一换。

古方云:麦饭石颜色黄白,类麦饭,曾作磨者尤佳。

按:麦饭石不可作磨,状如麦饭团,生粒点。如无此石,常以旧面家磨近齿处石,代之,取其有麦性故也。或溪中寻白石,如豆、如

米大者,即是也。其石大小不等,或如拳、如鹅卵,略如握聚一团麦饭。

解毒百用膏

猪牙皂角煅 南星各一两 大米一合,炒黑 臭小粉干者四两,炒焦,去火毒

上为末,和匀,蜜水调围。治撺扑,酒醋调围。

刘氏贴发背痈疽,脓尽四面皮粘,恐有脓毒攻起,宜用**逼毒散**。

黄药子 白药子各一两 赤小豆二两 雄黄一钱

上为末,水调傅。

青散子 治发背、痈疽,脓尽生肉平满,宜用此紧疮口、生肌。

槿花叶盛时收,阴干,取四两,为末 青赤小豆 白及各二两

上为末。临时用槿花末三钱匕,白及、小豆末各一钱匕,相和,新汲水调摊纸上。贴四畔,中心疮口不用贴。

雄黄解毒散 治一切痈肿溃烂,毒势盛者,先用此药二三次,以后用猪蹄汤。

雄黄一两 白矾四两 寒水石煅,一两

用滚水二三碗,乘热入前药一两,洗患处。以太乙膏或神异膏贴之。

猪蹄汤 治一切痈疽肿毒,消毒气,去恶肉,凡疮有口,便须用此汤洗。

香白芷不见火 黄芩去心 赤芍药 露蜂房取有蜂儿者 当归去芦 羌活 生甘草各等分

上为粗末。看疽大小用药,如疽大加料用。先将獖猪前蹄,两只一斤,只用白水三升煮软,将汁分作二次,澄去面上油花,尽下面滓肉。每次用药一两,投于汁中,再用文武火煎十数沸,去滓。以故帛蘸药汤,温温徐薄揩疮上,死肉恶血随洗而下,净洗讫,以帛挹干,仍避风、忌人口气吹之。有狐臭人,并月经见行妇人,猫犬,并不许入病人房。洗疮切勿以手触着。洗疽之方所传甚多,唯此方极效,其用露蜂房有理,盖以毒驱毒也。

集香散 洗痈疽溃烂。

白芷　藿香　茅香　香附子　防风各三钱　木香　甘草各一钱

作一剂。用水三碗,煎数沸,去柤。淋洗患处。

〔薛〕按:此方乃馨香之剂也。经云,血气闻香则行,得臭则逆,即此意也。若疮毒将尽,宜用之。若毒未尽,或有瘀肉,宜先用雄黄解毒散解之,后宜用此方。须用膏药护贴,使风邪弗入,肌肉易生。大凡一有疮口,即用膏药贴之,至收口为度,最忌生肌之剂。

熏洗方　凡诸发及痈疽、瘰疬、肬疮、汤荡、火烧等疾,或有别作一种,秽臭气息不堪闻者,最是恶证,或已破未破,或小或大,皆当作急治之。可用忍冬藤一握,擂细,用无灰酒滤汁服之,以滓敷疮四围。用云母膏别研,亦可剪开大口,以护其疮之上,俟其疮出脓,便以獖猪蹄汤等十分净洗、久洗为妙,至一二时辰不妨。次用后药熏之。

好降真香末　枫香末

上二味于铫中搅熔,丸如弹子大。却取香炉一枚,依炉口造纸烟筒一个,如烧龙涎香样,慢火爇之,紧以烟筒口熏疮上,不拘丸数,稍倦暂止。然后更熏未出脓者即出;已出脓者即干,直候生肌合口。然后止向后有赤肿去处,又再熏,大概欲屏去秽气也。

去　死　肉[1]

痈疽有死肉不去者。用白丁香、霜梅,深则纴之,浅则干掺于膏药上,甚妙。

〔海〕又方　膏药内入雄黄、巴豆少许,不伤好肉,止去恶肉,不惟恶疮凡痈毒有恶肉者,俱可去。

雄黄散[2]　以雄黄一钱另研,巴豆不去皮,研如泥。入乳香、没药少许,再研细。少上,恶肉自去。

乌金膏　治发背中央肉死,涂之即腐;未死涂之即生。若初起

---

〔1〕去死肉:原脱,据本书卷二"溃疡"目录补。

〔2〕雄黄散:此上原衍"又方"两字,据本书卷二"溃疡"目录删。

肿痛,用点数处,其毒顿消。若肉腐涂之即溃。若恶疮顽疮,元气无亏,久不收敛者,内有毒根,以纸捻蘸纤其内。有等发背,因元气虚弱,或因克伐元气,胃气亏损,毒气散漫,中黯外赤,不腐不溃,服大补之剂中涂三四寸许,至五六日间,赤黯之界,自有裂纹如刀划之状,中央渐黑渐脱,须用纯阳之药,以接其元气,庶能收敛。若妄用刀针,去肉出血,阳随阴散,元气愈伤,或涂凉药,则毒气不解,气血愈虚,非徒无益而又害之。

用巴豆一味,去壳炒黑研如膏。点于患处,临用合之。

追毒丹　治疮疽黑陷者。用针刀开疮,内此丹使之溃,然后去败肉排脓,随证治之。痈疽、疔疮、附骨疽,并皆治之。

巴豆七粒,去皮心,不去油,研如泥　白丁香　轻粉各一钱　雄黄　黄丹各二钱

上件研和。加白面三钱,滴水为丸,如麦大。针破疮内之,覆以乳香膏。追出脓血毒物漏疮四壁死肌不去不可治,亦以此追毒去死肌,乃养肉令愈,疾小者,用一粒;大者加粒数用之。

追毒乌金散　治疮口恶肉毒,溃脓血。

巴豆五钱　寒食面一两　好细墨一锭

上为细末。用水和面作饼子,将巴豆包定,休教透气,文武火烧成深黑色,为细末,量疮贴之。用胆汁就和成锭子,新水磨用,扫五七次妙。

梧桐泪方

痈疽势肿恶,不溃坚硬。以快利刀将患处划成十字路。用面,水调稠厚周围疮口外高起五分许,如塘池样。将泪填半满,用好米醋滴泪上,须臾自沸,勿令滚出面外。次日用金银花煎汤洗净,再如前用一次。只用醋洗不痛,烂肉自去。

〔薛〕按:此方果恶疮恶肉,不腐宜用之。亦有阳气虚不能腐化者,宜用大补之剂。

治恶疮有死肉者及追脓《保命》

白丁香　轻粉　粉霜　雄黄　麝香各一钱　巴豆霜三个

上为细末,新饭和作锭子,用之。

神异膏　治痛疽坏烂及诸疮发毒。

雄黄五钱　滑石倍用

上为末。洗后掺疮上,外用绵子覆盖相护。凡洗后破烂者,用此贴之。

止痛拔毒膏　治一切疮发,臭烂不可近。未破则贴破,已破则生肉,杖疮、疔疮皆用之。

蝥螯四十九枚　柳枝四十九条　木鳖子七个　乳香三钱[1]没药三钱[2]麝香少许　松脂三钱。

上用真清油十四两,煎黑柳条焦枯,滤去渣。入黄丹五两,滴入水中成珠为度,却入诸药,搅令匀,入瓷器中,收了后用。

郭氏青金锭子

铜绿三钱　青矾　胆矾　轻粉　砒霜　白丁香　苦葶苈各一钱脑子少许　麝香

上将葶苈研细,次下各[3]药同研极细,打稠糊为锭子。或炼蜜加白及末一钱为锭,如麻黄粗细,约二三寸长。看疮口深浅纤入,疼者可治,不疼难治。

第一般,紧峻碧云锭子,砒霜生,开疮口用。

第二般,紧缓碧霞锭子,砒霜煅,去死肉用。

第三般,缓慢碧玉锭子,去砒霜加枯矾,生好肉用。

翠霞锭子　治年深冷漏,日久恶疮,有歹肉用之。

铜绿　寒水石煅　滑石各三钱　明矾　腻粉　砒霜　云母石研如粉,各一钱二分半

上研细末。糊为锭子,如麻黄粗细,长短不拘,量疮口深浅纤之。如修合,候天色晴明则可。

信效锭子　治一切恶疮。

红娘子　黄丹　砒霜　鹰屎　土硝　白及　铜绿各一钱半

────────────

〔1〕三钱:原脱,据修敬堂本补。
〔2〕三钱:原脱,据修敬堂本补。
〔3〕各:原作"研",据修敬堂本改。

脑子　麝香各少许

上研细末。些儿乳汁和为锭子用。中病即止。

红玉锭子　去歹肉生肌。

干胭脂　白矾枯，各三钱　轻粉　砒霜　黄丹　脑子　麝香各少许

上研极细末。稠糊和为锭子用之。

时效针头散　追蚀恶疮、歹肉，兼治瘰疬。

赤石脂半两　乳香　白丁香各二钱　砒霜生　黄丹各一钱　轻粉麝香各半钱　蜈蚣一条，焙干

上为极细末，掺于疮口，歹肉自去矣。若动刀针，其疮虽可，有瘢。

追毒饼　治诸般恶疮，因针开了口，后又闭合生脓，胀痛不可忍。用此捻成小麦子大，入放疮中，永不闭，脓水自出，疮自干好。

极好信石半钱　雄黄　雌黄　大朱砂各一钱　轻粉少许

上研为细末。糯米糊丸，如麦子大。若疮口闭合生脓，将药入内，仍以膏药贴之。

内服内追毒丹方见前。

薛按：此以毒攻毒之意也。尝治一县尹背疮，竟[1]背腐溃色黯，重若负石，甚危。喜饮食颇进，用桃红散色渐赤，负渐轻，再用而肌生，更服托里药而愈。盖此亦大毒证，非此峻药莫能治，此亦用砒，故攻毒有效。然有气血虚不能腐溃。宜补养气血。常治发背初起，未成脓，先用乌金膏或援生膏，点患处，数点以杀其大势，更服仙方活命饮。如饮食少思或不甘美，用六君子汤加藿香，连进三五剂。如外皮腐动，用雄黄解毒散洗之。每日用乌金膏涂腐处，候有疮口，即用纸作捻，蘸乌金膏纴入疮内。若有脓，为筋膜间隔不出，致作胀痛，用针引之，腐肉堵塞者去之。若瘀肉腐动，用猪蹄汤洗，如脓稠焮痛，饮食如常，瘀肉自腐，用消毒药与托里相兼服之，仍用乌金

---

〔1〕竟：《说文》乐曲尽为竟。"竟背"引申为整个背部。

膏涂搽。若瘀肉已离好肉,即去之。如脓不稠不稀,仍作痛,饮食不甘,瘀肉腐迟,用桑枝灸患处,更用托里药主治之。瘀肉不腐,或脓清稀不疼痛者,服大补之剂,仍用桑枝灸之,以补接阳气,解散郁毒,其肉自腐。

搜　　脓〔1〕

翠青锭子　又名善效锭子,治脑疽、发背、恶疮,并溃烂,追脓水长肌。

铜青四钱　明矾枯　韶粉　乳香另研　青黛各一钱半　白敛　轻粉各一钱　麝香半钱　杏仁二七粒,去皮尖,另研

如有死肉,加白丁香一钱

上为细末。稠糊为饼子,或糯米饭和亦得。看浅深纴之,直至疮平复,犹可用之,大有神效。如前数方不宜多用,谓犯生砒也,此药无毒,恐病家猜疑是毒药,请口内尝之为凭也。

搜脓锭子　先用追蚀等锭子蚀去歹肉恶物,止有脓水,皆宜用之。

自然铜　川芎　白芷各半两　黄连　白敛各二钱半　木香一钱半麝香少许

上为极细末。糯米饭和为锭子用之,或作散末,干上亦佳。

上二方,乃溃疡必用之要药,余用之救人无算。凡疮口深而窄者,先以绵杖子展净脓水,却以软饭和成锭子,长短大小,一以疮为准,须令药至底乃效,外以膏药护之。若疮口浅而阔大者,药汤洗过拭干,只以干末掺之。如疮口干燥,以自死竹蘸豆油点着,以碗承取滴下油沥,调前药末,鸡羽蘸涂,脓汁自止,新肉自生神效。

麝香轻粉散　治血痔疮、阴蚀疮、耳痔疮,一切恶疮皆治。

麝香　轻粉各半钱　白矾飞过　乳香　没药各一两

上为细末,量疮干贴。

---

〔1〕搜脓:原脱,据本书卷二"溃疡"目录补。

膏　药 [1]

神效当归膏　治痈疽疮毒，及汤火、杖疮溃烂，最能止痛，推陈致新。

当归二两　麻油四两　白蜡五钱，如用黄蜡一两，尤效

先用当归入油煎至焦黑色，去粗，入蜡熔化即成膏矣。此方用蜡为君，前人每云蜡为外科之要药，生肌定痛，续筋补虚，其功不可尽述。常见善讼者。杖后随食蜡两许，饮酒一两碗，一睡之后，血散痛止，轻者即消，重者虽腐溃，亦易愈，可见蜡之功为大，用者不可忽之。

神异膏《精要》　治诸般恶毒疮疖，发背痈疽，其妙如神。

露蜂房要用蜂儿多者为妙，细剪净，一两　全蛇蜕盐水洗净，焙干　玄参去芦，各半两　绵黄芪七钱半　黄丹五两，研细，后入　杏仁去皮尖，切小片，一两　男子乱发洗净焙干，如鸡子大　真麻油一斤

右件药，先将麻油入银铫中，同乱发于风炉上慢慢文武火熬，候发焦熔尽，以杏仁投入，候杏仁色变黑，好绵滤去粗。再将所熬清油入银铫内，然后入黄芪、玄参二味，慢火熬一二时，取出铫子，安一冷风炉上，候半时久，火力稍息。旋入露蜂房、蛇蜕二味，将柳枝急搅，移铫于火上，不住手搅，慢火熬至黄紫色。用绵滤过后，复入清油在铫内，乘冷投黄丹急搅片时，又移铫于火上，文武火慢慢熬，不住手用柳枝搅千余转，候药油变黑色，滴于水中凝结成珠子，则是膏成就矣。若珠子稀，再熬少时，必候得所，然后用瓷器内，封收待用。或恐偶然熬火太过，稍硬难用，却入少蜡熬，添麻油在内，瓷器盛封盖，于甑上蒸，乘热搅匀，收而用之。膏药熬成了，须用所盛瓷器置净水盆中，出火毒一昼夜，歇三日，方可用。熬此膏药极难，于火候须耐烦看火紧慢，火猛即药中火发，千万谨戒，膏药方甚多，效无出于此。

---

〔1〕膏药：原脱，据本书卷二"溃疡"目录补。

〔垣〕热疮寒膏药

当归水洗,焙干,一两　杏仁汤浸,去皮尖,一百个　黄丹研细,六两　肥嫩柳枝三两半,切如寸许,水洗干　肥嫩桃枝一两,切如寸,洗净干　麻油一斤

右件先熬麻油热,下桃柳枝熬令半焦,以绵裹当归、杏仁,同煎至柳枝黑焦为度,去药渣,滤油澄净,抹去铫中渣令净。再上令沸,旋旋入黄丹,熬成滴水中不散为度。

寒疮热膏药

与寒膏药同。只将当归身改作当归梢,桃柳枝分两倒过,便是。

神仙太乙膏　治八发痈疽,及一切恶疮、软疖,不问年月深浅,已未成脓,并宜治之。蛇虎伤,蜈蚣螫,犬咬伤,汤火、刀斧所伤,皆可内服、外贴。如发背先以温水洗疮,净软帛拭干,却用绯帛摊膏药贴疮,即用冷水下。血气不通,温酒送下,赤白带下,当归酒下。咳嗽及喉闭、缠喉风,并用新绵裹膏药,置口中含化。一切风赤眼,用膏捏作小饼,贴太阳穴后服,以山栀子汤送下。打扑伤损,外贴内服,橘皮汤下。腰膝痛者,患处贴之,内服盐汤送下。唾血者,桑白皮汤下。诸漏先以盐汤洗净诸疮,并量大小以纸摊贴,每服一丸,如樱桃大,蛤粉为衣。其膏可收十年不坏,愈久愈烈。一方,久远瘰疬同上,瘘疮盐汤洗贴,酒下一丸。妇人血脉不通,甘草汤下,一切疮疖并肿痛。疮及疥癞,别炼油少许,和膏涂之。

玄参　白芷　当归　赤芍药　肉桂去粗皮　大黄　生地黄各一两

上剉碎。用麻油二斤浸,春五、夏三、秋七、冬十日,火熬黑色,滤去粗,入黄丹一斤,青柳枝不住手搅,候滴水中成珠,不粘手为度。倾入磁器中,以砖盖口,掘窖子埋阴树下,以土覆三日,出火毒。欲服丸如鸡头子大。

金丝万应膏　治攧扑伤损,手足肩背,并寒湿脚气疼痛不可忍。小儿脾疳、泻痢、咳嗽,不肯服药者。

沥青二斤半　威灵仙　黄蜡各二两　木鳖子二十八个,去壳,切片子研

蓖麻子一百个,去壳,研　没药　乳香各一两,别研　麻油夏二两,春秋三两,冬四两

上先将沥青同威灵仙下锅熬化,以槐柳枝搅,候焦黑色,重绵滤过,以沥青入水盆,候冷成块。取出秤二斤净,再下锅熔开,下麻油、黄蜡、蓖麻、木鳖子泥,不住手槐柳枝搅匀,须慢火,滴入水中不粘手,扯拔如金丝状方可。如硬再旋加油少许,如软加沥青,试得如法,却下乳、没,未起锅在炭火上,再用槐柳条搅数百次,又以粗布滤膏在水盆内,扯拔如金丝,频换水,浸一日,却用小铫盛顿。如落马、坠车,于被伤疼痛处,火上炙热,贴透骨肉为验,连换热水数次浴之,则热血聚处自消。小儿脾疳贴患处,泻痢贴肚上,咳嗽贴背心上。

善应膏《得效》　治诸般恶疮、肿毒、发背、脑疽、疬子、牙肿、打扑、接骨、闪肭,刀斧伤、杖疮、蛇虫毒、狗马咬、汤火、漆疮、疥癣,贴之即愈。又治妇人吹乳,以药丸如梧子大,新汲水下二十丸。肺痈、肠痈,亦可为丸吞服,温酒、米饮,或北梗甘草煎汤皆可。不可犯荤手及火焙。

上等黄丹八两,研极细　白胶香　明没药　滴乳香并别研　大当归　川白芷　杏仁去皮尖　大黄　草乌头　川乌头　赤芍药　槟榔　生干地黄　土芎　乱发净洗　滴青别研,各一两

上除乳香、没药外,将瓷石铫子盛香油一斤,浸药一宿,慢火煎熬,诸药黑色。再入葱白、乱发煎少时,用生绢帛滤去滓,留下一两药油。复将所滤油于慢火上熬,却将黄丹入油内,用长柳条、槐条不住手搅,候有微烟起,提起药铫,将柳条点药滴在水面上,凝结成珠不散方成膏。如不成珠,上火再熬,直待成膏,提起药铫,搅无烟出,却入乳香、没药、白胶香末,搅匀,倾出。瓷器内将元留下浸药、铫油一并收拾器内,用新汲水将药器坐放水内,一日一换,过三日,出火毒,方可用之。如膏药硬,约量加黄蜡、清油,入膏内搅匀得所。熬膏极难,于火候须耐烦,看火紧慢,火猛则药中火发,不但失药性,又燎伤制药人面目,慎之。

玄武膏　治痈疽、发背、丁肿,内外胿疮,阴痓下,诸恶疮及头

顶痛肿,不问已溃未溃皆可用,大能排脓散毒,止疼生肌,累有神验。若丁肿,先用银箆或鹿角针,于丁疮中间及四畔针破,令恶血出,以追毒饼如小麦大,擦入孔中,却用此膏贴之。如疮坏烂至甚难以药贴,则将皂角二三片,煎油调匀此膏如稠糊,薄敷之,脓水或转多,不数次敷之干,愈妙。

大巴豆去壳膜　木鳖子去壳,各二两净　黄丹四两,研细　真清油十两　槐柳嫩枝各七寸长,七条,剉细

上依前法,煎熬成膏贴用。

金丝膏 治伤筋动骨,损痛闪肭,风毒恶疮,风湿筋寒诸病。

当归尾　川白芷　杏仁去皮尖　玄参　猪牙皂角去皮痃　草乌生剉用,各三钱　白胶香明者,八两　连须叶葱肥者,十根　滴青明者,半斤　乳香　没药别研为未,各半两　黄蜡明者,一两　男子乱发洗净掇,如鸡子大

上用清油半斤,将八味依前法熬滤,却入胶香、滴青搅匀,下黄蜡,又搅,无烟,方下乳香、没药。

贴膏法 如疮有脓血不净,痂瘢闭碍,须用药水洗净,拭干,候水气干,却用膏贴,贴后有黄水脓血出流,用纸揩从侧畔出,一日一换,黄水脓血止,两日三日一换,贴至愈。

长肌膏 治年久诸般烂疮,贴之即愈。

白烛油四钱　黄蜡八钱　香油八钱　大枫子去壳,切细,五钱　黄连三钱　番木鳖肉切细,二钱　黄柏三钱右同煎,滤去粗。入后枯矾三钱　轻粉三钱　密陀僧五分,各研细

上将前七味煎滤,入后三味拌匀俟凝。看疮口大小做薄饼,簪穿小孔十数,贴疮上,或日易之,盐茶汤洗疮洗饼,再贴,以好为度。

生　肌

夫肌肉者,脾胃之所主也。溃后收敛迟速,乃血气衰盛使然,但当纯补脾胃,不宜泛敷生肌之剂。若脓毒未尽,就用生肌,反增溃烂,壮者轻者,不过复溃,或迟敛而已,怯者重者,必致内攻,或溃烂而不敛,其害大矣。薛氏云:疮不生肌,而色赤甚者,血热也,

四物加山栀、连翘。色白而无神者，气虚也，四君加当归、黄芪。晡热内热，阴血虚也，四物加参术。脓水清稀者，气血虚也，十全大补汤。食少体倦，脾气虚也，补中益气汤。烦热作渴，饮食如常，胃火也，竹叶黄芪汤。不应，竹叶石膏汤。热渴而小便频数，肾水虚也，用加减八味丸料煎服。若败肉去后，新肉微赤，四沿白膜者，此胃中生气也，但用四君子汤以培补之，则不日而敛。盖疮疡之作，由胃气不调，疮疡之溃，由胃气腐化，疮疡之敛，由胃气荣养。东垣云：胃乃生发之源，为人身之本。丹溪亦谓，治疮疡当助胃壮气，使根本牢固。诚哉是言也，可不慎欤。外治用翠青锭子，看浅深纴之。如歹肉恶物已去，止有脓水，却用搜脓锭子。疮口浅平，则以散末干上，直至脓净肉满，方用生肌散，四畔轻轻揼之，蹙令渐小，以至于合，则无他患矣。

《精要》生肌散

寒水石碎　滑石　乌贼鱼骨　龙骨各一两　定粉　密佗僧白矾灰　干胭脂各半两

上为细末，干掺用之。

平肌散　治诸疮，久不敛。

密佗僧煅　花蕊石煅　白龙骨各一两　乳香另研　轻粉各一钱

上为细末，和匀干掺。

立应散郭氏　治金疮血出不止，并诸疮久不生肌。

寒水石煅，一两半　花蕊石　龙骨　黄丹　没药各半两　黄药子七钱半

一方，加白及、乳香、轻粉。

上为细末。如一切金刃、刀镰伤者，用药敷上，绢帛扎之，不作脓血。疮脓水干贴，生肌定疼。

生肌散

白矾枯　槟榔各一两　黄丹　血竭各一钱　轻粉半钱　密佗僧一钱半

红玉散

软石膏煅，半两　黄丹炒，一钱半

完肌散

定粉　枯矾　黄连　乳香　龙骨各二钱　黄丹　轻粉各一钱

上各料为极细末。贴疮口,生肌长肉,看轻重选用之。

生肌散　治疮口不合。

木香二钱　黄丹　枯矾各五钱　轻粉二钱

上件各另为细末。用猪胆汁拌匀,晒干,再研细掺患处。

〔薛〕按:此方乃解毒、去腐、搜脓之剂,非竟自生肌药也,盖毒尽则肉自生。

常见患者,往往用龙骨、血竭之类,以求生肌,殊不知余毒未尽,肌肉何以得生?反增溃烂耳。若此方诚有见也。亦有气血俱虚,不能生者,当用托里之剂,又有风寒袭于疮所,不能生者,宜用豆豉饼灸之。若流注、顽疮,内有脓管,或瘀肉,或痔核,须用针头散腐之,锭子尤妙。如背疮、杖疮、汤火疮、大溃,当用神效当归膏,则能去腐生新止痛,大有神效。

神秘方　治一切疮已溃者及灸。贴之无痂,生肉去脓。

上用地黄汁一升,松脂二两,薰陆香一两,羊肾脂、牛酥,各如鸡子大。先于地黄汁煎松脂及香令消,即内羊脂酥,更用蜡半鸡子大,一同相和,以慢火煎令水尽,膏成去滓。涂帛贴疮,日一二易。

收　　口

东垣敛疮口方,木香槟榔散,用之决无疼痛。以蜡油涂覆疮上,生肌敛肉甚速,必无恶血,疮口疾合,易取平复,惟膏粱热疮所宜用也。贫人害地之寒湿,外来寒疮者,禁不可用。

木香槟榔散方

木香　槟榔　黄连各等分

上为极细末。新汲水调摊纸上贴之,湿则干贴。

治寒疮敛疮口药

当归身一钱,洗净,晒干　青皮去白,二分　木香一分　黄连五分

上四味,为极细末。蜡油调涂,取效甚速。

保命乳香散 疮口大者。

寒水石煅　滑石各一两　乳香　没药各半两　脑子少许

上各研细和匀，少许掺疮口上。

圣效散 收敛疮口。

黄柏一两，去粗皮，细切，炒至赤黑色　穿山甲一两，炒黄　槟榔　木香各半两，炒令黄色　鸡腥胵七枚，生用

上为细末。每用少许，候大脓出尽，洗净，方可干掺疮上。

桃红散 敛疮口定痛，辟风邪。

滑石四两　乳香　轻粉各二钱　小豆粉一两　寒水石三两，煅

上为细末，干掺口上。一方，改小豆粉为定粉。

又方 治疮口久不收。

小椒去目，炒黑，一钱　定粉　风化硝二钱　白矾二钱半　乳香　没药各一钱

上为细末，掺之。

有人患背疽，已溃如碗面大，视五脏仅隔膜耳。自谓必死。用大鲫鱼一尾，去肠肚，以羯羊粪入其中，烘焙焦黑极燥，为细末。干掺之，疮口遂收，至今无恙。此方累用有效，须候脓少，欲生肌肉时用之。

〔丹〕《精要》论痈疽，久而疮口不合，其肉白而脓血少，此为疮口冷滞，乃病气血枯竭，不潮于疮，遂致如此。用北艾叶一把，入瓦器内浓煎汤，避风处，乘热用艾汤浇洗疮口四围净肉，以绢帛兜艾叶，乘热浇沃，一日一次，洗了须避风，仍烧松香，以烟薰疮口，良久，用神异膏贴之。不可与厌秽之人见，若不能禁忌，疮口难安，药亦无效。夫以血气枯燥，不知补接于内，惟务热洗于外，不揣其本，而齐其末，而乃归罪于冷滞。大抵溃疡宜洗，若非行补接之药以实其内，窃恐淋洗有一时之快，少顷恐病体自觉疲惫，有不耐烦之意，非虚而何，可不先议补接乎。补接即参芪、归术之类，是也。

〔苏〕乱发、蜂房、蛇蜕皮，各烧灰存性，每味取一钱匕，酒调服。治疮久不合神验。丹溪云：发补阴之功，甚大。

〔丹〕收敛疮口，止有柳皮、白敛，煎汤饮之。

黄丹散 敛疮口。

黄丹煅 白矾枯 龙骨 寒水石 乳香 木香不见火 黄连 黄芩 槟榔 腻粉各三钱 脑子少许

上为末。随疮干湿用之，干则用温盐汤洗湿净干，却掺其上，用不可太早，须脓血去尽、临好方用，不然，则又瘢作。

久 漏 疮

〔丹〕漏疮，须先服补药以生气血即参芪术归芎为主，大剂服之。外以附子末唾和作饼如钱厚，艾炷灸。炷随漏之大小，便灸令微热，不可令痛，干则易之。干者再研为末，再和再灸，如困则止，来日再灸，宜至肉平为效。亦有用附片灸者，仍以前血气药，作膏药贴之。〔娄〕经云：肉之大会为谷，肉之小会为谿，肉分之间，谿谷之会，以行荣卫，以会大气，邪溢气壅，脉热肉败，荣卫不行，必将为脓，内销骨髓，外破大䐃，留于节凑，必将为败，积寒留舍，荣卫不养，肉缩筋肋，肘不得伸，内为骨痹，外为不仁，命曰大寒留于谿谷也。此用附子灸者盖此义也。

时康祖大夫，患心漏二十年，当胸数窍，血液长流，医皆莫能治。或曰：窍多则愈损，闭则虑穴他歧，当存其一二，犹为上策，坐此形神困瘁，又积苦腰痛，行则伛偻，不饮酒，虽鸡鱼蟹蛤之属，皆不入口。淳熙间，通判温州郡守，韩子温见而怜之，为检《圣惠方》，载腰痛一门，冷热二症视之，使自择。康祖曰：某年老久羸，安敢以为热，始作寒症治疗，取一方用鹿茸者，服之逾旬。痛减，更觉气宇和畅，遂一意专服，悉屏他药，洎月余腰屈复伸，无复呼痛，心漏亦愈，以告医者，皆莫能测其所以然。后九年，康祖自镇江通判满秩造朝，访子温则精力倍昔，饮啖无所忌。云漏愈之后，日胜一日。子温书吏吴弼，亦苦是疾，照方服之，浃旬而愈，其方本治腰痛，用鹿茸去毛，酥炙微黄，附子炮去皮脐，皆二两，盐花三分为末，枣肉丸，三十丸，空心酒下。天圣中，工部尚书，忠肃公家，有媪病漏十余年。一日有医过视之，曰：此可治也，即取活鳝一，竹针五七枚，乃掷鳝于地，鳝因屈盘，就盘以竹针贯之，覆疮，良久取视，有白虫数十，如针着鳝，即铃置杯水中，蠕动如线。复覆之，又得十余枚，如是五六，医者曰：虫固未尽，然余皆小虫，请以常用药敷之，时得槟榔、黄连二味，即为散敷之，明日乃以干艾作汤，投白矾末二三钱，先洗疮口，然后敷药。盖人血气冷，必假艾力以助阳，而艾性亦能杀虫也，如是者再。即生肌，不逾月愈。医曰：疮一月不治则有虫，虫能蠕动，气血亦随之，故疮漏不可遽合，则结毒实虫所为。又曰：人每有疾，经月不痊则必虚惫，妇人则补脾血，小儿则防惊疳，二广则并治瘴疠，由此医名大著。有人脚肚上生一疮，久遂成漏，经二年，百药不效，自度必死。一山人见之云：此鳝漏耳。但以石灰二三升，白沸汤泡薰洗，如觉疮痒即是也，如其言。用灰汤淋洗果痒，三两次遂干。一妇，项下忽生一块肿，渐缘至妳上肿起，莫知何病，偶用刀刺破，出清水一碗，日久疮不合。有道人见之曰：此蚁漏也，缘用饭误食蚁，得此耳，询之果然。道人云：此易治，但用穿山甲数片，烧存性灰为末，敷疮上遂愈。盖穿山甲，蚁之畏也。柳休祖者善卜筮，其妻病鼠瘤，积年不痊垂命[1]，休祖遂卜，得颐之复，按卦合得姓石人治之，当获鼠而愈也。既而乡里有奴，姓石，能治此病，遂灸头上三处觉佳，俄有一鼠逐前而伏，呼猫咋[2]之，视鼠头上有三灸处，妻遂差。

梅师云：经云，肾移寒于脾，发为痈肿，少气。脾移寒于肝，发为痈肿，拘挛。又云：诸寒痈肿，此皆安生？岐伯曰：生于八风之所变也。又云：地之湿气感，则害人皮肉筋脉。《圣济》云，衣服过厚，表易着寒。所得之源，大抵如此，或发不变色，或坚硬如石，或捻之不痛，久则然后变色疼痛，渐软而成脓，如泔而稀，久不能瘥，疮口不合，变为疳漏，败坏肌肉，侵损骨髓，以致痿痹，宜以此骨碎

---

〔1〕垂命：修敬堂本作"命卜"，义长。

〔2〕咋（zé 责）：亦作"咋"。啃咬。苏舜钦《城南感怀呈永叔》诗："犬彘咋其骨，乌鸢啄其皮。"

补丸主之。

骨碎补丸

骨碎补 补骨脂 熟地黄 川当归 续断 石楠叶 黄芪 石斛 牛膝 杜仲 草薢以上各二两 附子炮,一两 白芍药 川芎 菟丝子 沙参 羌活 防风 独活 天麻各一两半

此方与大偻方相表里,前桂枝拾遗,后有木瓜、菟丝子、白术。

上为末。炼蜜丸,空心盐汤下。

《元戎》云:邢三郎家小儿,病寒疝,久不愈。先以四物穿山甲汤透之,复以地黄当归汤补之,继以骨碎补丸外治。

阳气者,精则养神,柔则养筋,开阖不得,寒气从之,乃生大偻,宜用:

大偻丸[1]

羌活 防风 细辛 附子 甘草 川芎 续断 白芍药 白术 当归 桂心 麻黄 黄芪 熟地黄

此方与前骨碎补丸相表里。

营气不从,逆于肉理,乃生痈肿。陷脉为瘘,留连肉腠,腧气化薄,传为善畏,及为惊骇。

桂附丸 治气漏诸疮。

桂心 附子炮裂,米醋中浸,再炮三五次,去皮脐 厚朴姜制 粉草炙 白术各一两 木香二钱半 乳香研,二钱

上为细末,炼蜜丸如桐子大。空心米饮下,二三十丸。丹溪云:《精要》治冷漏诸疮与桂附丸。此冷只因疮久不合,风冷乘之,血气不潮而成也。厚朴虽温,其泻卫尤速,恐不若参芪,佐以陈皮,庶乎与病情相得,此方治冷漏疮,若寒而虚者,只以加味十全汤,随时令、经络,加减用之为当。又虚甚者,宜参术归芪膏。

陷脉散 治漏疮及二三十年瘿瘤,或大如杯盂,久久不瘥,致有漏溃,令人骨肉消尽,或坚、或软、或溃,令人惊惕,卧寐不安,体中剜痛,愈而复作。

---

〔1〕大偻丸:原脱,据本书卷二"久漏疮"目录补。

干姜炮　琥珀研　大黄　附子炮,去皮,各一两　丹参七钱半　石硫黄研　白石英研　钟乳粉研　乌鱖骨研,各半两

上为末,贮以瓷合、韦囊[1],勿令泄气。若疮湿即敷,无汁即煎猪脂和敷之,以干为度。或死肌不消加芒硝二两益佳。一法,胡燕窠一枚。

〔丹〕治漏疮方[2]

川芎半两　细辛二钱半　白芷梢二钱半　甘草细末

上每日作汤服。上疮食后,下疮食前。看疮孔大小,用隔年黄麻根,刮去粗皮,槌软捻成绳子,捻入孔中至不可入则止,日浅一日。疮用好膏药贴之。

〔子和〕小渠,袁三,因强寇入家,伤其两胫,外臁作疮,数年不已。脓汁常涓涓然,但饮冷则疮间冷水浸淫而出,延为湿疮,求治。戴人曰:尔中焦,当有绿水二三升,涩数搊。袁曰:何也? 戴人曰:当被盗时,感惊气入腹,惊则胆伤,足少阳经也,兼两外臁,皆足少阳之部。此胆之甲木受邪,甲木色青,当有绿水,少阳在中焦如沤,既伏惊涎在中焦,饮冷水咽为惊涎所阻,水随经而旁入疮中,故饮水疮中水出。乃上涌寒痰汗如流水,次下绿水果二三升,一夕而痂干,真可怪也。

尝治足膝下至踝漏疮,通足肿大于好足二倍,行步不全,用五龙丸大下之者六番,每番皆五七行,下后用黄柏、苍术、芪芍、地黄、甘草、升麻、葛根、南星、半夏、牛膝、滑石、桂调之,近三四个月而安。

〔本草〕治瘘有头,出脓水不止,以啄木鸟一只烧灰。酒调服一钱匕,立瘥。

东垣云:疮医自幼至老,凡所经验,必须写之,尝记痔瘘、恶疮,诸药不效者,取蜻蟽剪去两头,安疮口上,以艾炷灸之,七壮一易,不过七枚,无不效者。又法,用乞火婆虫儿灸之,同前法,累验神

---

〔1〕韦囊:皮革制的口袋。
〔2〕方:原脱,据本书卷二"久漏疮"目录补。

效。人皆秘之,往往父子不传。

取朽骨久疽及痔漏中有者。

取黑骨鸡胫骨,上等砒霜实之。盐泥固济,火煅通红,取出地上出火毒,去盐泥,用骨研细,饭丸如粟米大。以纸捻送入孔窍内,更用膏药贴之。

《本事》雄黄治疮痍尚矣。《周礼·疡医》凡疗疡以五毒攻之。郑康成注云:今医方有五毒之药,作之用黄堥,置石胆、丹砂、雄黄、矾石、磁石其中,烧三日三夜,其烟上着,以鸡羽取之以注创,恶肉、破骨则尽出。杨大年尝记其事,族人杨偶,年少时有疡于颊,连齿辅车,外肿若覆瓯,肉溃出脓血不辄,吐之痛楚难忍,疗之百方,弥久不瘥。人语郑法,依法制药成,注之疮中,少顷,取朽骨,连两牙溃出遂愈。信古方攻病之速也,黄堥即瓦盒也。

猪骨膏 治诸疮口气冷,不瘥。

猪筒骨二个,取髓 松脂二钱,通明者,研 乳香另研 黄连去须,为末 白及研末,各二钱半 铅丹别研 黄蜡各半两

上捣研,熔蜡和为膏,不拘时敷之。

附子散 治冷疮,日夜发歇[1]疼痛。

附子半两,炮,去皮脐 川椒去目 雄黄细研,各二钱半 白矾七钱半,火煅,研 腻粉二钱,研

为细末,研匀。每用清麻油,调敷疮上。

雄黄散 治冷疮,暖疮口。

雄黄研 百合 乳香 黄柏炙,去粗皮 墙上烂白蚬壳小蚌蛤子是,各一分

上为细末,研匀,先用浆水煎甘草、柳枝汤,温洗拭干,敷之。

黑灵散 治漏疮。

牡蛎粉 虢丹 硫黄研,各一分 露蜂房剉,二分

上同炒令烟尽,为细末。入发灰一分、麝香少许,和匀,敷之。

马齿苋膏 治一切瘘。

---

〔1〕歇:四库本作"渴",修敬堂本作"歇"。后者义长。

马齿苋阴干　腊月烛烬各等分。一作,腊月鼠灰

上为细末。以腊猪脂和,先以温泔清,净洗拭干,然后以药敷之,日三。治胁下生漏疮如牛眼之状,脓水不止。

上以盐少许,安白牛耳内,然后取牛耳中垢,以敷疮上即瘥。如不用盐,即牛耳不痒难取垢。

治诸疮久不合口。

用炮附子去皮尖,为细末,唾津和,随疮大小作饼,置患处,用艾壮于饼上灸之,更服大补气血药,用江西豆豉为饼,多灸之亦效。

神应膏　宋褚防御,治理宗久漏疮,诸方不效,独此膏愈之。如肠毒、胃毒,为丸服之神效。

当归一两一钱　赤芍药　大黄各一两五钱　香白芷　官桂各一两　玄参一两三钱　川续断一两二钱　莪术一两　生地黄一两二钱

上九味,细剉。用真香油二斤浸,春五日、夏三日、秋七日、冬十日,入锅内以文武火,煎令黑色,滤去渣。如热天用黄丹二十两,冷月十五两,旋旋下丹,不住手搅,试水中沉为度。不可令妇人、鸡犬见。如漏有孔者,以膏送入孔内,外以膏摊贴之。

槟榔散　治痈疽疮疖脓溃之后,外触风寒,肿焮僵硬,脓水清稀,出而不绝,肉腠空虚,恶汁臭败,疮边干及好肌不生,及疔疳瘘恶疮,浸渍不敛。方见溃疡敛疮口药。即木香、槟榔、黄连等分为末是也。

治漏外塞药

芦甘石童便,煅淬　牡蛎粉

上为极细末,敷之。

乌金散　贴恶疮疳瘘。

橡斗子二个,一实黄丹,一实白矾末,相合定。用黑俏麻皮缠了,火内烧,研细,加麝少许。洗净疮贴之。

东垣截疳散　治年深疳瘘疮。

黄连　麝香另研　龙脑各半两　密陀僧　黄丹　白及　白敛各一两　轻粉一钱

上为细末,和匀。干掺在纴上,以膏贴之。

应效散又名,托里散。治气瘘、疳蚀疮,多年不效者。

地骨皮不以多少，冬月取，只要皮，阴干 为细末。每用纸捻蘸纤疮口内，自然生肉，更用米饮调二钱，无时服，日三。

治漏疮，以五倍子末，和血竭末塞之。

久漏疮 足内踝上一寸，灸三壮六壮 如在上者，肩井 鸠尾，肺脉微缓，为痿瘘，缓者多热。

痈疽所兼诸证

渴

大法：疮疡作渴，不问肿溃，但脉数发热而渴，用竹叶黄芪汤。脉不数不发热，或脉数无力而渴，或口干用补中益气汤。若脉数便秘，用清凉饮。尺脉洪大按之无力而渴，用加减八味丸。若治口燥，舌黄饮水不歇，此丸尤妙。

〔薛〕疮疡作渴，若焮痛发热，便利调和者，上焦热也，用竹叶石膏汤。肿痛发热，大便秘涩者，内藏热也，用四顺清凉饮。焮肿痛甚者，热毒蕴结也，用仙方活命饮。漫肿微痛者，气血虚壅也，用补中益气汤。若因胃火消烁，而津液短少者，用竹叶黄芪汤。若因胃气虚而不能生津液者，用补中益气汤。若因胃气伤而内亡津液者，用七味白术散。若因肾水干涸作渴，或口舌干燥者，用加减八味丸。或先口干作渴，小便频数而后患疽，或疽愈后作渴饮水，或舌黄干硬，小便数而疽生者，尤恶候也。苟能逆知其因，预服加减八味丸、补中益气汤，以滋化源可免后患。

〔丹〕痈疽发渴，乃气血两虚，用参芪以补气，归苄[1]以养血，或忍冬丸、黄芪六一汤。

伍氏云：疮作渴甚急，与神仙追毒丸，取下恶毒，清膻汤、千金漏芦汤、五香连翘汤、六味车螯散、万金散皆可选用。利后仍渴，却用生津补气药，津液生，气血完，渴自止。丹溪曰：大渴而与利药，

---

〔1〕苄(hù户)：四库本作"地"。《尔雅·释草》"苄，地黄"。

非明示脉证,何以知其当下?后言利后仍渴,却用补药,又不明言脉证,恐是但有大渴必下,下后尚渴,方与补药,古人治未病,如此用药可乎?况渴属上焦,当肿疡时犹或可用,若溃疡后,渴多因气血之虚,何待利后,方议其虚也。

《精要》口干与口渴不同,不宜用丹药镇坠,用之其祸如反掌,用桑枝煎五味汤,以救阴水。丹溪曰:此妙方也。而不言食味起火,怒气生火,房劳激火,吾恐渴亦未易除也。

李氏云:病疽愈后发渴,多致不救,惟加减八味丸最妙。盖痈疽多因虚而得,疽安而渴者,服此丸则渴止,安而未渴者,服此丸永不发渴。或未疽而先渴者,服此不惟渴止,而疽亦不作。薛氏曰:前证属肾水枯涸,虚火上炎,口干作渴,饮水无度。或舌黄作裂,小便频数。或痰气上壅,烦躁不宁。或二三年先作渴饮水。或口舌生疮,两足发热,痰气上壅。或疮愈三四年而口干作渴,小便频数,急用前药,多有复生者。能逆知其因,预服前丸,可免此患。若兼手足厥冷,真阳虚也,宜服八味丸。大凡疮后审其肾水不足,用加减八味丸,中气虚弱用补中益气汤,气血虚弱,用十全大补汤,阳气虚寒加姜桂,如不应,用八味丸。

托里消毒散加减法:饮冷作渴,热毒也,加赤小豆、知母,如不应,暂用竹叶黄芪汤。善食作渴,胃火也,加石膏、山栀、天花粉,如不应,暂用竹叶石膏汤。食少体倦作渴,胃气虚也,去芷[1]翘、金银花,加人参、白术,如不应,暂用补中益气汤。脓多而作渴,气血虚也,去三味,加熟地黄、五味子。如不应,暂用十全大补汤加五味子、麦门冬。口干舌燥,肾气虚也,去三味,加熟地黄、山茱萸、山药,如不应,兼六味丸,又不应,佐以补中益气汤。自汗内热口干,胃气虚也,去三味,加参芪、归术,如不应,暂用六君子汤。盗汗内热口干,阴血虚也,去三味,加熟地黄、麦门冬、五味子,如不应,暂用当归六黄汤。

竹叶黄芪汤《神秘》　治痈疽大渴,发热或泻,或小便如淋。

---

〔1〕芷:原作"正"。据四库本、修敬堂本改。

生地黄 黄芪各二钱 当归酒拌 淡竹叶 川芎 甘草炙 黄芩炒 白芍药炒 人参 栝蒌根 石膏煅,各一钱 麦门冬去心,二钱

水二盅,姜三片,煎八分,食远服。

薛氏曰:前证乃七恶中之一也,此方治之,其功甚捷。亦有左手脉浮大而热或渴者,宜发散表邪,右手脉沉实而热或渴者,宜疎去内邪。若溃后作渴,或小便如淋,或脉大而无力者,属气血虚也,宜大补气血。亦有溃后热不止,或作渴,遂以为败证不治。若素有胃火,或胃经热毒未尽,胃脉尚数者,仍宜服前汤,服而脉反大,热愈甚,渴愈作,斯为败证,盖因真气虚而邪气实也。今之溃疡,畏石膏、黄芩二药,性冷多不肯服,若胃脉未静,非此药莫能治也。若因循日久,煎熬气血,脓血愈多,气血愈虚,反成败证矣,治者当舍证从脉可也。大抵疮疡之证,七恶内见一二恶,甚可畏,虚中见恶证者,不治,实证无恶候者,自愈。

托里黄芪汤 治证同前。

黄芪炒,六钱 甘草炙 栝楼根各一钱

水二盅,煎八分。频服之,加人参一钱,尤妙。

薛氏曰:愚用此方治气虚作渴,甚效。若气血俱虚,或脓血大泄作渴,或兼发热者,宜托里养荣汤。

托里养荣汤

人参 黄芪炙 当归酒拌 芍药炒 熟地黄 麦门冬去心 川芎 白术各一钱 五味子研 炙甘草各五分

水二盅,姜三片,枣二枚,煎八分,食远服。

黄芪六一汤 常服终身,可免痈疽,实治渴补虚之要剂也。

绵黄芪六两,用淡盐水润,饭上蒸,焙干 甘草一两,一半生,一半炙

每剉一两,水二盅,煎八分,食远服。或为细末,每服二钱,早晨、日午,白汤调服。加人参尤妙。

七味白术散 治胃气虚,或因克伐,或因吐泻口干作渴,饮食少思。

白术 茯苓去皮 人参各七钱 甘草炙,一两半 木香二钱半 藿香叶半两 葛根一两

上为细末,每服三五钱,白汤调下。

竹叶石膏汤　治痈疽,胃火盛,肿痛作渴。

淡竹叶　石膏　桔梗　木通　薄荷　甘草_炙

上姜水煎服。

玄参散　治痈疽成脓水,不能下食,心烦,口干烦渴,饮水多,四肢羸瘦。

玄参　黄连_{去须}　土瓜根　麦门冬_{去心}　赤芍药　白鲜皮_{各一}两　升麻_{七钱半}　火麻仁　川朴硝　川大黄_{剉,炒,各一两半}

上剉。每服三钱,水一中盏,入生地黄一分,细切,同煎至六分,去滓,不拘时温服。

葛根散　治痈肿热盛,口干烦渴,或时干呕。

葛根　黄芪　升麻　麦门冬_{去心}　瓜蒌根　赤芍药　栀子仁　生地黄_{各一两}　黄芩_{七钱半}　甘草_{生用,半两}

上剉。每服四钱,水一中盏,煎六分,去滓,无时温服。

干葛饮　治发背作渴。

黄芩　朴硝_{各一两二钱半}　干葛_{一两}

上剉散。每服三钱,用枇杷叶,去背上白毛净洗,同煎,不拘时服。

忍冬丸　治渴疾既愈,预防发疽。先将忍冬草入瓶内,后入无灰酒,微火煨一宿,取出晒干,少加甘草,俱为末,又以所浸余酒调糊丸,如梧桐子大。每服六七十丸,温酒下,又治五痔诸瘘。

桑枝方　大治口渴。取嫩桑枝,细切一升炒。以水三升,煎一升,日服五七剂,更多尤妙。抱朴子云:疗风痹干燥,臂痛脚气,四肢拘挛,上气眩晕,久服补肺、消食、利小便,轻身聪明,令人光泽,其功不能尽述。

薛氏曰:桑枝补血气,生津液,轻身明目,补肺肾之良剂也。

五味子汤　治肾水枯涸,口燥舌干。

黄芪_{炒三两}　人参_{二两}　五味子　麦门冬_{去心,各一两}　粉甘草_{炙,五钱}

每服五钱。水煎,日夜服,五七剂。

薛氏曰:此方乃六一汤,生脉散之复方,滋化源之良剂。若肾水既涸,虚火上炎而口燥作渴者,须佐以加减八味丸。

加减八味地黄丸

怀庆地黄肥大沉水者,酒洗净,瓷碗盛之,大砂锅内,竹棒架起,汤浸过碗底,原盖盖之,湿纸糊缝,勿令泄气,以火从巳至酉蒸之,候冷取出,晒极干,秤准八两重,再如前法蒸之,乘热杵烂入药。 干山药 山茱萸肉 五味子各四两 牡丹皮 白茯苓 泽泻酒浸,蒸,焙,各三两 肉桂二两

上各另为末。入地黄和匀,加炼蜜丸,如梧桐子大。每服七八十丸,空心食前,白汤下。

李氏曰:一贵人病疽未安而渴作,日饮水数升。予用前方,诸医大笑云:此药若能止渴,我辈不复业医矣!仍用木瓜、乌梅、百药煎等,渴愈甚。不得已,用此丸三日渴止,久服气血益壮,饮食加倍。

呕

〔大法〕《精要》云:呕逆有二证,一证谓初发,不曾服内托散,伏热在心;一证谓气虚,脾气不正,其伏热在心者,与内托散三两贴。气虚者,宜嘉禾散,有寒热宜正气散,兼与山药丸以补肾。丹溪曰:诸逆冲上,呕哕皆属于火。内托散性凉,固有降火之理,若嘉禾散补力已少,徒温暖以助火耳,山药丸补肾,以壮下焦之阴,粗为近理。然治呕须分先后,肿疡时当作毒气上攻治之,溃疡后当作阴虚治之。若年老因疽溃后,呕逆不食者,宜参芪白术膏峻补取效,佐使药,随时随证加减,恐用山药丸缓急,未易得力,河间谓:疮疡呕者,湿气侵胃也,药中宜倍加白术。

〔薛〕疮疡作呕,不可泥于毒气内攻而概用败毒等药。如热甚焮痛,邪气实也,仙方活命饮解之。作脓焮痛胃气虚也,托里消毒散补之。脓热胀痛,气血虚也,先用托里散;后用针以泄之。焮痛便秘,热蕴于内也,内疏黄连汤导之。若因寒药伤胃而呕者,托里健中汤。胃寒少食而呕者,托里益中汤。中虚寒淫而呕

者,托里温中汤。肝木乘脾土而呕者,托里抑青汤。胃脘停痰而呕者,托里清中汤。脾虚自病而呕者,托里益黄汤。郁结伤脾而呕者,托里越鞠汤。若不详究其源而妄用攻毒之药,则肿者不能溃,溃者不能敛矣。丹溪虽曰肿疡当作毒气攻心治之,溃疡当作阴虚治之,亦大概之言耳。今之热毒内攻而呕者寡,脾胃虚寒而呕者多,岂可胶柱而鼓瑟哉!又曰:欲呕作呕,或外搽内服寒凉,或痛甚,或感寒邪、秽气而呕,皆胃气虚也,托里消毒散,去三味,加藿香、倍参术。

热盛脉数,《精要》与漏芦汤,单煮大黄汤等。若不甚热,脉缓弱,只投五香连翘汤。丹溪曰:热盛脉数,若肿疡时,藏府秘而体实者,犹可与也。若溃疡脓血出多,热盛脉数,去死为近,岂可下乎!缓弱之脉,古人皆以为邪毒已散,五香之飞走升散,其可用乎。

李氏云:痈疽呕逆,是毒气冲心,非脾胃之冷,当服内托散。杨氏云:鼻衄初愈,不曾表汗,毒在经络,则背发大疽,自肩下连腰胁肿硬如石,其色紫黑,以凉药投之,终夜大呕,连进内托散,呕止疮溃,赤水淋漓,四十日而愈。又有患疬者,痛过彻呕,服此即止,今有病疽不服此药者,故引杨氏之言,以解世人之惑。

丹溪治一老人,年七十,患背疽径尺余已,杂与五香、十宣数十贴,脓血腥秽,呕逆不食者旬余。病人自服内托散,膈中不安,且素有淋病三十年,今所苦者淋之痛,与呕吐不得睡而已,急以参芪、归术煮膏,以牛膝汤,入竹沥饮之。三日后,尽药一斤半,淋止思食,七日后,尽药四斤,脓自涌出而得睡,又兼旬而安。一男子,年六十余,性好酒肉,背疽见脓,呕逆发热,盖其得内托、十宣多矣。医以呕逆,于嘉禾散中加丁香以温胃行气,时七月大热,脉洪数有力,予因谓:此脉证在溃疡尤忌。然形气实,只与人参膏和竹沥饮之,尽药十五斤,竹百余竿而安。予曰:此病幸安也,不薄味必再作。仍厚味自若,夏月醉后坐水池中,又年余,左胁傍生一软块如饼,二年后软块为疽,本人见脓血淋漓而脉洪数有力,又呕逆食少,遂自以人参膏,入竹沥饮之,又十余斤,百余竿而安,今八十岁强健如旧。

此病两以老年气血弱,专服人参、竹沥而愈。若与内托、十宣,恐未能若是之安全也。娄全善,治一男子肿疡呕,诸药不止,用独参汤一服,呕即愈。

　　薛新甫治一人,腹痛焮痛,烦躁作呕,脉实。河间云:疮疡者,火之属,须分内外,以治其本。若脉沉实者,先当疎其内,以绝其源。又云:呕哕心烦,脉沉而实,肿硬木闷,或皮肉不变,邪气在内,宜用内疏黄连汤治之,遂用前汤通利二三行,诸证悉去,更以连翘消毒散而愈。一人患臂毒,焮痛作呕,服托里消毒药愈甚,以凉膈散二剂顿退,更以四物汤,加芩、连,四剂而消。新甫又治一人,年逾四十,患发背已溃,忽呕而疮痛,胃脉弦紧,彼以为余毒内攻。东垣云:呕吐无时,手足厥冷,脏腑之虚也。丹溪云:溃后发呕不食者,湿气侵于内也。又云:脓出而反痛,此为虚也,今胃脉弦紧,木乘土位,其虚明矣,欲以六君子汤用酒炒芍药、砂仁、藿香治之。彼自服护心散,呕愈甚,复邀治,仍用前药更以补气血药,两月而愈。大抵湿气内侵,或感秽气而作呕者,必喜温而脉弱,热毒内攻而作呕者,必喜凉而脉数,必须辨认明白。

橘半胃苓汤　治痈疽呕吐不下食,不知味。

橘红　半夏姜制,各一钱　苍术米泔浸炒　白术炒　厚朴姜制　甘草炙　茯苓　人参　泽泻　茅根各二钱　姜汁数匙

　　水二盅,煎一盅,入姜汁,煎一二沸。作十余次饮之。

　　薛氏曰:前证七恶中之五恶也。用此方后,胃气将醒,宜用六君子汤兼服之。

　　亦有烦躁饮冷,不食,脉沉实而呕者,恐不可用此,宜内疏黄连汤。方见肿疡。

加减托里消毒散　治疮疡欲呕作呕,或外搽内服寒凉,或痛甚,或感寒邪秽气而呕,皆胃气虚也,去白芷、连翘、金银花,加参、术、藿香,方见肿疡内托条。

托里健中汤　治疮疡元气素虚,或因凉药伤胃,饮食少思,或作呕泻等证。

人参　白术　茯苓各二钱　半夏　炮姜各一钱　炙甘草五分
黄芪一钱五分　肉桂三分

上姜枣,水煎服。

托里益中汤　治中气虚弱,饮食少思,或疮不消散,或溃而不敛。

人参　白术　陈皮　半夏　茯苓　炮姜各一钱　木香　炙甘草各五分

上姜枣,水煎服。

托里抑青汤　治脾土虚弱,肝木所侮,以致饮食少思,或胸膈不利等证。

人参　白术　茯苓　半夏各一钱　芍药　柴胡　甘草各五分
陈皮一钱

上姜枣,水煎服。

托里清中汤　治脾胃虚弱,痰气不清,饮食少思等证。

人参　白术　陈皮　茯苓各一钱　半夏八分　桔梗七分　甘草五分

上姜枣,水煎服。

托里益黄汤　治脾土虚寒,水反侮土,以致饮食少思,或呕吐泄泻等证。

人参　白术　陈皮　茯苓　半夏各一钱　炮姜　丁香　炙甘草各五分

上姜枣,水煎服。

托里越鞠汤　治六郁所伤,脾胃虚弱,饮食少思等证。

人参　白术各二钱　陈皮　半夏各一钱　山栀　川芎　香附米
苍术各七分　炙甘草五分

上姜枣,水煎服。

人参理中汤　治疮疡脾胃虚寒,呕吐泄泻,饮食少思,肚腹作胀,或胸膈虚痞,饮食不入。

白术　人参　干姜　甘草炙,各等分

上姜枣,水煎服。

痛

夫疮疡之证候不同,寒热虚实皆能为痛,止痛之法,殊非一端,世人皆谓乳、没可以止痛,殊不知因病制宜,自有活法。故因热而痛者,以寒凉之剂折其热,则痛自止也。因寒而痛者,以温热之药熨其寒,则痛自除也。因风而痛者,除其风。因湿而痛者,除其湿。燥而痛者,润之。塞而痛者,通之。虚而痛者,补之。实而痛者,泻之。脓郁而闭者,开之。恶肉侵溃者,引之。阴阳不和者,调之。经络滞涩者,利之。忧愁者,远志酒饮之。虚寒而痛者,乳香没药止之。大抵痈疽不可不痛,不可大痛,若大痛闷乱者危。薛新甫云:疮疡之作,由六淫七情所伤,其痛也,因气血凝滞所致。假如热毒在内,便秘而作痛者,内疏黄连汤导之。热毒炽盛,焮肿而作痛者,黄连解毒散治之。不应,仙方活命饮解之。瘀血凝滞而作痛者,乳香定痛散和之。作脓而痛者,托里消毒散排之。脓胀而痛者,针之。脓溃而痛者,补之。若因气虚而痛,四君加归芪。血虚而痛,四物加参芪。肾虚而痛,六味地黄丸。口干作渴,小便频数者,加减八味丸。此皆止痛之法也。

托里消毒散加减法 若高肿焮痛,热毒也,加黄连。漫肿微痛,气虚也,去金银花、连翘,加参术。肿赤作痛,血凝滞也,加乳香、没药,如不应,暂用仙方活命饮。脓出反痛,气血虚也,去金银花、连翘、白芷,加参芪、归地。漫肿不痛或肉死不溃,脾气虚也,去三味,加人参、白术,如不应,加姜桂;更不应,急加附子。痈疽脓血大泄,败臭痛甚,宜用黄芪人参汤。

黄芪人参汤

人参 苍术 _{米泔浸,炒} 白术 _炒 陈皮 麦门冬 _{去心} 当归 _{酒拌} 神曲 _炒 甘草 _炙 五味子 _{杵,各一钱} 黄芪 _{炙,二钱} 黄柏 _炒 升麻 _{各四分}

作一剂。水二钟,姜三片,枣二枚,煎八分,食远服。

〔薛〕按:前证七恶中之二恶也,宜此方治之。亦有溃后虚而发热,或作痛少寐尤效。若痛少止,大便不实,黄柏、麦门冬可不用,盖恐寒中也。凡疮脓溃之后,若脉洪大则难治,自利者不治。

痈疽大痛不止,宜用加味解毒汤。

加味解毒汤

黄芪盐水拌,炒　黄连炒　黄芩炒　黄柏炒　连翘　当归酒拌,各七分　甘草炙　白芍药　栀子仁炒,各一钱

作一剂。水二钟,煎八分服之,药下痛即止。

按:此方若脉洪大按之有力者,用此解之,其功甚捷。亦有便秘脉实而痛者。宜用内疏黄连汤下之。若溃而反痛者,宜用内补黄芪汤补之。

内补黄芪汤

黄芪盐水拌炒,二钱　熟地黄酒拌　人参　茯苓　甘草炙,各五分　芍药炒　川芎　官桂　远志去心,炒　当归酒拌,各八分　麦门冬去心,五分

作一剂。水一钟半,姜三片,枣二枚,煎六分,食远服。

当归和血散　治疮疡未发出,内痛不可忍,及治妇人产前产后腹痛。

当归二钱　乳香半钱　没药一钱半　白芍药三钱

上为细末。每服一钱,水一中盏,煎七分,和滓温服,日二。妇人酒煎。疮既发不须用。疮痒者,加人参、木香。妇人服之,加赤芍药。

回疮金银花散　治疮疡痛甚,色变紫黑者。

金银花连枝叶俱用,剉研,二两　黄芪四两　甘草一两

上㕮咀。用酒一升,同入壶瓶内闭口,重汤煮三两时辰,取出去滓,顿服之。一方无黄芪。

郭氏定痛托里散　治一切疮肿疼痛不可忍。如少壮气充实,先用疏利,后服此药。

粟壳去蒂,炒,二两　当归　白芍药　川芎各半两　乳香　没药　桂各三钱

上㕮咀。每服五钱,水煎。

乳香止痛散　治一切疮肿,疼痛不止。

粟壳六两,制 白芷三两 甘草炙 陈皮各一两半 乳香 没药各一两 丁香半两

上㕮咀。每服三钱,水一盏半煎。

乳香黄芪散 治一切恶疮、痈疽、发背、疔疮,疼痛不可忍者。或未成者速散,已成者速溃败脓,不假刀砭,其恶肉自下,及治打扑伤损,筋骨疼痛。

黄芪去芦 当归酒洗 川芎 麻黄去根、节 甘草生用 芍药 人参去芦 粟壳各一两,蜜炒 乳香另研 没药各五钱,另研 陈皮一两

上为细末。每服三钱,水一盏,煎至七分,去粗,温服。如疮在上食后,在下食前服之。

人参内托散 治疮疡溃脓而作痛者。

人参 黄芪 当归 川芎 厚朴 防风 桔梗 白芷 官桂 紫草 木香 甘草

右入糯米一撮,水煎服。

乳香丸 治发背及一切疽疮,溃烂痛不可忍。

乳香别研 没药别研 羌活 五灵脂 独活各三钱 川芎 当归 真绿豆粉 交址桂 川白芷 白胶香各半两

上为细末,炼蜜和丸,如弹子大。每服一丸,细嚼,薄荷汤送下。手足损痛不能起者,加草乌,用木瓜盐汤送下。

乳香定痛散 治一切疮疡,溃烂疼痛。

乳香 没药各五钱 滑石 寒水石各一两 冰片一钱

上为细末。擦患处,痛即止。敷药中加南星、半夏能止痛,更加蓖麻仁,尤佳。

豆豉饼 治疮疡肿痛,硬而不溃,及溃而不敛,并一切顽疮、恶疮。用江西豆豉饼为末,唾津和作饼子如钱大,厚如三文,置患处。以艾壮于饼上灸之,干则易之。如背疮,用漱口水调作饼,覆患处,以艾铺饼上灸之。如未成者即消,已成者亦杀其大毒,如有不效,气血虚败也。

乳香膏 治诸疮痛久不瘥。

乳香一两,别研 食盐 松脂 杏仁去皮尖,研,各一两半 生地黄

取汁,三合　白羊肾脏脂半斤　黄蜡三两

上先熬脂令沸。下杏仁、地黄汁、蜡煎,候脑熔尽。入香、盐、松脂[1]煎,以柳箆搅,令匀,稀稠得所,瓷盒盛。涂[2]疮上日三二度。

又乳香膏

木鳖子去壳,细剉　当归各一两　柳枝二八寸,寸剉,同以清油四两,煎令黑色,次用后　乳香　没药各半两　白胶香明净者四两,同研细,入油煎化,用绵子滤之。

上炼药铁铫,令极净。再倾前药油蜡在内,候温,入黄丹一两半,以两柳枝搅极得所,再上火煎,不住手搅,候油沸起住搅,注在水中,成珠不散为度。秋冬欲软,春夏欲坚。倾在水中,出火毒,搜成剂收之。

戴院使云:有不敷药时大痛,敷即不痛;有不敷药不痛,敷之则痛。盖寒热风湿,并忧怒等气积而内攻,则痛不禁,药拔出之,故不痛也。死血阴毒在中,愈伏愈深,愈不觉痛,药发之于外,故反痛也。

出　血

〔薛〕疮疡出血,因五脏之气亏损,虚火动而错经妄行也,当求其经,审其因而治之。若肝热而血妄行者,四物炒栀、丹皮、苓术。肝虚而不能藏血者,六味地黄丸。心虚而不能主血者,四物炒连、丹皮、苓术。脾虚热而不能统血者,四君炒栀、丹皮。若脾经郁结,用归脾汤加五味子。脾肺气虚,用补中益气加五味子。气血俱虚,用十全大补。阴火动,用六味丸加五味子。大凡失血过多,见烦热发渴等证,勿论其脉,急用独参汤以补气。经云:血生于气。苟非参芪、归术甘温等剂,以生心肝之血,决不能愈。若发热脉大者,不治。凡患血症,皆当以犀角地黄汤为主。翰林屠渐山,年四十,患

〔1〕脂:原作"枝",四库本同。据修敬堂本改。
〔2〕涂:原脱。四库本作"敷",据修敬堂本改。

湿毒疮疾,误用轻粉之剂,亏损元气,久不能愈。一日将晡之际,诊之,肝脉忽洪数而有力,余曰:何肝脉之如此?侵晨,疮出黯血三四碗,体倦自汗,虽甚可畏,所喜血黯而脉静。余曰:此轻粉之热,血受其毒而妄行,轻粉之毒亦得以泄,邪气去而真气虚也,当急用独参汤主之。余重其为人,体恤甚笃,但惑于他言,不果。致邪气连绵不已,惜哉!一人背疮出血,烦躁作渴,脉洪大,按之如无,此血脱发躁,用当归补血汤二剂,少愈,又以八珍加黄芪、山栀,数剂全愈。一妇人,溃后吐鲜血三碗许,余用独参汤而血止,用四君熟地、芎归而疮愈,此血脱补气,阳生阴长之理也。若用凉血降火,沉阴之剂,脾土生气复伤,不惟血不归源而死无疑矣。一老妇,手大指患疔,为人针破,出鲜血,手背俱肿,半体皆痛,神思昏愦五日矣。用活命饮,始知痛在手,疮势虽恶,不宜大攻,再用大补剂又各一剂,外用隔蒜灸。喜此手背赤肿而出毒水,又各一剂,赤肿渐溃,又用托里药而瘥。南仪部,贺朝卿,升山西少条,别时余见其唇鼻青黑,且时搔背,问其故,曰:有一小疮耳!余与视之,果疽也,此脾胃败坏,为不治之证。余素与善,悲其途次不便殡敛,遂托其僚友张东沙辈强留之,勉与大补,但出紫血,虚极也。或谓毒炽不能为脓,乃服攻毒药一钟,以致呕逆、脉脱,果卒于南都。金宪张碧崖,腰患疽,醉而入房,脉洪数,两尺更大。余辞不治,将发舟,其子强留。顷间吐臭血五六碗,余意此肾经虚火而血妄行,血必从齿缝出,将合肉桂等补肾制火之药,各用罐别煎熟听用,血止拭齿视之,果然。遂合一钟冷服之,热渴顿止,少顷,温服一钟,脉细欲脱,气息奄奄,得药则脉少复,良久仍脱,其子疑内有脓,欲刺之。余曰:必无,乃以鹅翎管纴内,果如余言。次日脉脱脚寒至膝,腹内如冰,急用六君加姜附,腹始温,脓始溃,疮口将完。彼因侍者皆爱姜,又患小便不通,此阴已痿而思色以降其精,精内败不出而然耳,用加减八味丸料,加参芪、白术一剂,小便虽愈,疮口不敛而殁。

东垣圣愈汤 治诸恶疮血出不止,以寒水石细末,掺之立止。或疮时间作黑色,不可溃也,药力去尽却红和。如血出多而心烦不安,不得眠睡,此亡血也,此汤主之。

熟地黄　生地黄各三钱　当归身一钱半　川芎二钱　黄芪五分
人参三分

上㕮咀。都作一服，水一盏半，煎至一盏。去滓，稍热，服无
时。按此方，参芪与归地轻重悬殊，必有讹也。

《济生》犀角地黄汤　治胃火血热妄行，吐衄或大便下血者。

犀角镑末　生地黄　赤芍药　牡丹皮各一钱半　升麻　黄芩炒，
各一钱

右水煎熟，入犀角末服。

若因怒而致，加山栀、柴胡。若脾气虚而不能摄，用归脾
汤。若肝脾火动而妄行，用加味逍遥散。若脾气虚而不能统，
用补中益气汤，加炮黑干姜。若血虚有火而妄行，用四物加炮
姜。若肾经虚火而血妄行，用六味丸料，不应，急加肉桂以引
虚火归源。

独参汤　治一切失血，或脓水出多，血气俱虚，恶寒发热，作渴
烦躁。盖血生于气，故血脱补气，阳生阴长之理也。用人参二两，
枣十枚，姜十片，水煎徐徐服。

托里消毒散加减法　脓多带赤，血虚也，去金银花、连翘、白芷
三味，加归地、参术，如不应，暂用八珍汤，加牡丹皮。忿怒晡热而
出血，肝火血虚也，去三味，加牡丹皮、炒黑山栀，熟地，如不应，暂
用八珍汤送六味丸。面青胁胀而出血，肝气虚而不能藏血也，去三
味加山茱、山药、五味子，如不应，兼六味丸。食少体倦而出血，脾
气虚而不能摄血也，去三味加参术、归地；兼郁怒少寐，更加远志、
酸枣仁、茯神、龙眼肉，如不应，暂用归脾汤。

疮僵肉

〔梅〕治背疮肉长疾，皮不及裹，见风即成僵。以寒水石，烧研
为细末，敷疮上，再用铜绿细末上之，肉即不作僵矣。

疮挛急牵阴入腹

《图经》古方：疗恶疮痈肿，或连阴髀间疼痛，急挛牵入小腹

不可忍,一宿则杀人者,用茴香苗叶,捣取汁一升服之,日三四。用其滓,以贴肿上,冬中根亦可用,此外国方,永嘉以来用之,起死神效。

咽喉口舌生疮

《精要》犀角膏 治咽喉口舌生疮。昔有一贵人,因疽而生此证,医者以为心脏绝,尽皆辞退。愚进此药,一日而安。

真琥珀研　生犀角各一钱　辰砂研　茯神去木,各二钱　真脑子研,一字　人参去芦　酸枣仁去皮,研,各二钱

上人参、茯神、犀角为细末,入乳钵内别研,药味和匀,用蜜搜为膏子,以瓷瓶收贮。俟其疾作,每服一弹子大,以麦门冬去心,浓煎汤化服。一日连服五服取效。此方溃疡不宜用。

大 便 秘 结

〔薛〕东垣先生云:疮疡热毒深固,呕哕心逆,发热而烦,脉沉而实,肿硬木闷,大便秘结,此毒在脏,宜疏通之,故曰:疏通其内,以绝其源。又曰:疮疡及诸病面赤,虽伏火热,不得妄攻其里,而阳气拂郁,邪气在经,宜发表以去之,故曰:火郁则发之。凡大便不通,饮食虽多,肚腹不胀,切不可通。若腹痞胀而不通者,乃直肠干涸也,宜用猪胆汁导之。若肠胃气虚血涸而不通者,宜用十全大补汤培养之。若疮症属阳,或因入房伤肾而不通者,宜用前汤,加姜附回阳,多有得生者。经云:肾开窍于二阴,藏精于肾,津液润则大便如常。若溃疡有此,因气血亏损,肠胃干涸,当大补为善。设若不审虚实,而一于疏利者,鲜有不误。一人,仲夏患发背,黯肿尺余,皆有小头如铺黍状,四日矣,此真气虚而邪气实,遂隔蒜灸,服活命饮二剂,其邪顿退,乃纯补其真,又将生脉散以代茶饮,疮邪大退。余因他往,三日复视之,饮食不入,中央死肉,大便秘结,小便赤浊。余曰:中央肉死,毒气盛而脾气虚也,大便不通肠虚而不能传送,小便赤浊,脾虚而火下陷,治亦难矣。彼始云:莫非间断补药之过? 予曰:然。乃急

用六君子加当归、柴胡、升麻，饮食渐进，大便自通；外用乌金膏涂中央，三寸许，四围红肿渐消，中央黑腐渐去，乃敷当归膏，用地黄丸与前药间服，将百剂而愈。一男子，腿患痈，因服克伐亏损元气，不能成脓。余为托里而溃，大补而敛。但大便结燥，用十全大补汤，加麦门、五味而润，月余仍结，惑于人言，乃服润肠丸而泻不止。余用补中益气汤送四神丸数服而止。

润肠丸 治脾胃伏火，大肠干燥，或风热血结，宜用此丸通之。若结在直肠，宜猪胆汁导之。盖肾主五液，开窍于二阴，若津液滋润，大便通调。若津液不足，脾气亏损，必当培补，犹忌前药。

麻子仁 桃仁去皮尖，各一两 羌活 当归尾 大黄煨 皂角刺 秦艽各五钱

上各另研为末，炼蜜或猪胆汁丸，桐子大。每服三四十丸，白汤下。若使猪胆汁导之而不结燥，急补元气。

大 便 泻 利

〔薛〕疮疡大便泄泻，或因寒凉克伐，脾气亏损，或因脾气虚弱，食不克化，或因脾虚下陷，不能升举，或因命门火衰，不能生土，或因肾经虚弱，不能禁止，或因脾肾虚寒，不能司职。所主之法，若寒凉伤脾，用六君加木香、砂仁，送二神丸。脾虚下陷，用补中益气，送二神丸。命门火衰，用八味丸料，送四神丸。肾虚不禁，用姜附汤加吴茱萸、五味。脾肾虚寒，用参附汤送四神丸。《病机》云：脉沉而细，身不动作，睛不了了，饮食不下，鼻准气息者，姜附汤主之。身重四肢不举者，参附汤主之。仲景先生云：下痢肠鸣，当温之。脉迟紧，痛未止，当温之。大孔痛，当温之。心痛当救里，可与理中、附子四逆辈。《精要》云：痈疽呕泻，肾脉虚者不治。此发《内经》之微旨也，凡此实难治之症，如按前法治之，多有可生者。一妇年逾四十，背疽不起发，泄泻作呕，食少厥逆，脉息如无，属阳气虚寒。用大补剂加附子、姜桂，不应，再加附子二剂，泻愈甚，更以大附子、姜桂，各三钱，参芪、归术各五钱，作一剂，腹内始热，呕泻乃止，手足渐温，脉息随复。更用大补而溃，再用托里而敛。十

年后,仍患脾胃虚寒而殁。

加减托里消毒散 治饮食少思,肠鸣腹痛,腹冷泄泻,乃脾气虚寒也,去芷翘、银花,加炮姜、木香。手足逆冷,脾血虚寒也,更加附子,煎送四神丸。

和气散 治痈疽溃后,气虚滑泄,四肢逆冷。

苍术四两,米泔浸三日,洗净晒干,再以米醋炒,令香黄色 甘草炙 青皮去穰,各一两 良姜炒 肉桂 干姜炮,各半两 陈粟半升

上七味为末。每服一钱,用炒茴香末半钱相和,温酒调下,不拘时。按:此但有燥温耳,无补气药,非气虚者所宜。

四神丸 治脾肾虚弱,大便不实,饮食少思,或小腹作痛。或产后泄泻,肚腹作痛,不思饮食。

肉豆蔻 五味子各二两 补骨脂四两 吴茱萸汤浸,炒,一两

上为末。别以水二碗,生姜八两,煮红枣一百个,熟烂去皮核用,和末为丸,桐子大。每服五七十丸,空心食前,白汤下。

二神丸 治脾肾虚寒,不思饮食,或侵晨五更泄泻,或饮食少思,大便不实,其功甚效。如不应,乃命门火衰,急服八味丸,补火而生土。

破故纸四两,炒 肉豆蔻二两,生用

上为末。用大红枣四十枚,生姜四两,水煮熟。去姜,取枣肉和药丸,如桐子大。每服五十丸,空心盐汤送下。

小便淋闷频数

〔薛〕疮疡小便淋漓频数,或茎中涩者,肾经亏损之恶症也,宜用加减八味丸以补阴,足胫逆冷者,宜用八味丸以补阳。若小便频而黄者,宜用四物汤加参术、麦门、五味以滋肺肾。若小便短而少者,宜用补中益气加山药、麦门、五味以补脾肺。若热结膀胱而不利者,宜用五淋散以清热。若脾气燥而不能化者,宜用黄芩清肺饮以滋阴。若膀胱阴虚阳无以生者,宜用六味丸。若膀胱阳虚,阴无以化者,宜用滋肾丸。肾虚之患多传此症,非滋化源不救。若用黄柏、知母反泻其阳,以速其危。若老人阴痿思

色,精内败,茎中痛而不利者,用加减八味丸加车前、牛膝,不应,更加附子多有复生者。若精已竭而复耗之,大小便中牵痛,愈痛则愈便,愈便则愈牵痛,以前药加附子,亦有复生者。王太仆云:无阴则阳无以化,无阳则阴无以生,当滋其化源,苟专用淡渗,复损真阴,乃速其危也。职方[1]王䓈[2]塘,背疽溃后,小便淋漓,或时自遗,作渴引饮,烦热不寐,疮口㿠赤,时或如灼,时或便遗。

余曰:此肾虚之恶症,用加减八味丸,加麦门数剂而痊。驾部林汝玉,冬不衣绵,作渴饮冷,每自喜壮实,哂余衣绵。诊其脉数大无力,余曰:至火令,当求余也。三月间,果背热、便闷、脉涩,用四物加芩连、山栀数剂,大便稍和,却去芩连,加参术、茯苓二十余剂及前丸半斤许,渴减六七,背热亦退,至夏背发一疽,纯用托里之剂而敛。

托里消毒散加减法 茎中痛而小便不利,精内败也,去连翘、白芷、金银花三味,加山茱萸、山药、泽泻,如不应,佐以六味丸。愈便则愈痛,愈痛则愈便,精复竭也,去三味煎,送六味丸。食少体倦,口干饮热,小便黄短,脾肺虚热也,去三味加五味子、山茱萸,如不应,暂用六味丸。劳役而小便黄,元气下陷也,去三味加升麻、柴胡。午后小便黄短,肾虚热也,去三味加升麻、柴胡煎,送六味丸。

黄芩清肺饮 治肺经阴虚火燥而小便不通,若因脾经有热,当清其脾。若因心火克肺,当制其心。

黄芩一钱 栀子三枚,打碎

上水煎服。

滋肾丸 治肾经阴虚发热作渴,便赤,足热腿软等证。凡不渴而小便秘,热在下焦血分也,最宜此药。经云:无阴则阳无以化,若脾肺燥热所遗,当滋其化源。

知母 黄柏各酒炒,一两 肉桂二钱

上为末,水丸如梧桐子大。每服百丸,空心白滚汤下。

[1] 方:原作"万",四库本同。据修敬堂本改。
[2] 䓈(dì 镝)塘:人名。䓈,《尔雅·释草》"莲实"。

五苓散 治下部湿热疮,每小便赤少。

泽泻二两五钱 猪苓去皮,一两半 肉桂七钱半 白术 赤茯苓各一两五钱

上为细末。每服一二钱,热汤调下。

清心莲子饮 治膀胱气虚湿热,玉茎肿痛,或茎窍涩滞,口苦咽干,小便色赤或白浊,夜安静而昼发热。

黄芩 麦门冬 地骨皮 车前子 炙甘草各一钱半 石莲肉 白茯苓 黄芪 柴胡 人参各一钱

上水煎服。

五淋散 治膀胱有热,水道不通,或尿如豆汁,或如沙石,或如膏汁,或热沸便血。

赤茯苓一钱半 赤芍药 山栀各二钱 当归 甘草各一钱五分

上用灯心二十根,水煎服。

清肺饮 治渴而小便不利,乃肺经有热,是绝寒水生化之源,宜用此药以清化源,其水自生而便自利矣。

茯苓二钱 猪苓三钱 泽泻 琥珀 瞿麦各五分 通草六分 木通 萹蓄各七分 车前子一钱 灯草一分

上为细末。每服五钱,水煎服。

肾气丸 治肾经阳虚阴无所化,以致膀胱淋漓。或脾肺气虚不能通调,水无所化而膀胱癃闭。或肾气虚热,干于厥阴之络,阴挺、痿痹而溺频数。或肾水虚弱阴亏难降,使津液败浊而为痰水。又治肾虚便血及诸见血发热,自汗盗汗等症之圣药也。即六味地黄丸。

琥珀散 治诸般疮疖,表里有热,小便赤涩。

白茯苓 黄芩 茵陈 紫草 瞿麦 茅根 石韦 乌药 琥珀 连翘 车前子各等分

上为极细末。每服二三钱,用灯心汤调下,不拘时候。

瞿麦散 治痈疽发背,排脓止痛,利小便。

桂心 赤芍药 当归 黄芪 芎䓖 瞿麦 白蔹 麦门冬去心,各等分 赤小豆一合,酒浸炒干

上咬咀。每服四钱,酒煎温服,如诸痈已溃未溃,疮中脓血不绝,痛难忍者,加细辛、白芷、白敛、薏苡仁。

头 痛 眩 晕

托里消毒散加减法 初肿头痛发热,邪在表也,加川芎、羌活,若外邪在表,而元气实者,暂用人参败毒散。头痛恶寒表虚也,去金银花、连翘,加参芪。体倦头痛或眩晕,中气虚也,去三味加柴胡、升麻,如不应,暂用补中益气汤,加蔓荆子。日晡头痛或眩晕,阴血虚也,去三味加熟地黄,如不应,佐以六味丸。梦泄遗精,头晕头痛,或痰喘气促,肾虚不能纳气也,去三味并川芎,佐以六味丸,如不应,大虚寒也,用八味丸。

烦 躁

托里消毒散加减法 面目赤色,烦热作渴,脉大而虚,血脱发躁也,去三味加黄芪、当归,如不应,暂用当归补血汤。身热恶衣,欲投于水,脉沉微细,气脱发躁也,去三味加肉桂、附子,如不应,暂用附子[1]理中汤。

自 汗 盗 汗

托里消毒散加减法 善思体痛,无寐盗汗,脾血虚也,去三味加茯苓、远志、酸枣仁、圆眼肉,如不应,暂用归脾汤。寝寐而汗出,肾气虚也,去三味加五味子煎送六味丸。饮食而汗出,胃气虚也,去三味加参芪、归术、五味子,如不应,暂用六君子汤。睡觉饱而出盗汗,宿食也,去三味加参术、半夏,如不应,暂用六君子汤。

多 痰

托里消毒散加减法 胸满多痰,脾气虚也,去三味加桔梗、半夏,如不应,暂用六君子汤,加桔梗、枳壳。晡热多痰,脾血虚也,去

---

〔1〕子:此下原衍"子"字,据修敬堂本删。

三味加归地、参术，如不应，暂用六君子汤加芎归、熟地。咳嗽唾痰，肾亏津液泛上也，去三味加山茱萸、山药、熟地，如不应，佐以六味丸。

喘　急

痈疽喘急，恍惚嗜卧，此心火刑肺金，宜用人参平肺散。

人参平肺散

桑白皮炒　知母七分,炒　杏仁去皮尖,炒　地骨皮　紫苏　橘红半夏姜制　茯苓　青皮　人参各一钱　五味子二十粒,炒杵　甘草炙,五分

作一剂。水二钟，姜三片，煎八分，食远服。

〔薛〕按：此方理气清肺化痰之剂，若肺脉洪数无力者宜用。若兼发热作渴，脉洪数有力者，宜用如金解毒散，此证火克金为恶候，面赤者，亦不治。

胸　痞

托里消毒散加减法　忿怒胸痞，肝气滞也，去三味加桔梗、山栀，如不应，暂用补中益气汤，加桔梗、枳壳。倦怠胸痞，中气虚也，去三味加参术、茯苓，如不应，暂用八珍汤加柴胡。

目斜视上

痈疽目斜视上，黑睛紧小，白睛青赤，肝挟火邪，宜用泻青丸。

泻青丸方

当归酒拌　川芎　山栀仁炒　羌活　草龙胆酒拌,炒　防风　大黄酒拌,炒,各等分

上为细末，炼蜜丸，鸡头实大。每服一丸，煎淡竹叶汤化下，日进二三服。如泻去大黄、加荆芥，或用黄连泻心汤一二剂，亦可。

〔薛〕按：前症七恶中之三恶也。若肝脉弦紧洪数者，最当。亦有目视不正，睛不了了，脉微或浮者，乃真气虚也，宜用大补之剂。夫泻青者，泻肝经之火邪也，肝属木其色青故耳。

四 肢 沉 重

胃苓汤

苍术 米泔浸炒,二钱　厚朴 姜制　陈皮　甘草 炙　白术 炒,各一钱　茯苓 一钱七分　泽泻　木香　白芍药 炒,各一钱　官桂 五分　淡竹叶 二十片

作一剂。水二钟,姜三片,枣二枚,煎八分,食前服。

按:前证七恶中之五恶也。服而若脾气醒,湿气除,宜用参苓白术散之类,多服恐导损津液。

参苓白术散

人参　茯苓　白术 炒　莲肉 去心　缩砂仁 炒,杵　薏苡仁 炒　山药 各二两　桔梗 炒　甘草 炙　白扁豆 去皮,姜汁浸炒,各一两

上为细末。每服二钱,用石菖蒲煎汤调下。

寒 热 往 来

托里消毒散加减法　口苦寒热往来,肝火血虚也,去三味加柴胡、熟地。因怒寒热往来,肝火气虚也,加柴胡、黄芩,如不应,暂用八珍汤,加炒山栀、炒酸枣仁、酒炒黑龙胆草。体倦寒热往来,肝脾气滞也,去三味加参芪、归术,如不应,暂用补中益气汤。内热晡热,或寒热往来,阴血虚也,去三味加芎归、牡丹皮、柴胡,如不应,暂用八珍汤,加牡丹皮。畏寒或寒热往来,胃气虚也,去三味加参苓、白术、升麻,如不应,暂用补中益气汤。胁痛痞满,或寒热往来,肝气滞也,去三味加青皮、木香,如不应,属气血虚也,更加芎归、参术。若妇人劳役恚怒,或适经行,发热谵语,或夜间热甚,乃热入血室也,去三味加生地、丹皮、柴胡,如不应,暂用加味四物汤。

厥 逆

加减托里消毒散　治四肢逆冷,乃肾气虚寒也,去三味加桂附,仍佐以八味丸。

面目浮肿

痈疽声嘶色败,唇鼻青赤,面目浮肿,宜调胃白术散。

调胃白术散

白术炒　茯苓各二钱　陈皮　白芍药炒　槟榔　泽泻各一钱　木香五分

作一剂。水二钟,姜三片,煎八分,食后服。如肿不退,加白术炒　枳实麸炒,各一钱

〔薛〕按:前症乃七恶也用此方。若湿除气少退,用六君子汤、参苓白术散之类,大便不实尤效。再用槟榔、木香,恐伤真气也,亦有真气虚而致前症者,尤不宜用二药。

阳气脱陷

〔薛〕疮疡阳气脱陷,或因克伐之剂,或因脓血太泄,或因吐泻之后,或因误而入房,若发热头痛,小便淋涩,或滑数便血,目赤烦喘,自汗发热,气短头晕,体倦热渴,意欲饮水投水,恶寒憎寒,身热恶衣,扬手掷足,汗出如水,腰背反张,郑声不绝,此无根虚火之假热症。若畏寒头痛,咳逆呕吐,耳聩目蒙,小便遗难,泻利肠鸣,里急腹痛,玉茎短缩,冷汗时出,齿牙浮动,肢体麻痹,或厥冷身痛,或咬舌啮唇,舌根强硬,此阳气脱陷之真寒证,皆勿论其脉,勿论其疮,但见一二,急用参附汤补之,多有复生者。大凡溃后劳役,元气亏损,或梦遗精脱,或滑数便血,或外邪乘之,或误用寒凉,气血脱陷而致斯症,治以前药,亦有复生者。内翰,杨皋湖,孟夏患背疽,服克伐之剂,二旬余矣,漫肿坚硬,重如负石,隔蒜灸五十余壮,背遂轻,以六君加砂仁二剂,涎沫涌出,饮食愈少,此脾虚阳气脱陷。剂用温补,反呕不食,仍用前药作大剂,加附子、姜桂,又不应,遂以参芪各一斤,归术、陈皮各半斤,附子一两,煎服,三日而尽,流涎顿止,腐肉顿溃,饮食顿进,再用姜桂等药托里健脾,腐脱而疮愈矣。少参,史南湖之内,夏患疽不起发,脉大而无力,发热作渴,自汗盗汗,用参芪大补之剂,益加手足逆冷,大便不宽,喘促时呕,脉微细

按之如无，惟太冲不绝，仍以参芪、白术、当归、茯苓、陈皮计斤许，加附子五钱，水煎两钟作一服，诸证顿退，脉息顿复，翌日疮起而溃，仍用前药四剂后，日用托里药，调理两月余而消。一妇，卧床十三年矣。遭回禄，益加忧郁，明年三月，右肩下发一块，焮肿如瓯，中赤外白，先用凉药一剂，不解，次用十宣散四剂，加痛略红，迎医视之，连投参芪、丁桂、防芷之剂，脓溃云无恙矣，辞去。眩晕呕逆，恶寒战栗，顶陷脓清。偶检《外科发挥》，发背门云：若初起一头如黍，不肿不赤，烦躁便秘，四五日间，生头不计其数，疮口各如含一粟，名曰莲房发云云，始骇为恶症，治法虽详，不谙于行，迎薛至，诊云：辛凉解散，气血两虚者忌之，连投参芪、归术、地黄、姜附大剂，肿高脓稠，兼纤乌金膏数日，果腐落、筋如脂膜者数片，人参每服至八钱，日进二服，逾两月平复。

附子理中汤 治疮疡脾胃虚寒，或误行攻伐，手足厥冷，饮食不入，或肠鸣腹痛，呕逆吐泻。

附子　人参　茯苓　白芍药各三钱　白术四钱

上水煎服。

姜附汤 治疮疡真阳亏损，或误行汗下，或脓血出多失于补托，以致上气喘急，自汗盗汗，气短头晕。

人参　附子炮去皮脐各一两　干姜炮　白术各五钱

上作二剂。水煎服。

参附汤 治失血过多，或脓瘀大泄，或寒凉汗下，真阳脱陷，上气喘急，自汗盗汗，气短头晕等症，急服以救元气，缓则不治。

人参一两　附子炮，去皮脐，五钱

上姜五片，水煎服。不应，倍之。

内痈

《素问》曰：肝满、肾满、肺满皆实，即为肿。王注云：满谓脉气满实，肿谓痈肿。肺之痈，喘而两胠满，仲景云：肺痈吐脓如米粥，咽燥振寒。肝痈两胠满，卧则惊，不得小便。肾痈脚下至小腹满。大奇论林亿云：脚下当作胅下。《千金》云:肠痈之为病,小腹肿强,按则痛便数,似淋。仲景云:肠痈小腹痞坚,盖小腹痛而痞坚者肾痈也,小便数而似淋者肠痈也,即肺痈肝痈之属。

胃脘痈,人迎[1]脉逆而盛。全文见后胃脘痈条。

辨脏腑内疽

中府隐隐痛者肺疽,其上肉微起者肺痈。

巨阙隐隐痛者心疽,其上肉微起者心痈。

期门隐隐痛者肝疽,其上肉微起者肝痈。

章门隐隐痛者脾疽,其上肉微起者脾痈。

京门隐隐痛者肾疽,其上肉微起者肾痈。

中脘隐隐痛者胃疽,其上肉微起者胃痈。

天枢隐隐痛大肠疽,其上肉微起大肠痈。

丹田隐隐痛三焦疽,其上肉微起三焦痈。

关元隐隐痛小肠疽,其上肉微起小肠痈。

怀忠丹　治内痈有败脓败血,腥秽殊甚,所致脐腹冷痛,用此推脓下血。

白芷　单叶红蜀葵花根各一两　白矾枯　白芍药各五钱

上研为末,熔黄蜡丸,如梧子大。空心,米汤下三十丸推脓下血,出尽后服十宣散补之。忌发物。又方猪膏煎鲫鱼食,治肠痈。又方以鳖甲烧存性末,服之。

肺　痈

丹溪云:痈疽发于内者,肺痈、肝痈、肾痈、肠痈、囊内痈、附骨痈,惟肺痈须先解表,今表而出之。

《千金》咳唾脓血,其脉数实者,为肺痈。若口中咳,即胸中隐痛,脉反滑数,此肺痈也。问曰:病者咳逆,何以知其肺痈,当有脓血,吐之则死,其脉何如?曰:寸脉微而数,微为风,数为热,微则汗出,数则恶寒,风中于卫,呼气不入,热逼于荣,吸气不出,风伤皮毛,热伤血脉,风舍于卫,其人则咳,口干喘满,咽燥不渴,多吐浊

---

〔1〕迎:原作"逆",校本同。据《素问·病能论》改。

沫。时时振寒,热之所过,血为凝滞,蓄结痈脓,吐如米粥,始萌可救,脓成则死。问曰:振寒发热,寸脉滑数,其人饮食起居如故,此为痈肿。医反不知,以伤寒治之,不应。何以知有脓,脓之所在,何以别知其处? 师曰:假令脓在胸中者,为肺痈,其脉数,咳吐有脓血。设脓未成,其脉自数。紧去但数,为脓已成也。〔薛〕夫肺者五脏之华盖也,处于胸中,主于气,候于皮毛,劳伤气血,腠理不密,外邪所乘,内感于肺,或入房过度,肾水亏损,虚火上炎,或醇酒炙煿,辛辣厚味,薰蒸于肺,或咳唾痰涎,汗下过度,重亡津液之所致也。其候恶风咳嗽,鼻塞项强,胸胁胀满,呼吸不利,咽燥作渴,甚则四肢微肿,咳唾脓血。若吐痰臭浊,脓血腥秽,胸中隐隐微痛,右手寸口脉数而实者,为肺疽。若唾涎沫而无脓,脉数而虚者,为肺痿也。若咳嗽喘急者,小青龙汤。咳嗽胸胀者,葶苈大枣泻肺汤。咳脓腥浊者,桔梗汤。咳喘短气,或小便短少者,佐以参芪补肺汤。体倦食少者,佐以参术补脾汤。咳唾痰壅者,肾虚水泛也,六味地黄丸。口干咽燥者,虚火上炎也,加减八味丸。此症皆因脾土亏损,不能生肺金,肺金不能生肾水,故始萌则可救,脓成则多死。若脉微紧而数者,未有脓也。紧甚而数者,已有脓也。《内经》曰:血热则肉败,荣卫不行,必将为脓。大凡肺疮咳唾脓血,久久如粳米粥者难治。若唾脓而不止者,亦不可治也。其呕脓而自止者自愈。其脉短而涩者自痊。面色当白而反赤者,此火之克金,皆不可治。苟能补脾肺,滋肾水,庶有生者。但恐专攻其疮,脾胃益虚,鲜有不误者矣。

丹溪治一少妇,胸膺间,溃一窍,脓血与口中所咳相应而出,以参芪、当归,加退热排脓等药而愈。一云:此因肺痿所致。项彦章治一人,病胸膈壅满,昏不知人,项以杏仁、薏苡之剂,灌之立苏;继以升麻、桔梗、黄芪,消其脓,服之逾月瘳。项所以知其病者,以阳明脉浮滑,阴脉不足也,浮为火而滑为血聚,始由风伤肺,故结聚客于肺,阴脉之不足,则过于宣逐也,诸气本乎肺,肺气治则出入易,菀陈除,故行其肺气而病自已。汪石山治一妇,年近三十,形色瘦白,素时或咳嗽一两声,月水或前或后,夏月取凉,遂咳甚不能伏枕者月余,嗽痰中或带血,或兼脓,嗽急则吐食。医用芩连、二陈不效,复用参芪等补药病重。汪视左脉浮滑,右脉稍弱而滑,幼伤手腕,掌不能伸,右脉似难凭矣。乃以左脉验之,恐妊兼肺痈也。遂以清肺泄肺之剂进之,三服而能著枕,痰不吐,脓不咯,惟时或恶阻。汪曰:此妊之常病也,教用薏苡仁、白术、茯苓、麦冬、黄芩、阿胶煎服,病减,月余复为诊脉,皆稍缓而浮,曰:热已减矣,但吐红太多,未免伤胃,教用四君子加陈皮、黄芩、枳壳,煎服调理,妊至六月,食鸡病作,却鸡而愈,至九月病又复作,声哑,令服童便获安。汪曰:产后病除,乃是佳兆,病若复作,非吾所知,月足而产,脾胃病作加泄,竟不救。薛立斋治一儒者,患肺痈,鼻流清涕,咳唾脓血,胸膈作胀,此风邪外伤也。先用消风散加乱发灰二服而鼻利,又用四君加芎归,及桔梗汤而愈。后因劳役,咳嗽吐脓,小便滴沥,面色黄白,此脾土不能生肺金,肺金不能生肾水也,用补中益气汤、六味地黄丸而愈。一儒者,因素善饮,咳脓项强,皮肤不泽,此脾肺气虚,外邪所乘而成肺痈也。先用桔梗汤,后用人参补肺汤而痊。一男子,咳唾痰脓,胸腹膨胀,两寸与右关脉皆洪数,此火不能生土,而土不能生金也。用桔梗汤为主,佐以补中益气汤而愈。一人不时咳嗽,作渴自汗,发热便数,自用清肺降火,理气渗利之剂,服之反小便不通,面目赤色,唇烈痰壅,脾肺肾三脉浮大,按之而数,此足三阴亏损,不能相生,当滋化源,否则成痈矣,不信,仍用分利之药,后果患肺痈。余用桔梗汤,及六味丸而愈。一男子面赤吐脓,发热作渴,烦躁引饮,脉洪数而无伦次,先用加减八味丸加麦门,大剂一服,热渴顿止即熟睡。良久觉而神爽索食,再剂诸症顿减,仍用前药更以人参五钱,麦门二钱五分,五味二钱,水煎代茶饮,日一剂月余而安。此证面赤者,当补肺肾;面白者,当补脾肺,治者验之。一妇,素血虚发热咳嗽,或用痰火之剂后,吐脓血面赤,脉数甚,势甚危,此脓成而血气虚也,余用八珍汤以补元气,用桔梗汤以治肺症,脉症渐愈。一妇感冒风寒,或用发表之剂,反咳嗽喘急,饮食少思,胸膈不利,大便不通,右寸关脉浮数,欲用通利之剂。余曰:此因脾土亏损,不能生肺金,若更利之,复耗津液,必患肺痈矣。

不信,仍利之,虚证悉至,后果吐脓。予朝用益气汤;夕用桔梗汤各数剂,吐脓渐止,又朝仍用前汤,夕用十全大补汤,各五十余剂,喜其善调理获愈。一妇咳嗽吐痰,胸膈作痛,右寸关浮滑,项下牵强,此脾胃积热成痰,非痈患也。以二陈汤加山栀、白术、桔梗,治之而痊。一妇素血虚内热,时咳。甲辰孟冬,两尺浮洪,余曰:当防患肺症,丙午孟春,果咳嗽,左右寸脉洪数,此心火刑克肺金而成肺痈也,脓已成矣,夏令可忧。余用壮水健脾之剂稍愈,彼不慎调摄,果殁于仲夏。

小青龙汤　治肺受风寒,咳嗽喘急。

半夏汤泡七次,二两半　干姜炮　细辛　麻黄去节　肉桂　芍药
甘草炙,各三两　五味子蜜拌、炒,二两

上每服五钱,姜水煎服。

葶苈大枣泻肺汤　治肺痈,喘不得卧。

葶苈炒黄,研细,丸如弹大　大枣十二枚

水三升,入枣先煮取二升。去枣入葶苈,又煮一升,顿服之。又曰:治肺痈胸满胀,一身并面目浮肿,鼻塞清涕出,不知香臭酸辛,咳逆上气,喘鸣迫塞,用前方三日一剂,可至三四剂,须先与小青龙汤一剂,乃与之。

桔梗汤　治咳而胸满振寒,脉数咽干,不渴,时出浊唾腥臭,久久吐脓如粥者,肺痈也。

桔梗　甘草炙,各一两

用水三升,煮取一升,去滓,分温再服,则吐脓血也。亦治喉痹。《三因》甘草倍之,每四钱名四圣散。《千金》亦名桔梗汤,用桔梗三两,甘草二两,服后必吐脓血。

苇茎汤　治肺痈。又云:一本,治咳有微热烦满,心胸甲错。

苇茎三升,切　薏苡仁半升　冬瓜仁半升　桃仁五十枚,去皮

用水一斗,先煮苇茎[1]得五升,去滓,入诸仁煮取二升,分温五服,当吐如粥。《千金》云:肺痈当吐脓血。苇茎即汀洲间,芦荻之粗种也。

---

〔1〕茎:原作"叶",四库本、修敬堂本同。据《金匮要略》卷上第七,本方改。

加味消风散[1] 治吐脓血,如肺痈状,口臭,他方不应者,宜消风散,入男子发灰,研细入和之,清米饮下,可除根,只两服。亦治吐血。消风散方 荆芥、川芎、羌活、人参、茯苓、僵蚕、防风、藿香、蝉蜕各二钱,厚朴、陈皮各半两,为末是也。

韦宙独行方 治心胸甲错为肺痈,黄昏汤主之。

用夜合皮,掌大一片。水三升,煮取二升,分再服。夜合树按:《本草》即乌农树也。

上肺痈证治要略,以小青龙汤先与一剂,乃行气取脓之药,将以解表之风寒邪气,此治肿疡之例也,后以韦宙方终之者,将以补里之阴气,此治溃疡之例也。以上六方,皆丹溪所集。

如圣丸梅师 治风热毒气上攻,咽喉痛痹,肿塞妨闷,及肺痈喘嗽唾脓血,胸满振寒,咽干不渴,时出浊沫,气臭腥秽,久久咯脓,状如米粥。

樟脑另研 牛黄另研 桔梗 甘草生用,各一钱

为细末,炼蜜丸,每两作二十丸。每用一丸,嚼化。

《济生》桔梗汤 治肺痈心胸气塞,咳嗽脓血,心神烦闷,咽干多渴,两足肿满,小便赤黄,大便多涩。用桔梗、贝母、川归、瓜蒌仁、枳壳、薏苡仁、桑白皮、防风,以上各一两,生甘草、杏仁、蒸百合,各半两,黄芪一两半。上修事㕮咀。每服四钱,水一碗半,生姜五片。煎至八分,去滓服。若大便秘加大黄,小便秘加木通。

仲景桔梗白散 治咳而胸满振寒,脉数,咽干不渴,时出浊唾腥臭,久久吐脓如米粥者,为肺痈。

桔梗 贝母各三分 巴豆去皮,炒研如脂,一分

上三味为散。强人饮服半钱匕,羸者减之。病在膈上者,吐脓血,膈下者泻出。若下多不止,饮冷水一碗则定。此亦要略方,丹溪不删采用之者,必有微意存焉。

肺痈,《医垒元戎》搜风汤吐之。

牡丹散《本事》 治肺痈吐脓血作臭,胸乳间皆痛。

---

〔1〕加味消风散:原脱。据本书卷二"肺痈"目录补。

牡丹皮　赤芍药　地榆　苦梗　薏苡仁　川升麻　黄芩　生甘草各一钱半

上作一服，水二钟，煎至一钟，食远服。一方，无黄芩，加生姜煎，名升麻汤。

如金解毒散　治肺痈。

桔梗一钱　甘草一钱半　黄连炒　黄芩炒　黄柏炒　山栀炒，各七分

作一剂。水二钟，煎八分，作十余次呷之，勿急服。

〔薛〕按：此方乃降火解毒之剂也，发热烦渴，脉洪大者，用之俱效。若脉数咳痰腥臭，或唾脓瘀，宜用桔梗汤。大抵肺痈之证，肺脉洪大，或吐脓不止者难治。脓自止，脉短涩者自愈。面赤火克金也不治。

桔梗汤　治男妇咳而胸膈隐痛，两脚肿满，咽干口燥，烦闷多渴，时出浊唾腥臭，名曰肺痈，小便赤黄，大便多涩。

桔梗　贝母　当归酒浸　瓜蒌仁　枳壳麸炒　薏苡仁微炒　桑白皮　防己去粗皮　甘草节各一两　百合蒸　黄芪各一两半　北五味子　甜葶苈　地骨皮　知母　杏仁各半两

上剉碎。每服四钱，水一盏半，生姜三片，煎七分，不拘时温服。咳者加百药煎，热加黄芩，大便不利加煨大黄少许，小便涩甚，加木通、车前子煎，烦躁加白茅根煎。咳而疼甚，加人参、白芷煎。

四顺汤　治肺痈吐脓，五心烦热，壅闷咳嗽。

贝母去心　紫菀去苗土　桔梗炒，各一两　甘草炙，剉，半两

上捣筛。每服三钱，水一盏，煎五七沸，去滓，不拘时稍冷服。如咳嗽甚，加去皮尖、杏仁三枚同煎，小儿量减。

治肺痈方

上用薏苡米为末，糯米饮调下，或入粥内煮吃亦可。一方，用水煎服，当下脓血便愈。

泻白散　治肺痈。

桑白皮炒，二钱　地骨皮　甘草炙　贝母去心　紫菀　桔梗炒当归酒拌，各一钱　瓜蒌仁一钱半

作一剂。水一钟，姜三片，煎八分，食远服。

〔薛〕按：此方乃泻肺邪消毒之剂也。若喘咳唾痰沫，肺脉浮数者，用之有效。如脉大发热作渴，宜用解毒散解之，而后用此剂。其或唾脓之际宜排脓，如唾脓后及脉将安宜补肺，初起胸膈胀满，喘急咳嗽，宜发散表邪。

《济生》排脓汤　治肺痈得吐脓后，以此排脓补肺。生绵黄芪二两，细末。每二钱，水一碗，煎五分服。肺痈收敛疮口，止有合欢树皮、白敛，煎汤饮之。

排脓散　治肺痈吐脓后，宜服此补肺。

黄芪盐水，拌炒　白芷　五味子炒、杵　人参各等分

为细末。每服三钱，食后，蜜汤调下。

宁肺汤　治咳嗽唾脓自汗，上气喘急，用此补肺及治荣卫俱虚，发热自汗。

人参　当归酒拌　白术　熟地黄　川芎　白芍药　甘草炙　五味子捣　麦门冬去心

桑白皮炙　阿胶蛤粉炒，各一钱　白茯苓一钱

作一剂。水二钟，姜三片，煎八分，食后服。

人参补肺汤　治肺症咳喘短气，或肾水不足，虚火上炎，痰涎涌盛，或吐脓血，发热作渴，小便短涩。

人参　黄芪　白术　茯苓　陈皮　当归各一钱　山茱萸肉　山药各二钱　麦门冬七分

甘草炙　五味子各五分　熟地黄自制，一钱半　牡丹皮八分

上姜枣，水煎服。

人参平肺散　治心火克肺，传为疽瘘，咳嗽喘呕，痰涎壅盛，胸膈痞满，咽嗌不利，若因肝木太过而致，当补肺。若因肾水不足而患，当补脾肺。若因心火旺而自病，当利小便。

人参　陈皮　甘草　地骨皮　茯苓各一钱　知母炒，七分　五味子杵、炒，四分　青皮　天门冬去心，各五分　桑白皮炒，一钱

上水煎服。

参芪补脾汤　治肺疽脾气亏损，久咳吐脓涎，或中满不食，必

服此药,补脾土以生肺金,否则不治。

人参　白术_{各二钱}　黄芪_{二钱五分}　茯苓　陈皮　当归_{各一钱}升麻_{三分}　麦门冬_{七分}

五味子_{四分}　桔梗_{六分}　甘草_{炙,五分}

上姜枣,水煎服。

葶苈散　治肺痈咳嗽气急,睡卧不安,心胸胀满。

甜葶苈子_{二两半,隔纸炒赤色}　百合_炒　白附子　北五味子_炒　甘草节　罗参　款冬花　百药煎　紫菀_{去木,各一两}　大朱砂_{半两,另研}

上为末。每服二钱,灯心汤调下。

补肺散　治肺痈已吐出脓血,以此润护。

真钟乳粉_{一两}　白滑石_{二两}

上研细。每服三钱,米饮调下。

理肺膏　治肺痈正作咳唾不利,胸膈迫塞。

诃子_{去核}　百药煎　五味子_{微炒}　条参_{去芦}　款冬花蕊　杏仁　知母　贝母　甜葶苈子　紫菀　百合　甘草节_{各五钱}

上为末。用白茅根净洗秤三斤,研取自然汁,入瓷石器中熬成膏,更添入好蜜二两,再熬匀,候调和前[1]药为圆,如梧子大。温水吞下。

五香白术散　宽中和气,滋益脾土,生肺[2]金,进美饮食。

沉香　木香　明乳香　丁香　藿香叶_{各半两}　白术　罗参　白茯苓　薏苡仁　山药　蒳豆　桔梗　缩砂　白豆蔻　粉草　莲肉_{各一两}

上为末。苏盐汤调,空心服,枣汤亦可。有汗加浮麦煎汤下。

肺痈已破,入风者不治。肺痈吐脓后,其脉短而涩者自痊。浮大者难治。其面色白而反赤者,此火之克金,皆不可治。

《金匮·方论》曰:热在上焦者,因咳为肺痿,肺痿之病,何从得之?或从汗出,或从呕吐,或从消渴,小便利数,或从便难,又

----

〔1〕前:原作"煎",据修敬堂本改。
〔2〕肺:原作"脾",据改同前。

被快药下利,重亡津液。故寸口脉数,其人咳,口中反有浊唾涎沫者,为肺痿之病;若口中辟辟燥,咳即胸中隐隐痛,脉反滑数,此为肺痈咳唾脓血。脉数虚者,为肺痿,数实者,为肺痈。〔娄〕此言肺痿属热。如咳久肺伤,声哑声嘶咯血,此属阴虚火热,甚是也。本论治肺痿吐涎沫而不咳者,其人不渴,必遗尿、小便数,以上虚不能制下故也,此为肺中冷,必眩多涎唾,用炙甘草干姜此属寒也。肺痿吐涎,多心中温液者,用炙甘草汤,此补虚劳也,亦与补阴虚火热不同,是皆宜分治之。故肺痿又有寒热之异也。

〔精〕劳伤血气,腠理虚而风邪乘之,内盛于肺也,则汗出、恶风,咳嗽短气,鼻塞项强,胸胁胀满,久久不瘥,已成肺痿也。〔保〕肺痈者,由食啖辛热、炙煿,或酣饮热酒,燥热伤肺所致,治之宜早。

肠　痈

《千金》谓:妄治必杀人。肠痈为病,小腹重而强,按之则痛,便数似淋,时时汗出复恶寒,身皮甲错,腹皮急如肿状,其脉数者,小有脓也。巢云:洪数者,已有脓,脉若迟紧者,未有脓,甚者腹胀大,转侧有水声,或绕脐生疮,或脓自脐出,或大便出脓血。《脉经》问曰:羽林妇病,何以知肠有脓? 师曰:脉滑而数,滑则为实,数则为热,滑则为荣,数则为卫,卫数下降,荣滑上升,荣卫相干,血为败浊,小腹痞坚,小便或涩,或自汗出,或复恶寒,脓为已成,设脉迟紧,则为瘀血,血下即安。丹溪云:肠痈大肠有热,积死血流注,桃仁承气汤加连翘、秦艽。〔薛〕肠痈因七情饮食所致。治法:脉迟紧者,未有脓也,用大黄汤下之。脉洪数者,已有脓也,用薏苡仁汤排之。小腹疼痛,小便不利,脓壅滞也,牡丹皮散主之。若大便或脐间出脓者不治。《内经》曰:肠痈为病,不可惊,惊则肠断而死。故患是者,其坐卧转侧,理宜徐缓,时少饮薄粥,及服八珍汤固其元气,静养调理,庶可保全其生。丹溪治一女子腹痛,百方不治,脉滑数,时作热,腹微急,曰:痛病脉当沉细,今滑数,此肠痈也。

以云母膏一两,丸梧子大,以牛皮胶溶入酒中,并水下之,饷时服尽,下脓血愈。一妇以毒药去胎,后当脐右结一块,痛甚则寒热,块与脐高一寸,痛不可按,脉洪数。谓曰:此瘀血流溢于肠外膏膜之间,聚结为痈也,遂用补气血、行结滞、排脓之剂,三日。决一锋针,脓血大出,内如粪状者臭甚,病妇恐,因调气血生肌,则内外之窍自合,不旬日而愈。吕沧洲治郡守李母,庞病[1]小腹痛,众医皆以为瘕聚,久药不效。吕诊循其少阴脉,如刀刃之切手,胞门芤而数,知其阴中痛,痛结小肠也,告之曰:太夫人病在幽隐,不敢以闻,幸出侍人语之,乃出老妪。吕曰:苦小肠痈,以故脐下如瘕聚,今脓已成,痛迫于玉泉,当不得前后溲,溲则痛甚,妪拜曰:诚如公言。遂用国老、将军为向导,麒麟竭、虎珀之类攻之,脓自小便出,应手愈。吕又治一小儿,十二岁患内痈,腹胀脐凸而颇锐,医欲刺脐出脓。其母不许,请吕视之,见一僧拥炉炽炭,然[2]铜箸一枚烈火中,瞪目视翁曰:此儿病痈,发小肠,苟舍刺脐无他法。吕谕之曰:脐神阙也,针刺所当禁,矧痈舍于内,惟当以汤丸攻之,苟如而言,必杀是子矣!僧怒趋而出。吕投透脓散一匕,明日脓自气合[3]溃,继以十奇汤,下万应膏丸而瘥。虞恒德治一人,得潮热微似疟,但[4]小腹右边有一块,大如鸡卵作痛,右脚不能伸缩。一医作奔豚气治十余日不验。虞诊其脉,左寸芤而带涩,右寸芤而洪实,两尺两关俱洪数,曰:此大小肠之间,欲作痈耳,幸脓未成,犹可治,与五香连翘汤加减与之,间以蜈蚣炙黄,酒调服之,三日愈。儒医李生,治一富家妇有疾。诊之曰:肠胃间有所苦耶?妇曰:肠中痛不可忍,而大便从小便出,医皆谓古无此证,不可治。李曰:试为筹之,若服我之药,三日当瘥,下小丸子数十丸,煎黄芪汤下之,下脓血数升而愈。其家喜问治法?李曰:始切脉时,觉芤脉见于阳部,《脉诀》云:寸芤积血在胸中,关内逢芤肠里痈。此痈在内,所以致然。所服者,

---

〔1〕庞病:指病庞胀。庞:充实貌。
〔2〕然:通"燃"。指燃烧。
〔3〕气合:神阙穴之别名。
〔4〕但:原作"似",据修敬堂本改。

乃云母膏为丸耳！切脉至此，可以言医矣。薛己治通府张廷用，患之两月余矣，时出白脓，体倦恶寒，此邪气去而中气虚也，乃用托里散兼益气汤，徐徐呷之，又令以猪肚肺煮烂，取其汤调米粉煮，时呷半盏，后渐调理而痊。一男子里急后重，下脓胀痛，此脾气下陷，用排脓散、蜡矾丸而愈。后因劳役，寒热体倦，用补中益气汤而安。一妇人小腹胀痛，小便如淋，时时汗出，此瘀血凝结于内，先以神效瓜蒌散二剂少愈，更以意苡仁汤而愈。一妇人，小腹胀痛而有块，脉芤而涩，此瘀血为患也，以四物加玄胡索、红花、桃仁、牛膝、木香，二剂血下而痊。一妇人小腹胀痛，大便秘涩，转侧有水声，脉洪数，此脓瘀内溃也，以梅仁汤一剂，下瘀血，诸症悉退，再以薏苡仁汤二剂而瘥。一妇人脓成胀痛，小便不利，脉洪数，此脓毒内溃也，服太乙膏三钱，脓下甚多，更以瓜蒌散、蜡矾丸，及托里散而安。如用云母膏尤妙。一妇人，产后恶血不止，小腹作痛，服瓜子仁汤，下瘀血而痊。凡瘀血停滞，宜急治之，缓则腐化为脓，最为难治。若流注关节，则为败症。

薏苡附子散 治身甲错腹皮急，如腹胀本无积聚，身热脉数者。

附子炮,二分 败酱五分 薏苡仁一钱

上为末。每服方寸匕，以水二合，煎顿服，小便当下。

《三因》薏苡、附子同前，败酱用一两一分。每四钱，水盏半，煎七分，去粗，空心服。

按：此方乃辛热之剂也，若积久阴冷所致宜用。丹溪云：身甲错腹皮急，按之濡如肿状，腹无积聚，身无热，脉数，此肠内有痈，积久阴冷所致，故《金匮》有用附子温之，即此方也。

牡丹汤 治肠痈小腹肿痞，按之即痛，小便如淋，时时发热，自汗恶寒，其脉迟紧者，脓未成，可下之，当有血。洪数者，脓已成，不可下。

牡丹皮 瓜蒌仁各一钱 桃仁去皮尖 芒硝各二钱 大黄五钱

上作一服。水二钟，煎至一钟，去滓，入硝再煎数沸，不拘时服。

按：此乃破血之剂也，如发热，自汗恶寒，小腹作痛，小便如淋，脉迟者，有效。丹溪云：小腹肿痞，按之痛，小便如淋或自调，发热身无汗，复恶寒，其脉迟紧者，脓未成，宜下之，当有血。此内结热所成也，故《金匮》有用大黄利之，即此方也。若无前证，恐不宜用。亦有腹内胀痛，脉滑数，或脓已下，或后重时时而下，宜用排脓散、太乙膏、蜡矾丸及托里药。

薏苡仁汤 治肠痈腹中疔痛，烦躁不安，或胀满不食，小便涩，妇人产后虚热，多有此病。纵非痈但疑似间，便可服。

薏苡仁 瓜蒌仁各三钱 牡丹皮 桃仁各二钱

上作一服。水二钟，煎至一钟，不拘时服。

按此方药品和平，其功且速，常治腹痛，或发热，或胀满不食，水道涩滞，产后多有此证，或月经欲行，或行后作痛尤效。

牡丹散 治肠痈冷证，腹濡而痛，时时利脓。

牡丹皮 人参 天麻 白茯苓 黄芪 木香 当归 川芎 官桂 桃仁去皮，炒，各七钱半 白芷 薏苡仁 甘草炙，各五钱

为细末。每服三钱，用水一钟，煎至七分，食前温服。

梅仁汤 治肠痈里急隐痛，大便秘涩。

梅核仁四十九粒，去皮尖 大黄三两 牡丹皮一两七钱半 芒硝二两半 冬瓜仁四两 犀角镑，一两半

上剉如麻豆大。每服五钱，水二盏，煎至一盏，去滓，温服，以利下脓血三两行为度。

大黄汤 治肠痈少腹坚硬，肿大如掌而热，按之则痛，其上色或赤、或白，小便稠数，汗出憎寒，其脉迟紧者，未成脓；如脉数，则脓已成。

大黄剉，炒 牡丹皮 硝石研 芥子 桃仁汤浸，去皮尖。双仁，炒。各半两

上剉碎。每服五钱，水二盏，煎至一盏，去滓，空心温服，以利下脓血为度，未利再服。

四圣散一名，神效瓜蒌散。治肠痈痈疽，生于脑髭、背腋、孔便毒，服之神效。

生黄瓜蒌一枚,去皮　粉草四钱,研末　没药研末,三钱　乳香研末,
一钱

上用好红酒二大碗,慢火煎至一碗,分作两服,两日服尽,大便
顺导恶物妙。若干瓜蒌则用两枚。一方,若病在上食后服,病在下
食前服,毒已结成,即脓化为水,毒未成,即于小便中出。疾甚再合
服,以退为度。

郭氏瑞效丸方见肿疡。

云母膏　治一切痈疽、疮疖,折伤等证。

蜀椒去目及闭口者,微炒　白芷　没药　赤芍药　肉桂　当归
盐花　菖蒲　麒麟竭　黄芪　白及　芎䓖　木香　龙胆草　白敛
防风　厚朴　麝香　桔梗　柴胡　松脂　人参　苍术　黄芩　乳
香　附子　茯苓　良姜　合欢皮各五钱　硝石　甘草　云母各四两
桑白皮　槐枝　柳枝　柏叶　水银以绢劳包,待膏成以手细弹,在上名养膏
母　陈皮各二两　清油四十两　黄丹二十两

上除云母、硝石、麒麟竭、乳香、没药、麝香、盐花、黄丹,八味另
研外,余药并细切。入油浸七日,文火煎,以柳枝不住手搅,候匝沸
乃下火,沸定又上火,如此者三次,以药黑色为度,去柤再熬,后入
丹与八味末,仍不住手以槐、柳枝搅,滴水中成珠,不软不硬为度,
瓷器收贮,候温,将水银弹上。用时先刮去水银,或服或贴,随宜用
之,其功甚大也。

排脓散　治肠痈小腹胀痛,脉滑数,或里急后重,或时时下血。

黄芪盐水拌,炒　当归酒拌　金银花　白芷　穿山甲蛤粉炒　防
风　连翘　瓜蒌杵　甘草各一钱

作一剂。水二钟,煎八分,食前服。若脓将尽,去穿山甲连翘,
加当归、川芎。或为末,每服三钱,食后蜜汤调下亦可。

神仙蜡矾丸　治肠痈内托神妙,不问老幼,皆可服之,无不效。
最止疼痛,不动藏府。

黄蜡半两,要黄色者。一方,用七钱　白矾一两,要通明者,细研

上熔化黄蜡和矾为丸,如梧桐子大。每服二十丸,渐加至三十
丸,食远,用温白汤送下。

胃脘痈

《素问》帝曰:人病胃脘痈者,诊当何如?岐伯曰:诊此者当候胃脉,其脉当沉细,沉细者气逆《甲乙经》沉细作沉涩。逆者人迎甚盛,甚盛则热。人迎者胃脉也,逆而盛则热聚于胃中而不行,故胃脘为痈也。病能篇〔薛〕《圣济总录》云:胃脘痈由寒气隔阳,热聚胃口,寒热不调,故血肉腐坏。以气逆于胃,故胃脉沉细。以阳气不得上升,故人迎热盛,令人寒热如疟,身皮甲错,或咳嗽,或呕脓唾血。若脉洪数脓成也,急排之,脉迟紧瘀血也,急下之,否则其毒内攻,腐烂肠胃矣。丹溪先生云:内疽者,因饮食之毒,七情之火,相郁而发,用射干汤主之。愚常以薏苡仁汤、牡丹皮散、太乙膏选用之,亦效。若吐脓血,饮食少思,助胃壮气为主,而佐以前法,不可专治其疮。一男子寒热作渴,不时咳吐,口内血腥,又五日吐脓,身皮甲错,用射干汤四剂,脓血已止,但气壅痰多,以甘桔汤而愈。一男子用射干汤之类将愈,但气喘体倦,发热作渴,小便频数,此肺气不足,用补中益气加[1]山药、山茱、麦门、五味。时仲夏,更以生脉散代茶饮而愈。一妇人,素食厚味,吐脓已愈,但小便淋沥,此肺肾气虚,用补中益气加麦门、五味,及加减八味丸而愈。若膏粱之人,初起宜用清胃散。

射干汤 治胃脘痈,人迎脉逆而盛,嗽脓血,荣卫不流,热聚胃口成痈。

射干去毛 栀仁 赤茯苓去皮 升麻各一两 赤芍药一两半 白术半两

上为末。每服五钱,水二盏,煎至一盏,去渣,入地黄汁一合,蜜半合,再煎温服,不计时候。

复元通气散《精要》 治诸气涩,耳聋,腹痛,便痈,疮疽无头,止痛消肿。

青皮 陈皮各四两 甘草三寸,生熟各半 穿山甲炮 瓜蒌根各二

---

〔1〕加:原脱,诸本同。据文义补。

两　金银花　连翘各一两

上为细末，热酒调下。

芍药汤　治胃脘积热，结聚为痈。

赤芍药　石膏　犀角镑　麦门冬　茅苍　木通各二两　朴硝
升麻　玄参　甘草生，各一两

上㕮咀。每服五钱，水一盏半，煎八分，去滓，不拘时温服。

心　痈

凉血饮　即引兵先锋方。治心肺有热，或作寒热，口干好饮
水，浑身疼，腹内作热，头面赤色。

内托散　即前锋正将方。治同上。兼用敷角洗贴。已溃多服
加味十奇散。以上并见肿疡门。

肾　痈

八味丸　治肾虚嗜欲过度，外挟寒邪，发为痈肿，不可施以凉
剂宜服。方见溃疡门。

加味十奇散　治同上。兼用葱白、橘叶、椒叶、猪蹄汤淋洗，仍
贴金丝膏。方见前肿疡门。

疔　疮

疔疮者，以其疮形如丁盖之状而得名。皆生头面、四肢，发黄
疱中或紫黑，必先痒后痛，先寒后热，凡人一二日间恶寒发热，四肢
沉重，心悸眼花，头疼体痛，稍异如常之证，须宜遍身寻认，如有小
疮，与尝患之疮稍异，即是疔也。大抵起紫疱者多，起堆核者少，发
于手上者多，发于别处者少。生两足者，多有红丝至脐，生两手者，
多有红丝至腋，生唇面口内者，多有红丝入喉，以针刺疮，不痛无
血，是其候也。经云：膏粱之变，足生大疔。大抵多由恣食厚味，卒
中饮食之毒，或感四时不正之气，或感蛇虫之毒，或感疫死牛马、猪
羊之毒，或人汗入肉而食之，皆生疔疮，各宜审而治之。若呕逆直

视,谵语如醉者,不可治矣。又有内疔一证与外疔之证大同,但疮形不现,过数日间有一处肿起者,即是内疔所发之处,但腹痛甚者,便须作内疔治之。不可缓也,缓则杀人。华元化云:疔有五色属五脏,红属心发于舌根,青属肝发于目下,黄属脾发于口唇,白属肺发于右鼻,黑属肾发于耳前。以种类言之,《千金方》、《外台秘要》、《神巧万全方》皆称一十三种,殆不止也。麻子疔,状如麻子而稍黑,四边微赤,多痒少痛,忌食麻子油、衣麻衣,并入麻田中行,穿麻布人。火疔发于顶门,或发于面,身热如火,状如汤火烧灼,疮头有黑魇四边烟焰,又如赤粟米,忌火灸烧针烙。脾疔生于唇四白。眉疔生于眉。髭疔生于髭中。龙泉疔生于唇上。虎须疔生于唇下。鱼尾疔生于眼角外。颧骨疔生于颧骨上,亦名赤面疔,其状色白,顶陷如钱孔,鼻有紫色者大凶。耳疔生于耳中,亦名黑疔,连腮赤肿。鼻疔生于鼻内,痛引脑门,不能运气,鼻如大瓶,黑色者不治。颊疔生于面颊骨尖高处。气疔形如气泡,感怒而生。腐疔色白有疱,三日内顶陷,状如初灸疮,因夏月造豆腐时,人汗滴于内食之而生,忌食豆腐。鬼疔因中阴邪之毒而生。瓜藤疔延蔓无数,忌瓜田中行。石疔皮肉相连,坚鞕如石,刺之不入,肉微痛,忌砂砾。盐肤疔大如匙面,四边皆赤,有黑点如粟粒起,忌食咸物。水洗疔状如钱形,或如钱孔疮,头白里黑魇,汁出而中鞕,极痒透骨,搔则快然,忌水洗、渡河及饮浆水。浮沤疔其状圆曲少许不合,长而狭如蒝叶大,内黄外黑,黑处刺不痛,黄处刺则痛。三十六疔,其状头黑浮起,形如黑豆,四畔起大赤色,今日生一明日二,后日三乃至十。若满三十六,药所不能治。未满者可治,俗名黑疱。忌嗔怒畜积愁恨。猪疔形圆而小,疮口内有油。羊疔,形长而白色。牛疔形圆而小,疮内无油,疱起掐不破,有寒热。狗疔色赤而长,或带尖,与牛疔同,无忌,不杀人。驴马疔其状三角,顶上有黑点,根脚有赤色,或突起。水疔状如水泡,因饮隔宿水而生,忌饮水。脐疔生于脐。胁疔生于胁。刀镰疔状如蒝叶,长寸许,肉黑如烧烙,忌刀针。暗疔生两腋下而无头,但腋下坚鞕,四肢拘急,寒热大作。阴囊肿痛,睾丸附生突兀如疔,寒热并作,亦名暗疔。寸疔生手指骨节间。虎口疗生合谷穴。鱼脐疗状如鱼脐。茱萸疗中凹边突。蛇眼疗头黑皮浮,形如小豆,状似蛇眼,忌恶眼看,并嫉妒人见之,及触毒药。红丝疗一名血箭疗,一名赤疗,一名红演疗。生于舌根下,或生头面,或生手足骨节间,其证最急,宜迎其经刺出恶血则愈,稍迟毒气攻心,呕哕迷闷者死。若丝近心腹者,就于丝尽处刺出恶血,更挑破初起疮头,以泄其毒。芝麻疗走注不定,遍身疼痛,不能转侧。烂疗溃出脓水,大如匙面,色稍黑,有白斑,忌沸汤、热食、烂物。雌疗疮头稍黄向里魇,亦似灸疮,四面疱浆起,心凹色赤大如钱孔,又有一枚在他处,以水喋之,则见大,忌房事。雄疗其状头黑魇突起;四畔仰,疱浆起有水出,色黄,大如钱孔,忌房事。黄疗有眼在皮。发如齿龈之色,手足麻木,涎出不语者死。黑疗状如黑疱。樱桃疗状如樱桃。蛇头疗生手指头两旁,状如蛇头,甚腥秽紫黑色,痛引心,有溃烂脱落者。足面疗,状如粟米,痒极入骨,急隔蒜灸之。大抵如豆、如匙、如箔金、如茱萸、如石榴子、或发疹搔破,而青黄赤色汁出,或衣物触着而疼痛,忽生或白而肿实;或赤而浮虚,其状不一,初觉顶不起者,急隔蒜灸之。灸而有疱者吉,无疱者凶,服汗剂得汗则生,无汗则死。刺出紫血者危,出黑血者死。缓者一日疮顶疱色微白,二日疱色大白,三日色微紫,四日色真紫,皆缓之候也。急者五日色微青小紫,六日色深青大紫,七日色黑,其形如鱼脐,或如灸疮之状,皆急之候也。凡生疗疮,身热头疼,手足温和,饮食如常,疗之四围赤肿,名曰护场可治。凡生疗疮,眼白睛痴不转,渴欲饮水,内热疮盛,唇舌青,卧床不能起,五心肿,头晕眼花,气粗食不进,脉伏谵语恶心,腹痛冷汗出,手足冷,滑泄无度,疗之四围无赤肿,名曰不护场,不可治。疮证急者有应,如生一疗之外,别处肉上再生一小疮,即是有应,可用针挑破,护场疮四围有赤肿。生多疮者,谓之满天星,饮食如常,头痛身热,手足温。疮证凶者无应,别处肉上无疮不护场,疗四围无赤肿。腹痛甚者,有内疗。若毒入心腹,眼黑如见火光,烦闷呕逆,恍惚痴眠,瞳人不动,赤脉贯睛,胸胁赤肿,疮陷不起发,皆死候也。凡疗疮必有红丝路,急用针于红丝所至之处出血及刺疗头四畔出血。若针之不痛,或无血者,以针烧红频烙患处,以痛为度。若下部所患,多宜隔蒜灸之,痛则灸至不痛,不痛则灸至痛。若灸之而不痛者,宜明灸之,及针疗四畔出去恶血,却以棱针深刺破疗头,疮口用海马拔毒散敷之,或雄矾丹敷之,待疗四围发黄疱,浮肿知痛为佳。若疗未发,用火针四畔乱刺,如有红丝脉尽处,亦以火针三向刺断,(疗)——·如此样刺了,即敷药。若疗不痛不发者,用艾火于疗疮上灸之三壮,候疮边起黄疱,发后方可贴膏药。凡疗肿皆刺中心至痛,又刺四畔令出恶血,去血敷药,药气入针孔佳。若不针透,疮内不得力也,若起紫疱初然,切不可针破,服药赶出,疱自破出血水为妙。若服药疱又不破,方以针挑破无妨。若起紫疱肿痛者,以万病解毒丸外涂、内服。若成脓不干,以米醋调铁锈涂之,自然凸出,脓水即干。多有患此不觉而暴死者,用灯照看,遍身有小疮即是。疗毒宜灸疮处,候苏更服败毒药,并追疗夺命汤。若内疗之证,用化毒丸置舌上,含化出涎,或只用蟾酥一粒,重者二粒,置病人舌上含化,化后良久,用井水漱去毒涎为妙。若牙关紧急,及喉内患者,并宜含蟾酥丸,或朱墨丸,良久用井水漱去,更宜服二丸,少停又服二丸,又服夺命丹,或雄黄丸,通利一行,得利为度,又用霹雳火汗之,再用前药调之。或初生一个,次生二个,逐渐流注者,急将初生者,用铁筒拔毒膏点破,消蚀恶肉,即不流注,却以油发、蛇退、土蜂房、皂角刺,各另烧存性等分,白及减半为末捺之,以平疮口,此即前所谓三十六疗者也。其鱼脐疗疮,头深黑,破之黄水渗出,四畔浮浆,其毒尤甚,通用前法,及服万病解毒丸,以清心行血。治法:表实者宜解表,以荆防败毒散、追疗夺命汤。初发之时,必发热身疼,此乃毒气在表,故发表则毒从毛腠而出。里实者宜攻里,以救命追黄汤、连翘攻里散。表证皆罢,毒气入里,口渴便秘,毒在内也,故攻里则毒从脏腑而出。表里俱实者,宜解表和里,以化毒消肿和里散,加紫河车、独脚莲、紫金藤、苦花子。其证发热身疼,口渴便秘,乃表里俱见,故攻发并用也。肿势盛,脉浮数者,宜散之,蟾酥丸、返魂丹。毒势盛,脉沉实者,宜下之,夺命丹、万病解毒丸。无表里证,服散毒消毒药,后以复元通气散,加麝香少许。虚弱人,以五香连翘汤合十宣散,稍虚者,只以人参败毒散。按:五香连翘汤,乃温热走窜之药,既是虚人,岂其所宜!当用薛氏法为长。疔毒拔出,用金银白芷散、十宣散调理,未溃者,不须此药。初发恶寒发热,或拘急、或头疼、或寒热交作、或肢体重痛、或大便秘结,宜以败毒散加防风、荆芥、连翘、黄芩、青木香、金银花、天花粉、大黄、生地黄。若无恶寒,但发热者,可服劫瘴消毒散、十神散、万全散。若表证皆罢,毒气入里者,可用雄黄丸。怯弱之人不可用峻利药攻之,宜隔蒜灸五十壮,以人参败毒散数剂。若生道远位僻之处,非峻利则药力不到;若以峻利,则胃气先伤,虚虚之祸有所不免,不若灸之为宜。疔疮四畔红赤渐散,开阔走胤不止,此名疔疮走黄,宜以通圣消毒散,通利两三行,次去大黄、朴硝,调理而愈,或解毒消瘴散,亦可用之有效,此宜作瘴气治之无误。疔疮肿硬脉数,烦躁喜冷,口渴便秘,宜以连翘攻里散一服,次用蟾酥丸。若兼有表邪者,以荆防败毒散加金银花、天花粉、大黄、连翘。脉实有热更加黄连、黄芩、或只加苦花子退热,治瘴之妙药也。若因剥割疫死牛马猪羊,瞀闷身冷,遍体俱有紫泡,此疔毒也,急灸泡处,良久遂苏,即以人参败毒散加防风、荆芥,投之。若忽然恶寒作呕,肩臂麻木,手心瘙痒,遂瞀闷不自觉知,但有一泡,此疔毒也,急灸五十壮而苏,又五十壮知痛,投以荆防败毒散而愈。古人谓:暴死多是疔毒。急用灯照遍身,若有小疮紫泡异常者即是,急灸其疮,但是胸腹温者,可救。若因开割瘴死牛马猪羊之毒,或食其肉、致发疔毒,或在手足,或在头面,或在胸腹,或在胁肋,或在背脊,或在阴胯,或起紫泡,或起堆核肿痛,创人发热烦闷,头疼身痛,骨节烦疼,先用天马夺命丹,次用四神丸、解毒消瘴散,次以七神散,又以万病解毒丸、劫瘴消毒散,兼服朱墨丸,并用祛瘴散,多用毛屎梯根磨水服,或仙人薯根磨水服。如不热磨酒服,大热不退者,宜用退热消毒饮,又要以箍瘴散箍住,不使走胤[1]又以洗瘴散淋洗,次以刷瘴散涂刷。若成疮,以挨瘴散挨之,好膏药贴之。若患疔疮,

---

〔1〕走胤:四库本、修敬堂本均作"走黄"。

始初不觉,不曾用前法出汗,过数日外证皆罢。或在胸腹之间,或在胸之下肿起,此乃毒气入里所致,用霹雳火治之;若服当归散,外证不解者,亦急用霹雳火发散。若疔疮在两胁间,毒气欲奔心,乃危急之证也,可急于疮尖上,用艾炷灸三五壮,仍于灸穴前后左右,针出少血,灸疮四围有疱起吉,无疱凶。若疔在虚软不便处,不可用针,只可用松针法,针断红丝路。若生两胯间,毒气欲奔肾者,用松针法于两胯红丝路尽处,针断出血。若生头面上者,可于项间红丝路尽处,针断出血。若各处红丝路,亦有不现者,亦可以消详用松针法针之。凡用松针者,盖因红丝路不现,无可下针故用此法,于项下、胁下、腋胯、虚软之处针断红丝路,不使毒气攻心、攻肾而已。若手足厥冷,六脉俱绝者,此毒气已深,气血为毒气所并,不能通流,故体冷而脉不见,宜木香流气饮连进数服,气血通流,脉自回矣,然后依法治之,万不失一。内疔之证与外疔并同,亦发寒热,头疼身痛,但疮形不现,不过数日,胸背、腹胁、头面、手足间,或有一处肿起,即内疔所发之处,急用霹雳火如前,不护场,汗法于肿处出汗。若身体寒热,虽未有肿起,但腹痛甚者,便须作内疔证,用后法治之,不可缓也。治内疔蟾酥须于取时,用桑叶小钱大,入蟾酥捣和得所,丸如珍珠大,阴干用。

治　验

张嗣伯尝闻屋中呻吟声,曰:此劳甚重。乃往视之,见一老姥称体痛,而处处有黯黑无数。张还,煮斗余汤送令服之,服讫,痛势愈甚,跳投床者无数。须臾,所黯处皆拔出钉,长寸许,以膏涂疮口,三日而复。云此名钉疽也。罗谦甫曰:丙午岁,予居藁城,人多患疔疮。县尹董公谓予曰:今岁患疔疮者极多,贫民无力医治,近于史侯处得数方,用之者无不效,官给药钱,君当舍手治之,遂诺其语。董公榜示通衢,命予施药,如此一年全活甚众,其用保生锭子、千金托里散、神圣膏药、破棺丹,凡四方。郭氏治一妇,年近六十,右耳下天窗穴间,患一疔疮。其头黑黡,四边泡起,黄水时流,浑身麻木,发热谵语,时时昏沉,六脉浮洪,用乌金散汗之。就以铍针,先刺疮心不痛,周遭再刺十余下紫黑血出,方知疼痛,就将寸金锭子纴入疮内,外用提丁锭子放于疮上,膏药贴护。次日汗后,精神微爽,却用破棺丹下之,病即定。其疔溃动后,用守效散贴涂,红玉锭子纴之,八日其疔自出矣。兹所谓审脉证汗下之间,治以次第如此,视彼不察脉证,但见发热谵语,便投凉药与下,或兼以香窜之药遂致误人者,径庭矣。薛己治一妇,左手指患疔麻痒,寒热恶心,左半体皆麻,脉数不时见。曰:凡疮不宜不痛,不可大痛,烦闷者不治,今作麻痒,尤其恶也。用夺命丹二服,不应,又用解毒之剂,麻痒始去,乃作肿痛,薛曰:势虽危所喜作痛,但毒气无从而泄,乃针之,诸证顿退,又用解毒之剂而瘥。苏痒,盛原博,掌后患疔,红丝至腕,恶寒发热,势属表证,与夺命丹一服,红丝顿消,又用和解之剂,大势已退。彼又服败毒药,发渴发热,红丝仍见,脉浮大而虚,此气血受伤而然,以补中益气汤主之而愈。盖夺命既服,疮邪已散,而复用败毒之剂,是诛伐无过,失《内经》之旨矣。一儒者患疔,元气素弱。薛补其气血,出脓而愈。后因劳役疮痕作痒,乃别服败毒散一剂,以致口噤舌强,手足搐揉。痰涎上涌,自汗不止,此气血复伤而复痉也,用十全大补,加附子一钱,灌服而苏。一男子患疔,服夺命汤汗不止,疮不痛,热不止,便不利,此汗多亡阳而真气伤矣,用参芪、归术、芍防、五味二剂,诸证悉退,惟以小便不利为忧。薛曰:汗出不利小便,汗止则阳气复而自利矣,仍用前药,去防风,加麦冬,倍用黄芩、当归,四剂而便行,疮溃而愈。表甥居富,右手小指患疔色紫。或云:小疮针刺出血,敷以凉药,掌指肿三四倍,黯而不痛,神思昏愦,烦躁不宁,此真气夺而邪气实也,先以夺命丹一服,活命饮二剂稍可,薛因他往,或遍刺其手,出鲜血碗许,肿延臂腕,焮大如瓠,手指肿数倍,不能溃。薛用大剂参芪、归术之类,及频灸遍手而肿渐消,但大便不实,时常[1]泄气,此元气下陷,以补中益气加骨脂、肉蔻、吴茱、五味,大便实而气不泄,又日以人参

---

〔1〕常:原作“当”,据修敬堂本改。

五钱,麦冬三钱,五味二钱,水煎代茶饮之,又用大补药五十余剂而渐愈。此证初若不用解毒之剂,后不用大补之药,欲生也难矣。一人年二十,唇患疔四日矣,有紫脉自疮延至口内,将及于喉。薛曰:此真气虚而邪气实也,若紫脉过喉则难治矣,须针紫脉,并疮头出恶血,以泄其毒则可。乃别用解毒之剂,头面俱肿,求治甚笃,薛曰:先日之言不诬矣,诊其脉洪数,按之如无,口内肿胀,针不能入,为砭面与唇出黑血碗许,势虽少退,略进汤,终至不起。都宪张恒山,左足指患之,痛不可忍,急隔蒜灸三十余壮,即能行步。欲速愈,或用凉药敷贴,遂致血凝肉死,毒气复炽。再灸百壮,服活命饮,出紫血毒,才得解,脚底通溃,腐筋烂肉甚多。将愈,误用生肌药,反助其毒,元气亏损而不能愈。薛治以托里药,喜其禀实,客处三月余方愈。大凡疔患于肢节,灸法有回生之功,设投以凉剂收敛,腠理隧道壅塞,邪气愈甚,多致不起。若毒未尽,骤用生肌,轻者反增溃烂,重者必致危亡。一男子足指患疔,肿焮痛赤,用隔蒜灸、人参败毒散加金银花、白芷、大黄二剂痛止,又用十宣散加天花粉、金银花,去桂数剂而愈。濮阳传云:万历丁亥,金台有妇人,以羊毛遍鬻于市,忽不见。继而都人身生泡瘤渐大,痛死者甚众,瘤内惟有羊毛。道人传一方,以黑豆、荞麦为粉,涂擦,毛落而愈。名羊毛疔。

荆芥败毒散方见肿疡[1]。加菊花叶妙,鲜者捣汁,入药尤良。

治疔疮

黄连　羌活　青皮　白僵蚕　防风　独活　蝉蜕　细辛　赤芍药　甘草节　独脚茅各等分

上咬咀。每服五钱,先将一服,入泽兰叶少许,姜十钱重同擂烂,热酒和服。然后用酒、水各半盏,姜三片煎服。病势退减后,再加大黄少许煎服,略下一二行,荡去余毒。更用白梅、苍耳子,研烂贴疮上,拔去根脚。

〔1〕方见肿疡:本书卷一"肿疡"与卷二"溃疡"两门均未见载。

发　表〔1〕

二活散

羌活　独活　当归　乌药　赤芍药　金银花　连翘　天花粉　甘草节　白芷各四钱半　红花　苏木　荆芥　蝉蜕　干葛各三钱　檀香二钱

上为细末。每服三钱,煎苍耳汤调下。

夺命丹　治疔疮发恶心及诸恶疮。

蟾酥干者,半钱,酒化　朱砂水飞,三钱　轻粉五分　枯矾　寒水石水飞,各一钱　铜绿一字　麝香一字　海羊二十个,研。即蜗牛也,不用亦效

上件为细末。将海羊另研为泥,和药一处,丸如绿豆大。如丸不就,加好酒成之。病轻者一丸二丸,重者三丸,未效再服。服时嚼葱白一大口极烂,置手心,放药丸于葱内裹合,以热酒送下,暖处卧,取汗出为效。忌冰水。薛氏,铜绿、麝香、没药、乳香各一钱。

返魂丹《瑞竹》　治十三种疔。

朱砂　胆矾各一两半　血竭　铜绿　蜗牛生用　雄黄　枯白矾各一两　轻粉　没药　蟾酥各半两　麝香少许

上将蜗牛、蟾酥研烂,余药为细末,同研和丸,如鸡头大。每服一丸,令病人先嚼葱白三寸,吐在手心,将药丸裹在葱白内,用热酒一盏吞下,如重车行五里许,有汗出即瘥。如不能嚼葱,研烂裹下极效。

又返魂丹　经云:汗之则疮愈。必用此药汗之。

乳香　没药　辰砂　雄黄各一钱半　轻粉　片脑　麝香各五分　海羊即蜗牛也,不拘多少　蟾酥　青黛　粉草　硼砂各一钱

上为细末,用海羊捣膏为丸。如难丸,加酒面糊些少,丸如弹子大。每服一丸,兼生葱头二三个,细嚼咽下。疔肿及痈肿,毒气入膈者,得微汗即解。一方,加铜绿、寒水石、轻粉、枯

---

〔1〕发表:原脱,据本书卷二"疔疮"目录补。

矾各一钱重。

飞龙夺命丹　治疔疮、发背、脑疽、乳痈疽、附骨疽，一切无头肿毒、恶疮服之，便有头。不痛者服之便痛。已成者，服之立愈。此乃恶证药中至宝，病危者服之立可矣，万无一失。此乃家传之秘方，一生受用，不敢轻泄，神速之验，即愈立效。

轻粉　脑子无亦可　麝香各半钱　血竭　胆矾　寒水石各一钱　蟾酥干者，酒化　乳香　没药　朱砂为衣　铜绿各二钱　雄黄三钱　蜗牛二十一个，无亦效　蜈蚣一条，酒炙黄，去头足

上为细末。先将海羊连壳研为泥，和前药为丸，如绿豆大。如丸不就，入酒打面糊为丸。每服二丸，先用葱白三寸，令病人嚼烂吐于手心，男左女右，将药丸裹在葱白内，用无灰热酒三四盏送下，于避风处以衣盖覆之，约人行五里之久，再用热酒数杯，以助药力，发热大汗出为度。

初觉二丸即消。如汗不出，重者，再服二丸，汗出即效。三五日病重者，再进二丸即愈。如疔疮走黄过心者难治之。汗出冷者亦死矣。如病人不能嚼葱，擂碎裹药丸在内，热酒送下，疮在上食后服，疮在下食前服。服此药后，忌冷水、黄瓜、茄子、油、猪、鸡、鱼、肉、湿面，一切发风发疮毒类之物，不可食之。又忌妇人洗换，狐臭。百发百中，此药活人多矣。

走马赴筵丹　治疔疮。

没药　乳香　硼砂　硇砂　雄黄　轻粉各三钱　片脑一分　麝香少许

上为细末，蟾酥汁和为丸，如黄米大。每服一丸，温酒送下。

救生丹　治诸种疔疮，眼内火光出，昏迷不醒。

上于三月辰日，采桑叶、荆叶，用竹针穿成孔，用纸裹封固阴干。至端午日研为细末，用蟾酥和为丸，如小豆大。用时再以雄黄，同药一丸，研细。放舌中，汗出效。

上夺命返魂等方，皆蟾酥、雄朱等攻毒之药，非发汗药也，而能发汗者，乃追逐毒气，从腠理而出为汗故也。

攻 里[1]

罗氏破棺丹 治疮气入腹,危者。

大黄二两,半生半熟 甘草 芒硝各一两

上为细末,炼蜜丸,如弹子。每服半丸,食后温酒化下,或童溺半盏,研化之,忌冷水。

又破棺丹——方有当归、赤芍、连翘、牡蛎、金银花、紫花地丁,宜选用之

山栀 牵牛末 大黄各一两 甘草 京三棱炮,各七钱

上炼蜜丸,如弹子大。酒化服之。

内托连翘散 疗疮出时,皮色不变及不疼痛,按摇不动,身发寒热便是。此疮有水疗、鱼脐疗、紫燕疗、火疗,诸般疗疮,如疮黄于黄上用针刺,仍服内托散,自然消散。

连翘 白芷 生地黄 赤芍药各一两 大黄去皮 黄栀去顶、蒂 薄荷叶各七钱 朴硝二两 黄芩去心,半两 甘草一两半

上为粗末。每服一两,水一碗,灯心、竹叶煎七分,其人喘加人参少许,大病只三四服愈。如服了心烦呕,用不二散止之。

甘草半两 绿豆粉一两

上为末。分作二服,酸齑水下。

夺命丹 治疗疮大便秘实不通者,或心腹痛者。

巴豆去壳 大黄各一钱 郁金 雄黄 乳香各五分 朱砂 黄丹各三分 轻粉二分 麝香少许 蟾酥不拘多少

上末面糊为丸,如绿豆大。随虚实服之,茶清送下,五七丸至九丸止,以利为度。如无此丸,以雄黄丸代之。

雄黄丸 治证如前。

巴豆十四粒 麝香少许 全蝎 牙皂 雄黄 大黄 郁金各一钱

上末米糊丸,如绿豆大,朱砂为衣。每服五七丸,茶清送下,以利为度。

――――――――

[1] 攻里:原脱,据本书卷二"疗疮"目录补。

追毒丸

海浮石烧赤醋淬,七次,半两　乳香　没药各一钱　巴豆四十九粒
川乌一两

上为末,醋糊丸如桐子大。若患二三日服十丸;五六日服十四
丸,随病上下服之。先吃冷酒半盏,或一盏,又用冷酒吞下。如呕
吞之,不妨出药,依上服之。病人大便不动再用三丸。如疔看得端
的爪破,用头垢留患处后,服药。

五圣散　治疗疮。

皂角针二两　栝蒌一个　大黄　金银花　生姜　甘草各一两

上咬咀。用好酒二升,同煎至八分,去粗。不拘时温服。

夺命返魂散　治一切疗疮憎寒发热,昏闷不语,肿遍皮肤,不
思饮食。

大黄　连翘　山栀子以上各二钱半,研为细末　巴豆　杏仁各二钱,
麸皮同炒黑色,研为细末　人言五钱,用大蒜五个,去心,填入人言,同烧过性,研为
末　牵牛头末　苦丁香各一钱

上为细末,研匀。每服半钱,病重者服一钱,用新汲井花水调
下,一服见效。如病重无脉者,吃下药约一顿饭时,吐了药便医不
得,吐不了药即活。

立马回疔夺命散　治疗疮及喉痹、乳鹅肿痛大效。

牡蛎　当归　牛蒡子　白僵蚕各半两　大黄一两

上咬咀。每服半两。用青石磨刀水、酒各一盏煎,去滓,连进
二服。疔疮服后出汗者生,无汗者死。

御史散　治疗疮。

生铁锈三钱

为末。木香磨酒调下。分病上下,食前食后服之,得微汗
而愈。

愚按:此方乃秘法也,未尝试用。常治疗疮有赤丝攻心腹
者,用铁锈三钱、牡蛎二钱、青盐一钱,为末,挑破疮头,以灯盏内
油调,搽其丝自回,名唤回丹。但未用服。考之《本草》云:铁锈
生铁上衣也,治恶疮、疥癣、蜘蛛等咬,蒜磨敷之,亦未云服。家

藏方用猫儿眼草,一担,细切,以水担余浸二日,煮百余沸,去粗,取汁煎至三四碗,用生铁锈细研末,三两,徐徐入汁内,以铁杖不住手搅,再煎至二碗许,成膏子。治一切痈疽疮毒甚效,瘰疬溃后涂疮内,尤效。

表　里[1]

防风通圣散 见肿疡

加减通圣散 治疗疮、瘴气、紫游风等证。

防风　荆芥　连翘　赤芍药　当归　川芎　桔梗　黄芩　栀子　甘草　青木香　玄参　牛蒡子　大黄　芒硝　紫金皮　鸡屎子　诈死子　谷藤根　芙蓉根　嫩柏根　青玉乂[2]

上薄荷、生地黄,煎服。

追疗夺命汤 秘方速效,能内消肿。

羌活　独活　青皮多用　防风多用　黄连　赤芍药　细辛　甘草节　蝉蜕　僵蚕脚连即鸡爪黄连,各等分。加河车、泽兰、金银花;有脓,加何首乌、白芷;要利,加青木香、大黄、牵牛、栀子;在脚,加木瓜各等分

上咬咀。每服五钱,先将一服,加泽兰、少用叶,金银花各一两,生姜十片,同药擂烂,好酒旋之热服。不吃酒者,水煎为妙,然后用酒、水各一盏半,生姜十片煎,至热服汗出为度。病退减后,再加大黄二钱煎,至热服再以利一两次,去余毒为妙。此方以药味观之,甚若不切,然效速于神验,万无一失,累用累效,如有别证再出,宜随证加减,治之速效。若心烦呕吐,加甘草节一钱,豆粉酸浆;水下呕逆恶心,加乳香、豆粉甘草汤下。

加减追疗夺命汤 治疗疮及痈疽发背恶疮,焮赤肿痛。刽人或紫游风、赤游风,并大效。

防风　赤芍药　连翘　羌活　独活　细辛　青皮　僵蚕　蝉

---

〔1〕表里:原脱,据本书卷二"疗疮"目录补。
〔2〕青玉乂:四库本作"青黄乂"。乂(yì刈),通"艾"。

蜕　青木香　甘草节　金银花　紫河车　独脚莲

上生姜、泽兰、生地黄,煎服。病势退减,加大黄取利下三五行,去大黄。

防风当归汤　治疗疮发热,大便实者。

金银花　山茨菰　青木香　当归　赤芍药　白芷　防风　荆芥　连翘　升麻　羌活　独活　甘草　大黄

上薄荷、生地黄,煎服。

雄麝汤　解疗毒如神凡解毒,不可无雄黄、朱砂。

雄黄　朱砂　麝香各另研　乳香另研,各一钱　白芷　茜草根　真绿豆粉　地丁草各二钱　牡蛎　僵蚕　牛蒡子炒　大黄　金银花　青木香　栀子　荆芥穗　朴硝　甘草各一钱　胡桃二个,去壳膜

上以白芷以后十四味细切。用无灰酒一碗,浸少时擂细;又加水一碗,同煎至一碗,去粗及浊脚,入前雄黄等五味,调匀作一服。更审患处经络分野,依东垣引经泻火药,加之尤妙。欲利倍加大黄、朴硝二味,临后下。茜草即过山龙,地丁即大蓟也,一云剪刀草。开黄花者,名黄花地丁,开紫花者,名紫花地丁。

消瘴解毒〔1〕

解毒消瘴散　治疗疮、瘴气发热者。

柴胡　黄芩　黄柏　栀子　木通　赤芍药　当归　防风　连翘　大黄　甘草　青木香　紫金皮　鸡屎子　诈死子　青玉义　嫩柏根　苦花子

上薄荷、生地黄,煎服。

劫瘴消毒散　治瘴气肿痛发热者,及因剥割瘴死牛马猪羊而中其毒者,或因食瘴死之肉而中其毒者,先服加减通圣散,通利大便,次服此药。

百丈光即天瓠,又名土人参　苦花子　金脑香即社茶根,梗叶俱可用　大小青　紫金藤　生蓝叶　水圹根　乌苞根　嫩柏根　青玉义

---

〔1〕消瘴解毒:原脱,据本书卷一"疗疮"目录补。

山乌豆　鸡屎子　晚祥西　狸咬柴　土木香　臭木待根

上薄荷煎服。肿势甚,加水金凤、水苦荬。手足拘挛,加钓钩藤根、梭婆子根。发热,加吉面消、毛蕨根。小便不通,加木通、栀子。

青黄消毒散　治疔疮瘴气,服凉药过剂,沉而不发不退者。

雄黄研　大小青各一两　八角茴香五钱

上末。陈酒调服。又以醋和米泔涂患处,一日服三次。

四神丹　治因剥割瘴死牛马猪羊,不避其气,以中其毒,或因食瘴死牛马猪羊之肉者,或手足各处发疔毒,或起紫泡,或起堆核,初则创人,次渐肿大疼痛不可忍,瞀闷发热,口渴心烦,四肢强痛,头目昏花,一切瘴毒并皆治之。先服此药,次服劫瘴消毒散。

苦花子又名毛连子,又名小叶金鸡舌,梗叶俱用　土木香根名青木香,梗名天仙藤,花名马兜铃　仙人薯用根,新鲜生者为妙,干者次之,各二两　晚蚕砂一两

上铡碎,擂水和煮粽汁,冷服。热极,加芭蕉心。小便不利,加琉璃草,又名耳环尻。擂和前药服之。

七神散　治因剥割瘴死牛马猪羊,以中其毒者,或因食瘴死牛马猪羊之肉而中其毒者,或因蛇伤之毒者。

苦花子　紫金藤　金脑香　大小青　仙人薯　土木香　百丈光即土人参

上薄荷煎,去粗。上碗调雄黄末服。

万全散　治瘴气、时毒、疔疮,蛇犬咬等证。

嫩柏根　水圹根　狸咬柴　乌苞根　青玉乂　生蓝叶　溪枫根　穿山蜈蚣

上薄荷煎服,及调雄黄末服,或合七神散更妙。

七圣紫金锭　治疔疮、瘴气、时毒等证。

土木香　苦花子　仙人薯　晚蚕砂　柏花各一两　朱砂　雄黄各三钱

上末,秫米糊为丸。以毛屎梯根,磨水化下。

朱墨丸　治疔疮,瘴毒。

朱砂　京墨各等分

上末以蟾酥汁为丸,如梧桐子大。每服二丸,以葱白煎汤吞下,日服一二次。

祛瘴散　治疔疮、瘴毒、蛇伤,热腹痛,热喉风,并效验如神。

苦花子又名,苦花椒

上擂水服。夏月冷服,冬月温服。

天马夺命丹　治疔疮、蛇伤、犬咬、鼠咬。

青木香土者,根梗俱可用

上末。每服一钱,蜜水调下。凡治瘴气、蛇伤,不可缺此药也。

又方

土青木香根梗叶同用,生者佳

上擂水服。夏月冷服,冬月温服。

万病解毒丸　治疔疮、痈疽、发背、肿疡、时毒、狐狸毒、鼠莽毒、丹毒、惊毒、瘴毒、风毒、热毒、虫毒,河豚、疫死牛马猪羊毒,蛇犬、蜈蚣、蜂蝎、百虫螫咬毒,汤火所伤,中恶邪气无名肿毒,菰毒、砒毒、药毒、疮毒、光粉毒、轻粉毒,一切邪热之毒,悉皆治之。

麝香二钱　朱砂五钱　山豆根　雄黄　续随子取仁　紫河车　独脚莲各一两　红牙大戟一两五钱　山茨菰二两　五倍子三两

上末。秫米糊和匀,杵捣一千余下,印作锭子,随意大小。每服一锭,井水磨化,冬月用薄荷汤磨服,日可进二三服。

刷瘴散　治疔疮、瘴毒。服药后,可用此药刷涂。

生蓝叶　地薄荷　紫金藤

上擂米泔水,暖刷患处,次加蚕砂、凌霄花、鸡脰花,二花如无,以叶代之。

掞瘴散　治疔疮、瘴毒,溃烂成疮。

柏树皮去外面粗皮　侧柏叶各等分

上细末。以柏油先刷,次掞末。

洗瘴方

柏叶　朴叶　柳枝　连义叶

上煎水,淋洗之。

托　里[1]

罗氏托里散　治一切发背,疔疮。

黄芪一两半　厚朴　川芎　防风　桔梗各二两　白芷一两　连翘二两二钱　芍药　官桂　甘草节　人参各一两　木香　没药　乳香　当归各半两

上为细末。每服三钱,酒一大盏,煎二三沸,和渣温服。

治十三种疔,皆以此法治之。

以绯帛一片,裹药取匝为限。先用乱发鸡子大,摊布帛上,牛黄如桐子大,又以棘刺针二十一枚,赤小豆七粒,为末,并布发上。卷绯绵作团,外以发作绳,十字缚之,置熨斗中,急火烧灰,研细。以枸杞或子、或根皮、枝叶,随得为末。用枸杞末二匕,绯帛灰一匕,共成三匕,研匀。分二服,空心,温酒调下。

连翘黄芪汤　治疔疮因食瘴死牛羊,足生大疔,如钉入肉,痛不可忍者。

金银花　黄芪　当归　连翘　甘草　蜈蚣一条,去头足,酒炙

上生姜煎服。

治疔疮阴证,脉沉,四肢冷疮不发。

上用五香散去大黄,加苍耳、莲肉、酸枣仁、藿香、茯苓、黄芪、肉桂、当归、防风、白芷、附子、生姜,半水半酒煎服,以发药性。如潮热皮肤受毒,加生大黄、柴胡、地骨皮。如呕逆脾胃受毒,加丁香。如喘嗽肺经受毒,加杏仁,去皮尖,知母、秦艽、紫菀。如眼花心经受毒,加朱砂、雄黄、麝香。如脚冷肾经受毒,加木瓜、牵牛并盐炒。如发渴、自汗肝经受毒,加黄芩、山栀。如大小便秘、腹胀满,加枳壳炒、木通、苦葶苈、大黄生用。

治疔疮阳证,潮热心间霍乱,或谵语,六脉洪大。

上用五香散。热不退而渴,用不二散,蛇床子、大黄生,为末。以冷酒或冷水调二钱,止二服,使微利。

---

〔1〕托里:原脱,据本书卷二"疔疮"目录补。

外　治[1]

罗氏保生锭子　治疗疮、背疽、瘰疬，一切恶疮。

金脚信　轻粉各二钱　雄黄　硇砂各三钱　麝香一钱半　蟾酥一钱　巴豆四十九粒，另研，文武火炮，生用尤妙

上为细末。用黄蜡五钱，溶开，将药和成锭子，冷水浸，少时取出，旋丸捏作饼子如钱眼大。将疮头拨开，每用一饼，次用神圣膏，后用托里散。若疮气入腹危者，服破棺丹。世传疗疮必有一条红线可针，红线所至之处出毒血，然后敷药。

滴滴金　治疗疮。

硇砂　轻粉　人言　雄黄　朱砂各一钱　麝香少许

上为细末。每用些少，先以针刺开疮头，贴药，黄水出效。

疗疮锭子

硇砂一钱　白芷　雄黄　苍耳子　甘草各半钱

上为细末，用蟾酥汁和作锭子，如前法用。须五月五日合。

回疮锭子　治疗疮大效。

草乌头一两　蟾酥七粒　巴豆七个，去皮　麝香一字

上为细末，面糊和就，捻作锭子。如有恶疮、透丁，不痛无血者，用针深刺至痛处，有血出，以此锭子纴之，上用膏药贴之。疗疮四畔纴之，其疗三二日自然拔出，此药最宜紧用。此证大抵与伤寒颇类，其中亦有可针镰砭射出血者，亦有久而败烂出脓者，其间变异百端，不可不慎也。

神圣膏药罗氏　治一切恶疮。

当归　蒿本各半两　没药　乳香各二钱　白芨　琥珀各二钱半　黄丹　黄蜡各二两　白胶香三两　巴豆十五粒，去油　木鳖子五十个，去皮　粉霜　胆矾各一钱　清油　槐、柳枝各一百二十枝

上件一处，先将槐柳枝下在油内熬焦，取出。复下余药熬，勿至焦，滤出。却将油澄清，下黄丹，再熬成膏。用绯帛摊之，立有

---

〔1〕外治：原脱，据本书卷二"疗疮"目录补。

神效。

《保命集》治疔疮**夺命散**

乌头尖　附子底　蝎梢　雌黄　雄黄各一钱　蜈蚣一两　硇砂
粉霜　轻粉各五分　砒二钱半　脑子　麝香各少许

上为细末。先破疮出恶血,以草杖头,用纸带药末插入于内,
以深为度。

郭氏寸金锭子　治疗毒恶疮。

朱砂三钱　黄丹　明矾枯　砒霜　轻粉　花碱　白芨各一钱半
蟾酥　脑子　麝香各少许

上研极细末,稠糊和为锭子,用之。

郭氏提丁锭子又名,透肉锭子。治疗疮危笃,发昏,兼治瘰疬。

雄黄　朱砂各二钱　青盐　砒霜生　白丁香　蝥螫去翅足　轻
粉各一钱五分　蟾酥　麝香各一钱　黄蜡　萆麻子三七粒

上为细末。于银器内或瓷器,先将蜡溶开,和前药丸,如桐子
大,捻作饼子。用针刺破疗疮,放一饼子于疮头上,又刺四边五七
下,恶血出为妙。却用软膏药贴之,立验。内服首功玄黑散,或蟾
酥丸。

郭氏守效散　点疗疮恶肉

砒霜生　白丁香　松香　轻粉　川乌　生矾各二钱　蜈蚣一条,
焙干

上为极细末。铍针刺破疮口,令血出。唾津调药贴之疮上,其
根自溃。

麝香蟾酥丸　治一切痈疽、发背、疔疮、内毒,如未破用针刺
破,捻药在内,膏药贴之,其疮即溃。

蟾酥　轻粉　乳香各五分　人言　雄黄各一钱　巴豆十个,去皮油
麝香少许　寒水石三钱

上为细末。滴水为丸,作锭子如小麦粒大,量疮大小用之,寒
食面糊为丸。

追毒丹　取黄,去疗头,追脓毒立效。

蟾酥干用,酒化　硇砂　白丁香无此味,加巴豆　轻粉各一钱　雄黄

朱砂_{为衣，各二钱}　蜈蚣_{酒浸，炙干黄}　巴豆_{七粒，去壳，不去油}

上总为细末，面调水为丸。如丸不就，用酒打面糊为丸，如麦大两头尖，入于针破口内，用水沉膏贴之。后用膏药，及生肌药追出脓血毒物。又如有黑陷漏疮者，四围死败肉不去不生肌者，不可治也，亦用此药追毒，去死肌败肉生新肉愈矣。小者用一粒，大者加用之。病轻者不必用针，只以手指甲爬动，于疮顶上安此药，水沉膏贴之。其疮即时红肿为度，去其败肉为妙。

水沉膏

将白及末放在盏内，用水沉下去，用纸贴之，如用膏不可用生肌药。凡用拈点之药，用此膏围贴则不伤好肉。

海马拔毒散　治疗疮大效，兼治恶疮、发背。

海马_{二个，炙}　穿山甲_{黄土炒，去土}　朱砂　水银_{各一钱}　麝香片脑_{各少许}　雄黄_{三分}

上末。针破疮口，点药入内，一日一点，大有效。

芫花根膏　治鱼脐疔疮，久治不瘥者。

芫花根_{一两}　黑豆_{三合}　猪牙皂角_{五挺}　白矾_{三两，煅研细}

上用醋一斗，将前三味，先浸三日，于釜中以火煎至二升，去粗。却入铛中煎至一升，入白矾末搅令匀，去火成膏。但是鱼脐丹恶疮，摊于帛上贴，日二易之。

治鱼脐疔疮

韭菜　连须葱　丝瓜叶

上入石钵内，捣烂如泥。以酒和服，以滓贴腋下。如病在左手贴左腋下，右手贴右腋下，在左脚贴左胯，右脚贴右胯。如在中贴心脐，并用布帛缚住，候肉下红丝处皆白则可。如有潮热亦用此法，却用人抱住，恐其颠倒，倒则难救。

四圣旋疗散　治疗疮生于四肢，其势微者，先以好醋调药涂上，以纸封之。次服内托里之药，其疗自旋出根。

巴豆仁_{五分}　白僵蚕　轻粉　硇砂_{各二钱半}

上为细末，醋调用之。

拔毒散　治疗疮。

蜈蚣一条,炙　盐白霜　粉霜　胆矾　硇砂各一钱,另研

上为末和匀。先用羊骨针挑破头,点药在上,醋糊纸贴上,其根一时自出。

保生饼子　治诸疔等疮。

金脚信二钱　雄黄　硇砂各三钱　轻粉　麝香各一钱　巴豆四十九,泡熟,去壳,研

上为末,和匀。用黄蜡一两,饼和药成锭,水浸少时取出。用时始捻作饼,如钱眼大。以羊角骨针挑疮头,按药在上,以醋糊纸贴之,膏药亦可,黄水出为效。

《济生》金砂散　取疔疮。

道人头微炒存性,一两,即苍耳子　硇砂三钱半　雄黄三钱　蟾酥以多为妙

上将疮四围刺破,以少油调药末置于疮内,绯帛封之,数日疔自出。如疮入腹呕逆者,将苍耳捣汁饮之。一方,但用硇砂、雄黄等分,研细用蜜调。先破疮头去血,入药豆大在疮口内,纸花贴之亦效。

〔丹〕日本三藏传疔疮方　江子肉十粒,半夏一大颗,研末;附子半枚,蜣蜋一枚,各为末。四味臭麝香也相和。看疮大小,以纸绳子围疮口,以药泥上。又用绢帛贴敷,时换新药,以可为度。此方活人甚多。

铁罐膏　治一切恶疮、内毒,此药止痛,追死肉。

桑柴灰　荞麦秸灰　石灰各一碗　炭灰少许

上用瓦罐一个,底傍钻穴一个、塞住。将前项灰填在内,用水注满,厚纸封固一伏时,用芦筒插在罐孔内淋之,尽其水,不用灰罐。将淋灰水于锅内慢火熬,用铁片续续搅,休教煿定锅,稀稠滴在水内不散为度,用铁罐子盛之,封了口。或有诸般疮及肠风痔瘘,量疮用之妙。

〔济〕**蟾酥丹**　治疔疮。取蟾酥以白面、黄丹,搜作剂,丸如麦粒状。针破患处,以一粒纳之,取蟾酥法:用癞蚆破眉棱上,以手捻出酥于油纸或桑叶上,用竹篦刮下,然后插在背阴处,自干用之。

又方　用针刀旋破疔头,以蟾酥敷之。后用

野菊花　莎草根　甜菜叶

擂细。以无灰酒尽量调服之，酒醒疗化水，即痛定。如热除，不必去疗，亦自愈也。

铁粉散　专治冷疗疮，经久不效。

多年生铁三钱，炒过　松脂一钱　黄丹　轻粉各五分　麝香少许

上为细末。用清油调搽疮口，立效。

又方　治疗疮。

山茨菰　锅锈　生姜　江茶　盐少许

用银针拨开疗疮，即以前药搭作饼子，如大棋子，放疗头上。甚者半月皮皱可医，不皱难治矣。

雄黄散　治疗疮。

雄黄　硇砂　苍耳草烧灰

上为末，醋调数次。将菊花捣烂、姜汁调，清者服之，浓者敷之。

追毒丸　治疗疮、发背。

虾蟆粪二分　麻虫　雄黄　黄丹各一分

上为末，水丸如米大。将疮拨开头，入药在内，以膏药贴之。

《三因》苍耳散　治一切疗肿神效。用苍耳草根、茎、苗子，但取一色便可用。烧灰存性研细，用好米醋、米泔澄定，和如泥。随疮大小涂上，厚二分，干即易之，不过十度，即拔根出。须针破涂之。更加雄黄尤妙。

治一切疗肿，悬痈。

上用苍耳根、茎、苗，但取一束，烧为灰，醋、泔、蓝靛，和如泥。先以针刺疮上及四边数下，令血出，度药气，可以入针孔中。即去血敷药，干即易之，不过数度，即拔根出。其未结脓者，即内消也，已结脓破溃者，再不用针刺，只以药涂之。余以忽，口角上生疗肿，造甘子振家，母为贴药，经十日不瘥。予以此药涂之得愈。常作此药以救人，无有不瘥者，故特以传后嗣。疗肿方殆有千首，皆不及此，虽齐州荣姥方，亦不能胜此物造次易得也。

治一切疗肿

上用苍耳、草，又名羊负来草，只用根红嫩者，擂烂，无灰白酒调匀服；次用盐梅肉研烂，以猪胆汁和涂疮顶上，其毒即散。又先用好京墨，以姜汁研烂，用姜片蘸墨，涂四围肿热处，即效。一方，用苍耳根叶，童便绞取汁，令服一升，日三。或烧灰和腊月猪脂敷。一方，用苗叶捣汁饮之。一方，用子或叶或根研烂，以米醋脚调涂肿处立散，仍研汁服，以瘥为度。

治疗疮

上于九月九日，采芙蓉花叶，阴干，研细。用时以井花水调，银胧打成膏，厚纸摊贴疮上。次日用蝤蜒螺，即鬼丁螺一个，用银器盛，打破依前调药，却将蝤蜒螺放在疮上贴，待过周日揭起，其疗自出立效，其药不要摊阔。

治疗疮

上用多年墙内或泥土中锈钉。洗净，以炭火内煅红醋淬，待冷用刀刮钉锈，又入火内煅红，入醋淬，仍前刮末，再煅再淬，再刮下末，研为细末。用时将疮口拨开，挑药末在内，以膏药贴之少时。如病深取疗，如病浅即取出黑紫色血，其疮自愈。

拔疗法

以黑牯牛，牵于石塔上必撒粪，候粪上生菌，取焙干，与豨莶草叶等分，为细末。先用竹筒两头去节，一头解十字路，将不解头套在疗上，以线紧缚，竹筒陷入肉内为度，以前药末一匙，滴水和之，放于筒内少时，药滚起则疗自拔起。若一次未效，渐加度数，其疗必拔也。

拔疗方 治疗疮不出者，用此药以拔出之。

巴豆半粒去壳 磁石

上为末，用葱涎同蜜为膏，以敷疮上，疗疮自出。

神授疗疗肿方

以紧磁石为末。用酸醋调封于患处少时，力拔出疗神妙。

〔世〕治疗疮。用麻内蛀虫一条，研传疮上。却用膏药贴之，一饭时去膏药,其疔自出。

麻虫膏 治疔疮。

上将麻虫一条捣烂,入好江茶,和作饼子如钱眼大。以羊角骨针挑疮头,按药在上,醋糊纸贴之,膏药亦可,其毒出为效。

蜣螂膏 治疔毒。

蜣螂三个,肚白者,佳 黄麻虫十个

上二味捣匀,拨破患处贴之。如患在手足间,在红丝上臂,丝尽处将针挑断出血,仍用前药。

愚按:此方常用有效,如无麻虫亦效。毒盛者,更服败毒药。蜣螂即屎蚵蜋也。

《圣济方》治疔疮。

蜣螂心腹下肉,稍白者

上捕取不以多少,贴疮上半日许,未可,再上之,血尽根出神效。

治疔疮最有功效。用蝉蜕、僵蚕为末,酸醋调涂,四围留疮口,俟根出稍长,然后拔去。再用药涂疮。海藏方,单用僵蚕为末,津调涂,亦佳。

又方 治疔疮。

螺蛸为末,敷头上。四边针刺碎红肿上,用铁锈水、紫花地丁草末,围四边肿上。即紫花鹿蹄草。红肿外好肉上,用生姜自然汁,调船灰末,敷好肉上。

又方 治疔肿。

先以针拨破四畔中间,用海螺蛸末,水丸豆大敷于疮头上,再用箭头草末,敷四畔红肉上。外又用旧船灰烧末,同[1]生姜自然汁调敷后,再用湿丝绵贴,中间用手揭去疔盖,再将螺蛸末,水调敷之。

又方 治疔疮。

大黄一大块及东壁土,汲新井水入于砂碗内,磨浓厚涂肿

---

〔1〕同:原作"为",修敬堂本作"捣"。据四库本改。

上。中心留一窍如钱眼大,出热气,经宿立愈,如干再用水润之。

又方 治疔疮。

雄黄一钱,就瓦上煅焦黄为末。以病人尿调敷疔上一时拔出。如发热欲死者,将大黄、菊花研汁,灌之〔1〕。若冬间取根捣汁亦可。

玉山韩光方 治疔肿。

上以艾蒿一担,烧作灰。于竹筒中淋取汁,以一二合和石灰如面浆。以针刺疮中至痛,即点之。点三次其根自拔,亦大神效。正观中,用治三十余人得瘥。

〔衍〕苦苣捣汁,敷疔疮殊验。青苗阴干,以备冬月,为末,水调敷。《本草》云:取苦苣垄中白汁,敷疔肿出根。又取汁滴疮上,立溃。

疔疮,用白敛为末,水调敷之。《圣惠方》

〔圣〕治疔疮。甚者用附子末,醋和涂之,干再涂。《千金方》同

〔丹〕琥珀膏方见痈疽下杂方条

水沉膏 治疔疮。

白果根新鲜生者佳

上以米醋磨浓澄脚,以油纸摊贴及用酒磨服。

敷疔膏 治疔疮及无名肿毒、瘰气等证。

生蓝叶不拘多少,洗净

上叶〔2〕捣烂敷贴患处,以梗煎酒服。

又方

毛屎梯叶

上生采新鲜者擂米泔水暖刷,及以根磨米泔水,暖服。

又方 治一切恶疮、毒肉不出。

用乌梅一味,烧灰为末敷上,恶肉立尽矣。

灸疔疮法

〔1〕之:原作"上",据修敬堂本改。
〔2〕叶:原作"以",据修敬堂本改。

取掌后横纹后五指,男左女右,七壮即瘥,屡效。

灸　　法[1]

初虞世云:疔疮于所属经络,各泻之。疔疮者必发于手足之间,生黄疱,其中或紫黑色。有一条如红线直上,仓卒之际,急宜以针于红线所至处,刺出毒血。然后以蟾酥乳香膏等药,于正疮上涂之。针时以病者知痛出血为好,否则红线入腹攻心,必致危困矣。

百一治疔肿。以针刺四畔,用石榴皮末,着疮上,调面围四畔,灸痛为度。调末敷上,急裹,经宿连根自出。

松　针　法

取向北松枝上叶极硬者,顿齐作一束,扎令极紧。缓缓以意消详,毒气所经,行虚软处针之,须令出血。时先用酒润,下针处必小痛,令病人稍忍,仍用雄黄末入麝香少许,以温酒调下,一二服与之。服后方下松针,针之。

入　　腹[2]

治疔疮毒气入腹,多呕吐欲死者,即服内托香粉散。

滴乳半两,另研真绿豆粉一两,为细末,煎生甘草汤,调三钱,时时饮之,常令灌润胸膈。一方,用雄黄、绿豆粉、乳香等分,为末。水调服。

百二散又名,护心散。治发疔疮烦躁,手足不住发狂者,急宜服之。

甘草节　绿豆粉　朱砂各等分

上为细末。每服三钱,熟水调下。

疔疮入腹呕者,煎道人头浓汁饮之。

治疔疮毒气入腹,昏闷不食。

---

〔1〕灸法:原脱,据本书卷二"疔疮"目录补。
〔2〕入腹:原脱,据本书卷二"疔疮"目录补。

紫花地丁　蝉蜕　贯仲_{各一两}　丁香　乳香_{各二钱}

上为细末。每服二钱,空心温酒下。_{紫花地丁,麦熟时有之,开紫花质甚脆,如蒲公英状,但蒲公英开黄花,地丁开紫花。}

〔瑞〕治疗疮危笃者,二服即愈,轻者一服立效。

土蜂房_{一小窠全,《本草》云,土蜂房有毒,利大小便}　蛇蜕_{一条,全}

上作一处,器皿中盛,用黄泥封固,火煅存性,研为细末。每服一钱,空心,好酒调服少顷,腹中大痛,痛止其疮已化黄水矣,仍服五圣散。

大黄　甘草_{各一两}　生姜　皂角针　金银花_{各二两}　栝蒌_{一个}

上㕮咀。用好酒二升,同煎至八分,去渣,不拘时服。

治疗疮最验。用苍耳、臭牡丹各一大握,捣烂,新汲水或顺流水,调服一碗,泻下黑水即愈。

走　黄^[1]

拔黄药

用蟾酥,飞罗面为丸,如梧桐子大。可将一丸放在面前舌下,即时黄出。

破棺丹　治疗黄,走胤不止。

当归　赤芍药　山栀子　牵牛_{各二两半}　连翘　牡蛎　金银花　紫花地丁_{各一两半}　京三棱　甘草_{各二两}　便秘加大黄_{三两}

上为细末,炼蜜和丸,如弹子大。每服一丸,食前用童便化开服。忌饮酒及生冷硬物。

立马回疗丹　治疗疮,走胤不止。

金脚信　蟾酥　血竭　朱砂　没药_{各半钱}　轻粉　龙脑　麝香_{各一字}

上为细末。用生草乌头汁,和作锭如麦子大,用时将疮顶刺破,将药一锭放疮口内,第二日疮肿是效。

治疗走了黄,打滚将死者。

---

〔1〕走黄:原脱,据本书卷二"疗疮"目录补。

牡蛎　大黄　山栀子　金银花　木通　连翘　牛蒡子　地骨皮　乳香　没药　皂角刺　栝蒌

上各等分,剉碎。每服半两,气壮者加朴硝,用水一碗,酒半碗,煎一服定愈。

蟾酥走黄丸　治疗疮走黄。

朱砂研　黄丹飞　白面各等分

上末。取蟾酥搜作剂,丸如麦粒大。先刺疮口,次安一粒在疮口内,仍以水沉膏贴之。又以五七丸,葱汤吞下,发汗即愈。

危　困[1]

回疮蟾酥锭子　治疗疮,毒气攻心欲死,以针刺其疮向心行处,但觉痛,有血处下锭子。若累刺至心侧近,皆不痛无血者,急针百会穴,痛有血者,下锭子。若无血以亲人热血代之,犹活三四,况疮初发,无有不效。大抵疗疮生于四肢,及胸背、头项、骨节间,唯胸背、头项最急。初生痛痒不常,中陷如钉,盖撼之有根,壮热恶心是也。

天南星　款冬花　巴豆仁　黄丹　白信各一钱　独活五分　蟹螯去头足,十个

上为极细末。用新蟾酥和药,如黍米大,捻作锭子。每遇疗疮,先以针刺其疮,必不知痛,有血出者,下锭子。如觉痛,不须再用,若更不知痛,再随疮所行处,迎夺刺之,至有血知痛即止。其原疮亦觉疼痛,以膏药贴之,脓出自瘥。用锭子法,度以银作细筒子一个,约长三寸许,随针下至疮痛处,复以细银丝子,内药于筒内,推至痛处。

肘后犯疗肿垂死。菊花叶一握,捣绞汁一升,入口即活,此神验,亦用其根。丹溪云:根、茎、叶、花,皆可,紫梗者佳。

疗肿困重。生捣苍耳根、叶,和小儿尿绞汁,冷服一升,日三服甚验。

---

〔1〕危困:原脱,据本书卷二"疗疮"目录补。

内　疗[1]

化毒丸　治内疗。

朱砂　雄黄各一钱　蝉蜕十枚　硼砂生　轻粉各五分　麝香一分　片脑半分

上末。取蟾酥为丸，如绿豆大。每用一丸，放舌上含化取涎，化后以井水漱净。无此丸用单蟾酥代之亦可。

霹雳火　治内疗之证，发汗之妙方也。凡疗疮始觉，不曾服出汗之药，过数日间，外证皆罢，或在胸腹，或在胁肋，赤焮肿起，此乃毒气入里，内疗之所发也，宜用此法出汗，毒气方能出也。

先置水桶一个，铁铫一个，令病人侧卧于桶上，四围以衣衾盖护，勿令泄气。却以鹅卵石，火烧极红，放铫内，以铫安桶内，以醋投于铫内淬之，熏蒸出汗。未透，再加火力再淬之，须令肿处汗透，不必遍身出汗也。

---

〔1〕内疗：原脱，据本书卷二"疗疮"目录补。

痈疽部分

《灵枢》五藏身有五部:伏兔一,腓二腓者腨也,即足肚。背三,五藏俞四,项五,此五部有痈疽者死。

王海藏云:脑、须、鬓、颐,亦为痈疽必死之处。

《鬼遗方》不可患痈疽者七处:眼后虚处,颐接骨处,阴根上毛间、胯与尻骨接处,耳门前后车骨接处,诸因小腹风水所成痈疽,颔骨下近耳后虚处,鼻骨中并能害人,但以诸法疗之,或有得瘥,唯眼后虚处最险。

背上九处不可病痈:第一入发际为玉枕,亦为舌本、第二颈项节,第三椎为崇骨,第四大椎为五藏,第五脊骨两边肺俞穴,第六夹脊两边脾俞及肝俞,第七脊骨两边肾俞二穴,第八后心鸠尾,第九鸠尾骨穴。

正面五处不可患痈:第一喉骨为垂膺,第二当胸为神舍,第三心鸠尾,第四当两乳穴,第五脐下二寸为肠屈间。

侧面三处不可患痈:耳下近耳后,牙车尖央陷中,为喉脉一穴,当膊下一穴,为肩骨,承山上三寸一穴腨肠。

上焦发痈为阳,是壅塞实候,宜解利温凉汤药,去其积热上攻外,即贴消肿逼毒药。如已结定,即用发穴药,候穴破出,其脓毒肿平,方贴生肉等药,然后敛合疮口。亦虑外伤风水,勿食发风,热酱,面毒物等,忌房事。

中焦发痈至腰上一节，前后心不定所在，皆是涩滞候，亦乘虚而作，不拘大小，前起心、鸠尾者最要紧。近两腋是虚处，两胁肋下至脐上，及脐下两傍一二寸，发痈填气，伏硬难溃脓，为此等处偏难发穴，穴后难合疮口，并须先用暖内药，服后用热药贴令软和，慢慢破穴，不得急破，急破即朝夕出脓不住，缓慢破穴，即一顿出脓，易为将息。后心者，唯有十一椎脾俞下，十四椎上为肾俞，肾俞下为腰俞，两处起痈者，防毒气内攻，为此处皆是至虚处，凡有痈起，先须补内气令实，方可放破，内气实则不内攻，且易得溃，唯腰腿两处多成漏疾，预防节欲则先矣。

下焦发为流注虚损候，前阴股两处，起如鸡卵大，长横摺内。初起肿核结块，后四畔浮肿，相并伏硬。色青黑。先用和平药内服三五日，后用发软散及罨药，罨令软即穴，穴后其疮口即随摺子内作长疮，疮口破，宜急用抽毒膏出脓，脓尽便贴合疮口药。为此处无肉可坏，更不须长肉也。

上《灵枢》、《鬼遗》诸书所言部分甚悉，今已散采入各条矣，其经络所属及引经之药，已见首卷分经络篇。其初、中、后，内消、外治之法，及表里、虚实之别，则当于肿疡、溃疡门求之。今世专科方士，所诧以为秘传之书，图写形像，分别名目以立治法者，多不足凭，此中亦有搜采者如或问之类。姑以广闻见耳，不必泥也。

头 部一

百 会 疽

或问：百会穴生疽何如？曰：此名玉顶发，初如麦米，顿增痛楚，寒热大作，由虚阳浮泛，宜以盐汤下八味丸，引火归源，甚则黑锡丹。或元气素厚，六阳经受风邪，风火相扇，脏腑热毒上攻而然者，宜黄连消毒饮兼玉枢丹、胜金丹，更以附子切片，置涌泉穴灸五壮，以泄其毒。七日无脓者死。

顶 门 痈

或问:顶门生痈何如？曰:此属太阳经风热所致,一名佛顶疽,穴名上星。由脏腑阴阳不调,热毒上壅而成,宜服活命饮加芩连、栀子、藁本、清热之剂,及紫金丹、乌金散、夺命丹汗之。虚者十全大补汤加羌活,稍迟,溃烂黑陷,恶证多,脉大神昏,二便闭结者,不治。

额 疽

《鬼遗方》云:左额、右额发赤疽。不拘大小,状如桃李,急宜药贴破,见脓无害。右额角一处发毒疽及恶疖,为近太阳穴,如肿满太阳,即成虚损。为近穴而难消,不可破,如破后伤外风水,即能害人,亦宜用药溃脓后,速敛合疮口,如经冬月,即成冷疮。缘此处近太阳穴,上至额角,都为险处。或问:当额生疽何如？曰:此属阳明胃积热,宜服活命饮加升麻、桔梗、羌活,水酒煎服。壮实者,一粒金丹下之,老弱者,十全大补汤或十宣散、黄芪内托散托之,过时溃烂,脑髓出者死。

太 阳 疽

《鬼遗》云:左右太阳穴,或发疽疖及痈,五七日不溃,毒气流入眼眶攻眼,眼合不开,用药贴破,破后慎外风水,所入即损其睛,疰损眼睑而成大疾。或问:两太阳生疽何如？曰:此名勇疽,亦名脑发。疽属足阳明胃经,状如伏鼠,寒热并作,面目浮肿,宜活命饮加升麻、桔梗,乌金散。十一日刺得黄白脓者生,清稀黑血者,及溃烂透脑者死。

鬓 疽

鬓疽属手少阳三焦相火,是经少血多气,尤忌见脓,若妄加针灸,必至不起,余见之屡矣。薛新甫以为属肝胆二经怒火,或风热血虚所致,若发热作渴者,用柴胡清肝散。肿臀痛甚者,用仙方活命饮。若大势已退,余毒未散,用参芪、归术为主,佐以川芎、白芷、金银花,以速其脓,脓成仍用参芪之类,托而溃之。若欲其生肌收敛,脾虚者,六味丸。血虚者,四物加参芪。或血燥,或水不能生木者,用四物汤、六味地黄丸。气虚者,用补中益气汤,皆当滋其化源为善。

一老肿痛发热,脓清作渴,脉软而涩,此气血俱虚也,欲补之。彼见作渴发热,乃服降火之剂,果作呕少食,复求治。投六君子汤四剂,呕止食进,仍用补药月余而愈,以上补例。一人患此,焮痛作肿发热,以小柴胡汤加连翘、金银花、天花粉,四剂而消。一人因怒后,鬓际肿痛发热,以小柴胡汤,加连翘、金银花、天花粉,四剂根畔俱消,惟疮头作痛,以仙方活命饮二剂,痛止脓熟针之,更以托里消毒药而愈。一人肿痛,寒热拘急,脉浮数,以荆防败毒散二剂,表证悉退,更以托里消毒散,溃之而安。一人焮肿痛甚,发寒热,服十宣散愈炽,诊之脉数而实,此表里俱有邪也,以荆防败毒散,加芩连、大黄二剂少愈,更以荆防败毒散四剂而消。俞黄门,年逾三十,冬患鬓毒肿焮,烦躁便秘,脉实,此胆经风热壅上也,马氏曰:疮疡热实不利者,大黄汤下之。一剂便通疮退,更以荆防败毒散二剂,十宣散去桂,加天花粉、金银花,数剂而愈。一人头面焮肿作痛,时仲冬,脉弦紧,以托里温经汤,汗之而消。赵宜人,年逾七十,鬓疽已溃,焮肿痛甚喜冷,脉实便秘,东垣云:烦躁饮冷,身热脉大,精神昏闷者,脏腑实也,以清凉饮二剂,肿痛悉退,更以托里药三十余剂而平。

〔汪〕前疽虽出少阳血少之分,然证与脉,皆属于实,故年壮者,用泻剂之重,老年者,用泻剂之轻。若拘以年老,或守其经禁而投补剂,实实之祸难免矣,以上泻例。

侍御朱南皋患前证,肿痛发热,日晡尤甚,此肝胆二经血虚火燥也,用四物汤加玄参、柴胡、桔梗、炙草治之而愈。又因劳役,发热畏寒,作渴自汗,用补中益气汤去柴胡、升麻,加五味、麦门、炮姜而瘥。州守胡廷器,年七十患前证,肿焮作痛,头目俱胀,此肾水不足,肝胆火盛而血燥也,用六味丸料四剂,疮头出水而愈。后因调养失宜,仍肿痛烦热喘渴,脉洪大而虚,此脾胃之气伤也,用补中益气以补脾胃,用六味地黄丸以补肾肝而痊,以上补例。

柴胡清肝散　治鬓疽,及肝胆、三焦风热怒火之证,或项胸作痛,或疮毒发热。

柴胡　山栀炒,各一钱五分　黄芩炒　川芎　人参各一钱　连翘桔梗各八分　甘草五分

上水煎服。

发 际 疮

《鬼遗》云:左右发际起如粟米,头白肉赤,热痛如锥刺,此疾妇人患多,丈夫患少,始因风湿上攻发际,亦宜出脓无伤。或问:发际生疮何如?曰:此名发际疮也。状如芡实,漫肿寒热,或痛或痒者,发际疽也,此由风热上壅所致。宜服防风通圣散、紫金丹、夺命丹汗之。

癞 头 疮

〔丹〕防风通圣散为末,酒浸焙干,凡三次。食后,白汤调服,日三服,至头有汗效。

〔世〕浓煎盐汤洗,三五日一洗,用一上散傅之,久年不愈神效。

〔丹〕用好紫霄炭烧通红,入水淬之,又烧又淬,以水热为度。取所淬之水,日日洗之,使热毒宣发而愈。外以胡荽子、伏龙肝、悬龙尾,屋梁尘也,黄连、白矾为末,调傅。又服酒炒通圣散效。

一方,单用黄连末。敷之累效。

或问:头上生疮,状如葡萄痛甚,久而无脓,何如?曰:名鬈毛疮,治法上同。必须详验其疮,若中陷而四畔高起,色如黄蜡者,广疮也。

松脂膏　治头疮,经年月不瘥。

松脂　黄连去须,各七钱半　黄芩　苦参各一两　蛇床子二钱半

大黄　白矾枯,各半两　水银一两半　胡粉半两,合水银入少水同研,令无星
为度

上为细末,研匀。用腊猪脂调敷疮上,大效。

贝母膏　治头秃疮。

贝母　半夏生　南星　五倍子　白芷　黄柏　苦参各二钱半
虢丹煅,一钱半　雄黄一钱

上为细末。先以蜂房、白芷、苦参、大腹皮、荆芥,煎汤熏洗拭
干。即用蜜水调敷两三次后,干掺药。

加味平胃散　治一切恶疮,头上疮。

上平胃散入腻粉,清油调敷之,甚妙。

螺蛸散　治头上生疮,俗曰粘疮。

海螺蛸二钱　白胶香　轻粉各半两

为细末研匀。先用清油润疮,后掺药,只一上可[1],治头极痒
不痛生疮方

鹁鸽粪五合

上以好醋和膏,煮三两沸,日两三次,涂之。

脑　疽

《鬼遗》正脑上一处起为脑痈及脑疽、脑铄,并在大椎骨上入发
际生。脑痈皮起易得破穴,急破急出脓,不害。脑疽皮厚难得破穴,
须急发内毒,使破穴方可。脑铄一处,初起如横木掘,上起顶门,下
止大椎,发肿如火烧,其色青黑如靴皮,大硬不见脓,即损外皮如犬
咬去肉之迹,难愈。《灵枢》云:阳气大发,消脑溜项,名曰脑烁。其
色不乐[2],脑项痛,如刺以针,烦心者,死不可治。

〔薛〕脑属足太阳膀胱经,积热。或湿毒上涌,或阴虚火炽,或
肾水亏损,阴精消涸。初起肿赤痛甚,烦渴饮冷,脉洪数而有力,乃
湿热上涌,当用黄连消毒散,并隔蒜灸,以除湿热。漫肿微痛,渴不

---

〔1〕可:此下集成本有"矣"字。
〔2〕乐:《诸病源候论》卷二十三作"荣"。

饮冷，脉洪数而无力，乃阴虚火炽，当用六味丸及补中益气汤，以滋
化源。若口舌干燥，小便频数，或淋沥作痛，乃肾水亏损，急用加减
八味丸及前汤，以固根本引火归经。若不成脓，不腐溃，阳气虚也，
四君加归芪。不生肌，不收敛，脾气虚也，十全大补汤。若色黯不
溃，或溃而不敛，乃阴精消涸，名曰脑烁，为不治。若攻补得宜，亦
有可愈，治者审焉。

　　元好问记曰：予素饮酒，于九月中患脑之下项之上，出小疮，后
数日，脑项麻木，肿势外焮，疡医遂处五香连翘汤，至八日不下，而
云不可速疗。十八日得脓出用药，或砭刺，三月乃可平，四月如故。
予记医经云：凡疮不[1]见脓，九死一生。果如医言，则当有束手待
毙之悔矣。乃请李明之诊，且谓：膏粱之变，不当投五香，事已无
及，当先用火攻之策，然后用药。以大艾炷如桃核许者，攻之至百
壮，乃痛觉。次为处方云：是足太阳膀胱之经，其病逆当反治，脉中
得弦紧，按之洪大而数又且有力，必当伏其所主，而先其所因，其始
则同，其终则异，可使破积，可使溃坚，可使气和，可使必已，必先岁
气，无伐天和。以时言之，可收不可汗，经与病俱禁下，法当结者散
之，咸以软之。然受寒邪而禁咸，诸苦寒为君为用，甘寒为佐，酒热
为因用为使，以辛温和气血，大辛以解结为臣，三辛三甘益元气而
和血脉，渗淡以导酒湿，扶持秋令以益气泻火，以入本经之药和血
且为引用，既以通经为主用，君以黄芩、黄连、黄柏、生地黄、知母酒
制之，本经羌活、独活、藁本、防风、防己、当归、连翘以解结，黄芪、
人参、甘草配诸苦寒者三之一，多则滋营气补土也，生甘草泻肾火
补下焦元气，人参、橘皮以补胃，苏木、当归尾去恶血，生地黄补血，
酒制防己除膀胱留热，泽泻助秋令去酒之湿热，凡此诸药，必得桔
梗为舟楫乃不下沉，投剂之后疮当不痛不拆，食进体健。予如言服
之，投床大鼾日出乃寤，以手扪疮肿减七八，至疮痂都敛十四日而
已。世医用技岂无取效者，至于治效之外，乃能历数体中不言之
秘，平生所见唯明之一人而已。方名黄连消毒饮见本条一人，素不慎起居

――――――――――――――――――――――――――――――

〔1〕不：原脱，据修敬堂本补。

饮食,燍赤肿痛,尺脉洪数,以黄连消毒散一剂,湿热顿除,惟肿硬
作痛,以仙方活命饮二剂,肿痛悉退,但疮头不消,投十宣去桂,加
金银花、藁本、白术、茯苓、陈皮,以托里排脓。彼欲全消,自制黄连
解毒散二服,反肿硬不作脓始悟。仍用十宣散加白术、茯苓、陈皮、
半夏,肿少退,仍去桂,又四剂而脓成,肿势亦退,继以八珍汤加黄
芪、五味子、麦门冬,月余脓溃而愈。夫苦寒之药,虽治阴证,尤当
分表里虚实,次第时宜,岂可始末悉用之。然燍肿赤痛,尺脉数,按
之则濡,乃膀胱经湿热壅盛也,故用黄连消毒散,以解毒除湿。顾
肿硬作痛,乃气血凝滞不行而作也,遂用仙方活命饮,以散结消毒
破血也。其疮头不消,盖因热毒熏蒸,气血凝滞而然也,宜用甘温
之剂,补益阳气,托里以腐溃之。况此证原属督脉经,因虚火盛而
出,若不审其因,专用苦寒之药,胃气已伤,何以腐化收敛? 几何不
致于败耶! 凡疮易消散、易腐溃、易收敛、皆气血壮盛故也。一人
脑疽,已十余日,面目肿闭,头燍如斗,脉洪数,烦躁饮冷,此膀胱湿
热所致,用黄连消毒饮二剂,次饮槐花酒二碗顿退,以指按下肿则
复起,此脓已成,于颈、额、肩、颊各刺一孔,脓并涌出,口目始开,更
以托里药,加金银花、连翘三十余剂,而愈。一人患脑疽,势剧脉
实,用黄连消毒散不应,以金银藤二两,水二钟,煎一钟,入酒半碗
服之,势去三四,再服渐退,又加黄柏、知母、瓜蒌、当归、甘草节,数
剂而溃止,加黄芪、川芎、白芷、桔梗,数剂而愈。一妇年将七十,形
实性急好酒。脑疽才五日,脉紧急又涩,急用大黄,酒煨细切,酒拌
炒为末,又酒拌人参炒。入姜煎调一钱服,过两时再与。得卧而上
半身汗,睡觉病已失,此亦内托之意。按:此治因性急,因好酒,兼因其脉而
制此方。脉紧急且涩,由其性急嗜酒,以伤其血而然,故用大黄以泄酒热,人参以养气
血也。杜清碧病脑疽,疗之不愈,丹溪往视之,曰:何不服防风通圣
散? 曰:已服数剂。丹溪曰:合以酒制之。清碧乃自悟,以为不及。
一妇脑左肿痛,左鼻出脓,年余不愈,时或掉眩,如坐舟车。许叔微
曰:肝虚风邪袭之然也,以川芎一两,当归三钱,羌活、旋覆花、细
辛、防风、蔓荆子、石膏、藁本、荆芥穗、半夏曲、干地黄、甘草各半
两,每服一两,一料而愈。按:此条认作肝虚风邪袭之,而治以去风、清热、养血、

祛痰之剂，因其掉眩，痛偏于左也。经曰：诸风掉眩，皆属肝木。又病偏左，乃肝胆所主。又曰：风从上受之。又曰：无痰不成眩晕。又曰：肝藏血。又曰：风乃阳邪，故方以风、热、痰、血而主治者，理也。一老患此，色赤肿痛，脉数有力，与黄连消毒饮二剂少退，更与清心莲子饮四剂而消。一妇人，冬间患此，肿痛热渴，余用清热消毒药，溃之而愈。次年三月，其舌肿大，遍身发疔如葡萄，不计其数，手足尤多，乃脾胃受毒也。先各刺出黑血，随服夺命丹七粒，出臭汗，疮热益甚，便秘二日，与大黄、芩连各三钱，升麻、白芷、山栀、薄荷、连翘各二钱，生甘草一钱，水煎三五沸服之，大小便出臭血甚多，下体稍退，乃磨入犀角汁，再服，舌本及齿缝出臭血，诸毒乃消，更以犀角地黄汤而愈。

以上治按，皆足太阳经积热，挟风、挟湿、挟虚者，其进退出入，可以用黄连消毒散之活法也。

黄连消毒饮

黄连五分　黄芩五分　黄柏酒洗，五分　人参五分　知母四分，酒炒，此以苦寒引用通经，为君　羌活一钱　独活五分　防风五分　藁本五分　连翘一钱，此以大辛解本经之结，为臣　黄芪一钱　甘草炙，五分，此以甘温配诸苦寒者，三之一，多则滋荣气而补土　当归身一钱，酒洗　生地黄一钱，酒洗此以辛温之味，和血补血　陈皮五分，不去白，补胃气　甘草梢五分，生，此以甘寒泻肾火之邪，补下焦元气　泽泻七分，渗淡导酒湿，扶助秋令　防己五分，酒洗，除膀胱留热　当归梢五分　苏木五分，去恶寒　桔梗一钱，使诸药不下沉，为舟楫之用

凡所用之药用酒洗，并入酒煎者，用酒热为因，为使。

上俱作一服。水三盏，煎减一半，去滓，入酒少许再煎，食后温服。投剂之后，不得饮水，必再作脓，效迟。初患三日者，服之立效。凡疮皆阴中之阳，阳中之阴二证而已。东垣治疽，阳药七分，阴药三分，名曰升阳益胃散，老人宜之，亦名复煎散。或加没药、乳香各一钱。

上东垣论膏粱肉食之变，治宜苦寒，不宜芳香者，如解里条，撮要内消升麻汤，孙真人单煮大黄汤，皆为富贵肉食之辈设也。

羌活当归汤　治脑疽。

黄芩　黄连各酒炒　当归身酒浸　炙甘草各一两　羌活　黄柏酒

浸　连翘各五钱　泽泻　独活　藁本各三钱　防风　栀子仁各五分

上㕮咀。分作四服,水一小碗,先浸一时许,入酒一匙,煎至八分,去渣。大温服食后,日二服,和渣计六服,三日服尽。去渣;清药调下后槟榔散。

槟榔散　槟榔为细末,将羌活当归汤调下。

陈录判母,年七十余,于冬至后脑出疽,形可瓯面大。众疡医诊视,俟疮熟以针出脓,因笞侍妾,疮辄内陷凹一韭叶许,面色青黄不泽,四肢逆冷,汗出身清,时复呕吐,脉极沉细而迟。盖缘衰老之年,严寒之时,病中苦楚,饮食淡薄,已涤肥浓之气,独存瘦悴之形,加之暴怒,精神愈损,故有此寒变也,病与时同。与疡医议,速制五香汤一剂,加丁香、附子各五钱,剂尽疡复大发,随证调治而愈。《内经》曰:凡治病必察其下。谓察时下之宜也。诸痛痒疮疡皆属心火,言其常也。如疮盛形羸,邪高痛下,始热终寒,此反常也,固当察时下之宜而权治。故曰:经者常也,法者用也,医者意也,随所宜而治之,可收十全之功矣。按:此条年老冬寒,理宜温补,兹用五香汤加丁附,以辛散何也？盖因其怒气郁结,阻碍阳气不得营运,致疽凹陷且脉极沉细而迟,其为气郁可知矣。故用五香以开结,丁附以助阳,则郁散阳复疽乃大发,此亦因其性,因其脉而为治也。锦衣叶夫人,患脑疽,口干舌燥,内服清热,外敷寒凉,色黯不焮,胸中气噎,证属阳气虚寒。彼疑素有痰火,不受温补,薛以参芪各五钱,姜桂各二钱,一剂顿然肿溃,又用大补药而愈。

一人脓将成,微痛兼渴,尺脉大而无力,此阴虚火动之证。彼谓心经热毒,自服清凉降火药愈炽,复求治,乃以四物汤加黄柏、知母、五味、麦门、黄芪,及加减八味丸,渴止疮溃,更以托里药,兼前丸而愈。

一妇人,年逾八十,脑疽已溃,发背继生,头如粟许,脉大无力,此膀胱经湿热所致。脉无力血气衰,进托里消毒药数服稍可,更加参芪,虽起而渴,此血气虚甚,以参芪各一两,归芎各五钱,麦门五味各一钱,数服渴止。不溃加肉桂十余剂,脓成针之,瘀肉渐腐,徐徐取去而脓清不敛,投十全大补汤,加白敛、贝母、远志,三十余剂脓稠而愈。设不峻补,不去腐肉,以渴为火,投以凉药,宁免死哉！

疮疽之证,虽属心火,当分表里虚实,果元气充实,内有实火,寒剂或可责效。若寒凉过度,使胃寒脾弱,阳证变阴,或结而不溃,或溃而不敛,阴阳乖戾,水火交争,死无日矣。一人脑疽作渴,脉虽洪按之无力,予咬咀加减八味丸与之。彼不信,自用滋阴等药,七恶并至而殁。《精要》曰:患疽虽云有热,皆因虚而得之,愈后作渴,或先渴后疽,非加减八味丸不能治。一人脑患疽,发热口渴,医用苦寒药,脓水益多,发热益甚,面目赤色,唇舌燥烈,小便淋痛,昼夜不寐,死在反掌,请薛治之。乃以加减八味丸料加参芪、归术、麦冬、甘草煎服之。熟睡半日,觉来诸证悉退,不数剂而疮愈。薛曰:病虽愈,当固其本元。彼不经意,且不守禁,次年患中风;后患背疽而殁。

一老人,脓清兼作渴,脉软而涩。予以为气血俱虚,用八珍汤加黄芪、五味。彼不信,乃服降火之剂,果反作呕少食。始信,服香砂六君子汤四剂,呕止食进,仍投前汤,月余而愈。一人未溃兼作渴,尺脉大而无力,以四物汤加黄柏、知母、黄芪、麦门,四剂而渴减,又与加减八味丸,渴止疮溃,更用托里药兼前丸而愈。

一人头项俱痛,虽大溃肿痛益甚,兼作泻,烦躁不睡,饮食少思,其势可畏。诊其脉毒尚在,与仙方活命饮二剂,肿痛退半,与二神丸及六君子汤加五味、麦门、酸枣仁四剂,诸证少退,食颇进,睡少得,及与参苓白术散数服,饮食颇进,又与十全大补汤加金银花、白芷、桔梗,月余瘥。

《鬼遗》赤色疽,发头额及脑前,并手掌中,十日不穴者死。七日可刺,出赤血,七日未有脓,不可治也。不穴者,不作穴而东攻西击也。杼疽,发鬓须及两耳,不穴十五日死,可刺,其脓色黑如豆豉,或见血者死。

面　部二

发　眉

《鬼遗》云:左右眉棱两处发为发眉。不拘在头尾,宜虑。未穴已前攻击在眉头,即攻入眼损睛,在眉后即攻下太阳,并宜戒慎。或问:眉发疽毒何如? 曰:此疽从眉至头生疮黑色,渐渐肿漫满面,疮头坚硬如石,刺之无脓,惟出黄水,痛不可忍,闷乱呕逆是也,由藏府积热,风毒上攻而然。急服紫金丹、胜金丹汗之;活命饮加黄连、桔梗、升麻,或黄连消毒饮,降火消毒之剂。六七日刺得黄白脓者可治,干枯紫陷,刺之无脓,吐逆烦躁,神昏不食者死。或问:眉心生疽何如? 曰:是名眉心疽,一名面风毒。属足太阳膀胱经,风热壅结,阴阳相滞而生。急服紫金丹、蟾酥丸汗之,或一粒金丹下之。若黑色痛甚,或麻或痒,寒热并作者,疔也。

目眦疡详见杂病眼目门,兹不赘。

鼻　疽

或问:鼻柱上生疽何如? 曰:是名鼻疽。属手太阴肺经风热及上焦郁火所致,宜千金漏芦汤、活命饮,加栀子、木通、薄荷、桔梗。

发　髭

《鬼遗》云:鼻下一处,人中两处为发髭。此多因摘髭外入风而结,攻作不常,寒热相并,此亦害人。或问:两腮及鼻下焮肿生疮,恶血淋漓何如? 曰:此名疔疽。属阳明胃经,三日口噤如痉,角弓反张,按之如疔,钉着骨痛,不可忍是也。急服乌金散、活命饮,加桔梗、升麻、栀子,壮实者,一粒金丹下之。稍缓则毒攻心,呕吐不食,昏迷躁乱,谵语者死。或问:地角上生痈何如? 曰:是名髭毒。属足阳明经风热所致。用活命饮加芩连、玄参、栀子、桔梗,以清热,壮实者,一粒金丹下之。若撼之有根,肌肉不仁,或麻或痒,寒热大作,烦闷呕逆者,疔也。

颧　疡

或问:颧骨内卒然而痛,经宿而痛甚,寒热大作何如? 曰:此颧骨肉疽也。属上焦与阳明经郁火所致,宜活命饮加升麻、桔梗、干葛,水酒煎服,仍与乌金散、夺命丹汗之可消。或问:一人年五十,忽颧骨上初觉如松子,渐大如胡桃,不甚肿,微赤微痒,或云痰核,或云结毒,或作瘤治何如?曰:皆非也,是名颧疽。属阳明经积热所致,用紫金丹、乌金散、活命饮,加制过南星,服之而消。按《灵枢》曰:心病者,颧赤。又曰:肾病者,颧与颜黑。然则当察其色,赤者,宜以黄连安神丸降心火,补心丸养心血,黑者,宜以地黄丸滋肾水,未可专委之阳明郁火也。

颊 疡

或问:颊腮生疮何如?曰:此名金腮疮。初如米粒,渐大如豆,久而不治,溃蚀透颊,属阳明经。初宜服胜金丹、活命饮,加升麻、桔梗,黄连消毒散选用。壮实者,一粒金丹下之。治不得法,溃烂不敛,口吐臭痰,喘急神昏者死。

犀角升麻汤 治阳明经络受风热,口唇、颊车、发鬓肿痛及鼻额间连头痛,不可开口,虽言语、饮食亦相妨。

犀角七钱半 川升麻半两 防风 黄芩各三钱半 香白芷 白附子 川芎各二钱半 羌活三钱,一字 生甘草一钱半

上㕮咀。都作一服,水五盏,煎至三盏半,去滓,分作三服,一日一服讫,其证必减,如脏腑有些溏不妨,足阳明胃经也,经云:肠胃为市。又云:阳明多血多气。胃之中,腥羶、五味无所不纳,如市廛无所不有也。六经之中血气俱多,腐熟饮食之毒聚于胃,故此方以犀角为主饮食之毒。阳明经络环唇挟口,起于鼻交頞[1]中,循颊车上耳前,过客主人,循发际至额颅。昔王公患此一经,亦以升麻佐之,余药皆涤除风热,升麻、黄芩,专入胃经,故用有效。

发颐疖腮

或问:腮脸生毒何如?曰:此名腮颔发。肌肉浮而不着骨者名疖腮。俱属阳明风热所致,急服活命饮,加玄参、芩连,水酒煎服,及紫金丹汗之。或问:颧骨之下,颐颔之上,耳前一寸三分发疽何

如？曰：此名颐发。古云，不治之证，属阳明经热毒上攻。宜活命饮加升麻、桔梗、黄连，水酒煎服，紫金丹、夺命丹汗之。壮实者，一粒金丹下之；老弱者，十全大补汤、黄芪内托散、人参养荣汤。若治不得法，延及咽嗌，溃烂穿口不食者死。尝见一妇人，患此证，经水适至，一医开之，呕逆不食而死。又一人患此，医用点药，溃烂臭秽，以致虚火上升，吐血痰谵语而死。〔薛〕疿腮属足阳明胃经，或外因风热所乘，或内因积热所致。若肿痛寒热者，白芷胃风汤。内热肿痛者，升麻黄连汤。外肿作痛，内热口干者，犀角升麻汤。内伤寒凉，不能消溃者，补中益气汤。发热作渴，大便秘结者，加味清凉饮。表里俱解而仍肿痛者，欲作脓也，托里散。若饮食少思，胃气虚弱也，六君子汤。肢体倦怠，阳气虚弱也，补中益气汤。脓毒既溃，肿痛不减，热毒未解也，托里消毒散。脓出而反痛，气血虚也，人参内托散。发热晡热，阴血虚也，八珍汤。恶寒发热，气血俱虚也，十全大补汤。若肿焮痛连耳下者，属手足少阳经，当清肝火。若连颐及耳后者，属足少阴经虚火，当补肾水。患此而有不治者多，泥风热执用克伐之药耳。按：《素问》云：肾热者，颐先赤。故颐属足少阴肾经也，而今医师以耳后一寸三分发锐毒者，名曰发颐，则是少阳分野。薛氏亦以为属足少阴经，当补肾水者何也？盖肾为相火之宅，宅完且固，而火得归息焉，则治肾正所以治少阳也。此证伤寒汗出不彻者多患之。亦有杂证客热，久而不散而发于颐者，宜以药速消散之，失治成脓，则费手矣。若又服克伐之药，而不滋补其气血，即穿口穿喉而死。一人年逾三十，夏月热病后，患颐毒。积日不溃，气息奄奄，饮食少思，大便不禁，诊脉如无。经曰：脉息如无似有，细而微者，阳气衰也。齐氏曰：饮食不入，大便滑利，肠胃虚也，以六君子加炮姜、肉豆蔻、破故纸数剂，泄稍止，食稍进，更加黄柏、当归、肉桂，溃而脓水清稀，前药每服加熟附一钱，数剂泄止食进，脓渐稠，再以十全大补汤，加酒炒芍药、白敛，月余而愈。地官，陈用之，服发散之剂，寒热已退，肿痛不消，此血凝滞而欲作脓也，用托里消毒散而脓成，又用托里散而溃。但脓清作渴，乃气血虚也，用八珍加麦门、五味，三十余剂而愈。上舍，卢懋树患此，而尺脉数，证属肾经不足，误服消毒之剂，致损元气而不能愈，余用补中益气、六味丸料而痊。上舍，熊栋卿颐后患之，脓清体瘦，遗精盗汗，晡热口渴，痰气上涌，久而不愈。脉洪大按之微细，属肾气亏损所致，遂用加减八味丸料，并十全大补汤而愈。一妇人，素内热因怒，耳下至颈肿痛，寒热，此肝胆经火燥而血虚，用柴胡栀子散而肿痛消，用加味逍遥散而寒热退，用八珍汤加丹皮而内热止。

连翘败毒散　治发颐初肿，服此消之。

羌活中　独活中　连翘上　荆芥中　防风中　柴胡中　升麻下　桔梗中　甘草下　川芎中　牛蒡子新瓦[1]上炒研碎用　中　当归尾酒洗　中　红花酒洗　下　苏木下　天花粉中

上用水一钟，好酒一钟，同煎至一钟，去滓，徐徐温服。如未消，加穿山甲蛤粉炒，一钱　肿至面者，加香白芷一钱、漏芦五分，如大便燥实者，加酒浸大黄一钱半，壮者倍用之。凡内有热，或寒热交作者，倍用柴胡，加酒洗黄芩一钱，酒炒黄连一钱。

加味消毒饮子　治搭腮肿。

防风　荆芥　连翘　牛蒡子　羌活　甘草各等分

上为粗末。水煎三两服，散毒。然后用药涂腮肿处。切不可先便用药涂，毒气入喉中，不救。

内托消毒散　治发颐有脓，不可消者，已破未破服之。

人参中　黄芪上　防风中　白芷中　川芎中　当归中　桔梗中　连翘中　升麻中　柴胡中　金银化中　甘草节中

上用水一钟，好酒一钟，同煎一钟，去滓，徐徐温服。疮破者，以玄武膏贴之。四围赤肿不退者，仍以后药涂之，兼服蜡矾丸最妙。

消毒救苦散　消肿散毒，用米醋调涂，敷四围留头，如干即又敷。

大黄三钱　黄芩　黄连　黄柏　芙蓉叶　大蓟根　白及　白敛　天南星　半夏　红花　檀花　当归尾　赤小豆　白芷各一钱

---

〔1〕瓦：原作"尾"，据四库本、修敬堂本改。

半 朴硝　雄黄另研末，以上各一钱

一方　用见肿消草、生白及、白敛、土大黄、生大蓟根、野苎麻根，共捣成饼，入朴硝一钱和匀，贴肿上留头勿贴，如干即换之。若更加山慈菇、金线重楼根尤妙。

百合散　治颐颏疮，一名独骨疮。

百合　黄柏各一两　白及二钱半　草麻子五十粒,研

上为末，用朴硝水和作饼贴之，日三五次。

二金散　治大人小儿蚀透腮颊，初生如米豆，名含腮疮。

鸡内金　郁金

上等分为末。先用盐浆盥漱了，贴之。

芙蓉敷方　治腮颔肿痛，或破成疮。

芙蓉叶不拘多少

上捣烂敷之，以帛扎定，日一换。

神效方　治痄腮，及痈疽发背，疮疖等证。

赤小豆为细末，以新汲水调敷疮上，及四边赤肿处，干则再敷之。

面　疮

或问：面游风毒何如？曰：此积热在内，或多食辛辣厚味，或服金石刚剂太过，以致热壅上焦，气血沸腾而作，属阳明经。初觉微痒，如虫蚁行，搔损则成疮，痛楚难禁，宜服黄连消毒散，去人参，加薄荷、栀子，及活命饮加桔梗、升麻。紫金丹、乌金散选用。外用祛风润肌之剂敷之。

治面部生疮，或鼻脸赤风刺、粉刺，用尽药不效者，惟此药可治，神妙不可言。每以少许，临卧时洗面令净如面油，用之数日间，疮肿处自平，赤亦自消。如风刺、粉刺一夕见效，仍涂药，勿近眼处。

生硫黄　香白芷　瓜蒌仁　腻粉各半钱　全蝎七枚　蝉蜕五枚,洗　芫青七枚,去足翅

上为细末，麻油、黄蜡约度，如合面油法，火熬溶，取下离火，入

诸药在内,每用少许,涂面上。

〔山〕面疮,水调平胃散涂之。

〔千〕治脸上热疮涎出,以蒲黄敷上瘥。

〔东〕**洗面药方**敷治面有默点,或生疮及粉刺之类,并去皮肤燥痒垢腻,润泽肌肤。

皂角三斤,去皮弦子,另捣　糯米一升二合　绿豆八合,拣净,另捣　楮实子五两　三奈子　缩砂连皮,半两　白芨二两,肥者,剉　甘松七钱　升麻子半两　白丁香五钱,腊月收拣净

上七味同为细末讫。和绿豆、糯米粉,及皂角末一处搅匀,用之效。

面油摩风膏

麻黄五钱　升麻　防风各二钱　当归身　白及各一钱　羌活去皮,一两　白檀香五分

上以绵裹定前药,于银石器中,用油五两,同熬得所,澄清去渣,以黄蜡一两,再煎熬为度。

莹肌如玉散

白丁香　白蒺藜　白牵牛　白及　白蔹　小椒各一两　香白芷七钱　当归梢　升麻各半两　楮实子四钱　白茯苓三钱　白附子二钱半　麻黄去节,二钱　连翘一钱半

上为细末。每用半钱,多少洗之。

涂默黯不令生疮

猪苓　麻黄　桂枝　白蒺藜　白附子　连翘　防风　香白芷　白蔹　当归身　升麻根　白及

上等分为细末。洗面用之,临卧唾调少许,涂面上。

《肘》疗面多奸黯,如雀卵色。以殺羊胆一枚,酒二升,煮三沸涂拭之,三日瘥。治面上粉刺,捣菟丝子绞汁涂之。

〔竹〕**白附丹**　治男子妇人,面上黑斑点。

白附子一两　白及　白蔹　白茯苓　密陀僧　白石脂　定粉各等分,研细

上为细末。用洗面药洗净。临睡用人乳汁,如无,用牛乳或鸡

子清调和丸，如龙眼大。逐旋用温浆水磨开，敷之。

白附子散 治面上热疮似癣，或生赤黑斑点。

白附子 密陀僧 茯苓 白芷 定粉各等分

上为末。先用萝卜煎汤洗面净；后用羊乳调，至夜敷患处，次早洗去效。

祛风白芷散 治面上风癣疮。

白芷三钱 黄连 黄柏 黄丹各二钱 茯苓一钱五分 轻粉一钱

上为细末。用油调搽癣疮上，或加孩儿茶二钱，麝香二分亦可。

牙 叉 发

《鬼遗》云：左右牙叉骨接处发痈疽，肿处胀攻骨及牙关，张口不得。因诸风热上攻，或多食烧炙之物所为，或因患牙痛，即从牙缝中破出脓血，切忌外风水触犯。按：此系阳明经郁热，治宜清胃散、甘露饮、防风通圣、凉膈之属，量虚实表里用之。若服寒凉过多，火不归源者，服理中之属，佐以姜附始安。

承 浆 痈

或问：地角下生疽何如？曰：是名颏痈，属阳明胃经积热所致。用白芷升麻汤、活命饮，加升麻、桔梗，更服紫金丹汗之，壮实者，一粒金丹下之。

耳 部三

耳 发

或问：耳轮生疽何如？曰：是名耳发疽，属手少阳、三焦经风热所致。六七日渐肿，如胡桃或如蜂房之状，或赤或紫热如火，痛彻心是也。十日刺出黄白脓者生，刺之无脓，时出鲜血，饮食不下，神昏狂躁者死。小儿耳窍旁生者，相传指月而生，恐未必然，大抵风湿热毒成疳,故名月蚀疳疮。

水银膏　治月蚀疮多在两耳上及窍傍,随月虚盈。

水银二钱半　胡粉研　松脂　黄连去须为末,各半两　猪脂四两

上先熬猪脂令沸,下松脂诸末及水银,搅令匀,瓷盒盛,先以盐汤洗净疮,涂敷,日三五度。

胡粉散　治月蚀疮。

胡粉炒微黄　白矾煅　虢丹煅　黄连净　轻粉各二钱　胭脂一钱　麝香少许

上为末。先以温浆水入盐,洗拭后掺药,如疮干,麻油调敷。

耳 内 疮

或问:耳中生毒何如?曰:耳中所患不同,皆由足少阴、手少阳二经,风热上壅而然。其证有五:曰停耳,亦曰耳湿,常出黄脓。有耳风毒,常出红脓。有缠耳,常出白脓。有耳疳,生疮臭秽。有震耳,耳内虚鸣,常出清脓。虽有五般,其源一也,皆不寒热。有耳蕈、耳痔,则不作脓,亦不寒热,外无痈肿,但耳塞不通。以上缠绵不已,令人耳聋,活命饮、黄连消毒饮治之。若寒热间作,内外红肿疼痛日增者,为耳痈,用活命饮加升麻、桔梗、紫金丹、乌金散;壮实者,一粒金丹下之。若寒热大作,痛楚难禁者疔也,作疔治之。

〔东垣〕**黍粘子汤**　治耳内痛,生疮。

桔梗半两　柴胡　黄芪各三分　连翘　黄芩　黍粘子　当归梢　生地黄　黄连各二分　蒲黄　甘草炙　草龙胆　昆布　苏木　生甘草各一分　桃仁一钱　红花少许

上件剉如麻豆大。作一服,水二大盏,煎至一盏。去渣;少热服,食后,忌寒药利大便。

〔罗〕治耳内生疮者,为足少阴是肾之经也,其气通于耳,其经虚,风热乘之随脉入于耳,与气相搏,故令耳门生疮也,曾青散主之。

曾青散　治耳内有恶疮。

雄黄七钱　曾青半两　黄芩二钱半

上件捣为细末，研匀。每用少许纳耳中。有脓出，即以绵杖子拭干用之。

黄连散

黄连半两　白矾枯，七钱半

上捣为细末。每用少许，绵裹纳耳中。

余详杂病第八，耳门。

耳　根　毒

或问：耳根结核何如？曰：是名耳根毒。状如痰核，按之不动而微痛，属足少阳胆经，兼三焦经风热所致。用活命饮加升麻、柴胡，水酒煎服，或乌金散汗之。壮实者，一粒金丹下〔1〕之；老弱者，黄芪内托散、十宣散托之。一人劳倦，耳下焮肿，恶寒发热，头疼作渴，右脉大而软，当服补中益气汤。彼自用药发散，遂致呕吐，始信。予用六君子汤，更服补中益气汤而愈。大抵内伤荣卫失守，皮肤间无气滋养，则不任风寒，胃气下陷，则阳火上冲，气喘发热头痛，脉大，此不足证也，误作外感表实而反泻之，宁免虚虚之祸。东垣云：内伤右脉大，外感左脉大，当以此别之。

按：左脉大属外感，此亦难凭，必须察形观色审证，糸之以脉，乃得不误。丹溪治一老人，饥寒作劳，患头疼发热，恶寒骨节疼，无汗妄语，脉洪数而左甚，治以参芪、归术、陈皮、甘草，每贴加附子一片，五贴而愈。又一少年，九月间发热头痛，妄语大渴，形肥脉数大左甚，以参术君，茯芍臣，芪佐，附一片使。盖人肥而脉左大于右事急矣，非附则参芪无捷效五十贴大汗而愈。此皆左脉大，丹溪悉以内伤治之。若依东垣认作外感，宁不杀人。一妇耳下肿痛，发寒热，与荆防败毒散四剂，表证悉退，以散肿溃坚汤数剂，肿消大半，再以神效瓜蒌散四剂而平。一人肝经风热，耳下肿痛发热，脉浮数，以薄荷丹治之而消。一妇因怒，耳下肿痛，以荆防败毒散加连

---

〔1〕下：原作"汗"，校本同。但"一粒金丹"由巴豆、沉香、木香、乳香四药组成，为"下剂"之一。据方义改。

翘、黄芩,四剂而愈。尝治此旬日不消者,以益气血药及饮远志酒并效,无脓自消,有脓自溃。一妇因怒,耳下燃痛,头痛寒热,以荆防败毒加黄芩,表证悉退。但饮食少思,日晡发热。东垣云:虽有虚热不可大攻,热去则寒起,遂以小柴胡加地骨皮、芎归、苓术、陈皮十余贴而愈。次年春复肿坚不溃,用八珍汤加香附、柴胡、地骨皮、桔梗,服至六七贴,以为延缓,仍服人参败毒散,势愈盛,又服流气饮则盗汗发热,口干食少,至秋复求诊视,气血虚极辞之果殁。一人每怒耳下肿,或胁作痛,以小柴胡汤加青皮、红花、桃仁四剂而愈。一女性急好怒,耳下常肿痛,发寒热,肝脉弦急,投小柴胡加青皮、牛蒡子、荆芥、防风而寒热退,更以小柴胡汤对四物数剂而肿消。其父欲除病根,予谓:肝内主藏血,外主荣筋,若恚怒气逆,则伤肝,肝主筋,故筋蓄结而肿,须要自加调摄,庶可免患,否则肝迭受伤,不能藏血,血虚则难差矣。后不戒,果结三核,屡用追蚀,不敛而殁。一人远途劳倦,发热,脉大无力,耳下患肿,此劳损也,宜补中益气、养荣汤,自然热退肿消。彼不听,服降火药及必效散,果吐泻不食而死。夫劳倦损气,气衰则火旺,火乘脾土,故倦怠而热,此元气伤也。丹溪曰:宜补形气,调经脉,其疮自消,不可汗下,若不详脉症,经络受病之异,而辄用峻厉之剂,鲜不危矣。

耳后疽参发颐

或问:耳后一寸三分生疽,古云不治之证。今有一人,年二十四岁,耳后结块如拳,肉色不变,亦不甚痛,七日不食何如? 曰:此名耳后毒,非瘰也,隔蒜灸之;活命饮加柴胡、桔梗、升麻,八阵散下之愈。张通府。耳后发际,患肿一块无头,肉色不变,按之微痛,彼谓痰结,脉软而时见数。经曰:脉数不时见,疮也非痰也。仲景云:微弱之脉,主血气俱虚,形精不足。又曰:沉迟软弱,皆宜托里,遂用参芪、归术、川芎、炙甘草以托里,少加金银花、白芷、桔梗以消毒,彼谓不然。内饮降火消痰,外贴凉药,觉寒彻脑,患处大热,头愈重,食愈少,复请治,以四君子加藿香、炮干姜数剂,食渐进,脓成刺之,更以十全大补汤去桂,灸以豆豉饼,又月余而愈。罗宗伯,耳后发际患毒焮痛,脉数,以小柴胡加桔梗、牛蒡子、金银花,四剂而愈。一人耳后患毒,脉证俱实,宜用内疏黄连汤。彼以严冬不服寒剂,竟至不起。一人耳后寸余发一毒,名曰锐疽。焮痛寒热,烦躁喜冷,此胆经蕴热而然。先用神仙活命饮一剂,势减二三,时值仲冬,彼惑于用寒远寒之禁。自用十宣、托里之药,势渐炽,耳内脓溃,喉肿闭[1],药不能下而殁。

总　论

〔薛〕耳疮属手少阳三焦经,或足厥阴肝经,血虚风热,或肝经燥火风热,或肾经虚火等因。若发热焮痛,属少阳、厥阴风热,用柴胡栀子散。若内热痒痛,属前二经血虚,用当归川芎散。若寒热作痛,属肝经风热,用小柴胡汤加山栀、川芎。若内热口干,属肾经虚火,用加味地黄丸,如不应,用加减八味丸,余当随证治之。文选姚海山,耳根赤肿,寒热作痛,此属三焦风热也,但中气素虚,以补中益气加山栀、炒黄芩、牛蒡子治之而愈。一儒者,因怒,耳内作痛出水,或用祛风之剂,筋挛作痛,肢体如束,此肝火伤血也,用六味丸料数服而愈。举人毛石峰子,年二十,耳内出水或作痛,年余矣。脉洪数,左尺益甚,此属肝、肾二经虚热也,用加减八味丸料,一剂而愈。一男子每入房,耳内或作痒或出水,常以银簪探入,甚喜阴凉,此属肾经虚热也,用加减八味丸而愈。一妇人,因怒发热,每经行即两耳出脓,两太阳作痛,以手按之痛稍止,怒则胸胁、乳房胀痛,或寒热往来,或小便频数,或小腹胀闷,此皆属肝火血虚也,先用栀子清肝散二剂,又用加味逍遥散数剂,诸证悉退,又以补中益气加五味而痊愈。一妇人经行后,因怒气劳役,发热寒热,耳内作痛,余以经行为血虚,用八珍汤加柴胡,怒气为肝火,用加味逍遥散;劳役为气伤,用补中益气汤加山栀而愈。一妇人,耳内作痛或肿罯,寒热发热,面色素青黄,经行则变赤,余以为怒气伤肝,郁结伤脾,用加味归脾汤、加味逍遥散而愈。一妇人耳内肿痛,寒热口

---

〔1〕闭:原作"开",据修敬堂本改。

苦,耳内出水,燉连颈项,饮食少思,此肝火甚而伤脾也,用小柴胡汤加山栀,牡丹皮稍愈。用加味逍遥散,及八珍汤加柴胡、山栀、丹皮,调补肝脾而全愈。一孀妇,或耳内外作痛,或项侧结核,内热晡热,月经不调,唾痰少食,胸膈不利,余以为郁怒伤肝脾,朝用妇脾汤以解脾郁,生脾气;夕用加味逍遥散以清肝火,生肝血而愈。太卿魏庄渠,癸卯仲冬,耳内作痛,左尺洪大而涩。余曰:此肾水枯竭,不能生肝木,当滋化源,彼不信。仍杂用直补之剂,余谓其婿陆时若曰:庄渠不能生肾水,来春必不能起。至明年季春十八日,复请治,昏愦不语,颐耳之分,已有脓矣,且卵缩便数,方信余言求治,辞不克。用六味丸料一钟,阴茎舒出,小便十减六七,神思顿醒。余曰:若砭脓出,庶延数日,为立嗣之计,否则脓从耳出,死立待矣。或谓不砭可生者,余因辞归,翌日果耳内出脓,至二十一日己未,火日而卒。宪副姜时川,癸卯冬,右手寸口浮数而有痰,口内若有疮然。余曰:此胃火传于肺也,当薄滋味,慎起居,以御之。甲辰秋,尺脉洪数而无力。余曰:此肺金不能生肾水,无根之火上炎也,宜静调养,滋化源以治之。彼云:今喉耳不时燥痛,肢体不时发热,果是无根之火殒无疑矣。后会刘古峡云:姜公之病已如尊料,遂拉同往视,喉果肿溃,脉愈洪大,又误以为疮毒而投苦寒之剂,卒于仲春二十八日。乃药之促其亡也,否则尚能延至仲夏。

当归川芎散 治手足少阳经,血虚疮证或风热,耳内痒痛生疮出水,或头目不清,寒热少食,或妇女经水不调,胸膈不利,胁腹痞痛。

当归　川芎　柴胡　白术　芍药各一钱　山栀炒,一钱二分　牡丹皮　茯苓各八分　蔓荆子　甘草各五分

上水煎服。

若肝气不平寒热,加地骨皮。肝气实,加柴胡、黄芩。气血虚,加参芪、归地。脾虚饮食少思,加苓术。脾虚胸膈不利,加参芪。痰滞胸膈,加术半。肝气不顺,胸膈不利,或小腹痞满,或时攻痛,加青皮。肝血不足,胸膈不利,或小腹满痛,加熟地黄。肝血虚寒,小腹时痛,加肉桂。日晡发热,加归地。

栀子清肝散一名，柴胡栀子散。治三焦及足少阳经风热，耳内作痒生疮，或出水疼痛，或胸乳间作痛，或寒热往来。

柴胡 栀子炒 牡丹皮各一钱 茯苓 川芎 芍药 当归 牛蒡子炒，各七分 甘草五分

上水煎服。若太阳头痛，加羌活。

加味地黄丸 治肝肾阴虚疮证，或耳内痒痛出水，或眼昏痰气喘嗽，或作渴发热，小便赤涩等证。

干山药 山茱萸 牡丹皮 泽泻 白茯苓 熟地黄 柴胡 五味子各另为末，等分

上将二地黄挏碎，酒拌湿杵膏，入前末和匀，加炼蜜为丸，桐子大。每服百丸，空心白汤送下。不应，用加减八味丸。

口齿部四

口疮详杂病第八口门，此掇其遗者耳。

〔丹〕王四叔公，口疮舌强，多痰。

白术 甘草梢一钱 人参 赤芍药 木通 生地黄半钱 黄连炒一钱 瓜蒌子十二枚

上作一贴煎。

〔罗〕黄连升麻汤 治口舌生疮。

升麻一钱半 黄连三钱

上为细末，绵裹含津咽。

〔丹〕治口疮。黄柏炙，同细辛各二钱，研极细敷之。噙少时，当满口有涎吐之。少刻，又敷又噙，如是五七次愈。《千金方》

〔罗〕绿袍散 治大人小儿口疮，多不效者。

黄柏四两 甘草炙，二两 青黛一两

上先取二味为末，入青黛同研匀，干贴。

《衍》黄柏蜜炙，与青黛各一分，同为末，入生龙脑一字，研匀。治心脾热，舌颊生疮，当掺疮上，有涎即吐之。

〔垣〕**蜜柏散**　治口疮久不愈者,用黄柏不计多少,蜜炙灰色,为细末。干掺上,临卧。忌酒、醋、酱,犯之则疮难愈。

〔丹〕好酒煮黄连,呷下立愈。

《本》治膈上热极,口舌生疮。

腻粉一匕　杏仁七粒,不去皮尖

上二味,临卧时细嚼,令涎出则吐之,用温汤嗽口,未痊可又用。

《肘》治口疮,以蔷薇根,避风处打去土,煮浓汁温含,冷易之。

《衍》五倍子治口疮,以末搽之,便可饮食。

《本》治口疮,以胆矾一块,用百沸汤泡开,含漱一夕,可瘥八分。一方,用白矾汤漱口亦妙。凡口疮,用西瓜浆水。疮甚者,以此徐徐饮之。冬月无,留皮烧灰噙之。

治口疮,以好墨研蟧蛄极细,敷之立效,胡氏方。蟧蛄走小肠[1]、膀胱,其效甚捷。因力峻气猛,阴虚气上致疮者,戒勿用。惟体实有热,在上焦者,用之。

〔子和〕,治一男子,病口疮数年。上至口,中至咽嗌,下至胃脘皆痛,不敢食热物,一涌一泄一汗,十去其九,次服黄连解毒汤,不十余日皆释。

〔丹〕口疮,服凉药不愈者,此中焦气不足,虚火泛上,先用理中汤,甚则加附子。

《本》治满口生疮,此因虚火上攻,口舌生疮。

草乌头一枚　南星一枚　生姜一块

上焙干为细末。每服二钱,临卧时,用醋调作掩子,贴手足心,来日便愈。

〔丹〕口疮,以远志醋研,鹅毛扫患处,出涎。

《本》治口鼻生疮,用生姜一块,临睡时细嚼,含睡。不得开口出气,眠着不妨睡觉咽下。

《保》**半夏散**　治少阴口疮,声绝不出者,是寒遏绝阳气不伸。

---

〔1〕肠:原作"疡",据修敬堂本改。

半夏制一两桂 乌头各一字

水同煎一盏,分作二服。

甘矾散 治太阴口疮。

甘草二寸 白矾栗子大

上含化咽津。

乳香散 治赤口疮。

乳香 没药各一钱 白矾半钱 铜绿少许

研末掺之。

没药散 治白口疮。

乳香 没药 雄黄各一钱 轻粉半钱 巴豆霜少许

为末掺之。

〔丹〕治口疮,猪蹄壳烧为末,敷之立止,张氏方。治口疮与走马疳,茄蒂中木,去皮烧存性,入少白梅灰,与少矾细末,敷之立安。

〔罗〕红芍药散

心病口疮,紫桔红苍,三钱四两,五服安康。

上件紫菀、桔梗、红芍药、苍术,各等分为细末。羊肝四两,批开,掺药末三钱,用麻扎定,火内烧令熟。空心食之,白汤送下,大效。

《圣》主小儿口疮通白者,及风疳疮蚀透者。以白僵蚕炒令黄色,拭去蚕上黄肉毛,为末,用蜜和敷之立效。

〔陈〕主口内热疮,以古文钱二十文,烧令赤,投酒中,饮之立瘥。

口舌生疮,胸膈疼痛,用炒豉细末,含一宿便瘥。

《圣》治口疮,用缩砂不拘多少,火煨为末,掺疮即愈。

又法,用槟榔,烧灰存性,为末,入轻粉敷之。

《千》治口疮,取桑树汁,先以发拭口,即以汁敷之。

〔垣〕化毒法:凡口疮,无问新旧,遇夜卧,将自己两丸,以手擿紧,左右交手揉三五十遍。但遇夜睡觉行之,如此三五度,因酒而生者,一夜愈;久病诸口疮,三二夜愈。如鼻流清涕恶寒者,擿二丸向上,揉之数夜可愈。

牙　痛

或问：牙根生痛何如？曰：此名附牙痛，属足阳明胃经热毒所致，宜服清胃散、黄连消毒饮，或刺出恶血，则愈。

清胃散　治膏粱积热，唇口肿痛，齿龈溃烂，焮痛连头面，或恶寒发热。

升麻二钱　生地黄　牡丹皮　黄连　当归酒洗，各一钱

上水煎服。痛未止，石膏之类可量加。

骨　槽　风

或问：牙龈肿痛，寒热大作，腐烂不已，作疳治之无益何如？曰：此骨槽风也，一名穿腮毒。由忧愁思虑，惊恐悲伤所致。初起生于耳下及颈项间，隐隐皮肤之内，略有小核，渐大如胡桃，日增红肿，或上或下，或左或右，牙关紧急，不能进食，先用鹅翎探吐风痰，服黄连解毒汤、活命饮，加玄参、桔梗、柴胡、黄芩，切不可用刀针。有一人因用药点破，入风虚火上升，呕吐血痰，谵语臭秽，不食而死。又一人，上齿根连外肿痛，后齿根溃脓，医者皆以牙痛治之，久而不敛，浓汁不绝，询其故？乃曾生广疮者，即以结毒治之而愈。

东垣神功丸　治多食肉人，口臭不可近。牙齿疳蚀，断肉将脱，牙落血出不止。

黄连去须净，酒洗，一两　缩砂仁半两　生地黄酒浸　甘草各三钱　藿香叶　木香　当归身各一钱　升麻二钱　兰香叶如无，以藿香叶代之，二钱

上为细末，水浸蒸饼为丸，绿豆大。每服一百丸加至二百丸止。白汤下，食后服。兼治血痢及下血不止，血下褐色或紫黑色，及肠澼下血，空心米饮送下，其脉洪大而缓。及治麻木，厥气上冲，逆气上行腰间者。

上　腭　痛

或问：上腭生疽，状如紫葡萄何如？曰：是名悬痈，属手太阴、

手厥阴心包络。令人寒热大作,舌不能伸缩,口不能开阖,惟欲仰面而卧,鼻中时出红涕,属手足少阴经,及三焦积热所致。宜黄连消毒饮,加桔梗、玄参,急刺出恶血,犀角琥珀膏敷之,壮实者,一粒金丹下之,过时不治,饮食不入,神昏脉乱者死。

唇　疮

〔世〕唇疮,以甑上滴下汗敷之,累效如神。

〔罗〕多效散　治唇紧疮及疹。

诃子肉　五倍子各等分

上为细末,干贴上效。

〔丹〕唇黄泡肿,乌头炒灰研,香油调敷之,胡氏方。

唇上生疮,连年不瘥。以八月蓝叶一斤,捣取汁洗之,不过三日瘥,《千金方》。唇上生疮,用白荷花瓣贴之,神效。如开裂出血者即止。

项　部五

百　脉　疽

《鬼遗》云:百脉疽,肿起环颈项疼痛,身体大热,不敢动止,悁悁不能食,此有大畏恐骇,上气咳嗽,其发引耳,不可以肿,十五日可刺导引,不刺导引见血,八十日必死。

颈　痈

《灵枢》云:发于颈者,名曰夭疽。其痈大而赤黑,不急治,则热气下入渊腋、前伤任脉,内熏肝肺,熏肝肺十余日而死矣。或问:颈上生痈疽何如? 曰:是颈痈也,属手少阳、三焦经,郁火、积愤、惊惶所致。初觉即隔蒜灸,服活命饮加玄参、桔梗、升麻,及胜金丹、夺命丹汗之。壮实者,一粒金丹下之;老弱者,十全大补汤、人参养荣汤。若溃而不敛,烦躁胀满,小便如淋,呕吐者死。一妇颈痛不消,与神效瓜蒌散六剂,少退,更以小柴胡加青皮、枳壳、贝母数剂,痛肿减大半,再以四物对小柴胡数剂而平。一人神劳多怒,颈肿一块,久而不消,诸药不应。予以八珍汤加柴胡、香附,每日更隔蒜灸数壮,日饮远志酒二三盏渐消。一妇月水不行,渐热咳嗽,肌体渐瘦,胸膈不利,颈肿一块,日久不消,令服逍遥散月余,更服八珍汤加牡丹皮、香附,又月余,加黄芪、白敛两月余,热退肿消,经行而愈。一人年逾三十,每劳心过度,颈肿发热,服败毒散愈盛,用补中益气汤数贴而消。一人因暴怒,项下肿痛,胸膈痞闷兼发热,用方脉流气二剂,胸膈利,以荆防败毒散二剂而热退,肝脉尚弦涩,以小柴胡加芎归、芍药四剂,脉证顿退,以散肿溃坚丸一料将平,惟一核不消,服遇神仙无比丸二两而瘳。一儿甫周岁,项患胎毒。予俟有脓刺之,脓出碗许,乳食如常,用托里药月余而愈;又一儿患此,待脓自出,几至不救。大抵疮浅宜砭,深宜刺,使瘀血去于毒聚之始,则易消也。况小儿气血又弱,脓成不针不砭,鲜不毙矣。一人项下患毒,脓已成因畏针,焮延至胸,赤如霞,其脉滑数,饮食不进,月余不寐甚倦。予密针之,脓出即睡觉而思食,用托里散两月余而愈;又一人患此,及时针刺,数日而愈。一人素虚患此,不针,溃透颔颊,血气愈虚而死。一妇因怒颈肿,后月水不通,四肢浮肿,小便如淋,此血分证也,先以椒仁丸数服,经行肿消,更以六君子汤加柴胡、枳壳数剂,颈肿亦消矣。亦有先因小便不利,后身发肿,致经水不通,名曰水分,宜葶苈丸治之。《良方》云:妇人肿满,若先因经水断绝,后致四肢浮肿,小便不通,名曰血分,水化为血,血不通则复化为水矣,宜服椒红丸。

项 中 疽

或问:颈后脑下发疽何如?曰:此即对口疮也,属督脉。阳独盛,气有余,火炎上而发疽也,急服乌金散、胜金丹汗之,壮实者,一粒金丹下之。稍迟溃出脓水,入风发搐者,难治。有毒邪壅盛,鲜血暴涌而死,毒攻心腹,膨胀谵语者死。此证焮赤肿痛可治,若根大精神昏愦,即难治也。量表里虚实,而为汗下、内托、内消、外用大围药箍住,中点六灰膏之类破泄其毒,不可走失根脚。若欲流两肩脊者,不可疗也。或云:先服追疗夺命汤二贴,后服活血化毒汤。

治对口疮效方 用新鲜茄蒂七个,秤若干重,又用鲜何首乌,秤同茄蒂重,用水一钟半煎服。一服出脓,一服收口。如无鲜茄蒂、首乌,干者亦可,但不及鲜者有力。此方轻剂不可以治重病,观者勿泥也。

天 柱 疽

或问:天柱骨上,极痒入骨,恶心吐逆,肩背拘急何如?曰:此名天柱疽,急隔蒜灸,痒止为度,无蒜明灸可治。服活命饮加羌活、桔梗,乌金散、胜金丹选用。灸而有泡者吉,无泡者凶;服汗剂得汗可治,无汗难治。若溃烂神昏,呕哕恶心,血不止者死。

杼 疽 参耳后

或问:颈上、两耳后生疽何如?曰:此名杼疽。初不甚肿,但痛痒不时而出清水,渐渐长大,如玳瑁斑点者是也,亦名化骨疮。急服八阵散、夺命丹、活命饮加桔梗、柴胡。若过时,溃烂日久出骨者,大恶之证也。此证多生于积郁之人,七恶多见,犯禁者不治。

夹 喉 疽

或问:喉之两旁生疽何如?曰:此名夹疽,属手少阴心经、足太阴脾经、足厥阴肝火热毒上攻而然。宜琥珀犀角膏、犀角散、黄连消毒饮、活命饮,加玄参、桔梗、黄连。溃内者难治,虚火上升,痰壅饮食不进者死。

结 喉 痈

《灵枢》云:痈发于嗌中,名曰猛疽。猛疽不治,化为脓,脓不泻塞咽,半日死。其化为脓者泻,则合豕膏冷食,三日而已。或问:当结喉生痈何如?曰:是名喉痈,又名猛疽。以其势毒猛烈可畏也,属任脉、及手太阳、手少阴经,积热忧愤所致。急宜清热攻毒,用琥珀犀角膏、及黄连消毒饮、紫金丹、乌金散选用,壮实者,一粒金丹下之。若过时不治,溃穿咽嗌者死。

瘰疬马刀结核连续者,为瘰疬。形长如蛤者,为马刀。一云,瘰疬者结
核是也,或在耳后耳前,或在耳下连及顺颌,或在颈下连缺盆,皆谓之
瘰疬。或在胸及胸之侧,或在两胁,皆谓之马刀。手足少阳主之。

《集验》云:夫瘰疬疮者,有风毒、热毒、气毒之异,瘰疬、结核、寒热之殊。其证皆由忿怒、气逆、忧思过甚,风热邪气内搏于肝经。盖怒伤肝,肝主筋,故令筋缩结蓄而肿也。其候多生于颈项、胸腋之间,结聚成核,初如豆粒,后若梅李,累累相连,大小无定。初觉憎寒壮热,咽项强痛,肿结不消者,便当服散肿溃坚汤,或五香连翘、漏芦汤之类散之。或用牡蛎大黄汤,疏利三两行,疮上可用十香膏之类贴之,及诸淋洗、敷贴等药治之,庶得消散。若不散,可用内消丸之类消之,或隔蒜灸之。仍断欲、息气、薄滋味调理之。不然,恐日久变生寒热咳嗽而成劳瘵之疾,不可治矣。又有马刀疮,亦生于项腋之间,有类瘰疬。但初起其状如马刀,赤色如火烧烙极痛,此疮甚猛,宜急治之,不然多成危殆也,临证辨之。丹溪云:夫瘰疬初发,必起于少阳经,不守禁戒,必延及阳明经。大抵食味之厚,郁气之积,曰毒、曰风、曰热,皆此二端,招引变换,须分虚实。彼实者固易治,自非痛断厚味与发气之物,虽易亦难,殊为可虑,以其属胆经,主决断,有相火而且气多血少。妇人见此,若月经行不作寒热可生,稍久转为潮热,其证危矣,自非断欲、绝虑、食淡,虽神圣不可治也。戴复庵云:瘰疬之病,皆血气壅结,根在脏腑,多结于颈项之间,累累大小,无定发作,寒热、脓血、溃烂,或此没而彼起,宜于隔宿,用米饮调下桂府滑石二钱钟,动时进黑白散,必有物如葡萄肉,从小便出至数枚,其肿核则愈,仍常服四七汤加木香,或苏子降气汤,其匼颈者,俗名蟠蛇疬难治。薛新甫云:瘰疬之病,属三焦肝胆二经,怒火、风热、血燥,或肝肾二经精血亏损,虚火内动,或恚怒、气逆、忧思过甚,风热邪气内搏于肝。盖怒伤肝,肝主筋,肝受病,则筋累累然如贯珠也。其候多生于耳前后、项腋间,结聚成

核，初觉憎寒恶热，咽项强痛。若寒热焮痛者，此肝火风热而气病也，用小柴胡汤以清肝火，并服加味四物汤以养肝血。若寒热既止而核不消散者，此肝经火燥而血病也，用加味逍遥散以清肝火，六味地黄丸以生肾水。若肿高而稍软，面色痿黄，皮肤壮热，脓已成也，可用针以决之，及服托里之剂。若经久不愈，或愈而复发，脓水淋漓，肌体羸瘦者，必纯补之剂，庶可收敛，否则变成九瘘。《内经》曰：陷脉为瘘，留连肉腠。即此病也。外用豆豉饼、琥珀膏以驱散寒邪，补接阳气，内服补中益气汤、六味丸以滋肾水、培肝木、健脾土，亦有可愈者。大抵肝胆部分结核，不问大小，其脉左关弦紧，左尺洪数者，乃肾水不能生肝木，以致肝火燥而筋挛，须用前药以滋化源，是治其本也。《外台秘要》云：肝肾虚热，则生病。《病机》云：瘰疬不系膏粱丹毒火热之变，因虚劳气郁所致，止宜补形气，调经脉，其疮自消散。盖不待汗之、下之而已也。其不详脉证、经络、受病之异者，下之则犯经禁、病禁、虚虚之祸，如指诸掌。若脉洪大，元气虚败，为不治。若面㿠白，为金克木，亦不治。若眼内赤脉贯瞳人，见几条则几年死。使不从本而治，妄用伐肝之剂则误矣。盖伐肝则脾土先伤，脾伤则损五脏之源矣，可不慎哉。按《脉经》云：人年五六十，其脉浮大者，痹侠背行，苦肠鸣、马刀、侠瘿者，皆为劳得之。可见瘰疬之证，多起于虚也，薛氏之论，可为典要，故详著之。

【治疗次第】 初觉憎寒壮热，咽项强痛，肿结不消者，以羌活连翘汤，又宜长服消疬丸。却以棱针刺破出血，以拔毒汤热淋洗，一日洗五七次，针五七次，放蟾酥末少许于针处上，以琥珀膏贴之，更以内消膏贴之，久久自然而消也。如不散者，用铁筒拔毒膏点破，次以下品锭子取去恶肉，可作溃疡治之。用十宣散之类托里，若毒攻心呕吐者，用粉乳托里散发出毒，此要兼针灸法同施。若已溃不愈者，宜益气养荣汤，八物汤加柴胡、地骨皮、夏枯草、香附子、贝母多服取效。凡用锭子药线，必用托里之剂服之。焮赤肿痛，脉沉数者，邪气实也，宜泄之，以化毒消肿和里散，加减。肿痛憎寒发热，或拘急，脉浮数者，邪在表也，宜散表，以荆防败毒散加减。因怒结核，或肿痛，或发热者，宜疏肝行气，以小柴胡汤加青皮、青木香、红花、桃仁。肿硬不溃者，宜补气血，以益气养荣汤。抑[1]郁所致者，解郁结，调气血，以益气养荣汤。溃后不敛者，属气血俱虚，宜大补，以益气养荣汤，次用十全大补汤，加香附子、贝母、远志。虚劳所致者，宜补之，先以补中益气汤，次以益气养荣汤加减。因有核，溃而不敛者，腐而补之，以针头散腐之；以益气养荣汤补之。脉实而不敛，或不消者下之，以羌活连翘汤。肿痛发寒热，大便秘，以羌活连翘汤，次以神仙活命饮。耳下结核肿痛，发寒热，宜荆防败毒散，表证悉退，以散肿溃坚汤。溃后核不腐，以益气养荣汤，更敷针头散腐之。肿硬久不消，亦不作脓，服散坚败毒药不应。宜灸肘尖、肩尖、服益气养荣汤而消。气血壮实之人，脉沉实而大者，亦不觉损，方可进必效散、遇仙无比丸下其毒。若其毒一下，即止二药，更服益气养荣汤调理。疮口不敛，宜用豆豉饼灸之。以琥珀膏、十香膏贴之。溃后发热，烦躁作渴，脉大无力，此血虚也，宜以当归补血汤，次以圣愈汤，再八物汤加贝母、远志。每劳心过度，颈肿发热，服败毒药愈甚，以补中益气汤数剂而消。

【治验】　阁老，杨石斋子，年十七，发热作渴，日晡颊赤，左关尺脉大而浮，此肝肾阴虚，用补阴八珍汤五十余剂，又加参芪二十余剂而溃。但脓水清稀，肌肉不生，乃以参芪、归术为主，佐以芍药、熟地、麦门、五味，脓水稠而肌肉生。更服必效散一剂，疬毒去而疮口敛。容台，张美之，善怒，孟春患此。或用伐肝之剂不愈，余以为肝血不足，用六味地黄丸、补中益气汤，以滋化源，至季冬而愈。一儒者，愈后体瘦，发热昼夜无定，此足三阴气血俱虚，用八珍加麦门、五味二十余剂，又用补中益气加麦门、五味，及六味丸而愈。儒者张子容，素善怒，患此久而不愈。疮出鲜血，左关弦洪，重按如无，此肝火动而血妄行，证属气血俱虚，用补中益气汤，以补脾肺，用六味丸以滋肾肝而愈。一人耳下患五枚如贯珠，年许尚硬，

---

〔1〕抑：原作"折"，据修敬堂本改。

面色痿黄，饮食不甘，劳而发热，脉数软而涩，以益气养荣汤六十余剂，元气已复，患处已消，一核尚存，以必效散二服而平。一人先于耳前、耳下患之将愈，延及项侧缺盆三年，遂延胸腋。诊之肝脉弦数，以龙会、散坚二丸治之将愈，肝脉尚数。四年后小腹、阴囊、内股皆患毒，年余不敛，脉诊如前，以清肝养血，及前丸而愈。一人因怒，耳下及缺盆患疬，溃延腋下，形气颇实，疮口不合，治以散肿溃坚丸而愈。一人因劳而患，怠惰发热，脉洪大按之无力，宜用补中益气汤。彼不信，辄服攻伐之剂，吐泻不止而死。大抵此证原属虚损，若不审虚实而犯病禁、经禁，鲜有不误。常治先以调经解郁，更以隔蒜灸之多自消。如不消即以琥珀膏贴之，候有脓则针之，否则变生他证，设若兼痰、兼阴虚等症，只宜加兼症之剂，不可干扰余经，或气血已复而核不消，却服散坚之剂，至月余不应，气血亦不觉损，方进必效散或遇神仙无比丸，其毒一下，即止二药，更服益气养荣汤数剂，以调理。疮口不敛，豆豉饼、琥珀膏贴，气血俱虚，或不慎饮食起居七情者，俱不治。然此证以气血为主，气血壮实，不用追蚀之剂，彼亦能自腐，但取去，使易于收敛。若气血虚，不先用补剂，而数用追蚀之药，适足以败矣。若发寒热，眼内有赤脉贯瞳人者亦不治。一脉者一年死，二脉者二年死。一人患之，痰盛胸膈痞闷，脾胃脉弦，此脾土虚，肝木乘之也，当实脾土，伐肝木为主。彼以治痰为先，乃服苦寒化痰药，不应。又加破气药，病愈甚，始用六君子汤加芎归数剂，饮食少思，以补中益气汤倍加白术月余，中气少健，又以益气养荣汤四月，肿消而血气亦复矣。夫右关脉弦，弦属木，乃木盛而克脾土为贼邪也，虚而用苦寒之剂，是虚虚也。况痰之为病，其因不一，主治之法不同，凡治痰，利药过多则脾气愈虚，虚则痰愈易生，如中气不足，必用参术之类为主，佐以痰药。一人久而不敛，神思困倦，脉虚，予欲投以托里，彼以为迂。乃服散肿溃坚汤半月余，果发热，饮食愈少，复求治。投益气养荣汤三月，喜其谨守，得以收救。齐氏曰：结核瘰疬初觉宜内消之。如经久不除，气血渐衰，肌寒肉冷，或脓汁清稀，毒气不出，疮口不合，聚肿不赤，结核无脓，外证不明者，并宜托里。脓未成者，使脓早成；脓已溃者,使新肉早生。血气虚者,托里补之,阴阳不和,托里调之。大抵托里之法,使疮无变坏之证,所以宜用也。

一妇患瘰疬,延至胸腋,脓水淋漓,日久五心烦热,肢体疼痛,头目昏重,心忪颊赤,口干咽燥,发热盗汗,食少嗜卧,月水不调,脐腹作痛,予谓血虚而然,非疬故也。服逍遥散月余少可,更服八珍汤加牡丹皮、香附子,又月余而经通,再加黄芪、白敛两月余而愈。一妇久患瘰疬不消,自汗恶寒,此血气俱虚,服十全大补汤,月余而溃。然坚核虽取,疮口不敛,灸以豆豉饼,仍与前药加香附、乌药,两月而愈。一妇病溃后,发热,烦躁作渴,脉大无力,此血虚也,以当归补血汤六剂顿退,又以圣愈汤数剂少健,加以八珍汤加贝母、远志,三十余剂而敛。一妇溃后,核不腐,以益气养荣汤三十余剂,更敷针头散腐之,再与前汤三十余剂而敛。一妇久溃发热,月经过期且少,用逍遥散兼前汤两月余,气血复而疮亦愈,但一口不收,敷针头散,更灸前穴而痊。一妇肝经积热,患而作痛,脉沉数,以射干连翘汤四剂少愈,更用散肿溃坚丸,月余而消。一妇瘰疬,与养气顺血药不应,服神效瓜蒌散二剂顿退,又六剂而消。却与托里药,气血平复而愈。一妇年逾三十,瘰疬已溃不愈,与八珍汤加柴胡、地骨皮、夏枯草、香附、贝母,五十余剂,形气渐转,更与必效散二服,疮口遂合。惟血气未平,再用前药三十余剂而平。一妇瘰疬不消,脓清不敛,用八珍汤少愈,忽肩背痛不能回顾,此膀胱经气郁所致,当服防风通气汤。彼云瘰疬胆经病也,是经火动而然,自服凉肝降火之药,反致不食,痛盛。予诊其脉胃气愈弱,先以四君子加陈皮、炒芍药、半夏、羌活、蔓荆子,四剂食进痛止;继以防风通气二剂而愈。一女年十七,患瘰疬久不愈,月水尚未通,发热咳嗽,饮食少思,老妪欲用巴豆、肉桂之类,先通其经。予谓:此证潮热经候不调者,不治。但喜脉不涩,且不潮热,尚可治。须养气血,益津液,其经自行。彼欲效,仍用巴桂。此剽悍之剂,大助阳火,阴血得之则妄行;脾胃得之则愈虚,果通而不止,饮食愈少,更加潮热,遂致不救。一妇人,瘰疬久不愈,或以木旺之证,用散肿溃坚汤伐之,肿硬益甚。薛以为肝经气血亏损,当滋化源,用六味地黄丸、补中益气汤,至春而愈。此证若肝经风火暴病,元气无亏,宜用前汤。若风木旺而自病,宜用泻青丸,虚者用地黄丸。若水不能生木,亦用此丸。若金来克木,宜补脾土,生肾水。大凡风木之病,壮脾土则木自不能克矣。若行伐肝,则脾胃先伤,而木反克土矣。一妇患之,恐不起,致少寐年余,病破脓水淋漓,经水或五十日、或两月余一至,误服通经丸,展转无寐,午前恶寒,午后发热。薛以为思虑亏损脾血,用归脾汤作丸,午前以六君送下,午后以逍遥送下,两月余得寐,半载后经行如期,年余疮愈。一妇瘰疬后,遍身作痒,脉大按而虚,以十全大补汤,加香附治之而愈。大凡溃后午前痒作气虚,午后痒作血虚,若作风症,治之必死。子和治一妇人,病瘰疬延及胸臆,皆成大疮相连,无好皮肉,求戴人疗之。戴人曰:火淫所胜,治以咸寒,命以沧盐吐之,即一吐而着痂,次用凉膈散、解毒汤等剂,皮肉反复如初。

东垣连翘散坚汤 治耳下至缺盆、或至肩上生疮,坚硬如石,动之无根者名马刀。疮从手足少阳经中来也,或生两胁,或已流脓作疮,或未破并皆治之。

当归酒洗 黄芩生 连翘 广茂酒炒 京三棱细剉,同广茂酒洗一次,微炒干,以上各半两

土瓜根酒炒 草龙胆酒洗,各一两 柴胡根一两二钱 酒炒芩七钱 炙甘草六钱 黄连酒炒

苍术各三钱 芍药一钱

上以一半为细末,炼蜜为丸如绿豆大。每服一百丸或一百五十丸。一半㕮咀。每服半两,水一盏八分,先浸半日,煎去滓。热服临卧,头低脚高,去枕而卧,每口作十次咽;留一口送下丸子,服毕如常安卧。

升阳调经汤 治绕项下或至颊车,生瘰疬。此证出足阳明胃经中来也,若其疮深远,隐曲肉低,是足少阴肾中来也,是戊土传癸水。夫传妻,俱作块子坚硬,大小不等,并皆治之。或作丸服亦得。

升麻八钱 连翘 草龙胆酒炒 桔梗 黄连去须,酒洗 京三棱酒洗,同广茂微炒 葛根 甘草炙,以上各半两 知母酒洗,炒 广茂酒洗、

炒,各一两　细黄芩酒炒,六钱　黄柏去粗皮,酒炒二次,七钱

上秤一半作丸,炼蜜丸如绿豆大。每服一百丸或一百五十丸。一半㕮咀。每服半两,若能食,大便硬,可旋加至七八钱止。水二盏,先浸半日,煎至一盏,去滓。热服卧,身脚在高处,去枕头,噙一口作十次咽之;留一口在后,送下丸子,服药毕,卧如常,此治法也。

散肿溃坚汤　治马刀疮,结硬如石,在耳下至缺盆,或至肩上,或至胁下,皆手足少阳经中;及瘰疬遍下颔,或至颊车,坚而不溃,在足阳明经中所出。或二疮已破,及流脓水,并皆治之。服药多少,临病斟酌,量病人饮食多少,大便硬软,以意消息之。

柴胡梢四钱　草龙胆酒炒　黄柏去粗皮,酒炒　知母炒　瓜蒌根酒洗　昆布去土　桔梗各半两　甘草根炙　京三棱酒炒　广茂酒洗,炒　连翘　当归各三钱　白芍药　葛根　黄连各二钱　升麻六钱　黄芩梢八钱,一半酒洗,炒一半生用

上㕮咀。每服六钱或七钱。水二盏,先浸半日,煎至一盏,去渣,稍热服。于卧处伸脚在高处,头微低,每噙一口,作十次咽至服毕,依常安卧,取药在胸中,停留故也。另攒半料作细末,炼蜜为丸,如绿豆大,每服一百丸,此汤留一口送下。更加海藻半两炒食,后量虚实加减。多少服皆仿此例。

救苦胜灵丹汤　治马刀挟瘿者,从耳下或耳后下颈至肩上,或入缺盆中者,乃手足少阳经之分野。其瘰疬在于颔下,或至颊车者,乃足阳明经之分野,受心脾之邪而作也,今将二证合治之。

黄芪一钱。护皮毛,实腠理,及活血气。又实表补元气,乃疮家之圣药也　人参三分。补肺气,如气短及不调而喘者,加　真漏芦半钱。勿以白头翁代之　升麻一钱　葛根半钱,此三味,俱足阳明本经药　甘草半钱。能调中和诸药,泻火益胃　连翘一钱。此一味,乃十二经疮中之药,不可无者,能散血结气聚,此疮家之神药也　牡丹皮二分。去肠胃中,留滞宿血　当归身三分　生地黄三分　熟地黄三分。此三味诸经中,和血生血凉血药也　白芍药三分,如夏月倍之。其味酸,其气寒,能补中益气,治腹痛。如冬月寒症,勿用　肉桂二分。大辛热,能散结聚,如阴症疮疡,少用之,此寒因热用之意。以为阴寒覆盖,其疮用大辛热去之。烦躁者,勿用柴胡功同连翘,如疮不在少阳经,勿用　鼠粘子三分。无肿不用　昆布

二分。味咸,若疮坚硬甚者用之,咸能软坚也 京三棱炮,二分 广茂三分。此二味,疮坚硬甚者用之。不硬者,勿用 羌活 独活 防风各一钱,以上三味必关手、足太阳证,脊痛、项强、不可回顾,腰似折,项似拔。防风辛温,如疮在膈上,虽无手、足太阳经证,亦当用之。为能散结,去上部风邪故也 益智仁二分。如唾多者,胃不和也。或吐沫、吐食,胃中寒者,加之。无则勿用 麦芽一钱。消食健脾 神曲炒,二分。食不消化者,用之 黄连炒,三分,治烦闷 厚朴姜制一钱二分,如腹胀加之黄柏炒,三分,如有热,或腿脚无力加之,如烦躁欲去衣者,此肾中伏火也,更宜加之

上共为细末,汤浸,蒸饼,捏作饼子,晒干,捣如米粒大。每服三钱,白汤下。如气不顺,加橘红;甚者加木香少许,量病人虚实,消息之。毋令药多,妨其饮食,此治之大法也。如止在阳明分者,去柴胡、黍粘子二味,余皆用之。如在少阳分,为马刀挟瘿,去独活、漏芦、升麻、葛根,加瞿麦三分。如本人气素弱,其病势来时气盛而不短促者,不可考其平素,宜作气盛,而从病变治之权也。加黄芩、黄连、黄柏、知母、防己。视邪气在上、中、下而用之。假令在上焦,加黄芩。半酒洗,半生用在中焦,加黄连。半酒洗,半生在下焦,加酒制黄柏、知母、防己之类,选而用之。如大便不通而滋其邪盛者,加酒制大黄以利之。如血燥而大便干燥者,加桃仁泥、大黄。如风结燥不行者,加麻仁、大黄以润之。如风涩而大便不行,加煨皂角仁、大黄、秦艽以利之。如脉涩,觉身有气涩而大便不通者,加郁李仁、大黄,以除风燥。如阴寒证,为寒结秘而大便不通者,以局方半硫丸,或加炮附子、干姜煎,候冰冷服之。

大抵用药之法,不惟疮疡一家,凡诸疾病,气素怯弱者,当去苦寒之剂,多加人参、黄芪、甘草之类,以泻火而补元气,余皆仿此。

柴胡通经汤 治小儿项侧有疮,坚而不溃,名曰马刀。亦治瘰疬。

柴胡 当归尾 生甘草 连翘 黄芩 牛蒡子 京三棱 桔梗各一钱半 黄连一钱 红花少许

上作一服。水二钟,煎至一钟,食后服。此是攻里内消之剂。

柴胡连翘汤 治男子妇人,马刀疮。

柴胡　连翘　知母酒制　黄芩炒,各半两　黄柏酒制　生地黄
甘草炙,各三钱　当归尾一钱半　桂三分　牛蒡子二钱　瞿麦穗六钱

上剉如麻豆大。每服三钱或五钱,水二大盏,煎至一盏,去滓。
食后稍热,时时服之。

消肿汤　治马刀疮。

柴胡　黄芩生用,各二钱　黄连　牛蒡子炒,各半钱　黄芪　瓜蒌
根各一钱半　连翘三钱　当归尾　甘草各一钱　红花少许

上㕮咀。每服半两,水二大盏,煎至一盏,去滓。食后稍热服。
忌酒、湿面。

罗谦甫云:曲阳县,刘禅师,善治疮疡、瘰疬,其效更捷。授予
四方:太乙膏,玉烛散,克效散,翠玉膏,用之每每见效。

太乙膏　治疬子疮,神效。

没药四钱　清油一斤　黄丹五两　脑子研,一钱　麝香三钱　轻粉
乳香各二钱

上以清油、黄丹,熬成膏,用柳枝搅;又用憨葱七枝,旋旋加下,
葱尽为度。

下火,不住手搅至滴水不散。却入乳没、脑麝、轻粉等味,搅
匀,瓷器内盛用。

克效散

蟊螫四十九个,不去翅足,炒　粳米四十九粒　赤小豆四十九粒　官桂
硇砂各半钱

上五味,研为细末。初服一字,次服半钱,次服三字,又次服四
字,煎章[1]柳根汤送下,空心服。以小便淋沥并作涩为效,恶心呕
吐黄水,无妨。其瘰疬日日自消矣。

玉烛散　治瘰疬自消,和血通经。

当归　芍药　大黄　甘草　熟地黄　芒硝　黄芩　川芎各
等分

上为粗末。每服三钱,水一盏,生姜三片,煎至七分,去渣。温

---

〔1〕章:《字汇补》"同樟"。集成本作"樟",义长。

服,日进一服,七八日效。

翠玉膏方见臁疮。

羌活连翘汤 治瘰疬初发,寒热肿痛。

防风 羌活 连翘 夏枯草 柴胡 昆布洗 枳壳 黄芩酒炒 川芎 牛蒡子 甘草 金银花

上薄荷水,煎服。次以追毒散行之,以化坚汤消之,大效。

防风羌活汤 治瘰疬发热者。

防风 羌活 连翘 升麻 夏枯草 牛蒡子 川芎 黄芩酒浸 甘草 昆布洗 海藻洗 僵蚕

上薄荷水煎服。虚者,加人参、当归;实者,加黄连、大黄。

加味败毒散 治风热上壅颈痛,或因怒气。憎寒壮热,如服四五剂不退,宜服益气养荣汤。即荆防败毒散,加牛蒡子、玄参

杨氏家藏治瘰疬方

荆芥 白僵蚕 黑牵牛各二钱 蝎蜇二十八个,去头翅足,用大米炒

上为末。临卧时,先将滑石末一钱,用米饮调服;半夜时,又一服。五更初,却用温酒,调药一钱或二三钱,量强弱用服讫。如小便无恶物行,次日早,再进一服。又不行,第三日五更初,先进白糯米稀粥汤,再进前药一服;更以灯心汤下,调琥珀末一钱,重服。以小便内利去恶毒为愈。如小便痛,用青黛一钱,以甘草汤调送下即止。

严氏三圣丸 治瘰疬。

丁香五十粒 蝎蜇十个 麝香另研,一钱

上为末,用盐豉五十粒,汤浸,研烂如泥,和前药令匀,丸如绿豆大。每服五七丸,食前温酒送下,日进三服。五七日外,觉小便淋沥是药之效,或便下如青筋膜之状,是病之根也。忌湿面、毒食。

保命连翘汤

连翘 瞿麦各一斤 大黄三两 甘草二两

上剉。每服一两,水二碗,煎至一盏半。早食后,巳时服。在项两边,属足少阳经,服药十余日后,可于临泣穴,灸二七壮,服药不可住。至五六十日方效。一方,加大黄、木通、贝母一作知母,各

五两,雄黄七分,槟榔半两,减甘草不用,同前药为细末。熟水调下三五钱。

《三因》必胜丸　治瘰疬,不以年深月近及脑后两边,有小结块连复数个,兼劳瘵腹内有块。

鲫鱼一个,去肠并子　雄黄一块,鸡子大　硇砂一钱以上,二味并入在鲫鱼腹内,仰安鱼于炭火上,烧烟尽,取出　蜈蚣全者,一条　蓬术半两　栀子五枚　皂角二挺,四味并烧存性　草麻子五个,去皮,灯火上烧　黄明胶三文

上为末,另用皂角二挺,去皮捶碎,以水三碗,揉去滓,煮精羊肉四两烂软,入轻粉五匣,男子乳汁半两,同研成膏,和药末丸,如绿豆大,朱砂为衣。温酒侵晨下,十丸一服。至晚看肉疙瘩子,若项有五个,则以五服药取之,视其所生多少以为服数。既可,更进数服。

白花蛇散　治久漏瘰疬,发于项腋间。憎寒发热,或痛或不痛。

白花蛇酒浸软,去皮骨,焙干,二两　犀角屑　青皮　黑牵牛半生半炒,以上三味各半两

上为末。每服二钱,加腻粉半钱研匀。五更,糯米饮调下,已时利下恶物,乃疮之根也。更候十余日,再进一服。忌发风壅、热物,如已成疮,一月可效神验。

小犀角丸　常服,除去根本,截其源流,应效如神。诸疬并宜服之。

犀角　青皮　黑牵牛半生,半炒　陈皮各一两　连翘半两

上为细末,用皂角二挺,去皮弦子,泡捶,以布绞取汁一碗许;又用新薄荷二斤,研取汁,同熬成膏。以前药末为丸,如桐子大。每服三十丸,连翘煎汤食后服,间以薄荷茶汤服。

《是斋》立应散　治瘰疬神效,已破未破皆可服。

连翘　赤芍药　川芎　当归　甘草炙　滑石研,各半两　黄芩　白牵牛生取末　川乌尖七个　土蜂房蜜水洗,饭上蒸,日干,各二钱半　地胆去头翅足,拌米炒,米黄为度,去米,秤三钱

上为细末。每服抄一大钱匕,浓煎木通汤调下,临卧服。毒根

从小便中出，涩痛不妨，毒根如粉片、块血、烂肉是也。如未效再服，继以薄荷丹，解其风热。且地胆性带毒，济以乌尖，或冲上麻闷不能强制，嚼葱白一寸，茶清下以解之。如小便涩，灯心汤调服五苓散。疮处用好膏药贴，若痈疽用此宣导恶毒，本方去黄芩不用。

雌雄散　治瘰疬。

蝥蟹一雌一雄，足翅全者，新瓦焙焦，去头翅足　贯众二钱　鹤虱　甘草

上细末作两服。饱饭后，好茶浓点一盏，调下。

遇仙无比丸　专治瘰疬。

白术　槟榔　防风　黑牵牛半生，半炒　密陀僧　郁李仁汤泡，去皮　蝥蟹去翅足，用糯米同炒，去米不用　甘草以上各五钱

上为细末，面糊为丸，如梧子大。每服二十丸，早晚煎甘草、槟榔汤送下。服至一月，觉腹中微疼，于小便中取下疬子毒物，有如鱼目状。已破者自合，未破者自消。

射干连翘汤　治瘰疬寒热。

射干　连翘　玄参　赤芍药　木香　升麻　前胡　山栀仁　当归　甘草炙，各一两　大黄炒，二两

上㕮咀。每服三钱，水一盏，煎七分，去渣，入芒硝少许，食后温服，日再服。

栝蒌子散　治瘰疬，初肿疼痛寒热，四肢不宁。

栝蒌子　连翘　何首乌　皂角子仁　牛蒡子微炒　大黄微炒　白螺壳　栀子仁　漏芦　牵牛微炒　甘草生，各一两

上为细末。每服二钱匕，食后，温酒调下。

枳壳丸　治疮疽热，痈肿，瘰疬。

枳壳去穰，麸炒　牵牛炒，取头末　木香　青皮各一两　甘草　大黄

上为细末。用皂角，长一尺许者，三挺约三两，炮燋捶碎，以好酒煮软，揉取汁，熬膏稠黏，和前药末为丸，如梧桐子大。每服三五十丸，食后葱茶下。日进二服。

内消丸　治疮肿初生，及瘰疬结核，热毒郁滞，服之内消矣，大效。

青皮　陈皮各二两　牵牛八两,取头末,二两　薄荷叶八两　皂角八两,用不蛀者,去粗皮,捶碎,以冷水一斗,煮令极软,揉汁,去滓,熬成膏

上将青皮、陈皮末,并牵牛末和匀,用前膏子和丸,如绿豆大。每服三十丸,食后荆芥、茶清、温水皆可下。

必效散　治瘰疬,气血虽无亏损,内有疬核未去而不能愈。

南硼砂二钱半　轻粉一钱　麝香五分　巴豆五粒,去心膜　白槟榔一个　螌蝥十四枚,去足翅,同糯米炒

上同研极细末。取鸡子二个,去黄用清,调药仍入壳内,以湿纸数重糊口,入饭甑候熟,取出曝干,研末。虚者每服半钱;实者一钱,用炒生姜酒,五更初调服。如觉小腹痛,用益元散一服,其毒俱从大便出,胎妇勿饵。毒去后,多服益气养荣汤,疮口自合。《精要》云:治瘰疬用必效散与瓜蒌散,相间服神效。后有不问虚实,概用必效散,殊不知,斑蝥性猛大毒,利水破血,大损元气。若气血实者,用此劫之而投补剂,或可愈。若虚而用此,或用追蚀之剂,瘀肉虽去,而疮口不合,反致不救。

鸡鸣散　治气疬疼痛及热毒结核,或多烦闷热而不寒者。

牵牛一两　胡粉一钱　大黄蒸,二钱　朴硝炼成粉者,三钱

上为细末。每服三钱,鸡鸣时,井花水调服,以利为度。如未利,再服。

法制灵鸡弹　治瘰疬、马刀腋下生者。

螌蝥七个,去头翅足

上将鸡子一个,顶上敲开些小,入药在内,纸封固了,于饭上蒸熟,取出去壳,切开去药。五更空心,和米饭嚼服。候小便通,如米泔水,状如脂即验也。如大便、小便不通,却服琥珀散三二贴催之。然后常服后二药,尤佳。

妙灵散　服前药后,却将此散与连翘丸相间常服,疮愈方止。

木香三钱　沉香二钱　牛膝　何首乌　当归　海螵蛸　桑寄生各一两　海藻二两　海带　青葙子　昆布　甘草节各半两

上为末。每服三二钱,食后温酒调下。

内消连羌丸

连翘三两　漏芦　胡桃仁　夏枯草　土瓜根　射干　泽兰

沙参　白及各一两半

上为末,入胡桃仁研匀,酒糊为丸,如桐子大。每服三五十丸,空心食前,盐酒下。

玉屑妙灵散

滑石细研,为粉

上每服一钱。煎川木通汤,调下。

六丁神散

苦丁香六枚,或秤半钱　白丁香一钱　苦参末五分　磨刀泥青石者佳,名龙泉粉　赤小豆　白僵蚕去丝嘴、炒,各一钱　大螌蝥七个,去头足,炒

上六味,共为细末。每服一钱重,空心,用无灰酒调下。

薄荷丹　解瘰疬,风热之毒自小便去。宜毒后,常须服。

杜薄荷　皂角不蛀者,去弦皮　连翘　何首乌米泔浸　蔓荆子　京三棱煨　荆芥各一两

上为末,好豉二两半,以米醋煎沸,洒豉淹令软,研如糊和丸,桐子大。每服三十丸,食后熟水下,日一服,病虽愈常服之。

四圣散　治瘰疬,服白花蛇散转利后,服此药调之,永去其根。

海藻洗　石决明煨　羌活　瞿麦穗各等分

上件共为细末。每服二钱,用米汤调下,清水尽为度。

瞿麦饮子　治瘰疬,马刀。

瞿麦穗半斤　连翘一斤

上为粗末。水煎临卧服。此药经效,多不能速验,宜待岁月之久除也。

海菜丸　治病生于头项上交接,名蛇盘疬,宜早治之。

海藻菜荞麦炒　白僵蚕微炒,去丝嘴

上等分为细末。海藻菜旋炒研筛;汤泡白梅取肉减半用,所泡汤为丸,如梧桐子大。每服六七十丸,食后临卧米饮送下。其毒自大便内泄出,若与淡菜连服为妙。盖淡菜生于海藻上,亦治此病。忌豆腐、鸡羊、酒面,日五六服。

槟榔散　治气毒瘰疬,心膈壅闷,不下饮食。

槟榔　前胡去芦　赤茯苓　牛蒡子炒,各一两　人参去芦　枳壳

去穰,炒　沉香　防风去芦,各半两　甘草炙,二钱半

上剉碎。每服四钱,以水一盏,入生姜半分,煎至六分,去粗,空心,及晚食前温服。

皂角煎丸　治风毒,瘰疬。

皂角不蛀者,三十挺,内十挺炮黑,十挺酥炙,十挺用水一钟煮软,揉取汁用

何首乌　玄参　薄荷叶各四两

上为细末,以皂角汁熬膏,同炼蜜为丸,如豌豆大。每服三四十丸,食后,温汤送下。

祛风丸一名,何首乌丸。治风毒,瘰疬。

何首乌蒸　干薄荷叶　玄参各四两,为末　精羊肉半斤　皂角三十挺,用十挺火烧欲过,十挺酥炙去皮,十挺水授取汁,去滓

上以皂角水煮肉使烂,细研和药为丸,如梧桐子大。每服二十丸,空心温酒,或薄荷汤送。

绛宫丸

大黄酒蒸　白术各二两　山楂　连翘　川芎　当归酒洗　麦芽　桃仁　芦荟　甘草　芸苔子各一两　黄连酒浸　南星酒浸　海藻酒洗,各一两半　升麻　羌活　桔梗　防风各半两　黄芩酒炒,半两

上为末,用神曲糊为丸。已破,加人参一两煎膏,用甘草节、僵蚕同煎。

治瘰疬结核丸药

黄芪七分　玄参八分　苦参　牛蒡子各九分　枳实炒　大黄　羚羊角屑　麦门冬去心,各五分　连翘　人参去芦　青木香　苍耳子　升麻　茯苓　甘草炙　桂心　朴硝各四分

上为细末,炼蜜和丸,如梧子大。以酒下十丸,日夜三四,渐加至二三十丸,以知为度。忌生冷、猪肉、海藻、菘菜、生葱、酢蒜、陈臭等物。

水红花饮　治瘰疬,肿核结硬不消,及脓汁傍穿不瘥。

水红花不拘多少,一半炒,一半生用

上粗捣筛。每服二钱,水一盏,煎七分,去滓。温服食后临卧,日三。好酒调亦可。

　　又方

　　牡蛎不以多少，用灰深培，上以炭三斤严火尽取半斤，为细末　甘草取末，二两

　　研匀。每服二钱，食远以建茗同点，日二服。忌鱼酒、鲊酱、油盐、海味等物。

　　治颈上块动者

　　夏枯草六钱　甘草一钱

　　上各另为末和匀。每服一钱至二钱，茶清调下，食后。

　　许学士云：夏枯草大治瘰疬，散结气，有补养厥阴血脉之功而经不言。观其能退寒热，虚者尽可倚仗，若实者以行散之药佐之，外施艾灸，亦渐取效。此草三四月开花，夏至边便枯，盖禀纯阳之气，得阴则枯耳。世人不知，故表而出之。

　　《本事方》治鼠疬、瘰疬。

　　土附子一枚　食盐三升　小便五升

　　上三味同浸半月日取出，将附子去黑皮，阴干为末，用黑豆烂煮研为膏，丸附子末如梧子大。每服十丸，酒吞下，早晚二服。

　　治一切丈夫妇人瘰疬经效　牡蛎用炭一称，煅通赤，取出，于湿地上用纸衬，出火毒一宿，取四两，玄参三两，并捣罗为末，以面糊为丸，如梧桐子大。早晚食后临卧，各服三十丸，酒吞下。此药将尽，病亦除根。

　　《肘后》治颔下瘰疬如梅李大，宜速消之。海藻一斤，酒一升，渍数日，稍稍饮之。《衍》取蓼子微炒研，为细末。薄荷酒调二三钱服，治瘰疬，久则效。

　　初虞世治瘰疬，用夜合草，遇夜则其叶闭合，《本草》名合明，俗名连钱母。出禾田中，贴水面生，取其叶捣自然汁，服之。渣盦患处效。

　　保命文武膏　治瘰疬，用桑椹黑熟者二斗，以布袋绞取汁，石器中熬成膏子。白汤化下一匙，日三服。红者晒干为末，汤调服。

　　《圣惠》治瘰疬肿痛，年深时久不瘥。用狸头蹄骨，酥炙黄，捣罗为散。每日空心，粥饮调下一钱匕。

破结散《大成》　治石瘿、气瘿、血瘿、肉瘿、马刀、瘰疬等证。

海藻酒洗净　龙胆草酒洗　海蛤粉　通草　贝母去心　矾石枯

昆布酒洗净　松萝各三钱,今以桑寄生代,效　麦曲炒,四钱　半夏曲二钱

上为细末。每服二钱,热酒调食后服。忌甘草、鲫鱼、鸡肉、五辛、生果。有人于项上生疬,大如茄子。潮热不食,形瘦日久,百方不效,后得此方,去松萝加真桑寄生一倍,服五日后,其疮软而散,热退而愈。屡医数人皆效。

益气养荣汤　治怀抱抑郁,或气血损伤,四肢、颈项等处患肿,不问软硬、赤白肿痛,或溃而不敛。

人参　茯苓　陈皮　贝母　香附子　当归酒拌　川芎　黄芪盐水拌,炒　熟地黄酒拌　芍药炒,各一钱　甘草炙　桔梗各五分　白术炒,二钱　柴胡六分

上姜水煎服。

散[1]肿溃坚丸　治瘰疬、马刀疮,服益气养荣汤,不能消散者,宜服此丸五日,又服益气汤五日,如此相兼服之,不应,以针头散敷之。

知母　黄柏各酒拌,炒　瓜蒌根酒拌　昆布酒洗,炒　桔梗　蓬茂酒拌,炒　连翘　黄连炒　京三棱酒拌,炒　葛根　白芍药各三钱　升麻　当归尾酒拌　柴胡　甘草各一两　草龙胆四两,酒炒　黄芩一钱五分,一半酒炒,一半生用

为细末,炼蜜为丸,如绿豆大。每服一百丸或一百五十丸,滚汤送下。

又治瘰疬

人参　白术　当归　陈皮　芍药酒浸,各一钱　川芎　香附子　茯苓　半夏各五分　甘草少许

上作一服。姜二片,以金银藤煎汤一钟半,煎前药,食后,就吞绛宫丸五十粒,方见前。

补阴八珍汤　治瘰疬等疮,属足三阴虚者。

---

〔1〕散:此上原衍"附"字,据本书卷三"项部"目录删。

当归　川芎　熟地黄　芍药　人参　白术　茯苓　甘草　黄柏酒炒黑　知母酒炒，各七分

上水煎服。

夏枯草汤　治瘰疬、马刀，不问已溃未溃，或日久成漏，用夏枯草六两，水二钟，煎至七分，去楂，食远服。此生血治瘰疬之圣药，虚甚当煎浓膏服，并涂患处，多服益善。兼十全大补汤，加香附子、贝母、远志尤善。

初虞世云：瘰疬多生肩项，或赤或白，或沉或浮。初生如豆，久似核，年月浸久，其大如梅，或如鸡卵，排行成列，或生二三，或生六七，俗云蟠蛇疬是也。用性努力，思虑过久，则疾痛赤肿继之。早治为上。

流注病，妇人多有之。其性急躁，其气怫郁，其心执着。初生在项，破后脓注四肢遍体，结毒如梅李状，不疗自破，孔窍相穿，寒热疼痛，或流脓汁，是名流注病也，又名千岁疮。宜服**托里救苦神应丸**

川乌附去皮脐，生用　当归酒浸一宿　没药　白芷　陈皮　甘草节各一两　乌头五两　姜黄一两半　蝉蜕水洗，半两　大皂角七锭，去皮弦子

上用皂角敲碎，水四大碗，煎至二大碗，滤去渣。用汁一同煮乌头、川乌，候乌头烂为度，擂如泥。其余诸药却另为末，和乌头泥为丸，如桐子大。每服六十丸，饥饱皆用薄荷汤下。若疮既破，穿凿孔穴，其处必生肿肉如指大，或黑或白，乃风与气搏，宜驱风行经散气之剂，以化气调经汤主之。

化气调经汤　与神应丸间服，治流注病。

香附子酒浸一宿，日干　羌活　白芷各一两　牡蛎火煅　甘草　天花粉　皂角刺各半两　橘皮二两

上为细末。每服二钱，用白汤，不拘时调下，日三次。如脉有力者，先用追毒神异汤下之，却服救苦神应丸。

追毒神异汤[1]

辰砂　血竭各一钱　麝香一字,共研细　大黄　大甘草节各半两,共为㕮咀

上为㕮咀。河水一钟,煎至半钟,调前末子,临卧服之。

单窠瘰者,生一个也,发于颈项,最难治。但宜如前药服之,日久自消。或发于凶骨亦难治,用毒药疗之,勿令浸渍日久。莲子瘰一胞,裹十数枚,生于项之左右,以手触则能转动,尚可用药治疗,如坚硬挨不动者,乃不可生,憎寒发热,躁渴,凡遇此证至难治,虽神圣亦无如之何也已。

重台瘰,生于项颈,或左或右,初则单窠,结在上或在下,重叠见之,是名重台瘰。此证药不可疗,不可针灸,若是毒,行其肿痛,发渴生痰,万死一生,害人极速。初觉有之,急用小犀角丸、粉金散治之。燕窠瘰,形似燕窠,不可治。

程石香治法:以火针刺入核中,不可透底,纳蟾酥膏于中,外用绿云膏贴之,三日后,取去核中稠脓,脓尽取去核外薄膜,先破初起之核一枚,以绝其源。服药后出者皆愈,或不肯收,如银杏者,尽皆开了,用药取之。其自溃者,犹如木果之腐熟,肉虽溃而核犹存,故脓水淋漓,久难得愈,治者用铁烙烧赤,烙去其破核犹存者并肉溃处;次用金宝膏、龙珠膏等药,追去蠹恶之根,遂能长肉而愈。随经络证候,服除风热兼引经之药,以除根本,可获全功也。

蟾酥膏

蟾酥如大豆许　白丁香十五粒　寒水石些少　巴豆五粒　寒食面些少

上各另研,和作一处再研,炼蜜为丸,如绿豆大。每用一丸或二三丸,纳入针窍中,如脓未尽再用数丸,以脓尽为度。

绿云膏

黄连　大黄　黄芩　玄参　黄柏　木鳖子去壳,各一钱

上细切,用香油一两同煎焦色,去药,入净松香五两,再煎成

---

〔1〕追毒神异汤:原脱,据本书卷三"项部"目录补。

膏,滤入水中,扯拔令金色,入铫再熬,放温入后药,猪胆汁三枚

铜绿三钱,醋浸一宿,绵滤去粗

上用竹篦[1]带温搅匀,然后如常摊贴。兼治疮口不干,加乳香、没药、轻粉,尤妙。

金宝膏 去腐肉、朽肉,不伤良肉、新肉。

桑柴灰五碗,用沸汤十碗淋汁,先以草纸一层,皮纸二层,放笟底,次置灰于上,淋之　穿山甲二两,煨胖　信砒二钱　杏仁七粒,去皮,同信砒、穿山甲,研细　生地黄二两　辰砂一钱　粉霜另研　麝香各半钱

上将灰汁滤清,下锅煎浓,下甲末,候焦干一半;下麝香,次下粉霜,干及九分;下辰砂,候成膏,下炒石灰末以成块子。即收入小罐子内,勿见风。

龙珠膏

龙牙草五两　棘枣根半两　海藻二钱半　苏木半两

上细切,量水二十碗,煎至十二三碗,滤去粗,又用

桑柴灰　石灰　苍耳草灰各二碗半

以草纸两层,皮纸两层,放笟底,次置灰于上,用煎汤热淋,取灰汁十碗许,澄清,入锅内煎成膏,用巴豆霜、白丁香、石膏、麝香、轻粉,瓷罐子收贮。取傅核上,再敷即去旧药并屑;再上新药,其核即溃而愈。根小者,但只涂药于根上,其核自溃。

【散】　蜗牛散《三因》　治瘰疬,溃与未溃皆可治。

蜗牛不拘多少,以竹签穿,瓦上晒干,烧存性

上为末,入轻粉少许,猪骨髓调,用纸花量疮大小贴之。一法,以带壳蜗牛七个,生用取去肉;入丁香七粒于七壳内,烧存性,与肉同研成膏,用纸花贴之。

粉金散

黄柏　草乌各等分　为末。蜜调敷之。

东垣龙泉散　涂疬。

瓦粉　龙泉粉炒,即磨刀石上粉也　广茂　京三棱各酒浸,炒干　昆

---

〔1〕篦:原作"笓"。据四库本改。

布洗去土,各半两

上件同为极细末,煎熟水调涂之。用此去疾尤速。

奇功散郭氏　治瘰疬、马刀,顽恶等疮。

野粪尖干,一两　密陀僧　无名异各半两　皂角　乳香　没药各三钱

上粪用盐泥封固,炭火煅之,去泥取出。同药五味研为末,加麝香少许。用清油调匀,漫敷上,湿即干掺,其功神效。

蝙蝠散　治疬,多年不瘥。

蝙蝠一个　猫头一个

上同烧作灰,撒上黑豆煅,其灰骨化碎为细末。湿即干掺,干则油调敷。内服五香连翘汤。

螺灰散

大田螺连壳,烧存性

上为细末。破者干贴,未破者,香油调敷。

治瘰疬　未破者如神,百药不应者累效。

杏树叶阴干为末,五分　万年霜火煅为末,二分半,即人中白　蝙蝠火焙干,为末　白花蛇蜕烧为灰,存性为末,各二分半　蜜蜂七个,焙为末

上将杏树叶末用清水调,却入前四件药末,调匀敷患处。却将皮纸一片,用针刺孔贴药上,如干用清水就纸上刷之。每一昼夜换药一次。如面上发热,服清凉饮子数贴,其热自退。

败散瘰疬方　神效。

白胶香　海螵蛸　降真香用心,无土气者

上等分为末,掺患处,外以水纸掩之,一夕而退。

已破者

蜜蜂二十一个　蛇蜕七分半　蜈蚣二条,端午前收者

上用香油四两,将前三药入油内,用文武火熬成;入光粉二两,用桑枝七条如箸大者,急搅候冷,出火气,七昼夜方可用。纸摊作膏,贴患处。以上二方,得于义门郑氏累验。不须服药,贴上五七日便消。

〔丹贴〕**瘰疬方**,用大乌头五个,火炮;五个生用,并去皮脐。大皂荚二条半,以好米醋二钟,刷炙,醋干为度,一半焙干,并去黑

皮。又用炒糯米一百六十粒,同研末,以好米醋于火上略顿微暖,傅贴患处,入蜜少许,尤佳。

不问有头无头,大蟾五枚,日干细研,酥调如面,日两度贴之。出《圣惠方》蟾一作蜘蛛。

或破或不破,项以下至胸前者,皆治之。用九真藤如鸡卵大,洗,生嚼常服之;取叶捣敷疮上,数服即止。出《斗门方》九真藤即何首乌也。

治瘰,用鲫鱼、芫花烧灰存性,水调敷。

治鼠瘰,小嫩鼠未出毛者,焙干。蝙蝠粪、小麦炒、鬼箭根,焙干,各为末,和匀,油调敷,干再敷之。

《本》治鼠瘰、瘰疬,刺猬皮,瓦上炒。右一味研为末,加水银粉,干敷。

《广》治瘰疬经年不瘥者,生玄参,捣碎敷上,日一易之。

《外》治瘰疬,烧狼屎灰,敷上。

治诸瘰疾《本事》

朱砂 砒霜 硇砂 马牙硝各等分

上乳钵内,研细,面糊搜如香附子状。相疮口大小作之,尽送入疮口中;恐肿,时用薄荷研细,涂之。待收口,却将大檗皮、白丁香,并为末,尽入孔中。如边不干,却用江子,去壳,不拘多少,用麻油煎令赤,去火气,后去江子,入腊合如膏,看疮口大小涂之,及将白及末水调涂上,立效。

治漏瘰,用蛇菰子,不拘多少,瓦上晒干,为末。用纸捻蘸药,入疮口立效。蛇菰子未详,恐即蛇莓子。

神圣换肌散郭氏 去瘰疬,顽疮。此方,乃追蚀死肉峻药,非顽急勿用。

白僵蚕二钱 白矾一钱半 砒霜生 螫螯去翅足 草乌头 青黛各一钱 麝香少许

上研极细末。干掺些少于疮口,内用膏药盖护,其恶肉化脓水。

生肌干脓散 治瘰疬、马刀,脓汁不干者。

黄连 贝母 降真香烧存性 白及 海螵蛸 五倍子炒黑 芸

香各五钱　轻粉五分

上为末。用药水洗,次捄此末,外贴膏药。

如神散　治瘰疬已溃,腐肉不去,疮口不合者。

白矾煅,三钱　松香熔化倾地上,一两

上末,捄少许于疮口上,外贴膏药。

【锭子】　三品锭子。

上品　治一切痔瘘。

白矾二两　信石一两零五分　乳香　没药各三钱半　雄黄三钱

中品　治五漏,六瘤,气核,瘰疬。

白矾二两,信石一两三钱　乳香　没药各三钱　雄黄二钱

下品　治瘰疬、气核、恶疮,六瘤。

白矾二两　信石一两五钱　乳香　没药各二钱半　雄黄一钱

上三品俱同制度。先将信石打碎如豆大,置甘锅内,上以矾末盖之,瓦片盖上,以炭火煅令烟尽,取出候冷为末,用秫米糊为线挺,阴干。随疮大小、深浅、长短,临时裁度。先以铁筒拔毒膏点破,次以药线纴入疮内,膏药贴之,药线消尽。又要换药三四次,年深者五六次,其根自腐溃。如疮露在外,更用蜜水调搽,湿则干上,亦可。

紫霞锭子　治瘰疬,痔瘘,恶疮。

信石煅　白矾煅　硇砂各一钱　胆矾　雄黄　朱砂各五分　乳香　没药各二分半　麝香　片脑各半分

上末,稠糊为锭子,如豆大带扁些,及作药线。随疮大小、深浅、长短,临时裁度。先以拔毒膏点破,次以药锭放在疮口,膏药贴上,三日一换药。待肉腐之时,药线插入疮口,膏药贴上,直候腐肉去尽为度。

三才绛云锭子　治瘰疬,痔瘘,六瘤,恶疮。

天才　初开疮口,紧峻之药。

白矾煅,五钱　雄黄三钱　信石生　硇砂生　朱砂各二钱　胆矾生　乳香　没药各一钱半　麝香　片脑各少许

地才　次去死肉,紧缓之药。

白矾煅,五钱　雄黄三钱　信石煅过　朱砂各二钱　硇砂生　胆矾生　乳香　没药各一钱半　儿茶　血竭　轻粉各五分　麝香　片脑各少许

人才　又次生新肌,去瘀肉,缓慢之药。

白矾煅,五钱　雄黄参钱　赤石脂煅　儿茶　朱砂各二钱　硇砂水煮干　胆矾煅　乳香　没药　轻粉　血竭各一钱半　麝香　片脑各少许

上末,用秫米糊为锭子,如豆大带扁些,阴干;又作药线如麻黄样。先用铁罐膏点病头,令黑;次纤此锭,膏药贴上　三日一换药。腐肉不尽出者,可更用下品锭子及针头散,取尽腐肉。止有脓汁不干者,用生肌干脓散,掺疮口,膏药贴上。如要生肌,速用生肌散掺疮口上,膏药贴之。

碧玉锭子　治瘰疬,恶疮。

铜青三钱　胆矾生　白矾煅　白丁香　信石煅　硇砂生　雄黄　朱砂　乳香　没药　轻粉各一钱　麝香　片脑各少许

上末,稠糊为锭子,如豆大带扁些,及作药线,阴干。先用拔毒膏点破疮口,上贴膏药,直至腐肉去尽,只贴膏药,以肉生满为度。

有一老媪,亦治此证,索重价始肯医治。其方法,乃是下品锭子,纤疮内,以膏药贴之,其根自腐,未尽再用。去尽,更搽生肌药,数日即愈,人多异之。予见其治气血不虚者果验;若气血虚者,虽溃亦不愈。

【饼】项后侧,少阳经中疙瘩,不辨肉色,不问大小及月日深远,或有赤硬肿痛用。

生山药一块,去皮　蓖麻子一粒

上研匀,摊贴之如神。丹溪云:山药补阳气,生者能消肿硬。经曰:虚之所在,邪必凑之,留而不去,其病为实。非肿硬之谓乎,固其气则留滞,自不容不行。

清凉散饼

山慈姑生用　良姜等分

上俱捣为饼,去汁罨之,能散去寒热。或以山慈菇磨,调酒服大妙,此药大能散疬如神。

香附饼　治瘰疬肿核，或风寒袭于经络，结肿或痛。

香附子不拘多少

上末。酒和为饼，覆患处，以热熨斗熨之。未成者内消，已成者自溃。若风寒湿毒，用姜汁作饼。

治瘰疬不问有头无头者

上用大蜘蛛五个，晒干细研，酥调如面脂，日二度敷之。蜘蛛用屋檐头结网者，其他不可用。

又方　用黄颡鱼破开，入蓖麻子二三十粒在肚内，以绵缠定，于厕坑内放，冬三月，春秋二月，夏一月，取出洗净。用黄泥固济，文武火煨带性，烂研为末，香油调敷，及治臁疮。

【膏】　**荔枝膏**　治瘰疬。

荔枝肉一两　轻粉　麝香　白豆蔻　川芎　砂仁各半钱　朱砂　龙骨　血竭　乳香各一钱　全蝎五枚

上将荔枝肉擂烂，软米饭和为膏。看疮大小摊贴。如有三五个者，止去点为头者妙。

琥珀膏　治颈项瘰疬，初发如梅子。肿结硬强，渐若连珠，或穿穴脓溃，肌汁不绝，经久不瘥，渐成瘘疾，并皆治之。

琥珀一两，细研　丁香　木香各三分　桂心半两　朱砂　白芷　当归　木鳖子去壳　防风去芦　木通各半两　黄丹七两　垂柳枝三两　松脂二两　麻油一斤二两

上除琥珀、丁香、桂心、朱砂、木香为细末。余药细剉，以油浸一宿，入铛中以慢火煎，候白芷焦黄，漉出；次下松脂末，滤去滓再澄。清油却入铛中，慢火熬下黄丹，以柳木篦不住手搅，令黑色滴水中成珠不散，看软硬得所，入琥珀等末，搅匀，瓷器盛。用时看大小，用火燧纸上匀摊贴。

蜂房膏　治热毒气毒结成瘰疬。

露蜂房炙　蛇蜕炙　玄参　蛇床子　黄芪剉，各三分　杏仁一两半　乱发鸡子许　铅丹蜡各二两

上先将前五味剉细，绵裹，用酒少许浸一宿，勿令酒多。用油半斤，内杏仁、乱发，煎十五沸，待发消尽，即绵滤更下铛中；然后下

丹、蜡又煎五七沸，即泻出于瓷盆中盛。取贴疮上，一日一换。

铁筒拔毒膏 治痈疽、疔毒、瘰疬、六瘤、疔疮、顽癣、痔漏、痣癜、恶疮、肿疡，一切恶肉恶核等毒。已成者，点破脓腐即去；未成者，自然消散。其毒虽不能全消，亦得以杀其毒也。

荞麦秸灰 桑柴灰 矿石灰各三碗 真炭灰一盏

上将四灰和匀，用酒漏一个，将棕帕塞住窍。用水三十碗，熬滚淋灰汁。将汁复熬滚，复淋过，取净药力慢火入瓷罐煎熬，以纸数重固口，熬至一碗为度。乘滚入矿石灰末搅匀，如糊之样，入黄丹取如微红之色，密封固罐口候冷；次日将厚实瓷罐收贮，密塞其口。每用少许，涂毒顶之上，即时咬破，不黑又点，以黑为度。如药干以唾调涂。如要急用，只将烧大柴灰九碗，石灰三碗，淋灰汁熬浓汁如前，制用。更有枯瘤膏、十陈膏，治法并同。

黑虎膏 治瘰疬诸疮神效。

大黄 黄连 黄芩 黄柏 当归各一两 木鳖子五钱 穿山甲三钱 乱发一丸 蛇蜕一条 麻油一斤 黄丹水飞炒，八两，无真的，以好光粉代之，妙 乳香一两 没药五钱 阿魏一钱半

上将前九味，剉碎，入油浸五七日，煎熬微黑，滤去渣。入黄丹慢火熬成膏，候冷入乳香、没药、阿魏末，搅匀，油纸摊贴。

十香膏 治五发、恶疮、结核、瘰疬、疳瘘、疽痔。

沉香 麝香各一钱 木香 丁香 乳香 甘松 白芷 安息香 藿香 零陵香各五钱，为细末 当归 川芎 黄芪 木通 芍药 细辛 升麻 白敛 独活 川椒 藁本 菖蒲 厚朴 商陆根 木鳖子 官桂各二钱，剉 桃仁 柏子仁 松子仁 杏仁各五钱 槐枝 桑枝 柳枝 松枝各二两，剉 没药 轻粉 雄黄 朱砂 云母石 生犀角 乱发灰 白矾灰各二两，另研如粉 真酥 羊肾脂 猪脂各二两 黄丹一斤 清芝麻油三斤

上先用木炭火炼油香熟，下一十六味剉碎药，并四枝、四仁，熬至紫黑色，出火滤去粗；入酥脂煎十余沸，再以新绵滤过，油澄清，拭铛令净；再入火上煎油沸，下丹，用湿柳枝作篦子，不住搅熬一日，滴在水中成珠不散则成也。离火入十味药末搅匀，再上火，入云

母等粉八味,轻煎令沸,出火不住搅一食时,于瓷盒内密封收。每
用量疮口大小,绯帛上摊贴之,肠胃痛疽可作丸,如梧桐子大。每
服七丸,空心温酒送下。

又方　治瘰疬已破,核不腐,致疮口不敛。或贴琥珀膏,不应,
用时效针头散敷之以去腐肉,以如神散敷之,更服益气养荣汤。若
气血虚者,先服益气养荣汤,待气血稍充,方用针头散,仍服前汤。

【丸】　治瘰疬　右先于疮上灸三壮,然后用药溃作疮口。用
新活鳝鱼截长一指大,批开,就掩在疮口上。少时,觉疮内痒,急揭
起鱼,觑鱼上有细虫如马尾一节,虫出如卷。三五次取尽虫子后,
用敛疮口药。

龙脑　乳香各一字　麝香　粉霜　雄黄　轻粉各半钱

上为细末,水糊为丸,如小麦大。每用一丸两丸,纴在疮口内,
觉肿痛是效。

洗方拔毒汤　治瘰疬,百杂疮肿,悉能内消。

防风　荆芥　羌活　独活　细辛　藁本　川芎　白芷　大黄
苦参　当归　赤芍药　威灵仙　玄参　何首乌　黄柏　甘草　蜂
房　甘松　藿香　苍术　石菖蒲　零陵香　枸杞子

上葱白、川椒煎水热洗,又用绵布二帖,煮热蒸熨。

针灸法[1]

《灵枢·寒热篇》黄帝曰:寒热瘰疬,在于颈腋者,皆何气使
然?岐伯曰:此皆鼠瘘寒热之毒气也,留于脉而不去者也。鼠瘘之
本,皆在于藏,其末上出于颈腋之间,其浮于脉中而未内着于肌肉,
而外为脓血者,易去也。黄帝曰:去之奈何?岐伯曰:请从其本引
其末,可使衰去而绝其寒热。审按其道以予之,徐往徐来以去之,
其小如麦者,一刺知,三刺而已。

上经一章,皆从经脉取脏腑之本,以治瘰疬之本也。其末出于
耳下,或耳后下颈至肩上,或入缺盆中者,当于手足少阳经取之,或
针、或灸、如后穴。

---

〔1〕针灸法:原脱,据本书卷三"项部"目录补。

《扁》瘰疬。天井　肩井

《撮》瘰疬。天井半寸，灸七壮泻之

〔东〕腋下肿马力、挟瘿，善自啮舌颊，天牖中肿，寒热。临泣丘墟各一分，灸五壮　太冲一分，灸三壮　腋下颈项肿。天池顺皮三分，灸七壮　如颔肿，加后溪二分，灸五壮　腋下肿马刀、挟瘿，喉痹。阳辅五分，灸二七壮　申脉一分，灸三壮，立愈

《甲》胸中满，腋下肿马刀、瘘，善自啮舌颊，天牖中肿，淫泺胫痠，头眩，枕骨颔腮痛，目涩身痹，洒淅振寒，季胁支满寒热，胁腰腹膝外廉痛，临泣主之。马刀肿瘘，渊腋、章门、支沟主之。出于颏下，或至颊车者，当于手足阳明经取之，或针、或灸、如后穴。三里足阳明　合谷手阳明

〔丹〕捣生商陆根作饼子，置于瘰疬上，艾炷灸饼子上，干即易之，灸三四饼。

〔世〕当疬上贴肉灸十四壮，神效。

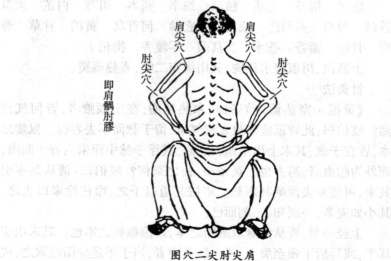

图穴二尖肘尖肩

〔东〕瘰疬、马刀，将先出一疮，用四棱铁环定住，不令出移，破作口子。以油纸捻纴之，勿令合了，以绝其疮之源，其效至速。如

疮不破，或病人不肯破，更以药涂之，三日一易之，以龙泉散主之。方见前

　　此[1]穴治瘰疬之秘法。盖瘰疬属肝胆二经，故患在耳前后、项腋之间，男子多因恚怒，亏损肝经之血，阴火内作，或不慎起居，耗损肾水不能生肝血。妇女多因恚怒，伤肝火，动血燥，或郁结伤脾，火动血耗。或患于胸乳间，亦属前经。此证若因恚怒伤肝，气血壅遏而不愈者，宜灸此穴，疏通经络。若因久郁怒，元气亏损而不愈，当推其所属而调补化源。如取其穴，当以指甲掐两肘、两肩四所，患处觉酸麻方是其穴。

　　又方　灸瘰疬未成脓者，用大蒜切片，如三钱厚安患处，用艾壮于蒜上灸之，至三五壮换蒜，每日灸十数蒜片，以拔郁毒。如破久不合，内有核，或瘀肉，此因血气不足，不能腐烂，以铜钱挺轻轻连衣膜取去，纵取重亦不痛，不必畏惧。更用江西豆豉为末，唾津和为饼，如前灸之，以助阳气。内服补药，外贴琥珀膏，或太乙膏，疮口自合。

　　《灵枢》黄帝曰：决其生死奈何？岐伯曰：反其目视之，其中有赤脉，上下贯瞳子。见一脉一岁死，见一脉半一岁半死，见二脉二岁死，见二脉半二岁半死，见三脉三岁而死。见赤脉不下贯瞳子，可治也。肺脉微涩为鼠瘘，在颈、支腋之间下，不胜其上，其应善痠。

肩　部六

肩　疽

　　《灵枢》云：发于肩及臑，名曰疵[2]痈。其状赤黑，急治之。此令人汗出至足，不害五藏，痈发四五日，逆焫之。《鬼遗》云：丁疽

---

〔1〕此：原作“比”，据四库本、修敬堂本改。
〔2〕疵（cī刺）：原作“疵”，据《灵枢·痈疽》改。

发两肩，恶血留结内外，荣卫不通，发成疔疽。五日肿大，令人口噤寒战，十二日可刺。不治，二十日死。〔陈〕干疽肿发，起两肩及两大臂，连胛骨，二七日痛不息，亦不可动，五十日身热不赤，六十日可刺。刺之无血者死。或问：肩上生疽何如？曰：此处手足三阳交会之所，名曰肩疽。由风热郁结所致，或因负重损伤而作。服乌金散、胜金丹、活命饮，加柴胡、桔梗，壮实者，一粒金丹下之；老弱者，十全大补汤托之。

肩 胛 疽

或问：肩胛内痛渐至溃烂成疮何如？曰：此名太阴疽，即莲子发。属手太阴肺经，积热所致。宜活命饮加桔梗、黄芪；夺命丹、胜金丹、黄芪木香散，选用，壮实者，八阵散、一粒金丹下之。赤色者可治，青黑者不治。喘嗽大渴胸满，脉微者死。

左 右 串

或问：左右搭串何如？曰：左肩骨上生疽，串于右者，可治；右肩骨上生疽，串于左者难治，古有此说，愚谓不然。攻注左右者，气血不调，阴阳交错也。宜胜金丹、活命饮，加羌活、桔梗，壮实者，八阵散、一粒金丹下之。七恶证少，何虑难痊，元气虚惫，治之何补哉。

缺 盆 疽

或问：一人年六十，肩前陷中生疽，寒热大作，饮食少进，肩背拘急，小水不利，胸腹膨胀何如？曰：是名缺盆疽，又名锁骨疽。属足阳明胃经、手少阳三焦经，宜隔蒜灸，先服紫金丹、夺命丹而恶证退，惟苦小水不利，投以六一散而利，后服十全大补汤而安。若治之稍缓，必致溃烂，是经少血多气，疮口不合，危笃者多矣。

肩 后 疽

或问：肩膊后骨上生疽何如？曰：此名上鼠疽，即上搭也。怒气积郁所致,属太阳兼少阳经。初觉宜隔蒜灸,活命饮加羌活、桔梗、柴胡;胜金丹、紫金丹、夺命丹选用。既溃十全大补汤、黄芪木香散、人参养荣汤。

过 肩 疽

或问:肩后夹春,两边肿硬疼痛何如？曰:此名筋疽,亦名过肩疽。初得寒热似疟,但肿硬无头,急隔蒜灸,服活命饮加羌活。胜金丹、夺命丹汗之,壮实者,一粒金丹、万病解毒丹,选用。

瘰 疬 痛

或问:项腋、两乳旁,结核,或两胯软肉处,生肿块何如？曰:是名瘰疬痛,属手少阳三焦经,其发缓慢,是冷证非热证也。宜用回阳玉龙膏热药敷贴,服内补十宣散、何首乌散、胜金丹选用。

腋 发

《灵枢》云:发于腋下赤坚者,名曰米疽。治之以砭石,欲细而长,疏砭之,涂以豕膏,六日已,勿裹之。其痛坚而不溃者,为马刀、挟瘿,急治之。《鬼遗》云:内疚疽,发两腋下及臂,并两手掌中,振寒热而[1]嗌干,饮多即呕,烦心惛惛,脉盛,六七八日诊,如此可汗,不汗死。

夹 肢 痛

或问:肩膊下隙内,生疽何如？曰:是名夹肢痛。属手少阴心经、手厥阴心包络,风热所致。宜服内托黄芪柴胡汤,壮实者,八阵散、一粒金丹下之,及紫金丹、胜金丹选用;老弱者黄芪木香散、人参养荣汤、十全大补汤主之。

---

〔1〕而:原作"血",校本同。据《鬼遗方》卷一改。

臂 部七

臂 痛

《鬼遗》云:垂臂两处发,接骨下臂鹅上,起如鸡鸭卵大,皆由荣卫不调所为也。喜患实处而不透内,亦宜急消,或发穴早疗。两臂肘起,在接骨下引手,至小骨之上发痈疖,此处虽实,奈连大小筋骨,举动不便,垂手多坠疼,如脓深沉彻骨,即伤筋脉,拳缩不舒搐撮,宜急以缓慢筋脉药饵,治之。《玄机》云:在臂外为痈。在臂内为鱼肚发,在臂上节肿连肩髃,为臂风毒。宜活命饮,加羌活、独活、桂枝、桔梗,水酒各半煎服,及夺命丹、紫金丹、胜金丹选用,壮实有里证者,一粒金丹、八阵散下之。若漫肿无头,服败毒之药不能消者,宜十全大补汤,加桂枝、桔梗托之,有呕吐而数日不食者,溃出脓则愈。

【治验】 一人年将六十,五月患右臂膊肿盛,上至肩,下至手指,色变皮肤凉,六脉沉细而微,此脉证俱寒,乃附骨痈也。开发已迟,以燔针启之,脓清稀解;次日肘下再开之,加吃逆不绝。与丁香柿蒂散,两服稍缓,次日吃逆尤甚,自利,脐腹冷痛,腹满食减,时发昏愦,灸左乳下黑尽处二七壮,又处托里温中汤,一两半与服。或曰:诸痛疮疡,皆属心火。又时当盛暑,而用姜附可乎?予曰:经云,脉细皮寒,泻利前后,饮食不入,是为五虚。况吃逆胃中虚寒,此证内外相反,须当舍时从证,遂投之,诸证悉去,饮食倍进,疮势温,脓色正,复用五香汤数服,月余而愈。机按:此证多属虚寒,此方专用辛热以治其寒,不用参术以补其虚,盖因吃逆腹满,乃气郁壅也。想必其人年虽老,脉证虽虚而形体颇实,非阴虚吃逆比。一挥使,臂肿一块,不痛不赤,脉弱懒食,时呕。以六君子加藿香、酒炒芍药,呕止食进,再以八珍汤二十余剂,脓成刺之,又以十全大补汤而愈。次年伤寒后,臂复肿微痛,乃伤寒余毒也,然无表证,但虚弱耳。先用十宣散四剂,取参芪、芎归,扶助元气,防风、桔梗、白芷、厚朴,行散肿结,肉桂引经破血,肿退三四,再用八珍汤脓溃而愈。至冬臂复作痛,因服祛风药,反筋挛痛甚,此血虚不能养筋,筋虚不能束骨,用加味十全大补汤百贴而愈。一女臂患肿,溃久不敛,寒热交作,五心烦热,饮食少思,月水不通,以逍遥散月余少可,更服八珍汤加丹皮、香附,又月余经通,再加黄芪白敛,两月余而愈。一人臂肿、患毒作痛,服寒凉药,食少大便不实。予用理中丸二服,更以六君子加砂仁、藿香,再以托里,脓溃而愈。凡疮痛甚者,若禀厚有火,宜苦寒药。若禀薄者,宜补中益气汤,加芩连之类,在下加黄柏,人肥加荆防、独羌之类,取其风能胜湿也。一妇左臂,胆经部分,结肿一块,年许不溃。坚硬不痛,肉色不变,脉弱少食,月水过期,日晡发热。遇劳或怒则痛,此不足证也。与参芪、归术、芎苓、芍药、贝母、远志、香附、桔梗、丹皮、甘草,百余贴而消。一人臂患漏,口干发热,喜脓不清稀,脉来迟缓,灸以豆豉饼。服八珍汤,加麦门、五味、软柴胡、地骨皮,三月余而愈。后因房劳,复溃脓清,脉大,辞不治,果殁。河间曰:因病致虚为轻,盖病势尚浅,元气未虚也。若病初愈,或饮食、劳倦、房室,加至羸损,此因虚致损则为重,病势已过,元气已索,故也。一儿臂患痘毒,作炒按之复起,此脓胀痛也,刺之,以托里药愈。一妇臂结一块,已溃不敛,灸以豆豉饼,更服托里药而愈。一人年逾三十,素怯弱,不能食冷,臂患一毒,脉虚弱,予以托里药而消,但饮食少思,或作胀,或吞酸,日渐羸瘦,参苓等药不应,右尺脉弱,此命门火衰不能生土,遂以八味丸补土之原,饮食渐进而愈。一媪左臂结核,年余方溃,脓清不敛,以十全大补汤,外用附子饼灸,及贴补药膏,调护得宜,百贴而愈。一人多虑神劳,年近五十,左膊外侧红肿如粟。予曰:勿轻视!得独参汤数斤乃佳。数贴而止,旬余值大风拔木,疮上起一红线,绕背抵右肋,与大料人参汤,加芎术补剂,两月而安。一妇臂痛,筋挛不能屈伸,遇寒则剧,脉紧细,此良甫所谓肝气虚,为风寒流于血脉经络,搏于筋,筋不荣,则干急为痛,先用舒筋汤,次用四物汤,加牡丹皮、泽兰、白术而愈。亦有臂痛不能举,或转左右作痛,由中脘伏痰,脾气滞不行,宜茯苓丸或控涎丹治之。一人手臂结核如粟,延至颈项,状似瘰疬,此风湿流注。用加减小续命汤，及独活寄生汤，更以托里药、倍加参芪、归术，百贴而愈。机按：此条有证无脉，认作风湿流注而治，当时必有所见也。后用补剂百贴而愈，是终不离于虚也。一儿三岁，臂患毒焮痛，服解毒丸，搽神功散而消。此条证脉不详，当时必有所见。尝治臂毒，便闭烦躁，服五福化毒丹亦效。若脓成急刺，用纸捻醮麻油纴疮内，以膏药贴之。若儿安静，不必服药，候有脓取去，仍用纴贴。一人臂患疽，脉数，饮槐花酒一服，势顿退；再与金银花、黄芪、甘草十余服而平。槐花治湿热之功最为神速，胃寒不宜过剂。尹老家贫，形志皆苦，自幼颓疝，孟冬于手阳明大肠经分出痈，第四日稠脓，臂外皆肿痛，在手阳明左右经中，其脉俱弦，按之洪缓有力，此得自八风之变。以脉断之，邪气在表，饮食如常，大小便如故，腹中和，口知味，知不在里也，不恶风寒，只热躁，脉不浮，知不在表也，表里既和，邪在经脉之中，故曰：凝于血脉为痈是也。痈出身半以上，故风从上受，因知为八风之变，而疮只在经脉之中，法当却寒，调和经脉中血气，使无凝滞可愈矣，宜以白芷、升麻汤。机按：此方举一身而言，故阳明为一身之中，若以各经言之，而阳明亦自有表里中三等之剂，太阳亦有表里之中之方，余经皆可以类推也。一人年逾三十，臂患痈，溃而不痛，脓稀脉弱。丹溪曰：疽溃深而不痛者，胃气大虚，不知痛也。东垣曰：脓水清稀，疮口不合，气血俱虚也，理宜大补。彼不听，服消毒药，气血愈虚，遂不救。丹溪曰：才见肿痛，参之脉证，倘有虚弱，便与滋补气血可保终吉。又曰：溃疡内外皆虚，补接为主。兹则见善不从，自用己智，宁免死乎。一人年逾四十，臂患毒，焮痛作呕，服托里消毒药愈盛。予用凉膈散二剂顿退，更以四物汤加芩连四剂而消。机按：此所谓肿疡热毒攻心而作呕也。一人两臂肿痛，服托里药日盛。予谓：肿属湿，痛属火，此湿热流注经络也，用人参败毒散加威灵仙、酒炒黄芩、南星，数剂渐愈，更以四物汤加苍术、黄柏、桔梗二十余剂而消。按：此托里药日盛，故改作湿热治也。一尚书，左臂肘患一紫泡，根畔肿赤，大肠脉芤。予谓：芤主失血或积血。公曰：血痢未瘳，以芍药汤二剂，更以人参败毒散二剂，疮痢并愈。机按：用芍药汤以治血痢，用败毒散以治紫泡，但所录脉证未甚详悉，观其治法，多属血热而近实也。

白芷升麻汤　治臂上生痈。

白芷一钱半　升麻　桔梗各一钱　酒黄芩四钱　生黄芩三钱　红花　甘草炙,各半钱

上作一服。水二钟,酒半钟,煎至八分,食后服。

肘痈　俗名,病藕节。

肘之内生痈,属三阴经,乃心、肺、胞络,郁火。引经,黄连、升麻、柴胡。肘之外生痈,属三阳经,乃胃、大、小肠积毒。引经藁本、升麻、柴胡,并用黄连消毒饮、活命饮,或乌金散、紫金丹、胜金丹、玉枢丹选用。壮实有里证者,一粒金丹八阵散下之;老弱者,黄芪木香散、十全大补汤、千金内托散托之。

芙蓉膏　治手臂腕臑、肘掌等处结毒,燉赤肿痛。

山布瓜根　芙蓉叶　紫金皮　凌霄根皮　天南星　天布瓜　鸡屎根取皮　背子蜈蚣

上砍烂,入些醋,温涂敷患处。

赤葛膏　治病藕节,及臂臑腕掌等处结毒。

赤葛根皮　山布瓜根　山苏木　山樟根皮　紫金皮　赤牛膝　赤芎根　赤毛桃根

上用皮砍烂,糟炒。敷涂患处。

敷病肌石硫药

山樟子叶

上砍烂,糟炒缚之,又用根,煎酒服之。

臑痈　俗名,病藕包。

臑臂表里俱肿痛,赤色,惟肘节处差小,故名藕包。以内外分阴阳,俱如上法。

泥油膏　治病藕包。

塘泥一分　桐油三分

上和匀,以鸭毛扫,时时涂,勿令干。

二瓜散　治病藕包。

山布瓜根　天布瓜根

上砍烂,入米醋少许,和暖涂之。

或问:手臂阳明经分生瘤,初如粟米,渐大如赤豆,痛不可忍,旬日大如胡桃,枯紫色何如? 曰:此名骨蝼疽。若毒游遍身,拘急发搐,呕哕不食,冷汗自出,滑泄烦躁,脉乱者死。犯房劳,怒气者死。一人患此证,一月之后,遍身攻串,口吐黄水,秽气满室,既而呕吐脓血,旬日而亡。其人三四日前,尚进饮食,人与沐浴,扶起皮肉俱烂,患者不信,医者不识,以致陨身。此由七情不和,积怒、积忧、积热所致,真元虚败,不能胜邪故也,纵有丸丹,天命而已。惟智者防患于未然,急服黄连消毒散、胜金丹、乌金散、活命饮加羌活,选用。治之稍缓,七恶证多者,必死也。按:此证发之暴,死之速,乃阴虚极而火独光之,故前药不滋化源,而扬汤止沸,其能济乎。

手　部八

手发背俗名,蜘蛛背。

《鬼遗》云:两手背发痈疽,初生如水刺无头脑,顽然满手背,肿满后聚毒成疮,深入至骨而为发手背。此属五种,皆发毒之类也。手背肿毒,乃三阳经风热郁滞而发,宜服活命饮加芩连、山栀、桔梗、升麻,寒加桂枝,热加姜黄,水酒煎服。有表证者,紫金丹、乌金散、夺命丹汗之,有里证者,一粒金丹、八阵散下之,老弱者,宜大补之剂。

柿根膏　治蜘蛛背。

紫背草　狐柿子根皮

上砍烂,糟炒缚之。又方,加岩松子,或单用亦可。

手　心　毒

手心结毒,焮赤肿痛,俗名病穿掌,又名穿窟天蛇,又名贫子盂。若偏于掌边者,名穿边天蛇,又名穿埂天蛇。此手厥阴心胞络积热所致。初宜隔蒜灸之以泄其毒,服活命饮加桂枝、姜黄。实者,量表里为汗下,于紫金丹、夺命丹、乌金散、一粒金丹选用,既溃,参芪大剂补之。

蜈蚣散　治病穿掌。

穿山蜈蚣　花心蜈蚣　背子蜈蚣　山苏木　飞天蜈蚣　金头蜈蚣　酒坛子根　赤牛膝　臭不待根　紫背草　紫金藤

上酒煎服。不饮酒人,水煎入少酒和服。又用过路蜈蚣、溪女叶,煎水浸洗。

又方

穿山蜈蚣　鸡屎子　金脑香　紫金藤

上水煎入酒和服。

敷穿掌穿板药

仙人掌根　鸡屎根皮　赤葛根皮　葛合根　山布瓜根　背子蜈蚣　山樟根皮　赤牛膝　落鸦枪根　天布瓜根　山枇杷根皮　紫河车　紫金皮

上擂烂,入醋少许,和涂患处。

又方

仙人掌根,磨米醋暖涂敷。又用藜芦子,煎醋薰。又用零香子,煎水浸洗。

浸洗方

石楠藤　赤牛膝　赤麻荬　八角茴香　赤荬子　九节香　猪屎苏　穿山蜈蚣　铁菱角　含笑叶　铁梗子　落鸦枪　山蓼叶

上煎水,熏浸淋洗之。

溃烂者用搽末

旧饭笪烧存性,为末。柏油扫患处,次搽末,或用生肌散,亦大效。饭笪要用农家者,取其日日贮饭,藏气者效。

虎　口　疽

虎口结毒,焮赤肿痛,名合谷疽。又名丫刺毒,又名擘蟹毒,又名手又发,又名病蟹叉。此手阳明大肠经,风热积毒之所致也。初觉宜隔蒜灸之;服活命饮,加桂枝、姜黄、桔梗、升麻,水酒煎服。壮实者,量表里为汗下,老弱者,十全大补汤、十宣散、托里散中,选用。五指叉处结毒,焮肿者,俗名鸦叉。

草灵散 治病蟹叉。

薜叉草又名,薜叉秒

上砍烂,酒炒缚之。

又方 山马稍根皮,砍烂糟炒缚之。

又方 宿地蕹白根叶,砍烂酒炒缚之。

又方 楸子叶,砍烂糟炒缚之,又以小叶,净瓶子煎水熏洗,亦效。

又方 碌磗草叶,砍烂酒炒缚之,又以梗煎水浸洗。

落鸦枪散 治鸦叉。

落鸦枪 大金钱 羊蹄菜 水杨柳根

上砍烂,糟炒缚之。

又方

落鸦枪 紫金皮 山布瓜根 天布瓜根

上砍烂,糟炒缚之

又方 落鸦枪根,捣烂糟炒缚之。

又方 落鸦枪根、天布瓜根、砍烂,糟炒缚之。

腕 痛

手屈之处,结毒焮赤,为手屈发,俗名手牛押屈。此手三阴经、风热聚毒之所致也,治法同前。一人年四十,手腕生疽,面目、手臂俱浮肿,饮食全不进者,七日矣。惟饮水数升,神思昏愦,小水不利,时值盛暑,秽气逼人,恶证叠见,不应用药。姑以玉枢丹,加蟾酥涂之。出蛆合许,脓升许,恶证悉退,补养而痊。

紫金牛膝散 治手半押屈,及脚上一切肿毒、堆核,焮痛者。

紫金皮 赤葛根皮 赤毛桃根 山布瓜根 赤牛膝 鱼桐根皮 天布瓜根 落鸦枪根

上砍烂,糟炒热缚患处。

又方

鱼桐皮根　落鸦枪根　紫金皮

上砍烂,糟炒缚之。

又方

落鸦枪　葛合根　马蓝草　天布瓜　山苏木　紫金皮　赤毛
桃　赤牛膝　芙蓉叶　山布瓜　赤葛根　鱼桐根　李子根

上捣烂,糟炒缚之。久不退,加山樟子叶及根皮。

手 大 指 疽

手大指头发,小点如粟,渐大如豆,或如桃李。或青、或紫、乍
黄、乍黑、乍白。或痒、或麻木不痛,或大痛彻心,此名调疽。属手
太阴肺经积毒,毒盛者,宜截去之。四日刺得血脓者生,得黑血者
死。急服乌金散、紫金丹汗之,壮实者,一粒金丹下之。毒气攻心,
呕吐不食、膨胀者死,齿缝出血者死。　一人患此,色黑不痛,其指
已死,令斩去之。速服补药,恐黑上臂不治。彼不信,另服败毒药,
手竟黑,遂不救。

天 蛇 头

手中指头结毒,焮赤肿痛,或不拘何指。名天蛇头。若有脓裂
开,有口唇如蛇头状,是以名焉。属手厥阴心包络积热所致。宜服
活命饮,加柴胡、羌活、桔梗、黄连,消毒饮、紫金丹、乌金散选用。
虽黑色顽麻,溃烂脱指者,亦不死。

丹溪云:蒲公英草,清明时节如荠菜状,中开一朵花,如菊花
者,取干与苍耳草二味,等分为末,以好醋浓煎,浸洗即愈。

蒲公英忍冬酒,治天蛇头极效,累验,见乳痈。

〔世〕治天蛇头,蒲公英捣细,水和调,去渣,服之。又捣渣盦
患处,累效。

治天蛇头用　野落苏即兼丝子　金银花藤　天荞麦

上细切,用好米醋浓煎,先熏后洗。

又方 用人粪杂黄泥捣之,裹在患处,即愈。

拔毒散 治毒疮生于手指,赤肿坚硬,俗呼为发指。彻骨疼痛,不可忍者。

乳香少许,研 泥蜂窠壁间,采研

上为末。用酽醋调涂,干则以醋润之,痛立止。

治恶指,谚云,天蛇头。

蜈蚣一条,火上烧

上以烟熏病指,一二次,即安。

治蛇消肿散 治蛇咬及蛇节疔、蛇腹疔、蛇头疔、蛇背疔等证。

蛇头抓 天瓠藤 木虱药 仙人薯 土木香 紫金藤 大小青

上擂酒温服,以渣敷之。

除瘴消痛散 治蛇头子,及一切蝮蛇瘴。

紫金藤又名,开心草

上擂酒服之,以渣敷患处,大效。

又方 金脑香叶,擂酒服,以查敷之。

又方 蛇头抓草,又名赤田荬、又名一麻、二麻。有一个根,即一麻;有二个根,名二麻。

上砍烂,酒炒缚之。

又方 紫金钟 六月雪

二味砍烂,糟炒缚之。

又方 溪汝子叶 过路蜈蚣

砍烂,糟炒缚之,如痛不止,用雄黄末烧烟熏之,不拘已成未成,即克取效。或加蜈蚣等分,亦妙。

又方 紫金钟 到金钟 野芋子 香附子

上砍烂,糟炒缚之。

又方 井边羊苋子

砍烂,糟炒缚之。

又方 山布瓜根,磨醋刷;以赤梗蜈蚣、过路蜈蚣、穿山蜈蚣、飞天蜈蚣煎水薰洗,亦效。

又方 独龙须根即大叶白檞根

砍烂,糟炒敷之。

地蓄散 治病蛇头子。

耳环尻又名,琉璃草,又名花管草,又名地蓄

上擂酒服,又以砍烂,酒炒缚之。

散毒方 治蛇头子,一切蝮蛇癀。

地蓄 金脑香 紫河车 飞天蜈蚣 紫蜈蚣 金凤尾 金鸡舌

上砍烂,酒炒缚之。

又方 地蜈蚣叶 溪汝树叶

砍烂,冷缚之。

又方 飞天蜈蚣叶

砍烂,冷缚之。

又方 金脑香叶又名,社茶砍烂,冷缚之。

又方 鸡卵一枚,开窍倾出,以指时数浸之。

又方 软骨草 赤麻荬 金盏草 耳环尻

上砍烂,盐、酒炒缚之。

又方 山蓼叶 田麻荬 地蓄 田螺

上捣烂,盐、酒炒缚之。

又方 山布瓜根 金脑香叶

上捣烂,酒炒缚之。

浸毒散 治前证,并效。

毛藤子 石楠藤 铁菱角 穿山蜈蚣 背子蜈蚣 赤麻荬 金脑香 梭婆子根

飞天蜈蚣 赤梗过路蜈蚣

上煎水,入些醋,和暖浸洗。

治蛇头疮 其形生时在手足上,疮傍一块开如蛇口之状,痛而流血不止者,此药治之。

雄黄 蜈蚣 全蝎各一钱

上为细末。看疮湿劈开,入药擦在疮上,却以小油抹,裁帛拴

住。如干,小油调搽。

五指头生疽,名为敦疽。系脏腑积热,治不可缓。宜内疎黄连汤、紫金丹、乌金散,及一粒金丹下之。

手 指 节 发

手指节结毒,燉赤肿痛,又名病茧,又名蛇节疔,又名钉节天蛇,又名病蛇节。治法与天蛇头,大同小异。

金鸡舌散　治病茧。

金鸡舌根,磨酒服。或磨半泔、半醋,暖涂之。

又方　落鸦枪根,擂酒暖服,以查敷患处。

代　指

代指者,先肿燉热痛,色不黯,缘爪甲边结脓,剧者爪皆脱落,但得一物冷药汁,溻渍之佳。爪者筋之余,筋赖血养,血热甚注于指端,故指肿热结聚成脓,甚则爪甲脱落。此病类于指疽,然无蕴毒,故色不黯黑,虽久亦不杀人。内服方《圣济总录》有漏芦汤、蓝花汤中用漏芦、蓝花、升麻、大黄、黄芩、玄参、朴硝,既无蕴毒,何为用硝黄下药? 轻病重治,能无过乎! 故今不取。

升麻汤

升麻　甘草各半两

上细剉。水二升,煎至一升,去滓,下芒硝末半两,搅匀。温浸指上数十遍,冷即再暖,以差为度。一方,用栀子仁、甘草各一两。一方,单用甘草。一方,单用芒硝。一方,单用麻黄。并如上法煎浸。

《千金》治指痛欲脱,用猪脂和盐煮令消,热内指中一食久住。《千金翼》和干姜。一方,用酱汁。一方,酱合蜜煎沸,稍热敷,日五七上。

〔丹〕治手指忽肿痛,名为代指。以乌梅入醋研,浸患处立瘥。

治手指肿,酸浆水入少盐,热浸之,冷即易。

胸　部九

井　疽

《灵枢》云：发于胸，名曰井疽。其状如大豆，三四日起，不早治，下入腹不治，七日死矣。　或问：心窝生疽何如？曰：此证初起如黄痘，肉色不变，名曰井疽，又名穿心冷瘘。若冷气攻心，精神恍惚，呕吐冷痰，恶闻食臭，毒气内陷，腹胀满者，不治。若心躁如焚，肌热如火，不时盗汗，唇焦舌干黄色，渴饮冷水者，是正候也。急服活命饮加黄连、桔梗、胜金丹、夺命丹汗之，壮实者，一粒金丹下之。恶证多，治稍迟，多致颠危，宜服犀角解毒丸。

甘　疽

《灵枢》云：发于膺，膺胸两旁高处，亦谓之膻。名曰甘疽。色青，其状如谷实瓜蒌，常苦寒热，急治之，去其寒热，不急治，十日死，死后出脓。

膻中疽

或问：心窝上两乳间，生疽何如？曰：此膻中发疽也。盖膻中为气之海，气所居焉，能分布阴阳，若脏腑阴阳不和，七情不平，则发此证。宜活命饮加紫苏、薄荷叶汗之。夺命丹、胜金丹、紫金丹选用。稍迟则溃烂，恶症多者难治。

脾发疽

或问：心窝下旁，生疽何如？曰：此名脾发疽。毒由多食煎煿，醉饱入房，以致毒聚脾经而作，活命饮加桔梗、升麻、紫金丹、胜金丹汗之。壮实者，八阵散下之。老弱者，十全大补汤。稍迟则溃伤脾膜，脓如蟹沫者死，服药而呕，饮食不进者死。

或问：一人年三十，胸前肋上，坚硬如石者尺许，寒热大作，饮食不进,遍身疼痛,烦躁不宁,胸膈填胀何如? 曰:凡在胸及胸之侧,或是肩前下延及胁,形长如蛤,皆为马刀疮。属手少阳三焦经、足阳明胃经、手厥阴心包络,郁火怒气积痰所致。宜灸、宜汗,攻补兼施则消,宜服胜金丹、乌金散。壮实者,一粒金丹下之。活命饮加柴胡。过时则溃烂彻骨,久而不敛者死,未溃而谵语神昏,泄利呕吐者不治。

一夫人,性刚多怒,胸前作痛,肉色不变,脉数恶寒。经曰:洪数脉,应发热反恶寒,疮疽也。今脉洪数,则脓已成。但体丰厚,故色不变,似乎无脓,以痛极始肯针,入数寸脓数碗,以清肝消毒药,治之而愈。设泥其色而不用针,无可救之理。一人年逾四十,胸患疮成漏,日出脓碗许,喜饮食如常,用十全大补汤加远志、贝母、白敛、续断,灸以附子饼,脓渐少,调护岁余而愈。 一少妇,胸膺间溃一窍,脓血与口中所咳,相应而出。以参芪、当归,加退热、排脓等药而愈。或曰:此因肺痿所致。 一人胸肿一块,半载不消,令灸百壮方溃,服大补药不敛,灸附子饼而愈。 一百户,胸患毒,肿高焮赤发热,脉数,大小便涩,饮食如常。齐氏曰:肿起色赤,寒热疼痛,皮肤壮热,头目昏重,气血实也。又曰:大小便涩,饮食如故,肠满膨胀,胸膈痞闷,肢节疼痛。身热脉大,精神昏塞,脏腑实也。进黄连内疏汤二剂,诸证悉退,更以荆防败毒散,加黄芩、山栀,四剂稍愈,再以四物加芩连、白芷、桔梗、甘草、金银花,数剂而消。机按:此项治法,虽因脉证皆实而用泄法,然泄法又有先后次序,先攻里,后发表,最后又用和解,前贤治病不肯猛浪如此,学者可不以此为法哉。

乳 痈 乳 岩

〔丹溪〕乳房阳明所经;乳头厥阴所属。乳子之母,不知调养,怒忿所逆,郁闷所遏,厚味所酿,以致厥阴之气不行,故窍不通而汁不得出,阳明之血沸腾,故热甚而化脓。亦有所乳之子,膈有滞痰,口气焮热,含乳而睡,热气所吹,遂生结核。于初起时,便须忍痛揉令稍软,吮令汁透,自可消散,失此不治,必成痈节。治法疏厥阴之滞,以青皮清阳明之热,细研石膏,行污浊之血,以生甘草节消肿导毒，以瓜蒌实，或加没药、青橘叶、皂角针、金银花、当归头。或汤、或散加减，随意消息，然须以少酒佐之。若加以艾火两三壮于肿处，其效尤捷。彼村工喜于自炫，便妄用针刀，引惹拙病，良可哀悯。若夫不得于夫，不得于舅姑，忧怒郁遏，时日积累，脾气消沮，肝气横逆，遂成隐核如鳖棋子，不痛不痒十数年后，方为疮陷，名曰奶岩。以其疮形嵌凹似岩穴也，不可治矣。若于始生之际，便能消释病根，使心清神安，然后施之治法，亦有可安之理。予族侄妇，年十八岁时曾得此，察其形脉稍实，但性急躁，伉俪自谐，所难者后姑耳。遂以单方青皮汤，间以加减四物汤行经络之剂，两月而安。此病多因厚味，湿热之痰停蓄膈间，与滞乳相搏而成。又有滞乳，因儿口气吹嘘而成。又有拗怒气，激滞而生者，煅石膏、烧桦皮、瓜蒌实、甘草节、青皮，皆神效药也。妇人此病，若早治之，便可立消。有月经时悉是轻病，五六十后无月经时不可轻易看也。〔薛〕男子房劳恚怒，伤于肝肾，妇人胎产忧郁，损于肝脾。若焮痛寒热，当发散表邪，肿焮痛甚，当清肝消毒，并宜隔蒜灸。不作脓或脓成不溃，托里散为主。不收敛或脓清稀，补脾胃为主。若脓出反痛，或作寒热，气血虚也，十全大补汤。体倦口干，中气虚也，补中益气汤。晡热内热，阴血虚也，八珍汤加五味子。欲呕作呕，胃气虚也，香砂六君子汤。食少作呕，胃气虚寒也，前汤加藿香。食少泄泻，脾气虚寒也，前汤加炮黑干姜。若劳碌肿痛，气血未复也，八珍汤倍用参芪、归术。若怒气肿痛，肝火伤血也，八珍加柴胡、山栀。若肝火血虚而结核者，四物汤加参术、柴胡、升麻。若肝脾气血虚而结核者，四君子加芎归、柴胡、升麻。郁结伤脾而结核者，归脾汤兼瓜蒌散。若郁怒伤肝脾而结核，不痒不痛者，名曰乳岩，最难治疗。苟能戒七情，远厚味，解郁结，养气血，亦可保全。

内托升麻汤 治妇人两乳间，出黑头疮，顶陷下作黑眼，并乳痈初起者亦治。

升麻 葛根 连翘 当归身 黄柏各二钱 黄芪三钱 牛蒡子 甘草炙，各一钱 肉桂五分

上作一服。水一钟，酒半钟，煎至一钟，食后服。

又方　治妇人乳中结核。

升麻　连翘　甘草节　青皮_{各二钱}　瓜蒌仁_{三钱}

上作一服。水二盏,煎至一盏,食后细细呷之。

乳痈

青皮　瓜蒌　橘叶　连翘　桃仁_{留尖}　皂角刺　甘草节　如破多加参芪。

神效瓜蒌散　治乳痈、乳岩神效。丹溪亦云妙捷。恐贫贱之家未能辨集者,用后蒲公英草,尤妙。

瓜蒌_{一枚,去皮焙为末,用子多者有力}　生甘草　当归_{酒浸,焙,各半两}　乳香_{另研}　没药_{另研,各二钱半}

上为末,用无灰酒三升,于银石器内,慢火熬,取一升清汁,分作三服,食后良久服。如有奶岩,便服此药,可杜绝病根。如毒气已成,能化脓为黄水;毒未成,即于大小便中通利。如疾甚,再合服,以退为度。立效散与此方间服神妙。但于瓜蒌散方,减去当归,加紫色皂角刺一两六钱是也。

究原五物汤　痈疽、发背、乳痈通用。

栝蒌_{研一枚}　皂角刺_{半烧,带生}　没药_{各半两}　乳香　甘草_{各二钱半}

上粗末。以醇酒三升,煎取二升。时时饮之,痛不可忍立止。

连翘饮子　治乳痈。

连翘　川芎　瓜蒌　皂角针　橘叶　青皮　甘草节　桃仁_{各二钱}

上作一服。用水二钟,煎至一钟,食远服。已破者,加参芪、当归;未破者,加柴胡、升麻。

清肝解郁汤　治肝经血虚风热,或肝经郁火伤血,乳内结核,或为肿溃不愈,凡肝胆经血气不和之症,皆宜用此药。

人参_{去芦}　茯苓　贝母_{去心}　山栀_炒　熟地黄　芍药_{各一钱,炒}　白术　当归_{各一钱五分}　柴胡　川芎　陈皮_{各八分}　甘草_{五分}　牡丹皮

上水煎服。

复元通气散　治妇人发乳、痈疽,及一切肿毒。

木香　茴香　青皮　穿山甲酥炙　陈皮　白芷　甘草　漏芦
贝母去心,姜制各等分

上为细末。每服三钱,好酒调下。

消毒散　治吹乳、乳痈,并便毒。如憎寒壮热,或头痛者,宜先服人参败毒散一二服,方可服此药。如无前证,即服此药二三剂。或肿不消,宜服托里药。

青皮去白　金银花　天花粉　柴胡　僵蚕炒　贝母　当归酒拌
白芷各二钱

用水二钟,煎至一钟,食远服。如便毒加煨大黄一钱,空心服。

《本草》蒲公英草,味甘平无毒。主妇人乳痈肿,水煮汁饮之,及封之。立消。

〔丹〕蒲公英,在处田间、路侧有之。三四月开黄花似菊。味甘,解毒散滞,意其可入阳明、太阴经。洗净细研,以忍冬藤,浓煎汤,入少酒佐之。随手便欲睡,睡觉已失之矣。

兵部手集方　治疰[1]乳硬欲结脓,服此即消。

用鹿角于粗石上磨,取白汁涂之,干又涂,不得近手。并以人嗍[2]却黄水,一日许即散。或用鹿角剉为极细末,酒调二三钱服亦效。孕妇忌服。

乳痈初发方

贝母为末。每服二钱,温酒调下。即以两身覆按于桌[3]上,垂乳良久自通。

时康祖为广德宰,事张王甚谨,后授温倅,左乳生痈,继又胸臆间结核,大如拳,坚如石,荏苒半载,百疗莫效,已而牵掣臂腋彻于肩,痛楚特甚。亟祷王祠下,梦闻语曰:若要安,但用姜自然汁,制香附服之。觉呼其子,检《本草》视之,二物治证相符,访医者亦云有理。遂用香附去毛,姜汁浸一宿,为末。二钱,米饮调。方数服,

─────────

〔1〕疰(dù 妒):乳病。《玉篇》:乳痈。
〔2〕嗍(suō 缩):同吮。
〔3〕桌:原作"卓",据四库本、集成本改。

疮脓流出，肿硬渐消，自是获愈。　一妇人，禀实性躁，怀抱久郁，左乳内结一核，按之微痛，以连翘饮子二十余剂少退；更以八珍加青皮、香附、桔梗、贝母，二十余剂而消。

张氏橘皮汤　治乳痈未结即散，已结即溃，极痛不可忍者神效。因小儿吹乳，变成斯疾者，并皆治之。用陈皮汤浸，去白晒干，面炒微黄，为细末麝香研。酒调二钱，初发觉赤肿疼痛，一服见效。

〔丹〕乳痈初发肿硬，一服瘥。用真桦皮为末，酒服方寸匕，睡醒已失。出《灵苑方》

〔罗〕**胜金丹**　治妇人吹乳，极有神效。用百齿霜即木梳上发垢

上一味不拘多少，用无根水为丸，如梧桐子大。每服三丸，倒流水送下，食后。令病左乳者，左卧；右乳者，右卧。于温处汗出愈。用新汲水倾于房上接之，乃倒流水也。

《图经》治妇人奶疼痛，不可忍。用穿山甲炙黄木通各一两自然铜半两，生用三味捣细末。每服二钱，温酒调下无时。

简易独圣散　治妇人吹奶。

白丁香半两，捣罗为末每服一钱匕，温酒调服无时。

〔云岐〕治妇人吹乳，**皂角散**。歌曰：

妇人吹乳意如何，皂角烧灰蛤粉和；暖酒一杯调一字，顷间揉散笑呵呵。

又方

乳香研，一钱　瓜蒌根末一两

上研匀，温酒调服，一钱。产后乳膨，以大麦芽一两，炒研，煎汤饮之自消。

〔丹〕杨孺人乳肿痛。

青皮　石膏煅研　连翘　皂角刺炒　黄药子　当归头　木通各一钱　甘草生三分

作一贴。入好酒些少，同煎饮之。又有别药洗肿处。

义二孺人，平时乳内有结核不为痛，忽乳边又有一肿核，却颇有些痛。

黄芩　川芎　木通　陈皮各四钱　人参二钱　大腹皮三钱　炙甘草　生甘草　当归头　芍药各一钱

上分二贴,煎服。

二孺人,但经将行而乳肿,先两日发口干而不渴,食少减,脉左弦带数,右却平,治用四物汤加陈皮、白术、茯苓,带热下与点丸三十粒。　一后生作劳,风寒夜热,左乳痛有核如掌,脉细涩而数,此阴滞于阳也。询之已得酒,遂以瓜蒌子、石膏、干葛、台芎、白芷、蜂房、生姜,同研入酒服之,四贴而安。　一妇人,内热胁胀,两乳不时作痛,口内不时辛辣。若卧而起急,则脐下牵痛,此带脉为患。用小柴胡加青皮、黄连、山栀,二剂而瘥。　一妇人,发热作渴,至夜尤甚,两乳忽肿,肝脉洪数,乃热入血室也。用加味小柴胡汤,热止肿消。

〔云岐〕**连翘汤**　治产后妒乳并痛。

连翘　升麻　芒硝各一两　玄参　芍药　白敛　防己　射干各八钱　大黄二钱　甘草六钱　杏仁四十枚,去皮尖

上㕮咀。以水六升,煮二升,下大黄;次芒硝,分三服。

一儒者两乳患肿,服连翘饮,反坚硬食少,内热,胸胁作痛,日晡头痛,小便赤涩,此足三阴虚而兼郁怒,前药复损脾肺。先用六君加芎归、柴胡、山栀,四十余剂,元气复而自溃。仍作痛,恶寒,此气血虚也,用十全大补汤、六味丸而愈。封君袁阳泾,左乳内结一核,月余赤肿,此足三阴虚,兼怒气所致。用八珍加柴栀、丹皮,四剂赤肿渐退,内核渐消;又用清肝解郁汤而愈。时当仲秋,两目连扎,肝脉微弦,此肝经火盛而风动也,更加龙胆草五分,并六味地黄丸而愈。若用清热、败毒、化痰、行气,鲜不误者。　一儒者,两胁作胀,两乳作痛,服流气饮、瓜蒌散半载后,左胁下结一块如核,肉色不变,劳则寒热,此郁结气伤而为患,虚而未能溃也,八物加柴胡、远志、贝母、桔梗月余,色赤作痛,脓将成矣,又服月余,针之出脓碗许,顿然作呕,此胃气虚而有痰也,令时啖生姜,服六君子汤,呕止加肉桂而疮愈。彼后出宰,每伤劳怒,胸乳仍痛,并发寒热,用补中益气,加炒山栀愈。一妇人久郁,右乳内肿硬,用八珍汤加远

志、贝母、柴胡、青皮，及隔蒜灸，兼服神效瓜蒌散，两月余而消。
一妇人，左乳内肿如桃，不痛不赤，发热渐瘦，用八珍加香附、远志、
青皮、柴胡百余剂，又兼服神效瓜蒌散三十余剂，脓溃而愈。　　一
妇人，因怒左乳作痛，发热，表散太过，肿热益甚，用益气养荣汤数
剂，热止脓成。不从用针，肿胀热渴，针脓大泄。仍以前汤月余始
愈。此证若脓未成未破，有薄皮剥起者用代针之剂，其脓自出，不
若及时用针，不致大溃。若脓血未尽，辄用生肌，反助其邪慎
之。　　一妇人，脓清肿硬，面黄食少，内热晡热，自汗盗汗，月经不
行，此肝脾气血俱虚，用十全大补加远志、贝母，及补中益气各三十
余剂，外用葱熨患处，诸证寻愈。　　一妇人，脓成胀痛，欲针之不
从。数日始针出败脓三四碗许，虚证蜂起，几至危殆，用大补两月
余而安。若元气虚弱不作脓者，用益气养荣汤补之，脓成即针。若
肿痛寒热，怠惰食少，或至夜热甚，用补中益气兼逍遥散补之，为
善。一妇年二十有五，素虚弱，多郁怒，时疫后脾胃愈虚，饮食愈
少，又值气忿，右乳胁下红肿，应内作痛，用炒麦麸熨之，肿虽稍散，
内痛益甚，转侧胸中，如物悬坠，遂与加减四物汤。内肿如鹅卵，外
大如盘，胸胁背心相引而痛，夜热势甚，时治者皆以攻毒为言。薛
云：此病后脾弱，而复怒伤肝，治法惟主于健脾气，平肝火，则肿自
消而病自愈矣。定方以八物加陈皮、黄芩、柴胡、山栀、白芷，服八
剂病减六七，去白芷，加青皮、木香、桔梗，又六剂而全愈。若用攻
毒之剂，病胡能瘳。

葛稚川方　治妇人乳痈。

人牙齿烧存性

上为极细末，以酥调涂，贴痈上。

敷乳方

天南星　生半夏　皂角针烧带性,各三分　白芷　草乌　直僵蚕
焙,各一分

　上细末，多用葱白研取汁，入蜜调敷。若破疮口，作膏药贴。

【乳岩】丹溪云：一妇人年六十，厚味郁气，而形实多妒，夏
无汗而性急，忽左乳结一小核，大如棋子，不痛。自觉神思不佳，不

知食味才〔1〕半月,以人参汤调青皮、甘草末,入生姜汁,细细呷,一日夜五六次,至五七日消矣。此乃奶岩之始,不早治,隐至五年、十年已后发,不痛不痒,必于乳下溃一窍如岩穴,出脓,又或五七年、十年,虽饮食如故,洞见五内乃死,惟不得于夫者有之。妇以夫为天,失于所天,乃能生此。谓之岩者,以其如穴之嵌岈空洞,而外无所见,故名岩。患此者,必经久淹延,惟此妇治之早,正消患于未形,余者皆死凡十余人。又治一初嫁之妇,只以青皮、甘草与之安。隆庆庚午,予自秋闱归,则亡妹已病。盖自七月,乳肿痛不散,八月用火针取脓,医以十全大补汤与之,外敷铁箍散不效,反加喘闷;九月产一女,溃势益大而乳房烂尽,延及胸腋,脓水稠粘,出脓几六七升,略无欲势,十一月始归就医。改用解毒和平中剂,外掺生肌散,龙骨、寒水石等剂,脓出不止,流溅所及,即肿泡溃脓,两旁紫黑,疮口十数,胸前腋下皆肿溃,不可动侧,其势可畏。余谓:产后毒气乘虚而炽,宜多服黄芪解毒补血、益气生肌而医不敢用。十二月中旬后益甚,疮口廿余,诸药尽试不效,始改用予药。时脓秽粘滞,煎楮叶猪蹄汤沃之顿爽。乃治一方,名黄芪托里汤,黄芪之甘温以排脓,益气生肌为君;甘草补胃气解毒,当归身和血生血为臣;升麻、葛根、漏芦为足阳明本经药,及连翘、防风皆散结疏经,瓜蒌仁、黍粘子,解毒去肿,皂角刺引至溃处,白芷入阳明,败脓长肌,又用川芎三分,及肉桂、炒檗为引。用每剂入酒一盏煎,送白玉霜丸,疏脓解毒,时脓水稠粘,方盛未已,不可遽用收涩之药理宜追之,以翠青锭子外掺。明日脓水顿稀,痛定秽解,始有向安之势。至辛未新正,患处皆生新肉,有紫肿处,俱用葱熨法,随手消散,但近腋足少阳分,尚未敛,乃加柴胡一钱,青皮三分及倍川芎。脓水将净者即用搜脓散掺之,元宵后遂全安。　万历癸卯二月,时侍御、赵盖庵提学南畿,托歙县令致意,约会于茅山,予以馆谊不容辞,特往赴之,则有病欲求治也。袒其胸,左乳侧疮口大如碗,恶肉紫黯,嶙峋嵌深,宛如岩穴之状,臭不可近。予问何从得此?曰:馆试屡下,意不能无郁，夏月好以手捋乳头，遂时时有汁出。或曰是真液也，不可泄，因覆之以膏药，汁止而乳旁有核，既南来校阁劳神，乳核辄肿痛。一书吏，颇知医，谓汁欲出而为膏药所沮，又不得归经，故滞为核，闻妇人血上为乳汁，今汁亦血类也，宜饮芎归酒，行其滞血，核自消矣。吾以为然而饮之，核如故而吐血、衄血大作。饮京口张医药，吐衄止而肠风作，张矜自功，谓血从下出者顺。然体则重困矣。复饮他医药，便血亦止，乳核之势日益张，遂至于溃。一草泽医，能炼砒治痔漏，私计此亦漏疮也，纳药其中，痛欲死，溃不可支，故至此。予意在法为不治，而见其精神尚王，饮啖自如，无甚恶候，尚可延引岁月，为之定方而别。后校士广陵，不相闻问，遂改用它医药，至八月初，以滞下发哕死。夫男子患乳岩者少矣，其起又甚微眇，而三为盲医所误遂至此。砒，诚不可纳也，芎归何罪乎！不可不书之以为后鉴。

　　蒲公英草，捣烂罨患处，神妙。　　天南星末以温酒调涂之。治妇人乳痛成痈，以益母草为末，水调涂乳上，一宿自瘥；生捣烂敷之，亦得。　　妇人吹乳，用桑树皮和饭，捣成膏贴之。　　乳头裂破，丁香末敷之。

　　乳痈　针乳中穴，在乳下中，针入[1]分沿皮向后一寸半，灸泻。《甲》乳痈寒热，短气卧不安，膺窗主之。　　乳痈凄[2]素寒热，痛不可按，乳根主之。　　大惊乳痛，梁丘主之。乳痈有热，三里主之。乳痈诸药不能止痛者，三里针入五分，立止。　　女子乳痈惊，巨虚、下廉主之。《千金》云：臂肿重，足踹不收，跟痛。　　乳痈，太冲及复溜主之。　　妒乳，太渊主之。妇人乳余疾，育门主之。

---

〔1〕入：此下原空一字处，疑有脱落。
〔2〕凄：同凄。《玉篇》"凄，寒也。"

胁部十　胁、肤也，肋、胁骨也。有骨曰肋，无骨曰胁。

胁　疽

《灵枢》云：发于胁，名曰败疵[1]，败疵[2]者女子之病也，灸之。其状[3]大痛脓，其中乃有生肉，大如赤小豆，治之剉蔆藋草根，各一升。以水一斗六升，煮之竭，为取三升，即强饮，厚衣坐于釜上，令汗至足已。疵[4]，疾盗切。《甲乙经》于赤小豆下，作治之剉蔆草、赤松根，各一升。《鬼遗》云：侠荥疽，肿起发肋及两肩肘头，二十日不穴死，九日可刺，发赤白相间，脓多可治；全无赤白者不治。又云：两肋起疽，名为发肋，初肿盛至十数日不穴，攻即肿大如杯碗，高如镟，背痛彻内肠绞。刺左边患，应右边痛；右边患，应左边痛，唯有此处多是内毒，却入攻而死者多人。有斯患，急以针刺出脓血，则免内攻伤内矣。　或问：胁上生疽何如？曰：是名胁疽，属手厥阴心包络、足厥阴肝，火热毒怒气相并而作，活命饮加柴胡，紫金丹、乌金散选用。壮实者，八阵散、一粒金丹下之。此证宜速治，不然溃烂不敛，多致危困。一人患此，如胡桃微痛微肿，月余渐大如杯，医作痰治，或作肝积，或云痞块，竟莫能效。数月遂大如盂，

〔1〕疵：原作"疵"，据《灵枢·痈疽》改。
〔2〕疵：原作"疵"，据《灵枢·痈疽》改。
〔3〕状：《灵枢·痈疽》作"病"。
〔4〕疵：原作"疵"，据《灵枢·痈疽》改。

疡医准绳卷之四

门人新安闵承诏　校

金坛王肯堂　辑

坚硬如石，不甚疼痛，微红漫肿；复得暴怒，胸腹胀满，小水不利，脉迟而微。投以化气丸、六一散小便利，胸次宽；继投乌金散、夺命丹，间服八阵散，月余渐消。

一人年逾五十，腋下患毒，疮口不合，右关脉数而渴，此胃火也。用竹叶黄芪汤而止，再用补气药而愈。尝治午后发渴或发热，用地骨皮散效。　一人性急味厚，常服燥热之药，左胁一点痛，轻诊弦、重芤，知其痛处有脓。与四物加桔梗、香附、生姜，煎十余贴，痛处微肿如指大，针之少时，屈身脓出，与四物调理而安。一夫人，左胁内作痛，牵引胸前，此肝气不和，尚未成疮。用小柴胡加青皮、枳壳，四剂少可，加芎归治之愈。一人连年病疟。后生子三月病热，右胁下阳明少阳之分，生一疖甫平，左胁下相对又一疖，脓血淋漓几死。医以四物汤、败毒散，数倍人参，以香附为佐，犀角为使，大料饮乳母，两月而愈。逾三月，忽腹胀生赤瘾如霞片，取剪刀草汁，调原蚕沙敷随消。又半月，移胀入囊为肿。黄莹裂开，两丸显露水出，以紫苏叶盛麸炭末托之，旬余而合，此胎毒证也。　一妇因忿郁，腋下结一核二十余年，因怒加肿痛，完谷不化，饮食少思，此肠胃虚也，以六君子加砂仁、肉桂、干姜、肉豆蔻，泄虽止而脓清，疮口不合，用十全大补汤，月余而愈。机按：前项二条胁疮，一因其性多躁急，故用四物汤阴柔之剂，以安静之；一因其肝气不平，故用小柴胡疏理之剂，以和解之。此又因其性情为治，不特专于攻毒也。张通北人，年逾四十，夏月腋下患毒，溃后不敛，脓出清稀，皮寒脉弱，肠鸣切痛，大便溏泄，食下即呕，此寒变而内陷也，宜大辛温之剂，遂以托里温中汤，二贴诸证悉退。更以六君子加炮干姜、肉桂数剂，再以十全大补汤而愈。一人胁肿一块，日久不溃，按之微痛，脉微而涩，此形证俱虚也。经曰：形气不足，病气不足，当补不当泻。宜用人参养荣汤。彼不信，乃服流气饮虚证悉至，方服前汤，月余少愈，但肿尚硬，以艾叶炒热熨患处，至十余日脓成，以火针刺之，更灸豆豉饼，又服十全大补汤百贴而愈。盖流气饮通行十二经，诸经皆为所损，况胆经之血本少，又从而损之，宁不伤生。东垣曰：凡一经受病，止当求责其一经，不可干扰余经，苟泛投克伐之剂，则诸经被戕，宁无危乎。　一人年三十,素饥寒,患右肋肿如覆瓢,转侧作水声,脉数。经曰:阴虚阳气凑袭,寒化为热,热甚则肉腐为脓。即此证也,及按其肿处即起,是脓成。遂浓煎黄芪六一汤,令先饮二盅,然后针之,脓出数碗,虚证并至,遂用大补,三月余而愈。大抵脓血大泄,血气俱虚,当峻补之,虽有他病,皆宜缓治。盖元气一复,诸病自退,老弱之人,不问肿溃,尤当补也。 一人因劳发热,胁下肿痛,脉虽大按之无力,此气血虚,腠理不密,邪气袭于肉理而然也,当补之以接虚怯之气。以补中益气汤加羌活,四剂少可。去羌活,又百余剂而愈。一人面白神劳,胁下生一红肿如桃,教用补剂,不信。乃用流气饮、十宣散,血气俱愈而死。一人年逾二十,腋下患毒十余日,肿硬不溃,脉弱时呕。予谓:肿硬不溃,阳气虚,呕吐少食,胃气弱,宜六君子汤加砂仁、藿香。彼谓:肿疡时呕,毒气攻心,溃疡时呕,阴虚宜补。予曰:此丹溪大概言也,若肿赤痛甚,烦躁脉实而呕为有余,当作毒气攻心而下之,以疮属心火故也;肿硬不溃,脉弱时呕为不足,当补之。亦有痛伤胃气,或感寒邪秽气而呕者,虽肿疡,尤当助胃壮气。盖肿疡毒气内侵作呕,十有一二,溃疡湿气内伤作呕,十有八九。彼不信,饮攻伐药愈甚。复请诊,脉微弱而发热,予谓:热而脉静,及脱血脉实,汗后脉躁,皆难治果殁。

内 发 丹 毒

或问:胁下至腰胯间,肿痛赤色如霞何？如曰:此名内发丹毒,治之稍缓,毒攻于内,呕哕昏迷,胸腹膜胀者死。二便不通,遍身青紫者死。急砭出恶血,服防风通圣散去白术、甘草,紫金丹、胜金丹汗之。服汗剂得汗则生,无汗则死,呕吐不食,谵语者死。

腹部十一

脐 上 疽

或问:脐上寸许,发疽何如？曰:此名冲疽,又名中发疽,一名壅肾疮。由心火炽盛,流入肾经所致。肿高脓稠,色赤可治,宜流气饮、活命饮、胜金丹、夺命丹选用。若平塌黑色,膨胀恶心,脓水清稀,内肾疼痛,渴甚泻利无度,谵语直视者死。溃久不敛者死。按:后所言危证,只是虚耳,如能大补,不死也。

脐 痈

或问:当脐生痈何如? 曰:此即脐痈也,由心经积热流于大小肠二经所致。宜何首乌散、活命饮加升麻,及紫金丹、三生散选用,壮实者,一粒金丹下之。按:脐为神阙穴,禁针之所。早消散之,免使见脓为上。

小 腹 疽

《鬼遗》云:冲疽,发小腹疼痛而振寒热,四日悄悄,五日变色可刺。不刺及导引,出脓毒不治。五十余日死。

或问:脐下发疽何如? 曰:此即小腹痈,脐下一寸五分为气海,二寸为丹田,三寸为关元,皆属任脉,由七情不和所致。急服活命饮、紫金丹、夺命丹。壮实者,一粒金丹、八阵散下之;老弱者,黄芪木香散、内补十宣散、十全大补汤选用。若溃而低陷,脓水清稀,或溃烂久不敛者死。

或问:一人年十九,患疽于小腹之左,数月坚块如石,寒热间作,饮食减少,渐至羸尫何如? 曰:是名缓疽,属足太阴经积热所致。由医不得法,邪正相持耳,投以紫金丹、活命饮,间服十全大补汤,半月而愈。

总 论

〔薛〕腹痈谓疮,生于肚腹,或生于皮里膜外,属膏粱厚味,七情郁火。若漫肿坚硬,肉色不变,或脉迟紧,未成脓也,四君加芎归、白芷、枳壳,或托里散。肿软色赤,或脉洪数,已成脓也,托里消毒散。脓成而不外溃者气血虚也,卧针而刺之。肿焮作痛者,

邪气实也,先用仙方活命饮;隔蒜灸以杀其毒,后用托里以补
其气。若初起欲其内消,当助胃壮气,使根本坚固而以行经活
血之药佐之。若用克伐之剂欲其消散,则肿者不能溃,溃者不
能敛。若用疏利之药下其脓,则少壮者,多为难治,老弱者,立
见危亡。

　　一人年逾三十,腹患痈肿,脉数喜冷。齐氏曰:疮疡肿起,坚硬
者实也。河间曰:肿硬督闷,烦躁饮冷,邪在内也,用清凉饮倍大
黄,三剂稍缓,次以四物汤加芩连、山栀、木通,四剂而溃,更以十宣
散去参芪、桂,加金银花、天花粉。彼欲速效,自服温补药,肚腹遂
肿,小便不利。仍用清凉饮,脓溃数碗,再以托里药治之而愈。一
人腹痛焮痛,烦躁作呕,脉实。河间曰:疮疡火属,须分内外,以治
其本。又云:呕哕心烦,肿硬督闷,或皮肉不变,脉沉而实,毒在内
也,当疏其内,以绝其源,用内疏黄连汤利二三行,诸证悉退,更以
连翘消毒散而愈。一人腹痛,脓熟开迟,脉微细,脓出后,疮口微
肿[1],脓如蟹吐沫,此内溃透膜也。疮疡透膜,十无一生,虽用大
补,亦不能救,此可为待脓自出之戒也。一人素嗜酒色,小腹患毒,
脉弱微痛,欲求内消。予谓:当助胃壮气,兼行经活血佐之可消。
彼欲速效,自用败毒等药,势果盛,疮不溃脓,饮食少思,两月余复
请诊。脉愈弱,盗汗不止,聚肿不溃,肌寒肉冷,自汗色脱,此气血
俱虚,故不能发肿成脓。以十全大补汤,三十余剂脓成针之,反加
烦躁脉大,此亡阳也。以圣愈汤二剂,仍以前汤百剂而愈。司马,
李梧山患此,腹痛而势已成,用活命饮一剂,痛顿止;用托里消毒
散,肿顿起,此脓将成也。用托里散补之,自溃而愈。锦衣掌堂,刘
廷器,正德辛未,仲夏,腹患痈溃而脓清,热渴腹胀,作呕不食,或以
为热毒内攻,皆用芩连、大黄之剂,病愈甚。薛曰:当舍时从证,投
以参芪、姜附等药,一剂呕止食进,再用托里等剂而疮愈。进士边
云庄,腹痛恶寒,脉浮数。薛曰:浮数之脉而反恶寒,疮疽之证也,
不信。数日后复请视之,左尺洪数。薛曰:内有脓矣,仍不信,至小

――――――――――
〔1〕肿:原脱,据修敬堂本补。

腹痛胀,连及两臀[1],始悟。薛曰:脓溃臀[1]矣,气血俱虚,何以收敛? 急服活命饮一盅,臀[1]溃一孔,出脓斗许,气息奄奄,用大补药一剂,神思方醒。每去后粪从疮出,痛不可当,小腹间如有物上挺,即发痉不省人事,烦躁脉大,举按皆实,省而诊之,脉洪大按之如无。以十全大补,倍用参芪至四斤,更加附子二枚,煎膏服而痉止,又用十全大补汤,五十余剂而疮敛。上舍周一元,腹患痛,三月不愈,脓水清稀,朝寒暮热,服四物黄柏、知母之类,食少作泻,痰涎上涌,服二陈、枳实之类,痰涎愈甚,胸膈痞闷,谓薛曰何也? 薛曰:朝寒暮热,血气虚也,食少作泻,脾肾虚也,痰涌胸痞,脾肺虚也,悉因真气虚而邪气实也,当先壮其胃气,使诸脏有所禀而邪自退矣。遂用六君,加黄芪、当归数剂,诸证渐退,又用十全大补汤,肌肉渐敛,更用补中益气汤,调理而痊。上舍毛体仁,素阴虚,春初咳嗽,胸中隐痛,肾脉数而无力,肺脉数而时见,此肾气亏损,阴火炽盛,用六味丸料一剂,服之病势虽减,内痈已成。盖因元气虚而未能发出,火令可畏。不信,服痰火之剂,两月后,乳间微肿,脉洪数而无力。薛曰:脓内溃矣,当刺出其脓,以免内攻之祸。不信,又月余请视,但针得一孔,脓挽[2]不利,仍复内攻,唇舌青赤。薛曰:脏腑已坏,吾何能治之? 后果殁。从侄孙,年十四而毕姻。乙巳春,年二十四,腹中作痛,用大黄等药二剂,下血甚多,胸腹胀满,痰喘发热,又服破气降火药一剂,汗出如水,手足如冰。薛往他,适归诊之。左关洪数,右尺尤甚,乃腹痛也,虽能收敛,至夏必变而成瘵症。用参芪各一两,归术各五钱,陈皮、茯苓各三钱,炙草、炮姜各一钱,二剂诸证少退,腹始微赤,按之觉痛,又二剂作痛;又二剂肿痛,脉滑数,针出脓瘀。更用大补汤,精神饮食如故,因遗精,患处色黯,用前药加五味、山茱、山药、骨脂、吴茱等剂,疮口渐敛,瘵证悉具,其脉非洪大而数,即微细如无,唯专服独参汤、人乳汁,少复良久仍脱。余曰:当备后事,以俟火旺。乃祷鬼神,巫者历言往事如见,更

---

〔1〕臀:原作"臂",据修敬堂本改。
〔2〕挽(dōu 兜):衣兜、裤兜。《字汇》挽𫃵。

示以方药,皆峻利之剂,且言保其必生。敬信服之,后果殁。经曰:拘于鬼神者,不可以言至德,而况又轻信方药于邪妄之人耶! 书此警后。

背部十二

发　背

或问:背发疽有几? 曰:上中下三发,俱在脊中,属督脉。上发者,伤于肺,发于天柱骨下。中发者,伤于肝,为对心发。下发者,伤于肾,为对脐发。皆由积热怒气所致。初如粟米,或麻或痒,或拘急,或不痛,或大痛,初觉便宜隔蒜灸之。或汗、或下、或托,量其虚实施治。脑发背发在上者,不可用木通,恐导虚下元故也,老弱者,尤宜戒。然三发背,总要之地,与他处不同,尤所当谨。微有痛痒,宜速治之,活命饮加羌活,紫金丹、胜金丹、夺命丹选用。壮实者,一粒金丹、八阵散等下之;老弱者,黄芪木香散、十全大补汤,托之。

《鬼遗》云:蜂疽发髆背,起心俞及心包络俞,若肩髃二十日不穴死。十日可刺,其色赤黑,脓清者,可治。或问:一人年六十,背患疽,状如蜂房,十日而平塌,寒热痛楚殊甚,饮食少进,膨胀淋沥何如? 曰:此蜂窠发也,诊其脉微而迟,四肢厥冷为不足。询其先前过服耗气之剂,又得暴怒,用活命饮加参芪、归术,兼以乌药、青皮、木香,间与紫金丹服之,起发脓溃,服十全大补汤而愈。

特疽,发肺俞及肝俞,不穴二十日死。八日可刺,其色红赤,内隐起如椒子者死。

阴阳二气疽,广阔满背,或大或小不常,肿热胀大,十日可刺,导引出脓,不拘深浅多少,发渴体倦,十日外不见脓不治。或问:背上麻木不常,时肿时塌,忽软忽硬,乍寒乍热何如? 曰:此名阴阳疽,由七情内乖,阴阳不和也,此证必大渴神清脉定者可治。宜活命饮加羌活,或胜金丹、夺命丹选用。昏迷躁乱,饮食不进者死。

十日得黄白脓者可治,数日无脓者死。

筋疽,发夹脊两边大筋上,其色苍,八日可刺,有痈在肥肠中,九十日死。

禽疽,始发者如疹,数十处如拳打之状,发寒齿噤,如此者,十四日死。十日可刺,导引脓出,即愈。或问:背忽麻木,拘急不痛,十数处肉紫色,如拳触状何如?曰:此名禽疽。七日内,寒热口噤者死。急服活命饮加羌活、独活、胜金丹、夺命丹,得汗可治,无汗不治。神清脉和可治,神昏脉躁或微或代者死。漫肿不溃,宜服台阁紫微丸。

或问:背疽两头小,四边散何如?曰:此名两头发,又名满天星,一名广绵背发。因积怒蓄热所致,活命饮加羌活,紫金丹,胜金丹。壮实者,八阵散、一粒金丹下之。肿高红润者生,低陷黑暗者死。

或问:背胁之间,三两处发疽何如?曰:此名老鼠攒,一名游走血脾痈。由怒气积热所致,多发于足少阳、足厥阴二经。宜顺气清热之剂,服黄连解毒汤、活命饮,加黄连、栀子及服紫金丹。壮实者,一粒金丹下之。老弱者,黄芪木香散、内补十宣散选用。七日不见脓,黑陷及躁乱者死。

或问:背上生疽,肉色不变,麻木微痒,顽如牛领之皮,二三尺许何如?曰:此名竟体发,亦名椒眼发。由盛暑时,空腹感触秽气,及愤怒积郁所致。宜活命饮加羌活,或黄连解毒汤、胜金丹、乌金散选用。壮实者,八阵散、一粒金丹下之。七日内未成脓宜隔蒜灸,灸而起发,神清脉和者可治,灸而不起,腹胀神昏,脉微或促或代者死。服汗剂得汗者生,无汗者死。服补剂红润起发知痛者生,膨胀不食,干枯黑陷者死。

或问背当心而痛,麻木不常,累累如弹如拳,坚硬如石,痛彻五内,遍身拘急何如?曰:此名酒毒发疽,由饥饱劳伤,炙煿、厚味所致。宜服黄连解毒汤,加羌活、干葛,或神效消毒散、内疏黄连汤、紫金锭、胜金丹选用。神昏脉乱,大渴狂言,有妨饮食者死,二便闭结者死。有因寒变而内陷者,用托里温中汤。

或问:背上细瘟无数,浸淫一二尺,如汤火伤。烦躁多渴何如?曰:此丹毒发疽也,因服丹石刚剂所致,红润者生,紫黯者死。恶证少者,宜服黄连消毒散、胜金丹、国老膏,恶证多,神昏脉躁,膨胀呕哕者死。

或问:背侧生疽,高二寸,长尺许,状如黄瓜,肉色不变何如?曰:此名黄瓜痈,一名肉龟。疼痛引心,四肢麻木是也,此证多不可治。急服紫金丹、胜金丹、活命饮加羌活、柴胡,及夺命丹、神仙追毒丸选用。脉微自汗谵语者死。平塌黑色者,独姜散主之,服台阁紫微丸。

或问:第九椎两旁,忽肿痛而无头,寒热大作何如?曰:此名龙疽,即中搭也。属太阳经,由七情不和,愤怒积热所致。壮实者,急服一粒金丹,或八阵散下之,活命饮加柴胡、羌活、黄芩,水酒各半煎服。老弱者,黄芪木香散、内补十宣散、十全大补汤选用。色赤起发润泽者可治。色黑低陷,恶心眩运,大便滑泄,小便如淋,谵语者死。

《鬼遗方》云:人生最可忧者,发背也,其种有五:一曰阳毒,因风热而有,或患热毒消渴,或先患伤寒,余有阳毒,触处畜积,起于背脊膂之间,不问椎数,但从两夹脊起止,腰上、满背焮热,如炊之状,赤紫或红如焰,脓毒难成,成后不止,止后痛不除,蓦忽数日之间,复平如旧,将谓肿消,此是内攻肉陷,不可疗矣。二曰阴毒发背,是气冷而作,初如黍米粒起,情绪不快,愔愔而痛,直应前心,心忪怔,头目昏重,寒热如疟,五七日后,始发引攻肿,开阔难收,内积有脓,深沉迟缓未透,宜急以补气汤药内托,外以抽脓药贴之,宜急见脓,无脓即平,愈未期。三曰有人多服金石烧炼之药,毒恶流滞成发背者,初起如丹疹之状,谸谸渐开如汤火疮,面色如朱,心膈烦躁,多渴嗜冷,其疮难起,起即惊人,犹胜于阴阳二毒者,缘此有解金石药毒汤散,治其内也,赖有根底分明,亦须急疗方安。四曰人有患酒食毒发背者,此疾非近得之,乃脏腑久积,乘饥乘困食之便睡,或多食酒肉,冷热粘滑,肥鲜炽腻,未下胸鬲,房室不禁,恣意当风取快,脾脏气虚,不能受乘,发毒攻背两夹脊,不问椎数,初起痈头如小弹子,后大如拳,坚如石,痛遍四肢,加之拘急口苦舌干,腹急大小便涩,十数日后,头面手足虚肿,及脏腑通泄,如利内急痛者,是其证也。喜方肿引,急用收肿、发穴、溃脓汤药内实,外泄脓水不可放纵,迟缓则皮肉腐坏,伤骨烂筋,渐成脓多,因而感邪内败者死矣。五曰人有冒山岚瘴气,发背毒气,先在脏腑,年月浸远,气血虚损衰弱,初起肿色青黑如靴皮,顽痹痛深,附筋骨彻髓,按之如木石,引手加深,方觉似有痛处,至五七日,毒气浮浅肿高,色变青白,有如拳打之状,寒战似疟,及有风候,头动口偏,手足厥逆,眼黑睛小,白多而慢,此内有邪气相搏,急破出清血三五升,方有黄脓白汁,相和发泄,其皮不宽不慢亦急,胀痛亦不住,直至色退热疼方愈,亦宜急急追赶脓与毒气外出,无害。

初患肿,三日内灸者生。八日内脓成,针烙导引者生。未瘥,慎劳力者生。慎忌食者生。慎喜怒者生。惧肿,猛疗者生。急疗者生。不讳发背者生。待脓自出,不导引者死。未内攻,而针烙用药导引者生;内攻后,导引针烙者死。肿焮热痛方盛,已前疗者生;如过此后,已内攻者死。脓成后,不出不导引,但敷药者死。如赤白痢气急者,是已内攻,医疗无益必死。痈不救十得五生,疽不疗十全死。轻肿,怕痛者必死。不遇良方者死。节候不依法者,必死。愚执恣意用性,逸情者死。

有发背痈,有发背疽,如毒气勇猛而发,如火焚茅,易于败坏。初发即可如黍米粒大,三两日渐赤引肿,如手掌面大,五七日如碗面大,即易为攻。焮热赤引如火烧之状,浮面渐溃烂阔开,内发肿如炊之状,外烂皮肉如削去,紫瘀脓汁多而肿不退,疼亦不止,发渴发逆,饮食不下,呕吐气急,浮浅开阔者,尤宜发脓,托毒汤药用之必愈,阳证实也。

其间有只如盏面大者,此非不大,缘为毒气深沉内虚,毒气近膜也,此必内攻,近入脏腑。却外入四肢,先攻头面虚浮,后攻手面,次攻两足面肿,名曰毒气散入四肢。其人声嘶气脱,眼睛黑小,十指肿黑干焦,不治,阴证虚也。

《精要》云:凡痈疽初发肿硬高者,而毒气却浅,此乃六腑不和为痛，其证属阳，势虽急而易治。若初发如粟粒，甚则如豆许，与肉俱平，或作赤色，时觉痒痛，痒时慎勿抓破，此乃五脏不调为疽，其证属阴，盖毒气内畜已深，势虽缓而难治。

始发一粒如麻豆大，身体便发热，生疽处肿大热痛，此为发于外，虽大如盆，治之百可百活，阳证实也。或身体不热，自觉倦怠，生疽处亦不热，数日后渐大，不肿不痛，低陷而坏烂，此为发于内，虽神仙无如之何，阴证虚也。

〔薛〕发背属膀胱、督脉经，或阴虚火盛，或醇酒厚味，或郁怒房劳所致。若肿赤痛甚，脉洪数而有力，热毒之证也为易治。漫肿微痛，色黯作渴，脉洪数而无力，阴虚之证也为难治。不肿不痛，或漫肿色黯，脉微细，阳气虚甚也，尤为难治。若肿焮作痛，寒热作渴，饮食如常，此形气病气俱有余也，先用仙方活命饮，后用托里消毒散，解之。薛又云：头痛拘急，乃表症，先服人参败毒散一二剂，如焮痛用金银花散、或槐花酒、神效托里散。焮痛肿硬，脉实，以清凉饮、仙方活命饮、苦参丸。肿硬木闷，疼痛发热，烦躁饮冷，便秘脉沉实者，内疏黄连汤或清凉饮，大便已利，欲得作脓，用仙方活命饮、托里散、蜡矾丸，外用神异膏。漫肿微痛，或色不赤，饮食少思，此形气病气俱不足也，用托里散调补之。不作脓或脓成不溃，阳气虚也，托里散倍加肉桂、参芪。脓出而反痛，或脓清稀，气血俱虚也，八珍汤。恶寒形寒，或不收敛，阳气虚也，十全大补汤。晡热内热，或不收敛，阴血虚也，四物加参术。作呕欲呕，或不收敛，胃气虚也，六君加炮姜。食少体倦，或不收敛，脾气虚也，补中益气加茯苓、半夏。肉赤而不敛，血热也，四物加山栀、连翘。肉白而不敛，脾虚也，四君加酒炒芍药、木香。小便频数者，肾阴亏损也，加减八味丸。若初患未发出，而寒热疼痛，作渴饮冷，此邪气内蕴也，仙方活命饮。口干饮热，漫肿微痛，此元气内虚也，托里消毒散。饮食少思，肢体倦怠，脾胃虚弱也，六君子汤，如未应，加姜桂。其有死者，乃邪气盛真气虚，而不能发出也，在于旬余之间见之。若已发出，用托里消毒散，不腐溃用托里散，如不应，急温补脾胃。其有死者，乃真气虚而不能腐溃也，在于二旬之间见之。若已腐溃，用托里散以生肌,如不应,急温补脾胃。其有死者,乃脾气虚而不能收敛也,在于月余间见之。

外治法:初起焮痛或不痛,及麻木者,邪气盛也,隔蒜灸之。痛者灸至不痛,不痛者灸至痛,毒随火而散。再不痛者,须明灸之,谓不隔蒜。但未溃以前,皆可灸也,更用箍药围之。若用乌金膏,或援生膏点患处,数点尤好。间用雄黄解毒散洗患处,每日用乌金膏涂疮口处,候有疮口,即用纸作捻,蘸乌金膏纴入疮内,翠青锭子尤妙。若有脓为脂膜间隔不出,而作胀痛者,宜用针引之,腐肉堵塞者去之。若瘀肉腐动,用猪蹄汤洗,如脓稠或痛,饮食如常,瘀肉自腐,用消毒与托里药,相兼服之,仍用前二膏涂贴。若腐肉已离好肉,宜速去之。如脓不稠不稀,微有疼痛,饮食不甘,瘀肉腐迟,更用桑柴灸之,多用托里药。若瘀肉不腐,或脓清稀不焮痛者,急服大补之剂,亦用桑柴灸之,以补接阳气,解散郁毒。尝观患疽稍重,未成脓者,不用蒜灸之法,及脓熟不开,或待腐肉自去,多致不救。大抵气血壮实,或毒少轻者,可假药力或自腐溃,怯弱之人,热毒中隔,内外不通,不行针灸,药无全功矣。然此证若脓已成,宜急开之,否则重者溃通脏腑,腐烂筋骨,轻者延溃良肉,难于收功,因而不敛者多矣。大抵发背之患,其名虽多,唯阴阳二证为要,若发一头或二头,其形焮赤肿高,头起疼痛,发热为痈,属阳易治。若初起一头如黍,不肿不赤,闷痛烦躁,大渴便秘,寐语龂齿,四五日间,其头无数,其疮口各含一粟,形似莲蓬,名莲蓬发,积日不溃,按之流血,至八九日或数日,其头成片,所含之物俱出,通结一衣,揭去又结,其口共烂为一疮,其脓内攻,色紫黯为疽,属阴难治。脉洪滑者尚可,沉细尤难,如此恶证,惟隔蒜灸,及涂乌金膏有效。凡人背近脊并髀,皮里有筋一层,患此证者,外皮虽破难溃,以致内脓不出,令人胀痛苦楚,气血转虚,变证百出,若待自溃,多致不救。必须开之,兼以托里之剂,常治此证,以利刀剪之,尚不能去,以此坚物,待其自溃,岂不反伤乎?非气血壮实者,未见其能自溃也。

罗谦甫治一人,年逾六旬,冬至后数日,疽发背五七日,肿势约七寸许,痛甚。疡医曰:脓已成,可开发矣,病者恐,不从。三日,医曰:不开恐生变症,遂以燔针开之,脓泄痛减,以开迟之故,迫二日,变症果生,觉重如负石,热如炳火,痛楚倍常,六脉沉数,按之有力,此膏粱积热之变也,邪气酷热,固宜以寒药治之,时月严寒,复有用寒远寒之戒!乃思内经云:有假者反之,虽违其时从,证可也。急作清凉饮子,加黄连秤一两五钱,作一服服之,利下两行,痛减七分,翌日复进前药,其证悉除,月余平复。虞奕侍郎,背中发小疮,不悟,只以药调补,数日不疼不痒,又不滋蔓,疑之,呼外医灸二百壮已无及。此公平生不服药,一年来,唯觉时时手脚心热,疾作不早治,又误服补药,何可久也。盖发背无补法,谚云:背无好疮。但发于正中者,为真发背。按:谓发背无补法,此非通论。然一种痴补,而无通变者,又不可不知。扬州名医,杨吉老,其术甚著。有一士人,状若有疾,厌厌不聊,莫能名其为何苦。往谒之,杨曰:君热证已极,气血销铄且尽,自此三年,当以疽死,不可为也,士人不乐而退。闻茅山观中一道士,医术通神,但不肯以技自名,未必为人致力。士人心计交切,乃衣僮仆之衣,诣山拜之,愿执役左右,道士喜留寘弟子中,诲以诵经,日夕祇事,顺指如意,经两月余,觉其与常隶别,呼扣其所从来。士人始再拜谢过,以实告之。道士笑曰:世岂有医不得之病?当为子脉之,又笑曰:汝便可下山,吾亦无药与汝,但日日买好梨啖一颗,如生梨已尽,则取干者泡汤饮之,仍食其滓,此疾自当平矣。士人归,谨如其戒,经一岁,复往扬州,杨医见之,讶其颜貌腴泽,脉息和平,谓之曰:君必遇异人,不然何以至此,士人以告。杨立具衣冠,焚香望茅山设拜,盖自咎其术之未至也。

　　程明佑,治槐充胡姬,年六十,疽发背,大如盂,头如蜂窠,呕逆咽不下,疡医药之,毒虽杀而胃寒泄。程曰:病必分阴阳虚实,胃伤于寒,令人呕逆,温补则荣卫充而气血周贯,则毒随脓出而肌肉渐生,依方投药四五剂,咽遂下呕止,已痛溃体渐平。陈斗嵒[1]治王主政,福建人,背患一痈痛甚。发咳逆十余日,水谷不下,脉伏如绝,医皆不治。陈视之曰:此寒凉过甚,中气下陷,以四君加姜桂,

---

〔1〕嵒(yán 岩):同岩。此指人名。

三进而病如失，痛亦渐愈。一男子年五十余，形实色黑，背生红肿，及髀骨下痛，其脉浮数而洪紧，食亦呕，正冬月，与麻黄桂枝汤，加酒黄柏、生附、瓜蒌子、甘草节、羌活、青皮、人参、黄芩、半夏、生姜，六贴而消，此亦内托之意也。周评事观，患背痛疮口久不合，召疡医徐廷礼疗治，恒以托里、十宣二散与服，不效。徐谓周曰：更请盛用美来共事料理，吾技穷矣！既而盛至，按脉用药，率与徐类，但多加人参五钱，附子稍行功耳，服后两足俱暖，自下而上。谓其子曰：今之药，何神哉！顿觉神爽，快服之，旬日而宿口平复。御医，王介之之内，年四十，背疽不起，泄泻作呕，食少厥逆，脉息如无，属阳气虚寒，用大补剂加附子、姜桂而不应，再加附子二剂泻愈甚，更以大附子一枚，姜桂各三钱，参芪、归术各五钱，作一剂，腹内始热，呕泻乃止，手足渐温，脉息遂复，更用大补而溃，托里而敛。十年后，终患脾胃虚寒而殁。

　　丹溪治一人，背痛径尺，穴深而黑，急作参芪归术膏饮之，三日略以艾芎汤洗之，气息奄奄。然可饮食，每日作多肉馄饨，大碗与之，尽药膏五斤，馄饨三十碗，疮渐合，肉与馄饨，补气之有益者也。一老人，背发疽径尺，已与五香、十宣散数十贴，呕逆不睡，素有淋病，急以参芪归术膏、以牛膝汤入竹沥饮之，淋止思食，尽药四斤，脓自涌出而愈。一人发背痛疽，得内托、十宣多矣，见脓呕逆发热，又用嘉禾散加丁香，时天热，脉洪数有力，此溃疡尤所忌，然形气实，只与参膏竹沥饮之，尽药十五六斤，竹百余竿而愈。后不戒口味，夏月醉坐水池中，经年余，左胁旁生软块，二年后成疽，自见脉证呕逆如前，仍服参膏等而安。汪石山，治一老人患背痛，诊视之，其脉洪缓而濡，痛肿如碗，皮肉不变，按之不甚痛，微发寒热，乃语之曰：若在髃胂，经络交错，皮薄骨高之处，则难矣！今肿去胛骨下掌许，乃太阳经分，尚可治，遂用黄芪五钱，当归、羌活、甘草节各一钱，先令以被盖暖，药熟热服令微汗，寝熟肿消一晕，五服遂安。薛己，治进士张德弘，背疽微肿微赤，饮食少思，用托里药脓成而溃，再用大补汤之类，肉生而敛。忽寒热作呕，患处复肿，其脉浮大，按之若无，形气殊倦。薛谓之曰：此胃气虚愈，非疮毒也。彼云：侵晨登厕,触秽始作,仍用补药而敛。一人,大背患疽年余,疮口甚小,色黯陷下,形气怯弱,脉浮缓而涩,此气血虚寒也,用十全大补加附子少许,数剂而元气渐复,却去附子,又三十余剂全愈。一妇年五十余,四月初,背当心生疽如栗大,三日渐大,根盘五寸许,不肿痛,不寒热。薛诊其脉微而沉,曰:脉病而形不病者忌也,实则痛,虚则痒,阴证阳证之所由分也,不发不治,溃而不敛亦不治,乃与大补阳气之剂,色白而黯,疮势如故,至十二日,复诊其脉沉,疮势不起,神疲食减,小便淋涩,乃与大补气血加姜桂二剂,疮亦不起,十五日因怒,呕泻并作,服大补药一剂,疮仍不起,薛留药二剂而去。病者昏愦不服,或劝之省悟,依方连进七剂,十六日疮起而溃,色红而淡,脓亦如之。十九日薛至,喜曰:疮已逾险处,但元气消铄尚可忧,连与大补二十余剂,五月十一日,病者因劳自汗,口干舌强,太阳发际、脑顶俱胀,复延薛至,诊之曰:此气血俱虚,肝胆火上炎,用补中益气汤,加山栀、芍药顿愈,但内热少睡,手足发热,不时霍热,用逍遥散加山栀,热退,复用归脾汤,疮乃愈。计疮发及敛,四十二日。内翰杨皋湖,少衾史南湖之内二条并见阳气脱陷。一儒者年几六旬,仲冬,背疽初起入房,患处黑死五寸许,黯晕尺余,漫肿坚硬,背如负石,发热作渴,小便频数,两耳重听,扬手露体,神思昏愦,脉沉而细,右手为甚,便秘。二十七日计进饮食百余碗,腹内如常,众欲通之。薛曰:所喜者此耳! 急用大剂六君子,加姜附、肉桂三剂,疮始燉痛,自后空心用前药,午后以六味丸料,加参芪、归术五剂;复用活命饮二剂,针出黑血甚多,瘀脓少许,背即轻软,仍用前药,便亦通利。薛他往四日,神思复昏,疮仍黑陷,饮食不进,皆以为殒。薛以参芪、归术各一两,炮附子五钱,姜桂各二钱服之,即索饮食并鸭子二枚,自后日进前药二剂,肉腐脓溃而愈。操江都宪,五松月,背疮愈后大热,误为实火,用苦寒药一钟,寒热益甚,欲冷水浴身,脉浮大,按之全无。薛曰:此阳气虚浮在肌表,无根之火也,急用六君加附子,一剂即愈。一男子,背疮不敛,燉肿发热,小便赤涩,口干体倦,脉洪数而无力,用参芪、归术、熟地黄、芎芍、陈皮、麦冬、五味、炙草、肉桂,补元气,引虚火归经,脉证益甚,此药力未能及也,

再剂顿退。却去肉桂，又数剂而愈。此证因前失补元气故耳。宪
副，陈鲁山年五旬，居官勤苦，劳伤元气，先口干舌燥，后至丙午仲
夏，发背疽漫肿，中央色黯，四畔微赤微痛，脉举之浮大，按之微细，
左寸短而右寸若无，十余日，肿未全起。薛曰：此属病气元气虚寒，
当舍时从证，朝用参芪、姜桂、归术、陈皮、半夏、炙草，温补其阳；夕
用加减八味丸，滋其肝肾，各四剂而腐溃。但脓水清稀，盗汗自汗，
内热晡热，脉浮而数，改用八珍汤。复发热而夜阳举，此肾虚而火
妄动，仍用加减八味丸料煎服而安。又因怒动肝火，疮出鲜血二盏
许，左关弦数，右关弦弱，此肝木侮脾，肝不能藏血，脾不能统血也，
用十全大补兼用前药料，各二剂而血止，再用前药调理而痊。一人
仲夏，疽发背，黯肿尺余，皆有小头如铺黍状，四日矣，此真气虚而
邪气实也。外用隔蒜灸，内服活命饮二剂，其邪稍退，仍纯补其气，
又将生脉散代茶饮，疮邪大退。薛因他往，三日复视之，饮食不入，
中央肉死，大便秘结，小便赤浊，曰：此间断补药之过也。盖中央肉
死，毒气盛而脾气虚，大便不通，胃气虚而肠不能送，小便赤浊，脾
土虚而火下陷，治亦难矣，急用六君加当归、柴胡、升麻，饮食渐进，
大便自通，外用乌金膏，涂中央三寸许，四围红肿渐消，中央黑腐渐
去，乃敷当归膏，用地黄丸料，与前药间服，将百剂而愈。中翰，郑
朝用，背疽发热，吐痰，饮食无味，肌肉不生，疮出鲜血。薛曰：此脾
气亏损，不能摄血归源也，法当补脾胃。彼不信，用消毒凉血，加恶
寒呕吐，始悟其言。用六君加炮姜、半夏、茯苓，数剂诸证悉退，又
令用十全大补，疮口渐敛。后因饮食稍多，泄泻成痢，此脾胃虚寒
下陷，用补中益气，下四神丸而痢止，继以六君子汤而疮愈。封君
袁怀雪，背疽发热作渴，脉数无力，用四物加黄柏、知母、玄参、山
栀、连翘、五味、麦冬、银花，脉证渐退，又加白芷、参芪，腐肉悉溃。
因停药且劳，热渴仍作，乃与参芪、归芷、炙草、山药、山萸、茯苓、泽
泻、肉桂而安。又以六味地黄丸及十全大补而敛。都宪周弘冈，背
患疽肿而不溃，脉大而浮，此阳气虚弱而邪气壅滞也，用托里散倍
用参芪，反内热作渴，脉洪大鼓指，此虚火也，用前散急加肉桂，脉
证顿退，仍用托里而愈。若以为热毒而用寒药，则误矣。太仆王荫

塘,初起因大劳,又用十宣散之类,加喘渴内热,脉大无力,此阳气自伤不能升举,下陷于阴分而为内热也。薛以补中益气,加酒炒芍药、麦门冬、五味子,治之而愈。上舍,张克恭患此,内服外敷,皆寒凉败毒,遍身作痛,欲呕少食,晡热内热,恶寒畏寒。薛曰:遍身作痛,荣卫虚而不能营于肉里也;欲呕少食,脾胃虚寒而不能消化饮食也;内热晡热,阴血内虚而阳气陷于阴分也;恶寒畏寒,阳气虚弱而不能卫于肌肤也,此皆由脾胃之气不足所致。遂用补中益气汤,诸证渐退,又以十全大补汤,腐肉渐溃,又用六君子汤加芎归,肌肉顿生而愈。儒者周两峰,怀抱久郁,背脊患疽,肝脉弦洪,脾脉浮大,按之微细。以补中益气汤加桔梗、贝母,少用金银花、白芷,二剂肝脉顿退,脾脉顿复。乃以活命饮二剂,脓溃肿消,肝脉仍弦,此毒虽去而胃气复伤,仍用补中益气汤加茯苓、半夏而愈。上舍,蔡东之患此。薛用托里之药而溃,疮口尚未全敛,时值仲冬,兼咳嗽。薛曰:疮口未敛,脾气虚也,咳嗽不止,肺气虚也,法当补其母。一日与其同宴,见忌羊肉。薛曰:补可以去弱,人参羊肉之类是也,最宜食之,遂每日不彻,旬余而疮敛,嗽亦顿愈矣。宪副屠九峰,孟春患此,色黯漫肿,作渴便数,尺脉洪数,此肾水干涸,当殁于火旺之际。不信,更用苦寒之药,复伤元气,以促其殁。京兆柴潇庵,仲夏患之,色黯微肿,发热烦躁,痰涎自出,小腹阴实,手足逆冷,右关浮涩,两尺微细。薛曰:此虚寒之证也,王太仆云:大热而不热,是无火也,决不能起。恳求治之,遂用大温补之药一剂,流涎虽止,患处不起,终不能救。顾包泉老医,年六十有五,因盛怒疽发于背,大如盂,四围色黑,召疡医治之,用冷药敷贴,敷已觉凉。约曰:七八日后,为用刀去瘀肉。顾俟其去,曰:四围色黑,乃血滞,更加冷药,非其治也。乃更治热敷药,去旧药敷之,觉甚痒终夜,明日色鲜红,燉肿亦消。惟中起数十孔如蜂房,一日许,又觉恶心作哕,视一人头如两人头,自诊曰:此虚极证也,用参附大剂进二服,视已正矣,不数日竟愈。

　　一妇因得子迟,服神仙聚宝丹,背生痈甚危。脉散大而涩,急以加减四物汤,百余贴补其阴血,幸其质厚,易于收敛。

腰部十三

腰疽

或问：十四椎旁，腰肾之间，发疽何如？曰：此名连肾发，即下搭也。由房劳太过，致伤肾水，令人口干，寒热大作，百节俱痛，急服胜金丹、黄芪内托散、活命饮，加羌活、黄芪治之，稍缓溃烂透膜者死。若见咳嗽呕哕，腰间似折，不能俯仰，饮食不纳者死。溃而脓水清稀，腐烂腥秽，迷闷不醒，厥逆者不治。一妇年逾七十，腰生一瘤，作痒异常，疑虫虱所毒，诊脉浮数。齐氏曰：脉浮数，反恶寒者疮也。翌日复诊，脉乃弱，予谓：未溃而脉先弱，何以收敛？况大便不通，则真气已竭，治之无功。固请，不得已，用六君子加藿香、神曲，饮食渐进，大便始通，更用峻补之剂，溃而脓清作渴，再用参芪、归术、麦门、五味而渴止。喜曰：可无虞矣！予曰：不然。不能收敛先入之言也，彼疑。更医，果殁。一人年十九，腰间肿一块无头，不痛色不变，三月不溃，饮食少思，肌肉日瘦，此气搏腠理，荣气不行，郁而为肿，名曰湿毒流注。元戎曰：若人饮食疎，精神衰，气血弱，肌肉瘦，荣卫之气短促而涩滞，故寒搏腠理，闭郁为痈者，当补以接虚怯之气。遂以十全大补汤，加香附、陈皮三十余剂，始针出白脓二碗许，仍用药倍加参芪，仍灸以豆豉饼渐愈。彼乃惑于速效，内服败毒，外贴凉药，反致食少脓稀，患处色紫，复请予治。喜得精气未衰，仍以前药，加远志、贝母、白敛百剂而愈。此或久而不愈，或脓水清稀，当服内塞散，及灸附子饼，然后可愈。一妇年逾二十，腰间突肿寸许，肉色不变，微痛不溃，发热脉大，此七情所损，气血凝滞遂[1]道而然。当益气血，开郁结，更以香附饼熨之，使气血充畅，内自消散，若尔，虽溃亦无危。不听，乃服十宣流气之药，气血愈虚，溃出清脓不敛而死。一妇产后，腰间肿，两腿尤甚，此瘀血

---

[1] 遂：四库本、修敬堂本均作"隧"义长。

滞于经络而然，不早治，必作痈。遂与桃仁汤二剂稍愈，更以没药丸数服而痊。亦有恶血未尽，脐腹刺痛，或流注四肢，或注股内痛如锥刺，或两股肿痛，此由冷热不调，或思虑动作，气乃壅遏，血蓄经络而然，宜没药丸治之。亦有或因水湿所触，经水不行而肿痛者，宜当归丸治之。凡恶血停滞，为患匪轻，治之稍缓，则为流注、为骨疽，多致不救。府庠彭碧溪，患腰疽，服寒凉败毒之药，色黯不痛，疮头如铺黍，背重不能安寝，耳聩目白，面色无神，小便频涩，作渴迷闷，气粗短促，脉浮数重按如无。余先用滋肾水之药一剂，少顷，便利渴止，背即轻爽。乃砭去瘀血，以艾半斤许，明灸患处，外敷乌金膏，内服参芪、归术、肉桂等药至数剂，元气稍复。自疑肉桂辛热，一日不用。手足并冷，大便不禁，仍加肉桂，及补骨脂二钱，肉豆蔻一钱，大便如常，其肉渐溃，更用当归膏以生肌肉，八珍汤以补气血而愈。举人顾东溪，久作渴，六月初腰患疽，不慎起居，疮溃尺许，色黯败臭，小便如淋，唇裂舌刺，七月终请治。左尺洪数，左关浮涩，余谓：先渴而患疽者，乃肾水干涸，虚火上炎，多致不起。然脓水败臭，色黯不痛，疮口张大，乃脾气败而肌肉死也，小便如淋，痰壅喘促，口干舌裂，乃脾肺败而肾水绝也，左尺洪数，肾无所生也，左关浮涩，肺克脾也，况当金旺之际，危殆速矣！二日后果殁。盖此证既发于外，两月方殁者，乃元气虚不能收敛也。若豫为调补，使气血无亏，亦有得生者。

或问：一人患疽于腰胯之间，肉色不变，坚硬如石，经月不溃者何如？曰：此名石疽。属少阳、阳明二经积热所致，邪毒固结，元气不足，故不能起发。活命饮加独活、羌活、柴胡、黄芪，及紫金丹汗之，壮实者，八阵散、一粒金丹下之；老弱者，十全大补汤、人参养荣汤托之。若黑陷不起，麻木不痛，呕哕不食，精神昏乱，脉散或代者死，神清脉和，服台阁紫微丸。

缠 腰 火 丹

或问：绕腰生疮，累累如珠何如？曰：是名火带疮，亦名缠腰火丹。由心肾不交，肝火内炽，流入膀胱，缠于带脉，故如束带。急服

内踈黄连汤,壮实者,一粒金丹下之,活命饮加芩连、黄柏,外用清
热解毒药敷之。此证若不早治,缠腰已遍,则毒由脐入,膨胀不食
而死。

治蛇缠疮

右用雄黄研为末,以醋调涂,仍用酒调服。凡为蛇伤,及蜂虿、
蜈蚣毒虫、癫犬所伤,皆可用之。

下部十四

便　毒

《鬼遗》云:腿胜两处起为便毒;跨下两臀尖下,大道前谷道小
道后,水道成悬痈。皆是虚极人患此痈,近谷道左右,亦名痔痈。
宜急补脾脏及发处贴药,即用发穴散,破后用抽脓膏,脓尽用合疮
口散合之。慎勿过冬,即成冷漏难治。夫便毒生于小腹下,两腿合
缝之间,其毒初发,寒热交作,腿间肿起疼痛是也。夫肾为作强之
官,所藏者精与智也,男女大欲,不能直遂其志,故败精搏血,留聚
经隧,乃结为便毒矣。盖腿与小腹合缝之间,精气所出之道路也,
或触景而动心,或梦寐而不泄,既不得偶合阴阳,又不能忘情息念,
故精与血交滞而成肿结也。初起切不可用寒凉之药,恐气血愈滞,
不得宣通反成大患。惟当开郁散气,清利热毒,使精血宣畅,则自
然愈矣。〔孙〕按:前论盖思想无穷,所愿不遂者设也,此固一说而
意犹未完。果如此论,当僧尼、孀妇、官人、旷夫,多有此患,然予目
击商贾中野合不洁淫妓,便构此疾。或疳疮,或杨梅者,亦由欲火
淫炽,一旦交合不洁,为淫火冲动,肤腠开通。是以受毒初发之时,
慎不宜以败毒之药泻之何也? 毒邪非虚不入,若复虚胃气,则毒邪
下陷,治之非弥年累月不愈也。捷法,只宜发汗,其次利小便。肤
腠所感之邪,汗易散也,阴茎腿缝皆肝经络,肝肾主下焦,又肝主小
便,使毒邪从小便中出,所治皆顺也,故治之不旬日便可奏功。若
曾已发汗、利小便,体厚邪固而不得宣通者,乃以破毒活血调气之

剂攻之，俟毒气宣通，随以补剂托之，亦不失先后着也。〔薛〕便痈属厥阴肝经，内热外寒，或劳倦过度，或房欲不节，或欲心不遂，或强固其精，或肝经湿热而致。治法内热外寒者，双解散。劳倦过度者，补中益气汤。房欲不节者，六味丸料。欲心不遂者，先用五苓散加大黄，疏其精滞，后用地黄丸以补其肝肾，强固其精。或湿热壅滞者，宜用龙胆泻肝汤疏肝导滞。夫便痈血疝也，属厥阴肝经之络脉，冲任督脉之隧道。故妇人患此，多在两拗肿痛，或腹中结块，小便涩滞，苟治者得法，患者又能调摄，何难敛之有。若概用大黄等剂，以求其内消，或令脓从便下，损其气血，及不慎起居饮食者，皆为不治。

【表】　一人肿痛发热，以荆防败毒散二剂而止；以双解散二剂而消。

　　荆防败毒散　治便痈，发寒热或拘急疼痛。方见肿疡。

【里】　一人燃肿作痛，大小便秘，脉有力。以玉烛散二剂顿退，更以龙胆泻肝汤四剂而消。

　　子和玉烛散即四物汤，调胃承气汤，各半服之。

〔世〕又方

刘寄奴　王不留行　大黄　金银花　木鳖子

上等分，酒水煎，露一宿，五更服。

〔丹〕治便毒初起

射干二寸　生姜如指大，捣细

　　上取顺流水煎微沸。服之以泻为度；又用牛皮胶醋煮，涂患处。射干紫花者是，红花者非。

治已结成脓者

大黄半两　枳实　厚朴各三钱　甘草节一钱　连翘半两　桃仁泥二十一枚

　　上分三服。姜三片，水煎服。

又治便毒

青皮　白芷　柴胡　赤芍药　槟榔　朴硝　乌药　木瓜　大黄　连翘　瓜蒌　生地黄　甘草节　黄芩　三棱　蓬术　犀角　皂角刺

上为㕮咀。以水三碗，煎至一碗。候大饥服，以泻为度。

三物汤　治便痈。

牡蛎　大黄　山栀子各等分

上为末。以酒水一大盏，煎至七分，露一宿。空心温服。

四神散　治便毒，初起寒热，欲成痈疽，服此神效。

大黄　木鳖子　僵蚕　贝母各二钱半

用酒水各一盏，煎至一盏。食前热服，若得汗下为妙。

双解散　治便毒，内蕴热气，外挟寒邪，精血交滞，肿结疼痛。

川大黄三钱　泽泻　牵牛　白芍药　桃仁去皮尖，各二钱　辣桂甘草各一钱

上作一服。水二盏，生姜五片，煎至一盏，食前服。

补骨脂散

破故纸炒研　牛蒡子微炒　牵牛炒　大黄酒拌炒，各等分

上为末。每服一两，酒调下。

消毒五圣汤　治便毒肿疼神效。

五灵脂　白僵蚕　郁金　贝母　大黄各三钱

上酒水各半煎服，连服三贴立愈。

消毒饮　治便毒初发，三四日可消。

皂角针　金银花　防风　当归　大黄　甘草节　瓜蒌实各等分

上㕮咀。水酒各半煎，食前温服。仍频提掣顶中发立效。

又方　木鳖子、大黄、瓜蒌、桃仁、草龙胆。㕮咀，浓煎，露一宿。清晨温服立愈。

止痛妙绝饮　治便毒肿硬，不消不溃，疼痛无已，此方一服，立能止痛。

人参　大黄各五钱

上用酒水各一钟，煎至一钟。入乳香、没药各一钱，空心食

前服。

牡蛎散 治血疝，即便毒。

当归酒拌 甘草节 滑石煅 牡蛎煅，各一钱半 大黄三钱 木鳖子五枚，杵

作一剂。用水二钟，煎一钟，露一宿。五更顿服，冬月火温服。已未溃脓血从大便出。

〔薛〕按：此方乃咸寒导滞之剂。若久旷房室，大小便秘，发热焮痛。或交感强固精气，致精血交错，肿结疼痛，便秘者宜用。若劳倦之人，不甚焮痛，大小便如常，或小便赤色，发热不作脓，及溃而不敛，宜用十全大补汤。盖此证多起于劳役不足，或房劳过度，精气俱虚之人。俗云：一石米疮，此言百日后可愈也，若大补气血，不旬日而愈，何用百日？盖疮之收敛，在乎血气之盛也。尝治举人凌待之，虚而服克伐药，几致危殆，予用托里健脾药而消。秀才王文远，劳苦患之，服小柴胡汤而表证散，后用托里药，脓成针之而旬日愈。胡判官，脓清脉弱，以大补之药而已愈。因新婚复发，自用连翘消毒散，致泻痢不止，竟致不救。可见此证属不足多矣，非补不可。大抵便毒属肝经，初起坚硬，肝主筋故也，五七日后当赤软脓成故也。若尚坚硬，乃元气不能腐化。往往人见坚硬，只欲内消，反服攻散药，多致虚虚之祸，前所治者，即其验也。

又方

山栀 大黄 乳香 没药 当归各半钱 瓜蒌仁二钱 代赭石一钱

上作一服水煎。

【表里】 一人不慎房劳，患此肿痛，以双解散二服，其病即止。更以补中汤数剂而脓成针之，以八珍汤，加五味、麦门、柴胡三十余剂。大抵便痈者血疝也，俗呼为便毒，言于不便处患之故也。乃足厥阴肝经络，及冲任督脉亦属肝之旁络也，是气血流通之道路，今壅而[1]肿痛，此则热毒所致，宜先疏导其滞，更用托里之剂，

---

〔1〕而：四库本同。修敬堂本、集成本均作"血"。

此临证制宜也。

防风通圣散　治疮疡便毒。若泻去芒硝、大黄。能解暑月热毒，或遍身头面患疮。

芍药焙　芒硝　滑石煅　川芎　大黄煨　桔梗　石膏煅　荆芥　麻黄各四分半　山栀　白术　连翘　当归　薄荷　甘草　防风　黄芩焙,各八分

作一剂。水二钟，煎八分服。

愚按：此方非表里俱实，大小便秘者，恐不可用，宜审之。通圣散合益元散，名双解散。

苏方散　治便毒。

木鳖肉　当归尾　芍药　白芷　粉甘草　川芎　射干　忍冬即金银花　大黄　没药　苏木　穿山甲燂火煨,各六分

上细切，作一服。水酒各一盏，煎至一盏，食前服。

【流气活血】　**东垣青皮汤**　治便毒。

青皮　防风　当归身　甘草梢生各等分

上㕮咀，分作四服。水一小碗，煎至八分，去柤。大温服空心，日进三服。

复原通气散　便毒初发用此。

南木香　延胡索　天花粉酒浸　舶上茴香炒　白牵牛炒　白芷　当归　甘草各一两　青木香半两　穿山甲酒浸,炙焦,二两

上为细末。每服二钱，食前温酒调服，木香汤亦可。

【补虚】　府庠沈尼文，年二十，左拗患之，余以肝肾阴虚，先用托里药，溃而将愈。因入房发热作渴，右边亦作痛，脓水清稀，虚证悉至，脉洪大而无力，势甚可畏。用十全大补加附子一钱，脉证顿退，再剂全退。后用大补汤三十余剂而痊。一男子，肿而不溃，余谓：此因阳气虚弱，用参芪、归术，以补托元气，用白芷、皂角刺、柴胡、甘草节，以排脓清肝，数剂而溃；以八珍加柴胡，补其气血，数剂而愈。一人患便毒，脓稀脉弱。以十全大补汤，加五味、麦门、白敛，三十剂稍愈，更以参芪归术膏而平。因新婚复发，聚肿坚硬，四肢冷，脉弱皮寒，饮食少思，此虚极也，仍用前药，加桂附三剂稍可。

彼欲速愈，自用连翘消毒饮，泄利不止而殁。一人年逾四十，素劳苦，患便毒，发寒热，先以小柴胡汤，加青皮一服，表证悉退，次以补中益气汤，加穿山甲二剂，肿去三四，更以托里之药五六服，脓成刺去，旬日而敛。一人肿而不溃，以参芪、归术、甘草节、皂角针、白芷、柴胡，数剂而溃，以八珍汤加柴胡，数剂愈。一人溃而肿不消，且不敛。诊之脉浮而涩，以豆豉灸，更以十全大补汤，月余而愈。

【消毒清火】　儒者肿痛便涩，用八正散二剂，清肝火导湿热而肿痛愈，再以小柴胡，加芎归、泽泻、山栀二剂，清肝火补脾血，而小便利。一男子，溃而肿痛不止，此余毒未解，用活命饮一剂而痛止，再剂而肿消。一男子，痛甚发热，用前饮一剂痛止，再以神效瓜蒌散，加山栀、柴胡二剂而消。一男子，已溃而痛不止，小便秘涩，此肝火未解也，与小柴胡汤，加黄柏、知母、芎归，痛止便利，更以托里当归汤而疮敛。若毒未解而痛不止者，须用活命饮。一人脓未成大痛，服消毒托里内疏药，不应，脉洪大，毒尚在，以仙方活命饮，一剂痛止，又剂而消。一人溃而痛不止，诸药不应。诊之脉大，按之则数，乃毒未解也，以仙方活命饮而止，又二剂而消。一人肿痛，日晡发热，以小柴胡加青皮、天花粉四剂，痛止热退，以神效瓜蒌散四剂而消。

瓜蒌散　治便痈等恶疮。

瓜蒌一枚　金银花　牛蒡子炒，各三钱　生姜　甘草各半两

上将药不犯铜铁器，捶碎。用酒一大升煎数沸，空心温服。

威灵仙散　治便毒。

威灵仙　贝母　知母各一两

上三味为末。每服三钱，空心温酒调下。如不散，再服。

〔薛〕按：此方通经，去脓消毒，补虚益气。盖此证多患于阴虚之人，此方乃是一见也。亦有燋痛小便数者，宜先用加减龙胆泻肝汤，大小便秘，燋肿作痛，宜八正散，憎寒发热，荆防败毒散，然后用此方。若不作脓或脓不溃，宜用大补之剂。溃而不敛者，更用豆豉饼灸之。

【小便不利】　一老妇，肿痛脓未作，小便滞，肝脉数，以加减

龙胆泻肝汤,加山栀、黄柏,四剂而消。

加减龙胆泻肝汤

龙胆草酒拌,炒　泽泻　车前子炒　木通　生地黄　当归尾
山栀炒　黄芩各一钱　甘草生用,五分

作一剂。用水二钟,煎至八分,食前服。如湿盛,加黄连,大便
秘,加大黄。

【大便不实】　一人服克伐药,以求内消,致泻利少食。以二
神丸先止其泻,以十全大补倍加白术、茯苓,数剂而消。一人年逾
四十,患便毒,克伐太过,饮食少思,大便不实,遗精脉微。东垣云:
精滑不禁,大便不利,腰脚沉重,下虚也。仲景曰:微弱之脉,主气
血俱虚。以六君子加破故纸、肉豆蔻煎服,泄止食进,更以十全大
补汤加行经药,十余剂而消。

【妇人】　一妇素清苦,因郁怒患前症,或用败毒寒凉之药,反
晡热内热,自汗盗汗,月经不行,口干咽燥。余谓:此郁气伤脾,因
药复损,先以当归汤数剂,后兼逍遥散,各五十余剂,而诸证皆愈。
一妇小腹内,如有所梗,两拗与人门俱肿,小便淋沥,经候不调,内
热作渴,饮食少思,腹内初如鸡卵而渐大,脉洪数而虚,左关尤甚,
属肝脾郁结之证也,用加味归脾汤,肝火退而脾土健,间以逍遥散
下芦荟丸而愈。一妇两拗肿痛,腹内一块不时上攻,月余不调,小
便不利。余以为肝脾气滞,以四君加芎归、柴胡、山栀而愈,后因郁
怒,前证复作,却兼胸胁胀满,盗汗,此肝木甚而伤脾土,用加味归
脾汤,下芦荟丸而痊。一妇小腹内或作痛,或痞闷,两拗肿痛,内热
寒热,胸膈不利,饮食不甘,形体日瘦,此肝气滞而伤脾气,朝用补
中益气汤;夕用六味丸渐愈,更用芦荟丸而全愈。一妇两拗肿痛,
小腹痞胀,小便时数,白带时下,寒热往来,小水淋沥。余谓:脾气
滞而血病,用龙胆泻肝汤渐愈,又用加味逍遥散、六味丸而全愈。
一妇人患前证,胸胁胀闷,或小便不利,或时作痛,大便涩滞,服疏
气豁痰等药益甚。余谓:肝火气分之病,用龙胆泻肝汤以清肝热;
又用加味逍遥散以生肝血;六味丸以滋肾水而愈。一妇患前证,余
谓:此肝脾郁怒之证,不信。别服化痰利气之剂,胸腹胀闷,又服峻

利疏导之剂,变脾虚发肿之证而殁。一妇两拗肿痛,内热作渴,饮食不甘,肢体倦怠,阴中作梗,小便赤涩,为肝脾阴虚湿热,用加味归脾汤而愈。后因怒复作,小腹肿胀,小便不利,用小柴胡加山栀、芎归,以清理肝火,胀痛顿止。又以加味逍遥散,调补肝火而痊。一妇人,两拗肿痛,寒热内热,小便赤涩,胸胁不利,此肝火动而脾气伤,用补中益气汤,加茯苓数剂,少愈;又与加味归脾汤,诸证悉退。再用加味逍遥散而全愈。一妇小腹痞闷,小便不利,内热体倦懒食,此气血虚而兼肝火,用八珍汤加柴栀、胆草,治之而安。一妇阴中如梗,两拗肿痛,寒热不食,小便频数,小腹重坠。余以为肝脾郁结所致。先以补中益气汤加山栀、茯苓、车前子、青皮,以清肝火升脾气,更以加味归脾汤,二十余剂调理脾郁而愈。

【杂方】　退毒散　治便毒肿结。

穿山甲蘸醋炙焦,五钱　木猪腰子醋微炙,三钱

为末。每服二钱,食前老酒调下。次以醋煮肥皂,研膏敷之妙。木猪腰子,即木猪苓

立消散　消便毒痈肿如神。

全蝎炒　核桃去壳、肉,只用隔膜,炒

等分为末。空心酒调下三钱;下午再服,三日全愈。

又方　白僵蚕、槐花为末。酒调服。一方,加酒大黄。

【外治】　敷药方　治便毒肿痛。

雄黄　乳香各二两　黄柏一两

上为细末。用新汲水调敷肿处,自消。

〔丹〕又方　用甘草节、白芷、黄连各等分,如破者,龙骨、白枯矾、赤石脂,并用**铁围散**。痈疽肿毒亦治,用之效。

乳香　没药各半两　大黄　黄连　黄柏　南星　半夏　防风羌活　皂角刺　木鳖子　瓜蒌　甘草节　草乌尖　阿胶

上为细末。醋调成膏,入石器内,火熬黑色。鹅翎蘸敷之。

毛　际　疡

或问:小腹至阴之下,玉茎之根,痒极。沸汤沃之,稍止而复

作。有三四窍,黄水淋漓何如? 曰:此广疮结毒也,询之幼时曾生恶疮。旬日后大痛肿甚,饮食少进,作结毒治之。

囊　痈

〔丹〕《外科精要》云:痈疽入囊者死。囊属厥阴,今以死言之,将以为属少阴肾经邪? 予亲见入囊者七八人,悉以湿热入肝经施治,而用补阴药佐之,虽脓溃皮脱,睾丸悬挂可畏者,皆不死。但不知下虚年老者如何耳。囊痈,湿热下注也,有作脓者,此浊气润下,将流入渗道,因阴道或亏,水道不利而然,脓尽自安,不药可也,惟在善于调摄耳。又有因腹肿,渐流入囊肿甚,而囊自裂开,睾丸悬挂水出,以麸炭杉木炭末敷,外以紫苏叶包裹,仰卧养之。大抵此证属阴道亏,湿热不利所致。故滋阴降湿药不可缺。常治肿痛,小便秘滞者,用除湿为主,滋阴佐之,肿痛已退,便利已和者,除湿滋阴药相兼治之。欲其成脓,用托里为主,滋阴佐之。候脓成即针之,仍用托里滋阴。若湿毒已尽者,专用托里,如脓清或多或敛迟者,用大补之剂,或附子饼灸之。〔薛〕囊痈属肝肾二经,阴虚湿热下注。若小便涩滞者,先分利以泄其毒;继补阴以令其自消。若湿热退而仍肿痛,宜补阴托里以速其脓。脓焮而便秘者,热毒壅闭也,先用托里消毒散,后用针以泄之,脓去即解。若脓去而肿痛不减者,热毒未解也,用清肝养荣汤。口干而小便数者,肾经虚热也,六味丸。内热晡热者,肝经血虚也,四物加参术。体倦食少者,脾气虚热也,补中益气汤。脓水清稀者,气血俱虚也,十全大补汤。此证虽大溃而睾丸悬露,治得其法,旬日肉渐生而愈。若专攻其疮,阴道益虚,则肿者不能溃,溃者不能敛,少壮者多成痼疾,老弱者多致不起。亦有患痔漏久而串及于囊者,当兼治其痔,切忌寒药克伐,亏损胃气。

　　一人,囊痈未作脓而肿痛,以加减龙胆泻肝汤,二剂少愈,更以四物加木通、知母、黄柏而消。一人脓熟作胀,致小便不利,急针。以小柴胡加黄柏、白芷、金银花,四剂少愈,更以托里消毒散,数剂而消。一人年逾五十,阴囊肿痛,得热愈盛,服蟠葱散,不应。肝脉数，此囊痈也，乃肝经湿热所致。脓已成急针之，进龙胆泻肝汤，脉证悉退。更服托里滋阴药，外敷杉木炭、紫苏末，月余而愈。一人年逾六十，阴囊溃痛不可忍，睾丸露出，服龙胆泻肝汤，敷麸炭、紫苏末不应。薛意此湿气炽盛，先饮槐花酒一碗，次服前汤少愈，更服托里加滋阴药而平。设以前药不应，加之峻剂，未有不损中气以致败也。一弱人，肿痛未成脓，小便赤涩，以制甘草、青皮、木通、黄柏、当归、麦门，四剂少愈，以清心莲子饮，四剂而消。一人焮肿痛甚，小便涩，发热脉数，以龙胆泻肝汤，倍车前、木通、泽泻、茯苓，势减半，仍以前汤加黄柏、金银花四剂，又减二三，便利如常。惟一处不消，此欲成脓，再用前汤，加金银花、皂角针、白芷六剂，微肿痛，脉滑数，乃脓已成针之，肿痛悉退。投滋阴托里药，及紫苏末敷之而愈。一人病势已甚，脉洪大可畏，用前汤二剂肿少退，以仙方活命饮二剂，痛少止，脉洪数，脓已成须针之，否则阴囊皆溃。彼不信，更他医，果大溃，睾丸挂，复求治。脉将静，以八珍汤加黄芪、黄柏、知母、山栀，更敷紫苏末，数日而痊。一人连日饮酒，阴挺并囊湿痒，服滋阴等药不应。薛谓：前阴肝脉络也，阴气从挺而出，素有湿，继以酒为湿热，合干下焦而然。经曰：下焦如渎。又云：在下者，引而竭之。遂以龙胆泻肝汤，及清震汤而愈。此或不应，宜补肝汤及四生散治之。儒者陈时用，考试不利，一夕饮烧酒入房，妻不纳，翌日阴囊肿胀焮痛，遣人求治。薛以除湿热，清肝火之剂，城门夜闭不及归服。翌早报云：夜来阴囊悉腐，玉茎下面贴囊者亦腐，此肝火挟酒毒而湿热炽盛也，仍以前药，加参芪、归术四剂，腐肉尽脱，睾丸悬挂，用大补气血，并涂当归膏，囊茎全复而愈。

一人患此，肿痛发热，以小柴胡加青皮、黄连，四剂少愈，更以龙胆泻肝汤而消。给事陆贞山，肿赤胀痛，小便涩滞，寒热作渴，此肝肾阴虚，湿热下注也，当清肝火，除湿毒。遂用柴胡、炒龙胆、吴茱萸、炒黄连、当归、银花、皂角刺、赤芍药、防风、木通、甘草节，一剂肿痛渐退，少加防风、木通、川芎、茯苓作饮，下滋肾丸以补阴，其热肿俱退。但内有一条筋不消，此肝经血气虚损也，当滋肾水，用六味丸料，去茯苓加五味二剂，再用补中益气加茯苓作饮，送滋肾丸,筋顿消而愈。

加味泻肝汤 治肝经湿热不利,阴囊肿痛。或溃烂皮脱,睾丸悬挂,或便毒及下疳肿痛,或溃烂并皆治之。

龙胆草酒拌,炒 当归尾 车前子炒 泽泻 生地黄 芍药炒 黄连炒 黄柏酒拌,炒 知母酒拌,炒 防风各一钱 甘草梢五分

作一剂。水二钟,煎八分,食前服。外敷乌金散。

京兆朱二峰,阴囊胀痛,彼以为疝。薛诊其脉,数而滑,此囊痈也,因肝肾二经阴虚,湿热所致,脓已成矣。服活命饮一剂而溃,更用补阴托里而敛。一膏粱之客,阴囊肿胀,小便不利,此中焦积热,乘虚下注,先用龙胆泻肝汤,加黄柏、知母、黄连、牛膝,四剂渐愈,后用补阴八珍汤,加柴胡、山栀而愈。后不守禁忌,前证复作,仍用补阴八珍汤、补中益气汤、六味丸而痊。又因劳发热,自用四物黄柏、知母之类,虚证悉具,疮口开大。薛谓:五脏气血俱虚也,朝用补中益气,夕用六君子加当归,各五十余剂,疮口渐敛,又用六味丸调补而愈。府庠李达卿,素肾虚发热,久服黄柏、知母之类,形体渐瘦,遗精白浊,晡热唾痰。薛曰:此肾水亏损,虚火内炽,用补中益气之类,加五味、麦门,前症将愈。又别用清热凉血之剂,饮食少思,唾痰不止。薛以为脾肺复虚,不能摄涩归源,仍用前汤加茯苓、半夏而愈。后入房头晕吐痰,腰骨作痛,大小便道牵痛。薛曰:此精已耗而复竭所致,危殆之证也,遂朝用前汤加麦门、五味,夕用六味丸料,加五味子、萆薢,五十余剂诸证顿退。后又入房阴囊、阴茎作痛,别用淡渗之剂,阴囊内溃。薛用补阴托里之剂,出脓甚多,喜肿消痛止,竟不善调养,以致大便不通,小便如淋,痰涎上涌。薛曰:肾虚之证复作矣,诚为可虑。有保其可生者,用礞石滚痰丸,牛黄清心丸之类,吐痰愈加。薛曰:非惟无以保其生,而反促其危矣!固辞不治,后果殁。一男子,醉而入房,阴囊肿胀大如斗,小腹胀闷,小水淋赤,发热口干,痰涎壅甚,此膀胱阴虚,酒毒所乘也,用六味丸料,加车前、牛膝,作饮下滋肾丸,诸证顿退,再加五味、麦门二剂而愈。却以补中益气加麦门、五味,调理而康。若用淡渗,复损真阴,决致不起。

加味小柴胡汤　治囊痈腐烂，或饮食少思，日晡发热。

柴胡　人参　黄芩炒　川芎　白术炒　黄芪盐水浸,炒　当归酒洗　黄柏酒拌,炒　知母酒拌,炒　甘草各一钱　半夏五分

作一剂。水二钟，煎八分，食前服。痛甚加黄连。小便不利，加木通。

知州王汝道，先晡热发热，肢体倦怠，入房则腿足酸软足必热至腿膝，六脉洪数，两尺为甚。余以足三阴虚，欲滋补化源。彼反服苦寒降火之剂，后阴囊肿胀，用治疝之药，肿胀益甚，形气愈虚。服温补之剂，肿痛上攻，小便不利，两尺脉洪滑，按之虚甚。余曰：此囊痈也，因气血虚而不能溃。先用补中益气汤加山药、山茱萸、车前子、柴胡、山栀，一剂肿胀顿消，随用六味丸料，加车前、牛膝、柴胡、山栀，一剂小便渐通，乃用活命饮与前二药，消息兼用至二十余剂。囊裂出秽脓甚多，乃用托里消毒散六剂脓秽清，又用托里散数剂脓水渐少，更用补阴托里散，及十全大补汤五十余剂而痊。一人年逾五十，患此疮口不敛，诊之微有湿热。治以龙胆泻肝汤，湿热悉退，乃以托里药，及豆豉饼灸而愈。次年复患湿热颇盛，仍用前汤四剂而退，又以滋阴药而消。若溃后虚而不补，少壮者成漏，老弱者不治。脓清作渴，脉大者，亦不治。一人患此久不敛，以十全大补汤加五味、麦门，灸以豆豉饼，月余而平。一弱人，脓熟胀痛，大小便秘，急针之，脓出三碗许即鼾睡，觉神思少健。但针迟，故用托里药，至三十余剂始差。若服解毒药，即溃尽矣。

【似是而非】一人囊肿，状如水晶，时痛时痒出水，小腹按之作水声，小便频数，脉迟缓，此醉后饮水入房，汗出遇风寒湿毒乘聚于囊，名水疝也。先以导水丸二服，腹水已去，小便如常，再以胃苓散倍白术、茯苓，更用气针，引去聚水而差。一人年逾四十，阴囊肿痛，以热手熨之少缓，服五苓散不应，尺脉迟软，此下虚寒邪所袭而然，名曰阴疝，非疮毒也。治以蟠葱散少可，更服葫芦巴丸而平。一人年逾三十，阴囊湿痒，茎出白物如脓，举则急痛，此肝疝也。用龙胆泻肝汤而愈。阴茎或肿、或缩、或挺、或痒，皆宜此

药治之。

治肾痈,用石蟹热水磨服。

石灰散 治肾漏,阴囊先肿后穿破,出黄水,疮如鱼口,能致命。

上用五倍子同石灰炒黄色,去灰摊地,出火毒,砂盆内研细末。不犯铜铁,干掺上五七次可。

治外肾痈疮

抱鸡卵壳 鹰爪黄连 轻粉各等分

上为细末。用煎过清油,调涂。

乌金散

麸炭 紫苏叶各等分

上为末。香油调搽。

阴 疮

阴器属足厥阴肝经,任脉之会。《素问》云:厥阴之脉络阴器,系于肝。《灵枢》曰:筋者聚于阴器,而脉络于舌本。肝者,筋之会也,又属督脉。《素问》曰:督脉者,其络循阴器,合篡间是也。至于足太阳外合清水,内属膀胱而通水道,手太阳外合淮水,内属小肠而水道出焉,则又属手足太阳也,肾主水,则又属足少阴也。饮入于胃,游溢精气,上输于脾,脾气散精,上归于肺,通调水道,下输膀胱,则又属手太阴也。《素问》又谓:前阴者,宗筋之所聚,太阴、阳明之所合。则又属脾与胃矣,痈疮生其间,须细心求而责之,不可专主一厥阴肝经,而惟清肝导湿之为事,斯无误矣。隐处瘙痒成疮,挟有耳鸣、目痒、鼻赤、齿浮、指缝白等症,为肾脏风疮。生于阴头,为阴头痈。生于窍口,为下疳疮。今但生于阴茎者,皆为下疳,姑从之。

【肾脏风疮】 戴院使云:癞风因精未调,外为风湿所袭,从阴囊湿汗作痒起,流注四肢,手叉白色,悉生疮疡,俗谓之肾脏风。四生饮二两,以竹刀细切猪腰一对,银石器中酒漉,煮烂研细,和药为丸,如梧子大。如不可丸,入酒醋少许。每服五六十丸,盐酒空心下,又用花蛇散和消风散酒调服;或升麻和气饮,咽乌头煮盐丸及乌荆丸,或花蛇丸。若癞常湿痒,欲得淋洗,则以蛇床子一味煎汤用之。

《三因》四生散　治癞风上攻下注,耳鸣目痒,鼻赤齿浮,或作口疮;下注阴湿四散瘙痒,通体生疮,及妇人血风等症。

白附子　蒺藜擦去刺　黄芪蜜炙　羌活各等分

为末。每服二钱,盐酒调下。有一人将猪肾破开,入盐掺药煨,亦妙。癞属宗筋,胃阳明养之,故有是证。

治肾脏风　凡指缝白者,只一二服效。

黄芪一两　木通　甘草　黑牵牛各半两

上四味细剉。用蟊螫七枚,去翅,同药炒焦黑,去蟊螫,余为末,蒸饼糊为丸,如桐子大。空心盐汤下,三十丸。

《本事》乌头丸　治肾脏风,上攻下注,生疮并癣。

川乌头　草乌头二味,以黑豆半升,煮透软,去皮脐,切、晒,各一两　天麻地龙去土　白附子各半两

上为末,酒糊为丸,如桐子大。每服二三十丸,空心食前,盐酒盐汤任下。肾脏风,甘草节煎汤洗,极效。

肾脏风痒不可当者,吴茱萸、蛇床子等分,煎汤洗神效。治肾脏阴汗生疮,用苋菜根茎叶,烧灰存性研细,抓破傅之立愈。又苍耳草、蛇床子煎汤,洗之良。

全蝎散　治肾脏风发疮痒。

全蝎三枚,焙　明硫黄二钱,研　生虢丹一钱　轻粉半钱　鸡心槟榔一大个,破、开,好黄丹一钱合内,湿纸裹煨　麝香少许,研

上为细末研匀,瓷盒收。每用少许,麻油调抹两掌,先以鼻嗅,男以两掌掩外肾,女以两掌掩两乳,各睡至醒;次日依前再用药,屡效。

牡蛎散　治阴囊两傍生疮或阴湿水出,其痒甚苦。夜则抓之无足,后必自痛,或两腋汗,脚板心汗湿,无可奈何,此药主之。予亲得此症,受苦数十年,得此方随用二三日,如法擦之,二十余年不发,实为神效。

牡蛎　黄丹炒,各二两　枯白矾四两

上为细末。遇夜睡时,用手捏药于阴痒处痛擦之,不一时又搽之,三四次后顿减。次夜再搽,虽大减又搽,后自然平复。如腋汗亦有顿搽方可,脚汗先搽,后装药靴或鞋底上,脚板上涂药缠脚裹之,亦可。

浴毒汤　治小肠风,阴疮痒痛。

木通　藁本　枳壳　贯众　荆芥　甘松　薄荷　白芷

上剉碎。用药二两,水五升,入芒硝半两,煎至三升,去滓。热洗浴疮。

阴疮膏　治男、女阴疮。

米粉一酒杯许　芍药　黄芩　牡蛎　附子　白芷各七钱半

上六味为㕮咀。以不入水猪膏一斤,微火上煎三上三下,候白芷黄膏成,绞滓去,内白粉和。取傅疮上。

小浴方　治虚劳,阴湿痒生疮。

川椒　苦参　蛇床子各一两半　香附子　白矾　白芷　狗脊　细辛各一两　桂心三分

上㕮咀。每用药一两,以水三升,煎至二升,去滓,倾入盆子内。但乘热气坐盆子上熏之,良久,通身便洗患处。甚者不过三两度。

沐浴长春散　治男子下元阴湿久冷,阴囊左右夜痒,抓之则喜,住之则痛,成疮流水,为害甚苦。此药见效,及治妇人下部阴湿,胎元久冷。

牡蛎　蛇床子　破故纸　紫梢花　官桂　干荷叶各等分

上㕮咀。每用一两半,水一小锅,入葱白数茎,煎至八分,去滓。先薰后洗,却用后药。

枯矾一两　黄丹　蛤粉各半两

上件共研为细末,熏洗了后,以手捏药末搽湿痒处。

铜绿散　治男、妇阴部湿淹疮。

铜绿少许　白矾一钱　乳香半钱　轻粉一字　五倍子细研,半两

上为细末。洗净掺之。

青黛散[1][冠] 有一妇人，患脐下腹上连二阴，遍满生湿疮，状如马刀，他处并无。热痒而痛，大小便涩出黄汁，食亦减，身面浮肿。医作恶疮治，用鳗鲡鱼、松脂、黄丹之类涂疮上，愈热痛甚，治不对故也。细问之？此人嗜酒，贪啖喜鱼蟹发风等物。急令用温水洗拭去膏药，寻马齿苋四两，研烂，入青黛一两，再研匀，涂疮上，即时热减痛痒皆去。仍服八正散日三服，发散客热，每涂药一时久即干，又再涂新湿药，如此二日，减三分之一，五日减二，自此二十日愈。既愈，乃问曰：此疮何缘至此？曰：中、下焦畜风热毒热气，若不出，当作肠痈、内痔，仍须禁酒及发风物，后不能禁酒，果患内痔。

〔世〕**肾藏风疮** 血郄即百虫窠，右膝内廉上膝三寸，陷中者

《集》**肾脏风疮** 血郄即百虫窠，针入寸半，灸二七壮　**三阴交**

【下疳疮】〔薛〕下疳疮，属肝经湿热下注，或阴虚火燥。治法：肿痛发热者，血虚而有热也，四物汤加柴胡、山栀。肿痛寒热者，肝经湿热也，小柴胡汤加龙胆草、黄连。肿痛便涩者，湿热壅滞也，龙胆泻肝汤。肿痛腐溃者，气血虚而有火也，八物汤加山栀、柴胡。日晡热甚者，阴血虚而有热也，小柴胡汤加参术、芎归。日晡倦怠者，阳气虚而下陷也，补中益气汤。其经久不愈而发寒热者，肾水不能生肝木也，用六味丸。若筋缩纵或为痒痛，或出白津，此筋疝也，用龙胆泻肝汤。气虚者，补中益气加炒山栀、炒龙胆。阴虚火燥者，用六味丸。茎中痒出白津，用补中益气汤，与清心莲子饮间服。盖此证肝经阴虚为本，肿痛寒热等证为标，须用六味丸以生肝血，凡脾土虚不能生金水，而见一切肝证者，当佐以补中益气汤，加麦门冬以滋化源。〔丹〕治男子耻疮，或痛在茎之窍，或痛在茎之标，皆手足太阳不利，热毒下传入于足厥阴，故变紫黑色，作蚀疮毁其茎而死。宜以子和泄水丸，散导湿毒，无不愈者。若已成疮，先泄其根，次从标而治。外以葱白、黑豆汁渫洗，拭干，以黄连、木香、密陀僧、干胭脂之类，细末搽之。如内溃脓不出，以追脓散上

---

〔1〕青黛散：原脱，据本书卷四"下部"目录补。

之,又用子和泄水丸。如后窍脓少,可用黄连、木香、胭脂等贴之。一邻人,年三十,性狡而躁,素患下疳疮,或作或止。夏初患白痢,膈上微闷。医与理中汤四贴,昏闷若死,片时而苏。予脉之,两手皆涩,重取略弦似数,予曰:此下疳疮之深重者。与当归龙荟丸去麝,四贴而利减,与小柴胡,去半夏加黄连、芍药、川芎、生姜,煎五六贴而安。一男子近三十岁,有下疳疮,虽屡求治,以其不能忌口却之。忽一日,头痛发热自汗,众作伤寒阳证,治之反剧。予诊其脉,弦甚七至,重按则涩。予曰:此证在厥阴,药与证不相应。遂作小柴胡汤,加草龙胆、黄连、胡黄连、带热服,四剂而病脱然。〔娄〕尝治一男子下疳疮,每恣饮酒则发,医与小柴胡汤,加黄连,数贴不效,又与玉烛散,下之反剧。予以甘草节、小建中汤各半煎服之,下咽痛止,后以四物汤、建中、甘草等分,与之遂安。〔薛〕庶吉士,刘华甫,或茎中作痛,或窍出白津,或小便秘涩。先用小柴胡汤,加山栀、泽泻、黄连、木通、胆草、茯苓二剂,以清肝火,导湿热,诸证渐愈。后因劳倦,忽然寒热,此元气复伤也,用补中益气汤而安,又用六味丸,生肝血,滋肾水而全愈。州守,姜节甫患前证,脓水淋漓,作渴吐痰,午前恶寒,午后发热。余曰:午前恶寒属阳气虚弱,午后发热属阴血不足,不信。反服二陈、黄柏、知母之类,饮食益少,大便不实,又日晡热渴,小腹重坠,患处焮痛,恪用四物、黄柏、知母之类,饮食亦不思。余以脾气虚而下陷,先用补中益气汤,调养脾胃,以升阳气,诸证渐愈。又用六味丸,滋补肾水,以生肝血而痊。一小儿,十五岁患前证,杂用消毒之药,虚证悉具,二年余矣,询之乃禀所致。用萆薢汤月余,诸证渐愈,又用补阴八珍、补中益气二汤而痊。一儒者,茎中作痒,发热倦怠,外皮浮肿,二年矣。用八珍加柴胡、山栀,及六味地黄丸而愈;有兼阴毛间,生虫作痒者,用桃仁研烂涂之。一儒者,因劳而患,焮痛寒热,体倦头疼,小便赤涩,用补中益气汤,加车前、牛膝、山栀而愈。一儒者,阴茎腐烂,肿痛不止,日晡热甚,口干体倦,食少欲呕,此肝脾血虚也,先用六君子加柴胡、升麻,脾胃醒而诸证退,更以补中益气加炒山栀,肝火退而肿痛痊。

子和泄水丸一名,大智丸。

大戟　芫花　甘遂　海带洗　海藻洗　郁李仁　续随子各半两
樟柳根一两

上为细末,水煮枣肉为丸,如小豆大。每服五七十丸,熟水下。
按:此药太峻,用者慎之。

治下疳疮,先用张子和泄水去根,后用此药干上。

黄连　滑石各半两　淀粉三钱　轻粉少许　乳香一钱　密陀僧
二钱

上细末干上,或加干胭脂,或加木香、槟榔。

大芦荟丸一名,九味芦荟丸。治肝火下疳溃烂,或作痛燉肿,或治
小儿疳膨食积,口鼻生疮,牙龈蚀烂等症,并虫蚀肛门,痒痛。

胡黄连　芦荟　黄连　木香　白芜荑　青皮　白雷丸　鹤虱
草各一两　麝香一钱

为末,蒸饼糊丸,桐子大。每服一钱,空心米饮下。

八正散　治下疳便毒,小便淋漓,脉证俱实者。

大黄　车前子　瞿麦　萹蓄　山栀　木通各二钱　滑石二两
甘草一钱

上水煎服。

洗毒汤　治阴蚀疮。

苦参　防风　露蜂房　甘草炙,各等分

上㕮咀。水煎浓汁,洗疮。

金银花散　治下疳疮。

金银花　荆芥　朴硝　蛇床子　甘松　白芷　槟榔各一两

上㕮咀。每用五钱,水五碗,加葱白三根,同煎数沸。盆盛水,
先熏后洗,却上药。

洗药　黄连　黄柏　当归　白芷　独活　防风　朴硝　荆芥
各等分,入钱五十文,乌梅五个,盐一匙,入水同煎。温洗,日五七
次,敷下项药。

敷药　木香　槟榔　黄连　铜青　轻粉　枯矾　海螵蛸　麝
香各等分

为极细末。洗后至夜,敷上。

《千金》治丈夫阴头痈,师所不能医。用鳖甲一枚,烧末以鸡子白,和敷良。

〔丹〕下疳疮。

蛤粉　腊茶　苦参　青黛　密佗僧

上[1]研末。用河水洗疮净。腊猪脂调敷;并治臁疮。

又方　青黛　海蛤　密佗僧　黄连

共为末,敷上。

治一切热毒恶疮及下疳疮。用密佗僧、黄柏,各一分半,腻粉一钱,麝香少许。先洗疮,拭干傅之。甚者三四次。

治下疳疮。雄黄、黄连等分为末。湿者干掺,干者油调敷。先用荆芥、射干煎汤洗,却傅之妙。一方,用地骨皮末,敷之神效。

追脓锭子海藏　脓内溃不出,此药追之。

雄黄二钱　巴豆一钱半　轻粉一字

《外台秘要》云:阴头疮,蜜煎甘草,敷之安。

又方　用头发,用盐水洗去垢腻净;再用米泔洗过;又用清汤洗。晒干,烧灰,敷疮上,便结靥。

又方　苍耳叶,为末敷之。

治下疳疮。黑彤兔一[2]名乌吊土,一[2]名孩儿沙为末,敷上神效。

七宝槟榔散　治下元玉茎上或阴头上有疳疮,渐至蚀透,久不愈者。

槟榔　雄黄　轻粉　密陀僧　黄连　黄柏　朴硝

上为细末,和匀。先以葱白浆水洗净,软帛挹干。如疮湿干掺;如干,小油调涂。

玉粉散　治下阴疮,疼不止。

滑石　密陀僧　寒水石煅,各半两　腻粉　麝香各少许

上为细末。油调傅,或干贴患处。

---

〔1〕上:此下原脱"研末",据《丹溪心法》卷五第八十七本方补。

〔2〕一:原脱,修敬堂本同。据四库本、集成本补。

蚯蚓散　治阴茎疮。

蚯蚓二分　豆粉一分

上用水研,涂上,干又傅之。一方,用豉一分。

丹胞散　治玉茎上生疮,臭烂者。

上以猪胞一个连尿,去一半留一半。用新砖两口,炭火煅。将猪胞连尿于砖上焙干。不住手,一向移放于两口砖上,轮流不歇,莫与火煅着胞,待尿干为度。研为末,入黄丹一钱。先用葱汤以鹅毛抹洗,以旧帛拭干,此药掺三五次,立见效。

地连散　治玉茎上生疮。

上用地骨皮煎汤洗,以诃子连核,烧存性为末,干掺。

川连散　治下部注疮。

上以宣连为细末。浆水调成饼,摊于碗面上,内用艾及穿山甲三片,烧烟覆碗熏成黑色,再取下,如是者五次,以黄连饼黑色为度。地上出烟毒,再研细。湿则干涂;干则清油调涂,三四次。先用黄柏、藿香、茵陈,煎汤温洗。

神妙方　治茎头三五孔小漏疮,出血微脓。

右用油发,烧作灰存性,研细敷之。干则津唾调敷,仍以米饮调发灰,食前服。

麝香散　治妒精疮,痒而湿者。

麝香　黄矾　青矾各等分

上为细末。小便后,用少许敷之。

治阴湿生疮,黄水流注。

白矾不以多少

上研为末。以冷水洗疮净后敷之。

津调散　治妒精疮,脓汁淋漓,臭烂。

黄连　款冬花各等分　麝香少许。一方不用

上为细末。先以地骨皮、蛇床子煎汤洗,软帛拭干。津调敷之,忌生汤洗。

胭脂散　治阴疮。

坏子胭脂　真绿豆粉各等分

上同研匀,敷之。

虾蟆散 治阴湿欲尽,疮痛甚者。

虾蟆一枚,烧灰 兔粪一两

上同研细。每用少许,敷疮上,日三四次。

截疳散 治年深疳瘘疮,大效。

白及 白敛 黄丹 密陀僧各一两 黄连半两 轻粉一钱 冰片 麝香各半钱

上为细末,和匀。每用或掺、或纴疮中,以膏药贴之。

甘石散 治下部疳疮。

炉甘石 密陀僧各一钱半 轻粉一分 橡斗子烧灰存性,三钱 龙骨半钱 麝香少许

上为细末。先用荆芥、杜仲、川椒,煎汤放温洗罢;次用药些少,干贴。

栀子散 治下疳疮。

上用栀子一枚,去穰,入明矾末,面糊封合口,火烧存性为末。干掺上,随效。

银粉散 治下疳,阴头生疮。

上用墙上白螺蛳壳,不以多少,火内煅酥为末,水内飞过。先去土石粗者;次用轻粉,随分两入在末内。每以少许,干贴在疮上。

治下疳疮

上以孩儿茶,研为细末。先洗疮净。干则小油调敷,湿则干掺之,神效。

博金散 治下疳疮,臭烂肿痛。

白矾与密陀僧同为末、相和,入于沙锅内火上炮,汗尽 密陀僧以上各五钱 白垩二钱 黄丹 轻粉以上各一钱 乳香五分 麝香一字

上为细末。先须另用槐枝、葱白、盐、甘草,熬汤,淋渫洗一二时,挹干。掺上项药。每用药,先须洗渫,然后掺药,甚者三五次瘥。

胜金散 治下疳,溃烂或疼痛。

黄连 黄柏 轻粉 银朱 孩儿茶各五分 冰片一分

上为细末。香油调搽。内服加味泻肝汤。

治下疳疮,久不愈。橡斗子二个,各盛黄丹令满,相合以乱发缠定,烧烟尽为度,同研为末。先以葱白、热浆水洗疮脓尽;次上药,甚者不过三次如神。

疗人阴生疮,脓出成坎。取高昌白矾、麻仁等分,研炼猪脂相和成膏。槐白皮煎汤洗疮,拭干即涂膏,然后以揪叶贴其上,不过三五度瘥。

下疳疮,用五倍子末敷之。

妇人阴疮

运气,阴疮皆属寒。经云:太阳之胜,阴中乃疡,隐曲不利,治以苦热是也。

仲景云:少阴脉滑而数者,阴中即生疮。阴中蚀烂者,狼牙汤洗之。用狼牙二两,以水四升,煮取半升。以绵缠箸如茧,浸汤沥阴中,日三遍。

洗拓散《大全》　治阴蚀疮。

甘草　干漆各一两　黄芩　当归　地黄　芍药各二两　龟甲五两

上细切。以水七升,煮取一半,去渣。以绵帛内汤中,用拓疮处,良久即易,日二度。每拓汤可作十里许,即挹干。捻取甘湿散,薄敷疮上使遍,可经半日;又以汤拓,拓讫如前敷药。

甘湿散

蚺蛇胆真者　青木香　石硫黄　铁精　麝香各四分。临时入用,缘麝辟蛇毒,若先相和胆,即无力

上各等分为末,更研细。有患取如三棋子大,和井花水,日再服讫,先令便利了。即以后方桃枝,先薰下部讫。然后取药如棋子,安竹管里,内下部中,日再度,老少量减。其薰法,每日一度,不用再。

桃枝薰法　取东南桃枝五七枝,轻打头使散,以绵缠之;又捣石硫黄为末,将此绵缠桃枝捻转之,令末少厚。又截一竹筒,先内

下部中;仍以所捻药,桃枝烧着薰之。

蛇床子散 湿阴中坐[1]药。

用蛇床子仁一味末之,以白粉少许,和令相得如枣大,绵裹内之,自然湿散。《补遗》治阴疮,捣新桃叶,绵裹内阴中,日三两易。余详女科,前阴诸疾。

穿裆发 锐疽 涌泉疽

或问:背之下极发疽何如?曰:此名穿裆发,属督脉及太阳经,由劳伤忧思积郁所致。活命饮加羌活、黄柏,内托羌活汤主之,及胜金丹、神仙追毒丸。壮实者,八阵散、一粒金丹下之;老弱者,十全大补汤、人参养荣汤。此证宜速治,稍缓则溃烂难收敛。成漏者,多麻木黑陷,泄泻呕哕疲倦者,不治。

《灵枢》曰:发于尻,名曰锐疽。其状赤坚大,急治之。不治,三十日死矣。

《鬼遗》云:涌泉疽,肿起发太阴,太阴,尻尾前是也。如伏鼠,二十日不穴死,十日可刺,发清脓,赤黑者死,白者可治。

臀 痈

或问:臀上生痈何如?曰:肿高根浅为痈,肿平根深为疽,俱属足太阳经,湿热所致。宜服内托羌活汤、内托复煎散加羌活主之;胜金丹、黄芪木香散选用。壮实者,一粒金丹、八阵散下之;老弱者,十全大补汤、人参养荣汤。先贤云:此疮当服补养之剂,若无补养之功,其祸多在结痂之后,治之难愈,切须戒谨,勿辍大补之剂。肿而不溃者,服台阁紫微丸。〔薛〕臀,膀胱经部分也,居小腹之后,此阴中之阴,其道远,其位僻,虽太阳多血,气运难及,血亦罕到,中年后尤虑此患。治者毋伤脾胃,毋损气血,但当固根本为主。若肿硬作痛者,形气虚而邪气实也,用托里消毒散主之,微肿微痛者,形气病气俱虚也,用托里散补之。欲作脓,用托里羌活汤。若

痛甚,用仙方活命饮。大势既退,亦用托里消毒散。若脾虚不能消散,或不溃不敛者,六君加芎归、黄芪。若阴虚不能消散,或作渴便淋者,六味丸加五味子。阳虚不能溃或脓清不能敛者,补中益气汤;气血俱虚者,十全大补汤。若肿硬未成脓者,隔蒜灸;活命饮。溃后,豆豉饼;补中益气、十全大补二汤。若灸后大势已退,余毒未消,频用葱熨,以补气消余毒为善。巡抚陈和峰,脾胃不健,服消导之剂,左腿股及臀患肿。余曰:此脾气虚而下注,非疮毒也,当用补中益气倍加白术。彼惑于众论云:白术能溃脓,乃专以散肿消毒为主,而肿益甚,体益倦。余用白术一味煎饮而消。儒者杨启元,左臀患此,敷贴凉药,肿彻内股,服连翘消毒散,左体皆痛。余以为足三阴亏损,用补中益气汤以补脾肺;六味丸加五味子,以补肝肾,股内消而臀间溃。又用十全大补汤而疮口敛。一儒者,肿焮痛甚,此邪毒壅滞,用活命饮、隔蒜灸而消。后因饮食劳倦,肿痛仍作,寒热头疼,此元气虚而未能复也,与补中益气汤,频用葱熨法,两月而愈。一男子,漫肿而色不变,脉滑数而无力,脓将成矣。余用托里而欲针,彼畏针而欲内消,误用攻伐之剂,顿加恶寒发热,自汗等证。余用十全大补汤数剂,脓起色赤,仍外针内补而愈。吴辅之父患此,内溃肿胀,发热口干,饮食少思,此脾胃虚弱也,先用六君加芎归芪数剂而溃,又用十全大补汤,倍加参芪五十余剂而愈。一人年三十,脉如屋漏、雀啄,肿硬色夭,脓水清稀,误服败毒之药。余曰:此足三阴亏损而药复伤也。余用六君加归芪、附子一钱,二剂肿溃色赤,又减附子五分数剂,元气复而疮愈。一男子硬痛发热,此膀胱气虚而湿热壅滞,用内托羌活汤二剂,热痛悉退;后用托里消毒散而溃。又用托里散四十余剂而敛。一上舍患痔,外敷寒凉,内服消毒,攻溃于臀,脓水清稀,脉洪大而数,寒热作渴。余辞不治,果殁。此足三阴亏损之证,失滋化源,以致真气益虚,邪气愈甚矣,不死何俟。

内托羌活汤　治尻臀生痈,坚硬肿痛大作。

羌活　黄柏酒制,各二钱　防风　当归尾　藁本　连翘　苍术
陈皮　甘草炙,各一钱　肉桂三分　黄芪一钱半

上作一服。水一盅,酒半盅,煎至八分,食前服。

悬痈

悬痈生于篡间,谓前阴之后,后阴之前,屏翳处也,即会阴穴,属任脉别络,侠督脉、冲脉之会,痈生其间,人起立则若悬然,故名悬痈。属足三阴亏损之证,轻则为漏,沥尽气血而亡,重则内溃而即陨。若初起湿热壅滞,未成脓而作痛,或小便涩滞,用龙胆泻肝汤,肿焮痛甚,仙方活命饮,并以制甘草佐之,如此虽患亦轻,虽溃亦浅。若不能成脓,或脓成不溃者,八珍散补之。若脓已成者,急针之。欲其生肌收敛,肾虚者,六味地黄丸。血虚者,四物加参术,气虚者,四君加芎归,脾虚者,补中益气汤,气血俱虚者,八珍汤,并十全大补汤。若用寒凉消毒,则误矣。〔薛〕悬痈,原系肝肾二经,阴虚虽一,于补犹恐不治,况脓成而又克伐,不死何待。常[1]治初起肿痛,或小便赤涩,先以制甘草一二剂,及蒜灸,更饮龙胆泻肝汤。若发热肿痛者,以小柴胡加车前、黄柏、芎归。脓已成即针之。已溃用八珍汤加制甘草、柴胡梢酒炒,黄柏、知母。小便涩而脉有力者,仍用龙胆泻肝汤加制甘草。小便涩而脉无力者,用清心莲子饮加制甘草。脓清不敛者,用大补剂,间以豆豉饼,或久而不敛者,亦用附子饼灸,并效。尚宝鲍希传,足发热,服四物黄柏、知母之类年余。患悬痈,唾痰作渴饮汤,其热至膝,更加芩连、二陈,热痰益甚,谓余曰何也? 余曰:此足三阴亏损,水泛为痰,寒凉之剂,伤胃而甚耳! 遂先用补中益气,夕用六味丸,间佐以当归补血汤,半载乃愈。赵州守患此证,肿多作痛,五月余矣,晡热口干,盗汗食少,体倦气短,脉浮数而无力,此足三阴气血亏损,用补中益气加制甘草、五味、麦门,三十余剂食进势缓,又用六味丸料,五十余剂脓溃疮敛。后因怒作痛,少食胁痛,发热,仍用前药,赖其禀实,慎疾而愈。通府张敬之,患前证久不愈,日晡热甚,作渴烦喘,或用四物汤黄柏、知母之类,前症益甚,更体倦少食,大便不实,小便频数,谓余

---

〔1〕常:通"尝"。《汉书》:高祖常徭咸阳。

曰何也？余曰：此脾虚之症，前药复伤而然也。遂用补中益气加茯苓、半夏，数剂饮食渐进，诸症渐愈，更加麦门、五味，调理乃痊。经云：脾属至阴，为阴土而主生血。故东垣先生云：脾虚元气下陷，发热烦渴，肢体倦怠等证，用补中益气汤，以升补阳气而生阴血。若误认为阴虚，辄用四物黄柏、知母之类，反伤脾胃生气，是虚其虚矣。况黄柏、知母乃泻阳损阴之剂，若非膀胱阳火盛，而不能生阴水，以致发热者，不可用也。一儒者患此，服坎离丸及四物黄柏、知母之类，不应。脉浮洪，按之微细。余以为足三阴虚，用托里散，及补阴托里散渐愈；又用六味丸、补中益气汤调补化源，半载而痊。大凡疮疡等症，若肾经阳气亢盛，致阴水不能化生，而患阴虚发热者，宜用坎离丸，取其苦寒，能泻水中之火，令阳气衰而水自生。若阳气衰弱，致阴水不能化生，而患阴虚发热者，宜用六味丸，取其酸温能生火中之水，使阳气旺则阴自生。况此证属肾经精气亏损而患者十有八九，属肾经阳气亢盛而患者十无一二。然江南之人患之，多属脾经阴血亏损，元气下陷，须用补中益气汤，升阳补气，使阳生而阴长。若嗜欲过多，亏损真水者，宜用六味丸，补肾经元气以生精血，仍用补中益气汤，以培脾肺之生气而滋肾水。经云：阴虚者脾虚也，但多误以为肾经火症，用黄柏、知母之类，复伤脾肺，绝其化源，反致不起惜哉！上舍刘克新，溃后作痛，发热口干，小便赤涩，自用清热消毒之药不应，左尺洪数。余以为阳气盛而阴气虚也，先用四物汤加黄柏、知母等诸剂，泻其阳气使阴自生，服数剂诸证渐愈，后用补中益气汤、六味地黄丸，补脾肺，滋肾水而疮口愈。一儒者，小便赤涩，劳则足软肿痛，发热口干，舌燥食少，体倦日晡益甚，此气血虚而未能溃也。遂用八珍加麦门、山药，倍用制甘草，数剂诸证悉退，但患处肿痛，此脓内焮也，又五剂脓自涌出，又五十余剂而疮口将完。又因劳役，且停药，寒热作渴，肿痛脓多，用补中益气汤，加炒山栀二剂，少愈，又以八珍汤加麦门、五味，百余剂肿痛悉去，喜其慎起居，节饮食，常服补剂而安。但劳则出脓一二滴，后惑于他言，内用降火，外用追蚀，必其收敛，致患处大溃，几至不起，仍补而愈。

甘草膏 治水谷道前后生痈,谓之悬痈。乃肛门前,阴囊后,生核子如橄榄样,或如梅李状,初不作痛,至旬月渐热,不早治疮溃,脓血出日数碗,至有肠腐而大便从疮口出者,其苦不可言,近亦数月,远至一二年亦愈。须是作核未痛以前治之,不过一二服便自消。此病初发如松子大,渐如莲子,数十日后,始觉赤肿如桃李即破,若破则难治。服此药虽不能急消,过二十余日必消尽矣,投两服亦无害。林院判康朝,尝患此疾已破。服此药两服,疮即合甚妙。

上用粉草半斤,内用无节者四两,如算[1]子样劈破。取泉石间长流水,以甘草入水中浸透。以炭火将甘草蘸水焙炙,以一碗水尽为度,不可急性,劈开。却将所炙甘草,另用泉水三盏,无灰好酒五盏,用瓦罐煎至三之一如膏,一起服之立愈。另用有节甘草四两,仍用泉水,随罐大小煎汤,漉洗患处三遍,其效如神。水冷再温洗。

〔丹〕骑马痈。用大粉草带节四两,长流水一碗,以淬浸水尽,为末,入皂角灰少许,作四服。汤调顿服立效。

〔薛〕大抵此证属阴虚,故不足之人多患之,寒凉之剂不可过用,恐伤胃气。惟制甘草一药,不损气血,不动脏腑,其功甚捷。

加味小柴胡汤方见前。

清心莲子饮 治悬痈势退,惟小便赤涩。

黄芩五钱 黄芪蜜炙 石莲肉去心 人参 赤茯苓各七钱半 车前子炒 麦门冬去心 甘草炙 地骨皮 制甘草法见前

每服一两,用水二钟,煎至八分,食前服。如发热加柴胡、薄荷。

加味托里散 治悬痈不消不溃。

人参 黄芪盐水拌炒 当归酒拌 川芎 麦门冬去心 知母酒拌,炒 黄柏酒拌,炒 芍药炒 金银花 柴胡 制甘草法见前,各一钱

作一剂。用水二钟,煎八分,食前服。

---

〔1〕算:修敬堂本同。四库本、集成本均作"算"。

加味十全大补汤　治悬痈，溃而不敛，或发热饮食少思。

人参　黄芪盐水拌，炒　白术炒　茯苓　熟地黄酒拌，中满减半
当归酒拌　川芎　芍药炒，各一钱　肉桂　麦门冬去心　五味子捣炒
甘草炒，各五分

作一剂。用水二钟，煎一钟，食前服。茎肿，加青皮。热加黄芩、柴胡。日晡热加柴胡、地骨皮。小便赤加酒制知母、黄柏。小便涩加车前子、山栀子，俱炒。

鸡内金散　治谷道边生疮，久不愈者。

鸡胵胚不拘多少，即是鸡胵内去下黄皮

上件烧灰存性，研为极细末。每用少许，干贴之，如神。

治谷道中疮　以水中荇叶细捣，绵裹内下部，日三。

治肛内生痈肿痛方

蜈蚣　穿山甲蛤粉　血余　带血管鹅毛　生鹿角

以上各药，俱煨存性，研细，等分和匀。每服五钱，空心好酒下。

股部十五

股阴疽与附骨疽，参看。

《灵枢》云：发于股阴，名曰赤施。不急治，六十日死。在两股之内，不治，十日死。《鬼遗》云：阴疽发腿髀及阴股，始发腰强，数饮不能多，七日发坚肿胀，恶疼，心烦躁，死不治。

或问：大股之内，阴囊之侧，生毒何如？曰：在左为上马痈；在右名下马痈；在肚门傍，名肚门痈，俱属足太阳经湿热，七情不和，忧愤所致。宜服内补黄芪汤、内托羌活汤、十全大补汤；选用胜金丹、紫金丹。壮实者，一粒金丹、八阵散下之，呕吐不食，麻木黑陷，膨胀，六脉微或代，冷汗不止，烦躁狂妄，小水不利泄泻者不治。未溃之先，宜服台阁紫微丸。按：足三阳之脉，在外皆曰髀，足三阴之脉，在内皆曰股。今曰：大股之内，阴囊之侧，则属三阴经而厥阴为

多明矣,乃以为足太阳,不亦谬乎? 一人腿内侧患痛,未作脓而肿痛,以内托黄芪柴胡汤,二剂稍愈,又二剂而消。一人腿内患痛,漫肿作痛,四肢厥,咽咙塞,发寒热,诸治不应,乃邪郁经络而然也。用五香连翘汤一剂,诸证少退,又服大便行二次,诸证悉退而愈。一人年二十余,股内患毒日久,欲求内消,诊脉滑数,知脓已成,因气血虚不溃,刺之脓出作痛,用八珍汤稍可,但脓水清稀,用十全大补汤三十余剂而痊。盖脓出反痛者,虚也。一僧,股内患肿一块,不痛不溃,治托里二十余剂,脓成刺之作痛。予谓:肿而溃,溃而反痛,此气血虚甚也,宜峻补之。彼云:气无补法。予曰:正气不足,不可不补,补之则气化而痛自除,遂以参芪、归术、熟芐,治之两月余而平。大抵疮疡先发为肿,气血郁积,蒸肉为脓,故多痛。脓溃之后,肿溃肌宽,痛必渐减而痛愈盛者,气血不足也。即丹溪、河间虚甚之说。

股 阳 疽

《灵枢》云:发于股阳,名曰股阳疽,其状不甚变色,痛肿内薄于骨,不急治,三十日死矣。

或问:腿外侧髀下,五六寸生疽何如? 曰:此名伏兔发,寒热大作,疼痛彻心,焮肿无头是也,属足阳明胃经。先贤谓不治之证,早觉早治为上,急隔蒜灸,灸而疱起者可治,无疱者难治。服活命饮加牛膝、木瓜、汉防己;紫金丹、胜金丹汗之。壮实者,八阵散、一粒金丹下之。一人股外侧患痛,漫肿大痛,以内托黄芪汤,酒煎二剂少可,更以托里数剂,溃之而愈。一人年逾二十禀弱,左腿外侧患毒,三月方溃,脓水清稀,肌肉不生,以十全大补汤加牛膝,二十余剂渐愈,更以豆豉饼,灸月余而痊。一妇腿痛久而不愈,疮口紫陷,脓水清稀。予以为虚,彼不信。乃服攻毒之剂,虚证蜂起,复求治。灸以附子饼,服十全大补汤,百余贴而愈。一人腿痛内溃,针之脓出四五碗许,恶寒畏食,脉诊如丝,此阳气微也,以四君子加炮附子,畏寒少止,又四剂而止;以六君子加桂数剂,饮食颇进,乃以十全大补,及灸附子饼,两月愈。一老,腿痛脓自溃,忽发昏瞀,脉细而微,此气血虚极也,以大补之剂而苏。一人腿痛,兼筋挛痛,脉弦紧,用五积散,加黄柏、柴胡、苍术而痊。一妇左腿痛,不能伸,脉弦紧,按则涩,以五积散二剂,痛少止,又二剂而止,以神应养真而愈。脉弦紧涩属寒,故用五积散,辛热以散之。一人右腿赤肿焮痛,脉沉数,用当归拈痛汤,四肢反痛。乃湿毒壅遏,又况下部药力难达,非药不对证,遂砭患处,去毒血,仍用前药一剂顿减,又四剂而消。一人年逾五十,冬患腿痛,脉数烦躁,饮冷便秘,肿痛焮甚,此热淫于内也,宜用苦寒之药,投清凉饮倍加黄芩,其势顿退,更以四物汤加黄芩而愈。一人年三十,连得忧患,作劳好色,左腿外侧廉,红肿如栗,医以大腑实,与承气两贴下之;又一医,与大黄、朱砂、血竭三贴,而脉大实,后果死。此厥阴多气少血经也。一人腿痛,脓成针之,出脓二碗许,饮托里药一剂,大发热,更用圣愈汤二剂而止,翌日恶寒不食,脉细如丝,以人参一两,熟附三片,姜枣煎服而愈,但食少不寐,更以内补黄芪汤而平。一人腿肿,发热恶寒,以补中益气汤治之。彼以为缓,乃服芩连等药,热愈盛,复请予治。以人参养荣汤二十余剂而溃,更以参芪、归术、炙甘草、肉桂,月余而敛。一人年逾三十,左腿微肿痛,日久肉色如故,不思饮食。东垣云:疮疡肿下而坚者,发于筋骨,此附骨疽也,乃真气虚,湿气袭于肉理而然。盖诸虚皆禀于胃,食少则胃弱,法当助胃壮气,以六君加藿香、当归数剂,饮食渐进,更以十全大补汤而愈。一人遍身走痛,两月后在脚面结肿,未几,腿股又患一块,脉轻诊则浮,重诊浮缓,此气血不足,腠理不密,寒邪袭虚而然。以加减小续命汤四剂,及独活寄生汤数剂,疼痛顿去,更以托里药,倍加参芪、归术,百贴而愈。南司马,王荆山,腿肿作痛,寒热发渴,饮食如常,脉洪数而有力,此足三阳经,湿热壅滞,用槟苏败毒散一剂,而寒热止,再剂而肿痛消,更用逍遥散而元气复。两月后,因怒肿痛如锥,赤晕散漫,用活命饮二剂而痛缓,又用八珍汤加柴胡、山栀、丹皮而痛止,复因劳役,倦怠懒食,腿重头晕,此脾胃气虚而不能升举也,用补中益气汤,加蔓荆子而安。一儒者两腿肿痛,肉色不变,恶寒发热,饮食少思,肢体倦怠,此脾气不足,湿痰下注也,以补中益气加半夏、茯苓、芍药二剂,寒热退而肿痛消,又十余剂,脾胃壮而形体健。一男子,患此入房,两腿硬肿,二便不通。余谓:肾开窍于二阴,乃肝肾亏损也,用六味丸料,加车前子、牛膝,而二便利,用补中益气汤而肿硬消,喜其年少得生。一上舍,内痛如锥,肉色如故,面黄懒食,痛甚作呕,此痛伤胃也,用六君子以壮其脾胃,用十全大补以助其脓而针之,更用前汤倍加参芪、芎归、麦门、五味、远志、贝母而疮敛。一男子因负重,饮食失节,胸间作痛,误认为疮毒,服大黄等药,右腿股肿,肉色如故,头痛恶寒,喘渴发热,脉洪大而无力,此劳伤元气,药损胃气而然耳!用补中益气汤四剂,又用十全大补汤数剂,喜其年少而愈。

附 骨 疽

丹溪云:环跳穴痛,防生附骨疽,以苍术佐黄柏之辛行,以青皮冬加桂枝,夏加黄芩,体虚加杜牛膝,以生甘草为使,大料煎入生姜汁,食前饮之。痛甚者,恐十数贴发不动,少加麻黄一二贴又不动,恐疽将成。急掘地成坎,以火煨红,沃以小便。赤体坐其中,以席围下体,使热气薰蒸,腠理开,气血畅而愈。或问:附骨疽,何以别之?曰:凡患流注,表未尽则余毒附骨而为疽。在股外属足太阳、阳明经,在股内属足厥阴、足少阴经。又云:风湿折热,热结而附骨成疽。盖骨者肾之余,肾虚则骨冷而遂附着于骨也,骨冷则气愈滞而血愈积,但能为肿不能为脓。流注者伤寒之余毒,骨疽者,流注之坏证也。流注非伤寒之罪,乃医者表之未尽也,骨疽非流注之过,乃庸医凉药之误也。又云:久得厚味及醉后涉水,或履冰霜雪,寒入髓枢,积痰瘀血相搏而成疽,初时暂痛无时,乍寒乍热而无汗,久则痛深,入骨而不移处,按之痛不止者是也。初觉即隔蒜灸之,以多为上。宜胜金丹、乌金散汗之,壮实者,一粒金丹下之,或八阵散。久则极阴生阳,寒化为热,肉腐而成脓,脓成则宜烙,十全大补汤加牛膝、木瓜补之。有久溃毒结,留连展转,经岁不已,腐出朽骨者,骨虽出而不愈,有终身之咎。视其白脓清稀者,碎骨初脱,肉深难取。脓白而稠者,碎骨将出,肉浅可取。大抵久腐出骨,不论强弱老幼,必须补益,使气血和畅,正气渐复,邪气渐退,自然收敛,十全大补汤、人参养荣汤,在所当用。未成脓者,以冲和膏贴之。盖有独活能动荡气血也,已溃者,宜服何首乌散,此药能调和阴阳也。〔薛〕附骨疽有因露卧,风寒深袭于骨者,有因形气损伤,不能起发者,有因克伐之剂,亏损元气,不能发出者,有因外敷寒药,血凝结于内者,凡此皆宜灸熨患处,解散毒气,补接阳气,温补脾胃为主。若饮食如常,先用仙方活命饮,解毒散郁,随用六君子汤,补托荣气。若体倦食少,但用前汤,培养诸脏,使邪不得胜正。若脓已成即针之,使毒不得内侵,带生用针,亦无妨。如用火针,亦不痛,且使易敛,其隔蒜灸,能解毒行气,葱熨法,能助阳气,行壅滞,此虽不见于方书,余常用之大效,其功不能尽述,唯气血虚脱者不应。一女髀枢穴,生附骨疽,在外侧廉少阳经分,始末用五香汤、十宣散,一日恶寒发热,膈满犹大,服五香汤,一夕喘死。此升散太过,孤阳发热于上也。一人年逾四十,夏患附骨痈。予以火针刺去瘀血,更服托里药而愈。至秋忽不饮食,痰气壅盛,劳则口舌生疮,服寒药腹痛,彼疑为疮。脾胃脉轻取似大,按之无力,此真气不足,虚火炎上也,治以八味丸。彼不信,自服二陈四物汤几殆,复请予。仍以前丸治之而愈。一人附骨痈,畏针不开,臀膝通溃,脉数发渴,烦躁时嗽,饮食少思。齐氏曰:疮疡烦躁时嗽,腹痛渴甚。或泄利无度,或小便如淋,此恶证也,脓出之后,若脉洪数难治,微涩迟缓易治。刺之,脓出四五碗,即服参芪、归术大剂,翌日脉稍敛,更服八珍汤加五味子、麦门、肉桂、白敛,三十余贴脉缓脓稠,三月乃愈。一老,腿患附骨疽肿硬,大按方痛,口干脉弱,肿聚不溃,饮食少思。予谓:肿下而坚者,发于筋骨;肉色不变者,发于骨髓。遂托以参芪等药,三十余剂脓虽熟不穿。予谓:药力难达,必须针刺。不听,至旬日方刺,涌出清脓五六碗,然衰老气血不足,养毒又久,竟不救。大抵疮疽旬日不退,宜托之,有脓刺之,有腐肉取之,虚则补之,此十全之功也。一人患贴骨疽,腿细短软,疮口不合,以十全大补汤,外灸附子饼,贴补药膏,调护得宜,百贴而愈。一人环跳穴患附骨疽。彼谓小疮,服败毒药,外以寒药敷贴,因痛极针之,脓瘀大泄,方知为痈请治。其脉右关浮大,此胃气已伤,故疮口开张,肉紫下陷,扪之不热,彼谓:疮内更觉微冷,自谓必成漏矣,灸以豆豉饼,饮六君子加藿香、砂仁、炮姜,数剂胃气渐醒,饮食渐进,患处渐暖,肌肉渐生,更以十全大补汤而愈。一人亦患此,内痛如锥,外色不变,势不可消,喜其未用寒剂,只因痛伤胃气而不思食,以前药去炮姜治之,饮食稍进,更以十全大补汤二十余剂,脓成针去,仍以大补汤倍加参芪、芎归,脓久不止,更加麦门、五味、贝母、远志,数服渐止,疮亦寻愈。二证盖因湿热滞于肉理,真气不能运化,其始宜除湿热,实脾土,和气血,则湿自消散,若脓未成,以隔蒜灸之立效。一妇四十余,近环跳生疽,尺脉沉紧,腿不能伸。经曰:脾移寒于肝,痈肿筋挛。盖脾主肉,肝主筋,肉温则筋舒,肉冷则筋急,遂与乳香定痛丸少愈,更以助胃壮气血药,二十余剂而消。一人因痢骤涩,环跳穴作痛,与四物汤加桃仁、酒黄芩、红花、苍术、枳壳、黄柏、柴胡、青皮、生姜,十余剂稍可,更刺委中,出黑血而愈。一后生,骹骨痛,以风药饮酒一年,予以防风通圣散去硝黄,加生犀角、浮萍,百余贴成一疽,近皮革脓出而愈。后五六年,其处再痛。予曰:旧病作,无能为矣。盖发于新娶之后,多得香辣肉味,若能茹淡远房劳,犹可生也。出脓血四五年,延及腰背皆空,又三年而死,此纯乎病热者。一少年,天寒极劳,骹骨痛,两月后生疽,深入骨边,卧二年,取剩骨而安。此寒搏热者也。取久疽及痔漏中朽骨,用乌骨鸡胫骨,以砒实之,盐泥固济,火煅红,地上出火毒,去泥用骨,研细饭丸,如粟米大,以纸捻送入窍内,更以膏贴之。万历乙亥,予方闭关作举子业,适姻家虞懋庵,股内侧痛久矣,医作痛风治月余不效,脓熟肉厚,不得穿穴出,因溃入腹,精神昏愦,粥药不入,医不能措手,请教于余。余特破例为诊之,脉细如蛛丝,气息奄奄欲绝,曰:无伤也,可以铍针刺其腹,脓大泄数升,然皆清如水,疮口若蟹吐沫,医疑其透膜不可治。余曰:无伤也,可以参芪附子,加厥阴引经药,大剂饮之,为制八味丸,食前辄吞百丸,食大进日啖饭升余,肉数窝,旬日而平。所以知可治者,溃疡之脉,洪实者死,微细者生,今脉微细,形病相合,知其受补,故云可治也。所以刺其腹者,脓不泄,必有内攻之患,且按之而知其创深,即刺之无苦也。所以信其不透膜,即透膜无损者,无恶候也。所以服八味丸者，八味丸补肾，肾气旺而上升，则胃口开而纳食，故食大进也。泄脓既多，刀圭之药，其何能济。迁延迟久，且变生。故进开胃之药，使多食粱肉以补之，肌乃速生，此治溃疡之大法也。

黄狗下颏方　治肚痈、少腹痈、及腿上贴骨痈，神效。又云可治发背，大抵此方，治下部痈疽妙。

用黄狗下颏，连舌、连皮毛、劈下，入罐盐泥封固，铁盏盖口，煅一炷香，觉烟清即止，务宜存性，不可过，过则无用矣。视其骨灰，正黑色者为妙，若带白色，其性已过勿用，用时，研极细　白敛末　豌豆粉俗名水寒豆，又名小寒豆。生用

上三味等分，以各五钱为率，酒调空腹服外，又以三味等分，为敷药，香油调敷患处。其验以服药后出臭汗，及熟睡为准。史鹤亭太史，亲见顾天宇室人验过。宜于屠家取已杀者，制以备用。若生取特杀，反招不祥。

按：此方世多用之。《万氏家抄》，亦已收载。然但知其可为敷药，散肿止痛，而不知其可以内服，为下部痈疽内消之圣药也。予有轿夫，环跳穴痛甚，如鸡啄火灼，适制有药，以酒调三钱饮之未愈，再进一服，霍然如失，明日舁轿如故，了无苦矣。

三生散　治诸疮大痛，不辨肉色漫肿光色，名附骨痈，如神。

露蜂房　蛇退　头发洗净，各等分

上烧灰存性，研细，酒下三钱。

内托黄芪柴胡汤　治附骨痈。

黄芪二钱　柴胡　土瓜根酒洗，各一钱　羌活半钱　连翘一钱三分官桂　黄柏　生地黄各二分　当归七分半

上㕮咀作一服。水三盏，酒一盏，同煎至一盏，去滓。热服，宿食消尽服。一服而愈。昔贾德茂男，年十岁，丁未，四月十一日，于左腿近膝股内，出附骨痈，不辨肉色漫肿，皮泽木硬，疮势甚大，其左脚乃肝之脾土也，更在足厥阴肝经之分，少侵足太阴脾经之分，其脉左三部细而弦，按之缓而微有力，为制此方主治。一方，无黄柏。

内托黄芪酒煎汤

黄芪 当归尾各二钱 柴胡一钱半 升麻七分 连翘 肉桂
黍粘子炒,各一钱 黄柏 炙甘草各半钱

上㕮咀。好糯米酒一盏半,水一大盏半,同煎至一大盏,去滓。空心宿食消尽温服,待少时,早膳压之,使不令大热上攻中上二焦也。丁未季春,蒲度主老,年七十,因寒湿地气,得附骨疽于左腿外侧,足少阳胆经之分,微侵足阳明分,阔六七寸,长一尺,坚硬漫肿,不辨肉色,皮泽深,但行步作痛,以指按至骨大痛,与药一服立止,再服坚硬肿消。

当归散 治附骨痈,及一切恶疮。

当归半两 甘草一两 山栀子十二枚 木鳖子一枚去壳

上为细末。每服三钱,冷酒调服。

漏芦汤 治附骨疽。

漏芦去芦 升麻 连翘 麻黄去根节,各一两 防己 木香 白敛 沉香各半两 大黄剉炒,一两半

上剉碎。每服五钱,水一盏半,入竹叶七片,煎至七分,入芒硝一钱,搅匀,去滓。空心温服,取利三二行,未利再服。

应痛丸 治走注疼痛,疑是附骨疽者。

苍术去皮 当归 黑牵牛 草乌头炮,各一两

上为细末,醋糊为丸,如小豆大。每服三十丸,空心醋汤下。

贯众汤 治附骨痈,生股上伏肉间,淋渫。

地骨皮 谷精草 枇杷叶拭去毛,刷炙 荆芥去梗 蜀椒去目并合口者,以上各一两

上捣筛。以水三升,煮取二升,和滓淋渫,蘸布帛拓之。

密陀僧散

密陀僧 自然铜各半两 杏仁去皮尖、双仁,二七枚

上用苦竹筒一枚,入药在内,纸封筒口,慢火煨,候筒黄色。取出研极细。看疮大小,用药以新汲水调匀,用鸡翎扫涂痈上,甚者不过二七日效。

腿　游　风

或问：腿股忽然赤肿，何如？曰：此名腿游风，风热相搏而然。属足太阳经，宜砭出恶血，服防风通圣散，去白术，加黄柏、牛膝、防己主之。

委　中　毒

或问：一女年十四，往来寒热，膝后腘内约纹中，坚硬如石，微红微肿何如？曰：此名委中毒。此穴在膝后折纹中，属太阳胆经，由脏腑积热，流入膀胱而发。用八阵散，下瘀血斗许而消。若治之稍迟，溃则筋缩，必成废疾。

膝部十六

鹤　膝　风

《灵枢》云：发于膝，名曰疵[1]疽。其状大痈，色不变，寒热而坚，勿石[2]，石之者死，须其柔，乃石之者生。坚如石者，用生樟六根擦之效。诸痈疽之发于节，而相应者，不可治也。发于阳者，百日死；发于阴者，三十日死。阳谓诸节之背，阴谓诸节之腘郄间。刘涓子云：应者，内发透外也。或问：两膝肿痛，股渐小何如？曰：此名鹤膝风，一名鼓槌风。起于中湿，或因痢后，脚弱缓痛，不能行履，名曰痢风。或伤寒余毒，不能发散，风寒湿气结于经络，血脉不流，以致筋愈缩而股愈瘦，属足少阳、足阳明经，宜用玉龙膏，酒调敷腿上，以住痛回阳，又宜冲和膏涂足跗，以引气行血，服大防风汤、追风丸，倍加乳香，以住痛舒筋，亦宜隔蒜灸之。或问：膝上肿痛，何如？曰：此非一端，要须明辨。若两膝内外皆肿，痛如虎咬之状，寒热间作，股渐细小，

---

〔1〕疵：原作"疵"，据《灵枢·痈疽》改。
〔2〕石：校本同。《鬼遗方》卷四作"破"。

膝愈肿大，名鹤膝风。急隔蒜灸，服大防风汤。但一膝，痛引上下，不甚肿而微红，名膝游风。宜服圣授丹、换骨丹、防风通圣散，加牛膝、木瓜。但膝之两傍肿痛，憎寒壮热，昼夜偏剧，肿处手不可近，为膝眼毒；膝盖上肿痛者，为膝痈。此二证，宜服胜金丹，或紫金丹、八阵散、活命饮，加牛膝。〔薛〕鹤膝风，乃调摄失宜，亏损足三阴经，风邪乘虚而入，以致肌肉日瘦，内热减食，肢体挛痛，久则膝大而腿细，如鹤之膝故名之。若伤于脾胃者，补中益气汤为主，伤于肝肾者，六味丸为主，若欲其作脓或溃后，十全大补汤为主，皆佐以大防风汤。初起须用葱熨，可以内消。若津涸口干，中气不足也，补中益气汤加五味子。头晕头痛，阳气不升也，补中益气汤加蔓荆子。发热晡热，阴血虚弱也，用四物参芪、白术。畏寒憎寒，阳气虚弱也，用十全大补汤。饮食少思，胸膈膨胀，脾胃虚痞也，用四君子汤。面色痿黄，饮食少思，脾胃虚弱也，用六君子汤。脓水清稀，肌肉不生，气血俱虚也，用八珍汤。热来复去，有时而动，无根虚火也，用十全大补汤。形瘦嗜卧，寝息发热，痰盛作渴，小便频数，五脏虚损也，用六味丸。脐腹疼痛，夜多漩溺，脚膝无力，头晕吐痰，肾气冷败也，用八味丸。发热大渴，不欲近衣，面目赤色，脉大而虚，血虚发躁也，用当归补血汤。或有痢后而患者，亦治以前法，余当临证制宜。

鹤膝风又名鼓槌风。两大小腿瘦如芦柴，止有膝盖大者，行履不得。

加味小续命汤[1]用小续命汤料，内加萆薢、川练子、独活，干木瓜，咬咀。不用生姜，用水煎熬，于碗底先放麝香少许，去滓，倾于碗内服之。服至数十贴后，加用五积散同煎服，永瘥。一方，用紫荆皮老酒煎，候温常服。

罗氏蜅蜅[2]**丸** 治鹤膝风，腰膝风缩之疾。

蜅蜅头尾全者生，一条 桃仁生 白附子 阿魏 桂心 安息香

---

〔1〕加味小续命汤：原脱，据本书卷四"膝部"目录补。
〔2〕蜅蜅：《蜀本草》云，"蝎，紧小者名蜅蜅"。

桃仁同研　白芷各一两　乳香　没药各七钱半以上九味,用童便、酒,二升炒热,另处　北漏卢　当归　白芍药　牛膝　羌活　地骨皮　威灵仙各一两,共为末

上炼蜜丸,弹子大。空心,温酒化下,一丸。胡楚望博士,病风痉[1],手足指节皆如桃李,痛不可忍,服之悉愈。

丹溪治一丈人,年七十,患脚膝疼,稍肿。

生地黄　当归头　白芍药　苍术　炒檗各三钱　川芎　桂各二钱　木通一钱半

分四贴。煎取小盏,食前热服。

一男子,年近三十,滋味素厚,性多焦怒,秋间,髀枢左右一点发痛,延及于膝,昼静夜剧,恶寒,口或渴或不渴,或痞或不痞。医多用风药兼用补血。至次年春,其膝渐肿,痛愈甚,食渐减,形瘦羸。至春末膝肿如桃,不可屈伸。诊其脉,左弦大颇实,寸涩甚,大率皆数。知其小便必数而短,遂作饮食痰积在太阳、阳明治之。炒黄柏一两,生甘草梢、犀角屑、苍术盐炒各三钱,川芎二钱,陈皮、牛膝、木通、芍药各五钱,遇暄热加条芩三钱,为细末。每三钱重,与生姜自然汁同研细,多少以水荡起,煎令沸,带热食前饮之,一昼夜四次与。至半月后数脉渐减,痛渐轻,去犀角加牛膝、败龟板半两,当归半两,如前服。又与半月,肿渐减,食渐进,不恶寒。唯脚膝痠软,未能久立久行,去苍术、黄芩,时当夏热,加炒黄柏至一两半。予依本方内,加牛膝,春夏用茎叶,冬用根,杵取汁用之,效尤速。须断酒肉、湿面、胡椒,当仲夏,加生地黄半两,冬加茱萸、桂枝。

换骨丹　通治风,兼治鹤膝风。

防风　牛膝　当归　虎骨酥炙,各一两　枸杞二两半　羌活　独活　败龟板　秦艽　萆薢　松节　蚕沙各一两　茄根洗,二两　苍术四两

酒浸,或酒糊丸,皆可。

脚筋急痛,煮木瓜令烂,研作粥浆样,用裹痛处,冷即易,一宿

---

〔1〕痉:校本同。《卫生宝鉴》卷九作"痓"。

三五度,热裹便差,煮木瓜时,入一半酒煮之。子和,治岭北李文卿,病两膝膑屈伸有声,剥剥然,或以为骨鸣。戴人曰:非也,骨不戛[1]能鸣,此筋湿也,湿则筋急,缓者不鸣,急者鸣也,若用予之药,一涌一泄,上下去其水,则自无声矣。文卿从之,既而果然。州守张天泽,左膝肿痛,胸膈痞满,饮食少思,时欲作呕,头晕痰壅,日晡益倦,此脾肺气虚,用葱熨法,及六君加炮姜,诸证顿退,饮食少进。用补中益气加蔓荆子,头目清爽,间与大防风汤十余剂,又用补中益气三十余剂而消。通府刘国威,先筋挛骨痛,右膝漫肿,用化痰消毒之剂,肿痛益甚,食少体倦。加祛风消毒等药,寒热作呕,大便不实。用二陈除湿之类,肿起色赤,内痛如锥。余诊其脉,滑数而无力,此脓已成,元气虚而不能溃也,用十全大补汤四剂,佐以大防风汤一剂而溃,又百余剂而痊。一儒者,腿筋弛长,月余两膝肿痛,此阴虚湿热所乘也,用六味丸为主,佐以八珍汤加牛膝、杜仲,间以补中益气汤,三月余而消。一男子腿痛膝重,脉浮按之弦紧,此肝肾虚弱也,用大防风汤二剂已退。彼惑于附子有毒,乃服治疮之药,日渐消瘦,虚症渐至,复求治。予曰:倦怠消瘦,脾胃衰而不能营运也,小便不禁,膀胱虚而不能约制也,燥热虚痞,胃气弱而不能化也,惚恍健忘,精神失而愦乱也,恶证蜂集,余辞之,后果殁。此症多患于不足之人,故以加减小续命、大防风二汤有效,若用攻毒药,必误。一妇膝肿痛,遇寒痛益甚,月余不愈,诸药不应,脉弦紧,此寒邪深伏于内也,用大防风汤与火龙丹,治之而消。大抵此证虽云肿有浅深,感有轻重,其所受皆因真气虚弱,而邪得以深袭,故附骨痈疽,及鹤膝风证,肾虚者多有之。前人用附子者,以温补肾气而又能行药势,散寒邪也。亦有体虚之人,秋夏露卧,为冷气所袭,寒热伏结,多成此证,不能转动,乍热而无汗,按之痛应骨者是也。若经久不消,极阴生阳,寒化为热而溃也。若被贼风所中[2]伤,患处不甚热,而洒淅恶寒,不时汗出,熨之痛少止,须大防

---

〔1〕戛:原作"岂",四库本同。据修敬堂本改。
〔2〕中:原作"甚",四库本、修敬堂本同。据集成本改。

风汤、火龙膏治之。又有挛曲偏枯,坚硬如石,谓之石疽。若热缓积不溃,肉色赤紫,皮肉俱烂,名缓疽,其始末皆宜服前汤,欲其驱散寒邪,以补虚托里也。

大防风汤　治足三阴经亏损,外邪乘虚,患鹤膝风或附骨疽,肿痛或肿而不痛,不问已溃未溃,用三五剂后,更用调补之剂。

附子　牛膝各一钱　白术　羌活　人参　防风各二钱　川芎一钱半　辣桂　黄芪　白芍药　杜仲　熟地黄　甘草炙,各五分

上水煎服。

还少丹　治足三阴经虚损,患膝风等证,又补脾肾、进饮食之良剂也。

肉苁蓉酒浸,去甲　远志甘草汤泡,去骨　茯苓炒　巴戟去心　枸杞子　山药　牛膝　石菖蒲　杜仲　熟地黄为膏　五味子　白茯苓　楮实子　山茱萸肉,各等分

上为末。用红枣肉同蜜为丸,梧子大。每服七十丸,温酒下,每日三服,白汤亦可。

经进地仙丹　**换骨丹**二方,并见杂病五卷。

《素》蹇膝伸不屈,治其楗。骨空论,下同。经云:辅骨上横骨下为楗。王注云:髀辅骨上,横骨下,股外之中,侧立摇动取之,筋动应手。滑寿云:楗骨之下为髀枢,盖楗即两骨相接处,为楗也。坐而膝痛,治其机。经云:侠髋为机。王注云:髋骨两傍,相接处。滑寿云:髋骨侠腰两傍,髋骨为机,机后为臀。立而暑解,治其骸关。经云:膝解为骸关。王注云:暑,热也。若膝痛起立,而膝骨解中热者,治其骸关。经云:起而引膝骨解之中也。滑寿云:侠膝解中,为腨。膝痛,痛及拇指,治其腘。经云:辅上为腘。王注云:腘为膝解之后,曲脚之中,委中穴。坐而膝痛如物隐者,治其关。经云:腘上为关。王注云:关在腘上,当楗之后,背立按之动摇,筋应手。膝痛不可屈伸,治其背内。王注云:大杼穴也。连胻若折,治阳明中俞髎。王注云:若膝痛不可屈伸,连胻痛如折者,则针阳明穴,中俞髎,三里穴也。膝痛若别,治巨阳、少阳荣。王注云:若痛而膝如别离者,则治足太阳荣、通谷穴,足少阴荣,然谷穴也。淫泺胫痠,不能立久,治少阳之维,在外上五寸。外上当作外踝上。王注:淫泺,谓似痠痛而无力也。外踝上五寸,光明穴也。

上楗、机、骸关、诸穴,更条订之。

《灵》膝中痛，取犊鼻，以员利针之，发而间之，针大如厘，刺膝无疑。杂病篇《玉》鹤膝风肿及腿痛。髋骨在膝盖骨上一寸，梁丘穴两傍各五分，针入五分，留一吸泻之　膝关在膝盖骨下，犊鼻内傍，横针透膝眼，在犊鼻外傍，禁灸，留八呼泻之

《集》又法　膝关　委中三寸半，但紫脉上出血为妙　三里不已，取下穴　阳陵泉　中脘　丰隆

《通》膝肿　行间

《撮要》阳陵泉横透阴陵泉，补生泻成　阴陵泉横透阳陵泉，补生泻成　膝关法见前，《玉龙》下

〔世〕脚拗痛　委中出血

〔桑〕脚膝痛筋急　风池　三间　三阴交　三里

胫部十七

胫　疽

《灵枢》曰：发于胫，名曰兔啮。其状如赤豆至骨，急治之，不急治害人也。

胫　阴　痈

或问：足小肚内侧，微红微肿，坚硬如石三四寸许，痛楚难禁何如？曰：此名黄鳅痈。属足太阴与足厥阴二经湿热，又积愤所致。宜服五香汤、流气饮，加牛膝、木瓜、防己、黄柏。壮实者，一粒金丹下之，或万病解毒丹。不足者，十全大补汤加牛膝、木瓜。若过时溃出清水，虚火上升，呕吐不食者不治。

三　里　发

《鬼遗》云：三里两处起痈疽，初发如牛眼睛青黑，便五七日破穴，出黑血汁，脓肿攻膊肚连腿里，拘急冷疼，此因伤筋气劳力所成。宜用汤药注射其外，毒自平息矣。

接 骨 发

《鬼遗》云：两脚接骨，近上膀肛下一处，起丹疽，如胡桃大，硬如物打磕之状，不苦疼，但肿急胀，虑其损筋，亦须早出脓毒，可保平安也。

骗 马 坠

《鬼遗》云：垂珠左右两处起痈为骗马坠。初起大小不定，此处微实皮肉薄，纹紧，口亦难合。疮初起，宜以消散药贴令内消，此处亦易成漏疮。唯宜消散之，硬即恐缓慢难为功矣。又云：交腿一处，近棱线上亦为骗马坠，防漏，俗名跨马痈是也。

青 蛇 便

或问：足肚之下结块，长二三寸许，寒热大作，饮食不进何如？曰：此名青蛇便。属足少阴与足太阳经，由肾经虚损，湿热下注所致。头向上者难治。头向下者刺出恶血，服活命饮加木瓜、牛膝、黄柏，或乌金散、紫金丹选用。老弱之人，呕吐腹胀，神昏脉躁者死。

青蛇便生小膀上下，头生望上攻，走入腹者，不可治。头生向下，尾在上即为顺可治也。急服二十六味托里散；外用神方铁箍散，姜汁、陈醋、猪胆同调敷之。上望下赶，蛇头上用三棱针，针入二寸出黑紫血，出针急下保生散，用纸捻蘸药送入。

瓜 藤 缠

或问：足股生核数枚，肿痛久之，溃烂不已何如？曰：此名瓜藤缠，属足太阳经，由藏府湿热，流注下部所致。用防风通圣散，加槟榔、牛膝、防己主之。

湿 毒 流 注

或问：足胫之间生疮，状如牛眼，或紫或黑，脓水淋漓，止处即溃烂,久而不敛何如?曰:此名湿毒流注,暴风疾雨,寒湿暑气侵入腠理而成。宜服防风通圣散,加木瓜、牛膝、防己之类,或当归拈痛汤,加牛膝。

下　注　疮

或问:脚膝间脓水不绝,连年不愈何如?曰:此名下注疮,亦名湿毒疮。因脾胃湿热下注,以致肌肉不仁而成疮也,在外属足太阳、少阳经;在内属足厥阴、足太阴经,宜服防风通圣散,加木瓜、防己、牛膝之类,外用祛风等汤药洗,制女贞叶,贴之。

内　踝　疽

《灵枢》云:发于内踝,名曰走缓。其状痈色不变,数石其输而止其寒热,不死。或问:足内生疽,何如?曰:此名鞋带痈,由寒湿滞于足阳明,与足厥阴肝经,血涩气阻所致。初宜隔蒜灸之,服流气饮加牛膝、木瓜、防己。壮实者,一粒金丹下之;老弱者,十全大补汤、内托黄芪柴胡汤主之。

外　踝　疽

或问:足外踝生疽何如?曰:此名脚拐毒。属少阳胆经、足太阳膀胱经,湿热下注,宜服内托羌活汤、黄连消毒散、内托复煎散选用;胜金丹、乌金散、紫金丹,皆可用。

多骨疽别见

或问:足胫生疽,既溃甚,久而不愈,腐烂出骨者何如?曰:此名多骨疽,亦名剩骨,又名朽骨。盖因毒气壅盛,结成此骨,非正骨也,宜服胜金丹、十全大补汤,加牛膝、防己,紫金丹、乌金散、人参养荣汤,加木瓜、牛膝、防己相间服。此疽因未溃之前,补剂太过,故结毒而不散耳,宜授仙纸黄龙膏贴之。

腓腨发

或问:足小肚生疽,寒热烦躁何如?曰:此名腓腨发疽,属足少阴肾经,由肾水不足,积热所致。古方云不治。宜活命饮加牛膝、木瓜、黄柏。老弱者,八珍汤加牛膝。壮实者,一粒金丹下之,涉虚者难治,以肾气丸、十全大补汤主之。溃出血脓者生,溃出清水者死。

臁疮

《鬼遗》云:两曲䐐,膀肚下内外两踝前,有廉刃两边,为里外廉。上结痈肿,此处近骨难瘥。宜用收毒散外贴四畔,中心即用活血肉药贴,无害。或问:足内外臁生疮,连年不已何如?曰:此由湿热下注,瘀血凝滞于经络,以致肌肉紫黑,痒痛不时,女人名为裙风裤口疮,即臁疮也,最难克效。盖以裙扇地,风湿盛故也,宜服独活寄生汤、防风通圣散加牛膝、木瓜、防己,外用隔纸膏,或制女贞叶贴之。〔薛〕臁疮生于两臁,初起赤肿,久而腐溃,或浸淫搔痒,破而脓水淋漓。盖因饮食起居,亏损肝肾,或因阴火下流,外邪相搏而致,外胻属足三阳湿热可治,内胻属足三阴虚热难治。若初起恶寒壮热,肿焮作痛者属湿热,用槟苏败毒散。若漫肿作痛,或不肿不痛者属阴虚,用补阴八珍汤。若脓水淋漓,体倦食少,内热口干者属脾虚,用补中益气加茯苓、酒炒白芍药。若午后热,或作痛,头目不清者属阴火,前汤加酒炒黑黄柏,及六味地黄丸。若午后发热,至子时分方止是血虚,前汤加芎归、熟地。若郁结伤脾而甚,用归脾汤加柴胡、山栀。若怒动肝火而甚,用补中益气汤加川芎、山栀、黄芩。内热口干,肢体倦怠,或痰涎上升,或口舌生疮,属脾肾虚热,用六味地黄丸、补中益气汤。若患处黑黯,肢体畏寒,饮食少思,或脾肾虚败,用八味丸。若误用攻伐,复损胃气,绝其化源,治亦难矣。鸿胪翟少溪,两胻生疮,渐至遍身,发热吐痰,口燥咽干,盗汗心烦,溺赤足热,日晡益甚,形体日瘦,此肾经虚火也。用六味丸,不月诸证悉退,三月元气平复。一男子。左胻肿,肉色如故,寒热恶心，饮食少思，此脾气不足而为外邪所感也。用六君加藿香、桔梗、川芎而寒热止，又用补中益气汤而肿痛消。陆懋诚，素因阴虚，过饮入房，发热腿痛似胻疮，用发表之剂，两腿肿黯，热气如雾，欲发痉，脉皆洪数，两尺尤大。余曰：属足三阴虚，酒湿所乘，元气损而邪益甚耳。用十全大补加山药、山茱萸、附子，一剂脉证顿退，却去附子，又二剂全愈。一男子先患两胻，后及遍身，生疮似疥非疥，时或脓水淋漓，两腿为甚，肢体倦怠，作痒烦热，年余不愈。余作肾经虚火，用加减八味丸而痊。

二妙丸　治下焦湿疮，但是下焦有疮，皆可服。潜行散末、苍术末各等分，炼蜜为丸，桐子大。

〔海〕**黄芪丸**《局方》　治两胻脚膝生疮，服此立安。

川乌头炮，去皮脐　川楝子　地龙去土，炒　荜香炒　杜蒺藜炒，去刺　赤小豆　防风去芦　黄芪剉，各一两　乌药

上为细末。酒煮面糊为丸，如桐子大。每服十五丸，温酒下，盐汤亦得，妇人醋汤下，并空心服。

治臁疮极妙。地骨皮一斤，黄柏皮二两，剉为粗末。用香油一斤半煎，滤过，药油六七两，入净松香二十两，黄丹二两，同煎。候黄丹微黑色，却入轻粉七角，光粉二角，煎法皆如煎膏法，用长条纸拖过，挂干用。若疮紫黑，先用三棱针去恶血，以冷水洗净，随疮大小，剪膏药掩上，用绢帛扎紧。俟一周时，再换膏药，换时须用冷水洗疮，不过数换，不问新久即愈。须忌日气、火气、阳气。倘换膏药再看，如有黑肿未尽，可再出血，以紫黑血尽，为度。

治胻疮，用糯米泔漱口过洗疮，拭干，却以地骨皮为细末；蜜调，敷疮上，又以油纸缚之。

〔丹〕**治臁疮**

白胶香　黄柏　软石膏另研，各一两　青黛　龙骨各半两

上为细末。以香油调敷患处。

又方　用羖羊屎二分，石膏一分，赤石脂半分，为细末。香油和之，旧黑油伞纸，作隔膏，缚之除根。

〔罗〕**翠玉膏**　治胻疮。

沥青一两　黄蜡　铜绿各二钱　没药　乳香各一钱

上件，先将铜绿为细末，入香油调匀，又将黄蜡、沥青，火上溶开，次下油铜绿，火上搅匀，将没药等二味，旋旋入搅匀，用河水一碗，将药倾在内，用手扯拔匀，油纸裹，看疮大小，分大小块，口嚼捻成饼子，贴于疮上，纸封三日，易之。

〔丹〕臁疮，用砂糖水煮冬青叶，三五沸涝起，石压干。将叶贴在疮口上，一日换二遍。脚痛成疮，水蓼煎汤，洗疮候干自安。

〔山〕臁疮，用韭汁洗净拭干，刳虎骨敷上。

乳香散郭氏　治诸疳浸蚀，日久不愈，下注臁疮，内外踝生疮，顽疮等证。

枯矾　白胶香　赤石脂各半两　黄丹　乳香　没药各三钱　轻粉二钱

上为细末。加麝些小，如疮湿干上，干则香油调敷。

轻粉散郭氏　治下注疳疮，蚀臭腐烂疼痛，不可忍者。

黄柏蜜炙　密陀僧　黄丹　高末茶　乳香各三钱　轻粉一钱半麝香少许

上为末。用葱汤洗疮，次贴此药，兼治小儿疳疮。

治臁疮方

鼠粪　苦参　桃枝　杉树刺　柳枝　松枝　麸酱　鸡子壳皂角　雀粪　芍药　木绵子　芝麻　桑枝　蛇壳　锅底煤　杜当归须各四钱　松明不拘多少

上为细末。先将松明捶碎，和诸药于瓦铫中，掘一地坑，将药铫安坑中，四围用火熬熔，取出再研，令匀，傅疮自然痊可。忌一切发气、热物。

隔纸膏　治内、外臁疮。

当归　白芷　黄连　五倍子　雄黄　没药　血竭　海螵蛸白芨　白敛　黄柏　厚朴以上各半两　黄丹六钱　乳香研，二钱半　轻粉一钱

上为细末，研匀。用清油调成膏，用油纸贴药敷疮上，绢帛缚定。有脓水解开，刮去不洁，再贴药，如此数次即愈。须先用烧盐

汤洗净,片帛拭干,待片时,水气干,然后贴药。

治朒疮久不愈

龙骨二钱半 轻粉少许 槟榔半两 乳香 没药各一钱 干猪粪半两,烧存性

上为细末。先以烧盐汤洗疮,以软绢帛拭干,清油调敷;疮湿则干掺之。

治臁疮下注

白石脂 龙骨各半两 白矾一两,枯 五倍子二两,烧存性 黄丹三钱,飞 雄黄少许

上为细末。先将葱盐汤,洗疮见赤肉。然后将前药敷疮上,用药如法。厚者却用帛子包缚著,不要动,直候干,自脱去疮皮。

治臁疮

黄丹 轻粉 白芨 樟脑 败船灰各等分

上研细末,以桐油调成膏,摊在油纸袋内。先煎温葱汤洗净,以帛拭干,将药置疮上,扎住。用了一面,番转如前洗贴。一方,无轻粉,若用粪船灰亦妙。

治臁疮方 詹武子年三十时,曾患此,用之屡效。

白及 白敛 黄柏 黄丹另妍,各等分

上为极细末。入轻粉些少,研匀,以炼蜜和成剂,捏作饼贴疮上,深者填满,以帛片包扎,一日一换,后来疮渐干,或有裂处,只须干掺,以瘥为度。

治血注脚

桑树菰 牛屎菰又名石灰菰,生地上,如有石成块者碎,其中有灰起 肥株树菰 胎发男用男,女用女,三个

上将三菰焙干,各五钱;胎发烧灰存性,三钱,并为细末,研匀。湿则干掺,干则清麻油调涂。

治臁疮方

冬青叶 腊猪胆 百草霜二味和匀

上将冬青叶,与本人嚼烂,先以葱椒汤洗净疮口,以胆霜敷后,却敷嚼叶在上,三四次即可。

奇妙栀子散 治远年日久,内外臁疮。

山栀子_{不拘多少,烧作灰,研为细末} 乳香_{另研,各半钱} 轻粉少许

上研匀,以瓷器盛。每用时,先以葱白、花椒煎汤,洗净疮稍歇;再以温浆水,又洗一次。候恶水去尽,再将白水煎百沸,候温再洗。但疮口无脓水血丝,清水各尽,又用粉帛片拭干,然后敷药。如干者香油调敷,湿者干掺,但将疮口实满,软绢帛护之,坚硬不作脓者,未可用,肿如软有脓者,依前法再洗后,敷贴之,三二次即愈,乃一药二洗之功也。

治臁疮方 先以葱白、浆水熬汤,洗净疮口,拭干,徐以轻粉末,掺上疮口,却用五灵脂、黄柏各等分,碾细末,凉水调敷疮上,纸盖定,三五次即平复。

肾风疮[1]

肾脏风,属肾虚,风邪乘于臁胫,以致皮肤如癣,或渐延上腿,久则延及遍身。外证则搔痒成疮,脓水淋漓,眼目昏花;内证则口燥舌干,腰腿倦怠,吐痰发热,盗汗体疲。治法用六味丸为主,佐以四生散。若脾胃虚弱者,用补中益气为主,佐以六味丸、四生散为善。钦天,薛循斋,六十有一。两臁患之,脓水淋漓,发热吐痰,四年矣。此肾脏风证也,与六味丸、四生散而瘥。年余复作,延及遍身,日晡益甚,痰渴盗汗,唇舌生疮,两目昏赤,皆肾经虚火,而水泛为痰,用加减八味丸而愈。三年后,小便淋漓,茎中涩痛,此思色精不出而内败也,用前丸及补中益气汤,加麦门、五味而愈。

蒺藜丸[2] 治男子两足瘙痒生疮,连年累月,俗为肾风疮。宜服此药。

黄芪 牛膝_{各半两} 羌活 独活 川芎 防风 木香 白附子_{各二钱半} 白蒺藜_{一两,去刺}

〔1〕肾风疮:原脱,据本卷目录补。
〔2〕蒺藜丸:原脱,据本书卷四"胫部"目录补。

上为细末,炼蜜和丸,如梧子大。每服三十丸,空心盐汤送下。仍以后方药敷之。

槟榔　木香　防风　白芷各二钱　白芨一钱　龙骨五分,煅、另研　麝香一字,另研　蛇退一条,烧灰　腻粉十五筒

上为细末,研匀。先以鳝鱼一条,捶碎,百部一两,切碎,南椒三铢,油一两,煎令得所,去药。只以油搽疮口,却敷末药上,以油纸裹之,三日一换。每上药时,先用柳枝、甘草煎汤,洗疮净拭干敷药。

驴蹄散　治肾脏风毒,下注生疮。

驴蹄二十片,烧灰　密陀僧二钱半,研　轻粉一钱匕　麝香半钱匕

上研细末。以帛拭去脓,用些少干掺,日三四次瘥。

风　疽

凡脚踹及曲脉中痒,搔则黄汁出,名风疽。治之方。以青竹筒一枚,径一寸半,长三尺,当中著大豆一升,以糠、马屎二物烧为火,当竹筒中烧之,以器承两头取汁。先以泔清和盐,热洗疮了,即涂豆汁,不过三度极效。

又方　嚼胡麻敷。以绵裹之,日一易,神良。

防风汤　治风毒中人,留血脉不散,与荣卫相搏,结成风疽。身体烦热,昏冒肿痛。

防风去叉　柴胡去苗　白芷　木通剉　当归切,焙　羌活去芦　麻黄去根节,煎掠去沫,焙

附子炮,去皮脐　桔梗炒　甘草炙,各一两

上剉如麻豆大。每服五钱,水一盏半,煎至八分去滓。食后临卧各一服;如欲出汗,空心并两服,后以热姜稀粥投,盖覆取汗,慎外风。

海桐皮散浸酒方　治热毒风结成疽,肿痛不得安。

海桐皮　五加皮各剉　独活去芦　薏苡仁炒　防风去叉　干蝎炒　杜仲去粗皮　牛膝去苗,酒浸,各一两　生地黄焙,三两

上咬咀。生绢囊贮,以好酒一斗五升,浸瓷瓶中密封,秋夏三

日，春冬七日取。食前，温酒三合或四五合，不拘时。甚者，常气相续。

足部十八

脚　发

《灵枢》云：发于足上下，名曰四淫。其状大痈，不急治之，百日死。发于足傍，名曰厉痈。其状不大，补从小指发，急治去之。其状黑者，不可消辄益，不治，百日死。〔薛〕脚发之证，属足三阴经，精血亏损，或足三阳经湿热下注。若色赤肿痛而溃脓者，属湿热下注，为可治。若色微赤微肿，而脓清者，属精血亏损，为难治。若黑黯不肿痛，不溃脓，烦热作渴，小便淋漓者，阴败末传，恶证也，为不治。其法湿热下注者，先用隔蒜灸，活命饮以解壅毒，次服益气汤、六味丸以补精气。若色黯不痛者，着肉灸，桑枝灸以行壅滞助阳气，更用十全大补汤、八味丸壮脾胃，滋化源，多有复生者。若专治其疮，复伤元气，吾未见其生者。阁老靳介庵，脚指缝作痒出水，肿焮脚面，敷止痒之药不应，服除湿之剂益甚。予以为阴虚湿热下注，用六味地黄丸，补中益气汤愈。大条李北溪，左足赤肿作痛，此足三阳经湿热下注。先用隔蒜灸，活命饮一剂，其痛顿止，灸患处出水，赤肿顿消，次用托里消毒散四剂，灸患处出脓而愈。儒者，杨举元患此，微肿痛，微赤焮，此足三阴经，阴虚湿热下注。用隔蒜灸，托里散而起发，用十全大补汤而脓成，又与加减八味丸料，百剂而敛。一儒者患此，肿硬色白，两月余矣，此足三阴经亏损，为外寒所侵，用大防风汤及十全大补，兼服而消。后场屋不利，饮食劳倦，前症复作，盗汗内热，饮食不化，便滑肌瘦，此脾土虚寒而命门火不能相生，用八味丸、益气汤百余剂，喜其年壮得愈。一男子，脚心发热，作渴引饮，或用四物、芩连、黄柏、知母辈。腹痛作呕，烦热大渴，此足三阴亏损，前药复伤脾胃也。先用六君加炮姜，数剂而脾胃醒，再用补中益气加茯苓、半夏而脾胃健，乃以加减八味丸，兼服半载而愈。一儒者,脚心发热作痒,以滚汤浸溃,溃而出水,肌体骨立,作渴吐痰,此脾肾虚而水泛为痰也。服益气汤、六味丸年余,元气复而诸证愈。少宗伯,顾东江,面黧作渴。予曰:此肾经亏损,当滋化源,以杜后患,彼虽然之,而终不服。次年九月,内左足面患疽,色黯不痛,脚腿沉重,用隔蒜灸三十余壮,足腿即轻,疮出血水,数日而消。疮色仍黯,时公将北行,贺万寿。予诊之曰:脾脉衰备,阳气虚极,不宜远行。公曰:予得梦屡验,向梦群仙待我,此寿徵也。至河间驿聚仙堂病笃,欢曰:立斋岂能留我? 果卒于此,亦异数也。

脱 疽

《灵枢》云:发于足指,名曰脱痈。其状赤黑者死,不治。不赤黑者,不死,治之不衰,急斩之,否则死矣。《鬼遗》云:瘭敦疽,发两足指,五日不穴死,四日可刺,其色发黑痈者,不堪,未过节者,可治。足指生疔,重者溃而自脱,故曰脱疽。或曰:惟足大指患之为脱疽;其余足指患之,曰敦疽易治。惟脱疽难治。初发结毒,燉赤肿痛者,以五神散及以紫河车、金线钓葫芦、金鸡舌、金脑香,捣烂敷,及以汁涂敷。又以万病解毒丸,磨醋暖涂之。未成燉痛者,除湿攻毒,更以隔蒜灸之至不痛,用十二经消毒散加引经药。若肿势盛,未得紧急者,宜作蛇伤治之;及作瘴气治之效。未成燉痛,或不痛,或大痛者,宜隔蒜灸,更用解毒,以消毒万全汤,临证加减。未成,若色黑,急割去。速服补剂,庶可救。若黑延[1]上,不可治。未成,若色赤燉痛者,托里消毒更兼灸,以人参败毒散,去桔梗、加赤牛膝、银花、白芷、大黄,痛止;次以十宣散,加天花粉、金银花、赤牛膝。未成欲成,若色紫不痛,隔蒜灸五十壮,尚不知痛,又明灸之。服[2]活命饮,次以托里散,溃脱而愈。未成欲成大痛,色赤而肿,隔蒜灸至痛止,以加味荆芥败毒散,加赤牛膝、银花、白芷、大

---

〔1〕延:原作"延",四库本、修敬堂本同。据集成本改。
〔2〕服:原脱,四库本、修敬堂本同。据集成本补。

黄；次以活命饮。〔薛〕脱疽，因醇酒、炙煿、膏粱、伤脾，或房劳损肾，故有先渴而后患者，有先患而后渴者。若色赤作痛，自溃者可治，色黑不溃者不治。色赤作痛者，元气虚而湿毒壅盛也，先用隔蒜灸，活命饮、托里散，再用十全大补汤，加减八味丸。色黯不痛者，肾气败而虚火盛也，隔蒜灸、桑枝灸，亦用十全大补汤，加减八味丸，则毒气不致上浸，元气不致亏损，庶可保生。亦有因修手足、口咬等伤而致者。若元气虚弱，或犯房事，外涂寒凉，内服克伐，损伤脾胃，患处不溃，若黑黯上延，亦多致死。重者须当以脚刀转解周界，轻拽去之，则筋随骨出，而毒得泄，亦不痛。否则毒筋内断，虽去而仍溃，且偏僻之处，气血罕到，药难到达，况攻毒之剂，先伤脾胃，不若灸法为良，重者须解去为善。故孙真人云：在肉则割，在指则截。盖亲之遗体，虽不忍伤，而遂至夭殁，则尤伤矣，况解法无痛，患者知之。一人足指患此，焮痛色赤，发热，隔蒜灸之，更以人参败毒散，去桔梗，加金银花、白芷、大黄，二剂痛止，又十宣散，去桔梗、官桂加天花粉，数剂而平。一人年逾四十，左足大指赤瘭焮痛，此脾经积毒下注而然，名曰脱疽。喜色赤而瘭，以人参败毒散去人参、桔梗，加金银花、白芷、大黄二剂，更以金银花、甘草节、瓜蒌，四剂顿退，再以十宣散去桔梗、桂，加金银花、防己，数剂愈。一人患此，色紫赤不痛，隔蒜灸五十余壮尚不痛，又明灸百壮方知，乃以败毒散，加金银花、白芷，数剂而愈。一膏粱，年逾五十亦患此，色紫黑，脚焮痛。孙真人曰：脱疽之证，急斩之去毒，延腹必不治，色黑不痛者，亦不治。喜其饮食如故，动息自宁，为疮善证，遂以连翘败毒散六剂，更以金银花、甘草节、瓜蒌二十余剂，患指溃脱，更以芎归、生芪、连翘、金银花、白芷，二十余剂而愈。次年忽发渴，服生津等药愈甚，服八味丸而止。大抵此症皆由膏粱厚味，或房劳太过，丹石补药所致，其发于指，微赤而痛可治，治之不愈，急斩去之，庶可保，否则不治。色紫黑或发于脚背，亦不治。或先渴而后发，或先发而后渴，色紫赤不痛，此精气已竭，决不可治。一蓻莞，左足指患一泡，麻木色赤，次日指黑，五日连足黑冷，不知疼痛，脉沉细，此脾胃受毒所致。进飞龙夺命丹一服，翌日令割去足上死黑肉，割

后骨始痛可救,治以十全大补汤而愈。盖死肉乃毒气盛,拒截荣气
所致,况至阴之下,血气难达。经云,风淫末疾是也。向若攻伐之,
则邪气乘虚上侵,必不救矣。一人足指患之,大痛色赤而肿,隔蒜
灸之痛止,以人参败毒散,去桔梗,加金银花、白芷、大黄而溃,更以
仙方活命饮而痊。一人足指患之,色黑不痛,令明灸三十余壮而
痛,喜饮食如常。予谓:急割去之,速服补剂。彼不信,果延上,遂
致不救。一人足指患之,色紫不痛,隔蒜灸五十余壮,尚不知痛,又
明灸百壮始痛,更投仙方活命饮四剂,乃以托里药溃脱而愈。一人
足指患之,色赤焮痛作渴,隔蒜灸数壮,以仙方活命饮三剂而溃,更
服托里药,及加减八味丸,溃脱而愈。若早用前法,不至于此。一
膏粱之人,先作渴足热,后足大指赤痛,六脉洪数而无力,左尺为
甚,予谓:此足三阴虚,当滋化源为主。固服除湿败毒等药,元气益
虚,色黯延足。予乃朝用补中益气汤,夕用补阴八珍汤,各三十余
剂,及桑枝灸。溃而脓清,作渴不止,遂朝以前汤送加减八味丸,夕
用十全大补汤三十余剂而痊。是时同患此证,服败毒之药者,俱
不救。

附方

五神散 搽一切瘴毒、蛇伤、蝎螫,大效。

金线钓葫芦 紫河车各二钱 续随子去壳 雄黄各一钱 麝香
少许

上末。醋调涂患处,蛇伤以刀割去损肉,以末干搽,或以唾调
搽,或加骑蛇狮子根叶,同前捣用,亦妙。

洗瘴方

水苦荬 槐枝叶 柳枝叶 嫩柏叶 小青叶 连乂大青
上煎水,浸洗。

脚 气 疮

夫肾主于脚,若肾虚为风湿所搏,攻于脚膝,则名脚气。因其
气血壅滞,湿毒气盛,在于肤腠,不得宣通,故令脚上生疮也。若风
毒不散,其疮渐增,黄水肿痛,身体壮热,经久难差也。

犀角散 治脚气风毒,生疮肿痛,心神烦热。

犀角屑 天麻 羌活去芦 枳壳麸炒,去穰 防风 黄芪各去芦 白蒺藜 黄芩 白鲜皮各七钱半 槟榔一两 甘草炙,半两 乌蛇二两,酒浸

上㕮咀。每服八钱,以水一盏半,生姜五片,煎至一大盏。去渣温服,不拘时。

漏芦丸 治脚气肿盛生疮,久不差,脓血长流疼痛。

漏芦 秦艽各去芦 葳蕤 枳壳去穰,麸炒 槟榔 川大黄各一两 防风 独活 黄芪各去芦 黄芩 五加皮 赤芍药各七钱半 乌蛇二两酒浸

上为细末,炼蜜和捣,二三百下,丸如梧子大。每服三四十丸,温酒送下,不拘时。

鹿茸丸 治脚气,腿腕生疮。

鹿茸酥炙,另捣成泥 五味子 当归去芦,二味为末 熟地黄捣膏

上等分,酒糊和丸,梧子大。每服三四十丸,温酒或盐汤,食前下;次服后方。

又方

川芎 当归去芦,各等分

上为细末。每服二三钱,煎荆芥汤调下,食后空心,日进二服。

治脚气,脚上生风毒疮肿,疼痛。

漏芦 白敛 槐白皮 五加皮 甘草各七钱半 蒺藜子二两

上为㕮咀。每用五两,水一斗,煮取六升,去滓。看冷热,于无风处,淋洗之。

毡矾散 治脚烂疮。

竹蛀屑 毡烧灰 红枣烧存性 黄丹 白矾枯 韶粉

各等分。为细末掺之。

龙骨散 治脚疽,并久远恶疮,他药无效者。

白龙骨二钱半,研 轻粉二钱半 槟榔一钱,研 獳猪粪不以多少,新瓦上焙干,入火中烧令红,取出存性,研为细末,五钱

上研令匀,先以口含薑水或温盐汤,洗令疮净见肉。却以真麻

油调药,随疮大小傅之。未愈再敷,三五日可。

甲疽嵌甲

足三阴经皆起于足指,气血沮而不行,结于指甲之间能成甲疽,凡以经络之所流注,非特肌肉之病也。或得于剪甲伤肌,或得于甲长侵肉,或得于履约[1]之不适,使气血沮遏而不通,腐溃为疽,久则烂指,上引于胫膝之间,而疮疱者是已。然病在四末,不必治其内,惟涂敷涤濯,去恶而除秽,及适其行履则愈矣。

按:足指在人体最下,气血易沮,药力难到,虚弱之人,小有破损,即成疮疡,久而不敛,况其大者,非大补气血,岂能易愈。此云病在四末,不必治内,非通论也。

一妇修甲伤次指,成脓不溃,焮痛至手,误敷冷药,以致通溃,饮食少思,彼为毒气内攻,诊脉沉细,此痛伤胃气而然。遂刺之,服六君子加藿香、当归,食进,更以八珍汤,加黄芪、白芷、桔梗,月余而愈。一人伤拇指,色紫不痛,服托里药,及灸五十余壮,作痛溃脓而愈。一幼女,因冻伤两足,至春发溃,指俱坏,令取之,服大补药而愈。一女,患嵌甲伤指,年余不愈,日出脓数滴。予谓:足大指乃脾经发源之所,宜灸患处,使瘀肉去,阳气至,疮口自合,否则不治。彼忽之,不早治,后变劳症而殁。盖至阴之下,血气难到,女人患此,多因扎缚,致血脉不通,或被风邪所袭,则无血气荣养,遂成死肉,惟当壮脾胃,行经络,生血气则愈。有成破伤风,以致牙关紧急,口眼㖞斜者,先玉真散一二服,后投以生血通经则可。一男子,修伤足指,色黑不痛而欲脱。予曰:此因阳气虚,不能运达于患处也,急去之,速服补剂,以壮元气,否则死肉延足,必不救矣。不信,果黑烂上胫而死。大抵手足气血罕到之地,或生疮,或伤损,若戕其元气,邪气愈甚,溃烂延上必死。不溃而色黯者亦死。若骨断筋皮尚连者,急剪去之。

《精要》治甲疽,因剔甲伤肌,或因甲长侵肉,遂成疮肿痛。复

---

[1] 履约(gù bù):鞋带。《礼记·曲礼上》,用物穿履头为约。

缘穿窄靴,研损四边,肿焮黄水出,浸淫相染,五指俱烂,渐渐引上脚跌,泡浆四边,起如火烧疮。日夜倍增,医方所不能疗者。用绿矾五两,形色似朴硝而绿色,置于铁板上,聚炭封之,吹令火炽,其矾即沸,流出色赤如熔金汁者是真也。候沸定汁尽,去火待冷,取出研细,色似黄丹收之。先以盐汤洗疮,帛裹干,用此末敷之愈。

《圣惠》虾蟆散　治甲疽,皮厚肿痛。

虾蟆灰半两　黄连研末　腻粉各半分　麝香研　雄黄研　枯白矾研,各半钱　杏仁七粒,熬黑,研如泥　鹿角七寸,烧透,细研末　蚺蛇胆半钱

上相和研匀,以腊猪脂调如膏。先以甘草、蛇床、槐白皮煎汤,洗疮拭干。敷药以油单纸裹,外更着绵帛裹之二日,其剩肉、剩甲皆当自落,三日一换。

猪蹄汤　治甲疽,及诸痈疽恶疮,有息肉。

猪蹄生者,一只　白敛　白芷　狼牙　芍药各三两　黄连　黄芩　大黄　独活各二两

上㕮咀。先以水三斗,煮猪蹄至一斗五升,去蹄入药更煮至五升。候温洗疮,日三次。

白矾散　治男女血风毒气,攻手足指生甲疽疮久不瘥者,胬肉裹甲疼痛,出血不定,用此缩肉干疮。

白矾　石胆各半两　麝香　骐驎竭　朱红各一分

上将白矾、石胆于铁器内,以炭火煅过,入后三味同研令细。每用少许,干掺疮上,以帛子缠定,日两三度换之。

白矾散　治甲疽。

白矾烧灰,一两　麝香　芦荟　蚺蛇胆各半分,研细

先以浆水洗疮,干敷之。洗疮日三两上,以差为度。

马齿散　治甲疽。

墙上马齿苋阴干,一两　木香　丹砂研细　盐研细,炙,各二钱半

上除丹砂、盐外,剉碎拌匀。于熨斗内,以皮灰火烧过,取出细研。即以丹砂、盐末再炒匀。旋取敷疮上,日三两度。

蔄茹膏　治甲疽,日夜培增,赤肉生甲边裹甲者。

蔺茹 黄芪_{各二两} 猪脂

上咬咀。苦酒浸一宿,与猪脂一处微火上煎取三合,绞去粗。以涂疮上,日三两度,其赤肉即消散。

绿矾散_{危氏} 治甲疽。

绿矾_{半两,烧熟} 芦荟二钱半 麝_{一字,各研如粉}

上绢袋盛,药纳所患处指袋中,绵扎定,差为度。

蛇黄散《海上方》 治甲疽肿烂,生脚指甲边,赤肉努出,时差时发。又治嵌甲生入肉,常出[1]血疼痛。

雄黄_{半两} 蛇蜕皮_{一分,烧}

上同研如粉。先以温泔,洗疮上软,以尖刀子割去甲角,拭干,药敷上,用软帛裹半日许,药温[2]即易。一日即除痛便止。一方,用浆水洗净,以橘刺破。一方,有黄芪无雄黄。

乳香敷方 治甲疽,胬肉裹甲,脓血疼痛不差。

乳香 胆矾_{各等分}

上研细,时时敷之。大凡此疾须是剔去甲,不药亦愈。或已成疮,久不差即用此方。一方,二味烧灰,为末敷之。一方,用矾烧灰,敷疮。

牡蛎散 治甲疽。

上用牡蛎头,煅研末。每服二钱,研靛花酒调下。一日三服。

乌梅散 治甲疽多年不差,胬肉、脓血疼痛。

上用乌梅十枚,烧灰研为散。敷疮上,日三易。又[3]方用盐梅烧灰敷;烂捣裹,亦可。

〔丹〕嵌甲、陷甲、割甲成疮,久年不瘥者,用黄柏、乌头尖等分,为末。洗净贴之。

华佗治嵌甲累效方

硇砂 乳香_{并研,各一钱} 腻粉_{半钱} 橄榄核_{烧存性,三枚} 黄丹

---

〔1〕出:原脱,四库本、修敬堂本同。据集成本补。

〔2〕温:四库本、修敬堂同,集成本作"湿"。

〔3〕又:原脱,据四库本补。

一字

上为末,以生麻油调。先以盐汤洗净,挹干敷之,二次效。

砂糖方　治嵌甲。

上用琥珀糖是砂糖,熬成小球见者,烧存性,入轻粉、麝香,麻油敷指甲嵌入肉者,不过一两日自烂。陈仲山寺丞方云:治嵌甲,别生好者。不病者,无所损神效。

乳没散　治嵌甲。

用紫马粪三块,各[1]青布一片包了,于新瓦上,炭火煅存性,研细末。每半两入没药十文,轻粉十文,麝香少许,先以葱椒汤洗拭干,口含甘草浆水,吐在疮上,再洗拭净傅药。湿者干搽,干者生油调涂。初贴一夜极痛,不过三次即去根本。昔有人患此二十五年,百药不效,一敷而安。

乌倍散《百一选方》　治嵌甲。

草乌头半两　白牵牛一两　五倍子四两,全者　龙骨二钱半

上先将三物搋碎同炒。五倍子令焦黑色,去三物不用。只取五倍子为末。疮干用麻油调涂,湿即干贴。

黄连散百一　治嵌甲。

黄连　韶粉　黄柏　软石膏煅,各等分

上为细末。用水洗疮令净,软帛揾干。以新汲水调涂疮上,两日一易妙。

香胭脂散《百一》一名麝香散。治嵌甲,侵肉不差。

五倍子烧黑,存性　染胭脂各等分　麝香少许

上研细末搽。五倍子生用,亦得。

雄蝉散　治嵌甲。

雄黄通明者　蝉退三枚,酥炙,各为细末

上研和匀。湿者干搽,干者用津,入轻粉少许,调涂。

陀僧散　治割甲侵肉不瘥。

白矾飞过　密陀僧各等分

〔1〕各:集成本作"真"。

上为末,干搽不定,一片帛裹之,亦治脚臭。一方,用硇砂不用陀僧,搽裹之。

黄芪方 治陷甲生入肉,常有血疼痛。

黄芪 当归各等分

上为末,贴疮上,若有恶肉,更研少许硫黄末同贴。

虀水驻车丸 治嵌甲脓出,痛不可忍。

上虀水口噙净洗。却用驻车丸研细,敷之。方见杂病滞下。

又方 治嵌甲,用乳香研细搽之。

又方 治欲去甲者,用绵逐旋摺入甲内,渐添之靸[1]起,次用剪子去之。

治嵌甲 以鸦嘴胆矾,为末,搽之。

乳香散 治嵌甲,痛不可忍,有妨步履。

紫藤香半两 乳香半钱 古半两钱半钱 轻粉少许 麝香当门子少许

上为末,细绢罗过,每用少许。先以甘草汤洗患处,用旧绢挹干。然后敷药,即以灯草塞之。

诃子散 治嵌甲流脓,经久不差。

诃子二枚 降真香 青黛各一钱,研 五倍子半两

上为末,次入青黛一处研匀。先用葱盐汤洗净,剪去指甲,用药干贴缝内,或用麻油调敷。

胆矾散 治嵌甲。

胆矾一两 麝香一字,二味同研细

上先以葱盐汤,洗净患处挹干,敷药少许。

神应散 治足大指角急,为甲所入肉,便刺作疮,不可着靴履,脚指湿烂,妇人有此。

上白矾烧汁尽,取末着疮中,食恶肉生好肉,细细割去甲角,旬日即瘥。加雄黄少许,同研掺之。

---

〔1〕靸(sǎ 洒):穿鞋时将后跟压倒,拖着走。亦作"靸拉"。靸起,引申为垫高意。

脚指缝烂疮

治脚指缝烂疮,鹅掌皮,烧灰存性,为末敷之。桐油涂。亦妙

足跗发

《鬼遗》云:阳疽起足跗及足下,二十日不穴死。十日可刺,发赤白脓血不多,其疮上痒及赤黑者死。跗亦作趺,足面也。其处结毒肿痛,亦名足发背,属足厥阴肝、阳明胃经之会,多因湿热乘虚而下注。宜服活命饮加木瓜、肉桂,牛膝及隔蒜灸之,继以十全大补汤、托里温中汤。脓稠可治,脓清紫陷者死。一人脚背患此,赤肿作痛,隔蒜灸三十余壮痛止,以活命饮四剂而溃,更以托里消毒药而愈。一人脚背患之,色黯而不肿痛,烦躁大渴,尺脉大而涩,此精气已绝不治,后殁。赵子固母刘氏,年六十,左足面一疮,下连大指,上延外踝,以至臁骨。每岁辄数发,发必兼旬累月。昏暮痒甚抓搔,移时出血如泉流,呻吟痛楚,殆不可忍,夜分即渐已,明日复然。每一更药,则疮转大而剧,百试不验,如是二十余年。淳熙甲辰仲冬之末,先生为太府丞,一夕母病大作,相对悲泣无计。困极就睡,梦四神僧默出一室,傍有一长榻,子固亦坐,因而发叹,一僧问其故,子固答之以实。僧云:可服牛黄金虎丹;又一僧云:朱砂亦可。既觉颇惊异,试取药半粒强服之,良久大痛,举家相泣且悔。俄而下礧磈物如铁石者数升,是夕疮但微痒不痛而无血,数日成痂,自此遂愈,朱砂之说,竟不复试。先生因图僧像如所梦者而记其事。金虎丹出《和剂局方》本治中风痰涎壅塞,所用牛黄、龙脑、腻粉、金箔之类,皆非老人所宜。今乃取奇效,意热积脏腑而发于皮肤,岁久根深,未易洗涤,故假凉剂以攻之,不可以常论。神僧之梦盖孝感云。

牛黄金虎丹

牛黄研,二两半　龙脑生研,五两　腻粉研,二十五两　雄黄研、飞,一百五十两　白矾枯过,二十五两　金箔八十片,为衣　天雄炮去皮脐、研,十二两半　天竺黄研,二十五两　天南星汤洗、焙,二十五两研末,用牛胆汁和作饼阴干,无牛胆,用法酒蒸七昼夜,研

为细末,炼蜜搜和,每一两半作十丸,以金箔为衣。每服一丸,新汲水化下。有孕妇,不可服。

牛膝散 治足蜘蛛背。

鸡屎子 诈死子 两面龟 赤牛膝 紫金皮 山蜈蚣 凌霄根 脱壳藤 赤葛根 天布瓜根 背子蜈蚣

上水煎,入酒和服。

敷药方

天荞麦 鹿葱根 紫金皮 山布瓜 凌霄根 藜芦子 天南星 赤葛根 鸡屎子 苦薄荷 天布瓜 背子蜈蚣

上砍烂,入些醋暖涂敷。

又方 地灯心砍烂,缚之。

又方 金鸡舌砍烂,缚之。

又方 臭藤、天布瓜根,砍烂,酒炒敷之。

又方 紫鳖苏,擂酒服,以搽敷患处。

百草膏 治脚面恶疮,如桐油浸淫延漫,及治一切恶疮。不问干湿痛痒,日近年深,百药不瘥者。

上用羊粪二三十粒。留瓦上,四畔炭火烧烟住火。箸钳于地上以盏覆存性,罗成白灰研细,以纱片筛去沙土,麻油调敷。痒人轻粉;痛人麝香少许效。

足跟疽

或问:足跟生疽何如?曰:是名兔啮,以其状若兔啮,故以为名。属足太阳经,穴名申脉,在足跟骨下,此处乃阴阳二跷发源之所,由藏府积热所致,其毒深重,最忌毒药敷贴,宜隔蒜灸之,及服活命饮加牛膝、肉桂,或胜金丹、乌金散、紫金丹选用。若紫陷麻木神昏脉乱者不治。过时溃烂者,有妨饮食,二便不调,或涉房劳怒气迷闷者死。〔薛〕足跟乃督脉发源之所,肾经所过之地,若饮食失节,起居失宜,亏损足三阳经则成疮矣。若漫肿寒热,或体倦少食,属脾虚下陷也,用补中益气汤。若晡热作痛,头目不清,属脾虚阴火也,前汤并六味丸。若痰涎上升,或口舌生疮,属肾水干涸也,前汤并加减八味丸。凡此皆当滋其化源,若治其外则误矣。俗云:

兔啮疮者,盖猎人被兔咬足跟,久而不敛,气血沥尽而死。大尹,陈汝邻,两腿酸软或赤或白,足跟患肿或痛,或痒后痛而或如无,皮忽如皲裂,日晡至夜胀痛焮热,用补中益气汤加八味丸料,补其肝肾而愈。一男子足跟作痛,热渴体倦,小便如淋,误用败毒散至头痛恶寒,欲呕不食,吐痰咳嗽,此足三阴亏损而药复伤。予用十全大补汤,加减八味丸各五十余剂而愈。一男子素不慎起居,内热引饮作渴,体倦两足发热,后足跟作痛,或用清热除湿之剂更加发肿,又服败毒之药焮赤痛甚,恪用祛毒清热溃裂番张,状如赤榴热痛如锥,内热晡热,此因足三阴亏损。朝用十全大补汤,夕用加减八味丸,外敷当归膏两月余而愈。其服消毒等药而没者,不能枚举。一男子亦患此,服消毒散,搽追蚀药虚症叠出,其形体骨立,自分必死。予用十全大补加山茱、山药两月余而愈。一膏粱之人,两脚发热作渴,左尺脉数而无力,予谓此足三阴亏损防患疽,不信。反服清热化痰之药,更加晡热头晕,又服四物黄柏、知母日晡热甚,饮食渐少,脚小面发疽。予用补中益气、六味地黄丸百余服而愈。其不信患疽,以致不起者多矣。一人脚跟生毒如豆许痛甚,状似伤寒,以还少丹、内塞散治之稍可,次因纳宠作痛,反服攻毒药致血气弱,腿膝软痿而死。盖足跟乃二跷发源之处,肾经所由之地,疮口不合,则跷气不能发生,肾气由此而泄,故为终身之疾。况彼疮先得于虚,复不知戒,虽大补气血犹恐不及,安服攻毒暴悍之药以戕贼乎。

海藏云:足跟疮久不愈,毒气攻注。用白术一味为细末,先以盐浆水温洗,干贴之,二日一换,可以负重涉险。

妇人足跟、足指肿痛,足心发热者,皆因胎产经行失于调摄,亏损足三阴虚热所致。若肿痛或出脓,用六味丸为主佐以八珍汤;胃虚懒食佐以六君子汤;寒热内热佐以逍遥散;晡热益甚,头目不清佐以补中益气汤;痰盛作渴,或口舌生疮,亦用前二药以滋化源。大凡发热晡热内热,自汗盗汗等证,皆阴虚假热也,故丹溪谓火起九泉,阴虚之极也,男子酒色过度者,多患此证。一妇人,素血虚因大劳两足发热晡热,月经过期,或用四物芩连,饮食少思,胸痞吐

痰,用二陈枳实、黄连,大便不实,吐痰无度,足跟作痛。予曰:足热
晡热,月经过期,肝脾血虚也;胸痞吐痰,饮食少思,脾胃气虚也。
盖胃为五脏之根本,胃气一虚,诸病悉至,先用补中益气加茯苓、半
夏,脾胃渐健,乃佐以六味丸补脾肾,不两月而痊。一妇人经候不
调,发热晡热,胸膈不利,饮食少思,服清热、宽中、消导之剂,前症
益甚,更兼肢体酸痛,服除湿化痰等药,经候两三月一至,服通经降
火之剂,足跟足指作痛,其热如炙。予以为足三阴亏损,用补中益
气、六味地黄两月,诸证渐退;又用前汤并八珍汤,两月而康。一妇
人足跟患肿,两腿酸软,或赤或白,或痛或痒,或如无皮,或如皱裂,
日晡至夜,胀痛焮热,此属足三阴虚损,用加减八味丸及逍遥散,加
熟地、川芎百余剂而愈。一妇人,劳则足跟热痛。予作阴血虚,用
八珍而愈。痊后遍身瘙痒,服风药发热抽搐,肝脉洪数,此肝家血
虚火盛而生风。以天竺、胆星为丸,用四物麦门、五味、芩连、炙甘
草、山栀、柴胡煎送而瘳[1]。一妇人两足发热,足跟作痛,日晡热
甚。予谓:肾肝血虚,用逍遥散,六味丸五十余剂,诸证悉愈。

或问:足跟之旁生疽何如?曰:此名琉璃疽,属足太阳经,其色
黄肿如琉璃,多由行路崎岖,胸伤筋、骨、脉而成。寒热并作,元气
不足,呕吐昏迷者难治。急服五香汤、活命饮、胜金丹、乌金散选
用,壮实者一粒金丹,或八阵散下之。

足 心 痛

《鬼遗》云:两脚心发,彻骨者不治。如脚心微皮破,不至深
发,脓不多者可治。足心发毒肿痛,亦名涌泉疽,俗名病穿板,又名
穿窟尺蛇。属少阴肾经虚损所致。宜隔蒜灸之,实者服活命饮送
六味地黄丸,有表里证量为汗下;虚者十全大补汤、八味地黄丸大
剂,不问晨夜投之。溃烂呕逆迷闷,脉微代者死。

五灵散 治病穿板,亦治穿掌。

鸡屎子 金脑香 山蜈蚣 脱壳藤 紫金藤

---

〔1〕瘳:四库本作"愈"。

上水煎,入酒和服。

敷穿板药

地灯心　桁楜根

上醋蒸薰之,并敷上。

又方　滑菜根砍烂,缚之。

又方　仙人掌根、水杨梅根二味砍烂,缚之。

浸洗药　赤梗红花、蜈蚣。煎水浸洗之。

肉　　刺

肉刺者,生于足指间形如硬胝,与肉相附,隐痛成刺,由靴履急窄相摩而成。

松脂膏　治肉刺。

松脂　白胶香各一两　黄蜡半两

上于火上熔成膏。冷贴,用物扎定。

无食膏　治肉刺。

无食子三枚　肥皂角一挺

上烧令烟尽,细研。以酽醋于砂盆内,别磨皂角如糊;和末敷之立效。

熏硫散　治肉刺。

薰六香　石硫黄

上等分,研匀。涂肉刺上,以烧钗烙之效。

蟾酥膏　治肉刺。

蟾酥五片,汤浸湿　腻粉一钱

上将蟾酥于盆子中,以腻粉同和令匀。先用针拨破头边,然后涂药密裹之。

诸　肿

无名肿毒者，不拘于头面、手足，胸腹等处，焮赤肿硬，结核疼痛，又名肿疡，又名虚疡也，但肿无头无面者俱是也。肿势盛者，以棱针刺去恶血，切不可以火针烙之。恶寒发热，或头疼，或拘急，宜表散之，以荆防败毒散。肿势盛，表里俱实者，追疔夺命汤。无表里证，肿势盛者，以两面龟散。若暴发赤肿，切不可以针破，只宜以洗肿方淋洗，以八仙膏、解毒丸等药涂之。若急切，即用金脑香叶、田茶菊，擂酒暖服，以渣敷患处，以汁刷患处。尾秋骨处结毒，如桃李之大，红赤焮痛不能行动，此名病蜈。用芙蓉叶捣酒炒缚，烂者以蜈[1]尾，壳火煅存性为末，用麻油调搽即愈大效。紫游虚疡，用鱼苞子根，煎水入酒和服；又以水荔花叶、赤子叶捣刷。有热者以追疔夺命汤加鸡屎子、鸡胆根。手背脚背肿大，有赤痕如虾之状，名病虾证也。用油炒盐糟令香，以热汤淬之泡汤，乘热淋洗之即消，要服痱疡药。膝内廉近摺纹之处，结核肿痛，但核形长如鱼之状，名上水鱼。以棱针乱刺去恶血，以桲枯、雷廷藤、山樟子叶捣糟炒缚之；又用山雷廷藤、赤牛膝、山苏木、桲枯捣盐糟炒缚。又方，雷藤、鳖尿藤根皮捣糟炒缚之。又方，鱼苞子、桲枯捣糟炒缚。又方，山雷廷根皮、桲枯捣糟炒缚，及用七圣膏敷之，却

---

〔1〕蜈（hóu 侯）：即"守宫"，亦称"壁虎"。蜈尾引申为守宫之尾。

以九金六马散服之。遍身起如风疹、疥、丹之状,其色白不痛但瘙痒,抓之起白疕,名曰蛇虱。用油秽田肥株、山樟子叶、樟树叶、柏叶煎水,入些醋洗之。又方,只用柏叶一味煎水洗更速也,要服苦参丸,蜡矾丸、金银皂角丸。脚背或脚趾肿痛不可忍,以脚高悬起其疼方止些,若以脚垂下其疼不可当也,名曰倒拔肿疡。先用两面龟一味煎酒服,次服两面龟散。如不应,以蛇薯磨酒服大效。耳中疼痛不可当者,名曰脑里虚疡。宜以金脑香根或叶捣烂,入井水少许滤去渣,入片脑半分研匀,滴入耳中即效。又用根磨薄荷汤,入少酒和服。又用金鸡舌、苦参、青木香、金凤尾擂水,入片脑少许和匀滤净,滴入耳中。又服两面龟散,及以水圹子根煎水入酒和服。紫游风,用紫茶根皮擂水刷。又方,加红心蜈蚣、小金钱豆瓣草、马蹄草,金莺叶尾擂水,入些醋暖刷之。

附方

两面龟散　治一切肿疡焮赤,无名肿毒疼痛者。

两面龟　鸡屎子　鸡胆根　诈死子　真珠美　山乌豆　紫金皮　脱壳藤　鱼桐根　山淡豉　连叉大青　沿地鸡胆

上水煎入酒和服。发热加水圹根、吉面消。骨里痛加紫金藤、马蹄金、铁马鞭。

又方,加臭木〔1〕待根、山芙蓉根、山苎根、川山蜈蚣。

鸡屎子散　治虚疡。

鸡屎子　诈死子　冬青根　杨香根

上水煎,入酒和服。

退热消毒散　治无名肿毒,发热者。

鸡屎子　鸡胆根　水圹根　臭木待　白根子　山乌豆　苦花子　紫金藤　金脑香　吉面消　连叉大青　落鸦瓜藤　大叶小青　过山龙梗　大叶金凉伞

上薄荷煎服。

天花刮毒散　治一切肿毒,焮赤疼痛。

〔1〕臭木:原作"白术",四库本同。据修敬堂本改。

天花粉　黄柏各三两　南星　赤芍药　姜黄各一两

为末，井水调。入些醋和暖，刷患处。夏月冷刷亦可。

退肿消核散　治一切无名肿毒，及结核赤肿者。

艮脚根四两　紫金皮　樟柳根各一两

上为末，用毛屎梯叶、生地黄、苦薄荷、金脑香、金凤尾、地薄荷、赤荬子、尻池叶不拘二三味，取叶擂米泔水，入醋少许调匀暖刷。又方，单用艮脚一味为末，以生赤樟柳根，磨米泔调涂更妙。

消肿劫毒散　治一切无名肿毒，虚疡等毒。

毛屎梯叶七分　鸡屎子叶三分

上末。用米泔水调温刷。

又方　生樟柳根为末。米泔水调温刷；或以毛屎梯叶，同刷亦妙。

〔丹〕卒肿起大痛。芫青根大者杵之，和苦酒如泥，煮三沸，帛上包之。葛氏　风毒肿三年，苦酒浓煎葱白，以布包熨肿上。《外台秘要》　治一切热毒肿，商陆根和盐少许，敷之，日再易。孙真人《食忌》　治一切毒肿，疼痛不可忍者，捣苧麻仁敷之立效。《肘后方》治肿，蒺藜子一升，炒黄杵细，以香油和如泥，再炒令焦，以旧布如肿之大小摊之贴肿上，勿开头搭上。《外台秘要》　治恶刺，及狐狸刺毒肿，取蒲公英草根白汁敷之，多涂立瘥。予七月十五日夜，左手中指背揩着庭木，痛不可忍，十日后，疮日深渐高，大痛欲死，用此而安。孙方

《经》患热肿，水研山豆根浓汁涂，干再涂。

《衍》腊月中，以新瓦罐满注热水，用朴硝二升，投汤中搅散，挂北檐下，俟硝渗出罐外却收之，以人乳汁调半盏，扫一切风热毒气攻注目脸，及发头面四肢肿痛，应手神效。

〔山〕肿毒或疼痛处，以赤小豆为末。水调敷频换；或用香白芷，水调敷尤妙。又方，白芙蓉叶晒干，同皂角为末，水调敷。

〔丹〕治诸处皮里面痛，何首乌末姜汁调膏，以帛裹于痛处，火炙皮鞋底熨之妙。《经验方》

治一切赤肿，但痈毒结未成者，并可消。

上用黄蜀葵花子不拘多少研细。滴水令稀稠得所,将绢帕子裹定,旋挹所余汁,扑肿所四畔数扑之。

犀角饮　治诸风肿。

犀角一钱,镑　玄参　连翘　柴胡去苗,各半两　升麻　木通各七钱半　芒硝生用　麦门冬去心,各一两　沉香　檀香　射干　甘草炙,各二钱半

上剉碎。每服五钱匕,水一盏半煎至八分,去滓。食后温服及夜食后各一服,利多即减。一名犀角汤,无檀香。

熨风散　治诸疮因风致肿。

羌活　防风　白芷　吴茱萸　细辛　当归　芍药　芫花　官桂各等分

上为粗末作一剂,赤皮葱连须细切半斤,同酽醋拌匀炒令极热,帛裹于疮上熨之。稍冷,即换药再熨之上下痛止。

蚕沙熨方　治风肿。

晚蚕砂　盐各不拘多少

上相和炒热,布裹熨之。冷即再炒,各入醋少许尤佳。

水澄膏　治热肿痛大效。

大黄　黄柏　郁金　天南星　白及　朴硝　黄蜀葵花各一两

上为细末。每用新水一盏半,药末二钱,搅调匀,候澄底者去浮水。以纸花子摊于肿焮处贴之。如急燥津唾润之,此药除热毒赤肿神效。如皮肤白色者,勿用之。

石痈　石疽谓痈疽肿硬如石,久不作脓者是也。

犀角汤　治石痈热毒气盛,肿硬疼痛,口干烦闷。

犀角镑　木香各七钱半　连翘　栀子仁　射干　当归切焙　升麻　赤芍药　玄参　枳壳麸炒　甘草生,各一两　大黄炒,二两

上剉碎。每服三钱,水一盏煎至六分,去滓。不拘时温服。

黄连散　治石痈结硬发热,紫赤色,毒气攻冲未定,日夜疼痛。宜用此消肿化毒止痛。

黄连　川大黄生　白敛　马牙硝　黄柏各一两　麒麟竭　青盐各半两　赤小豆半合,炒熟　杏仁四十九粒,汤浸去皮尖,研

上为细末。蜜水调涂,干即易之。

大黄散　治石痈肿硬疼痛,心腹烦闷不得宣畅。

川大黄一两,炒　川芒硝　黑豆皮　枳壳去瓤麸炒,各半两　牛蒡子微炒　当归　芍药各二钱半　甘草生剉,半两

上剉碎,分作三服。每服水一盏煎至五分,去滓。不拘时温服,以利为度。治石痈坚如石,未作脓者。

上用生商陆根,不拘多少,熟捣敷之,干即易,取软为度及治湿漏诸疮疖。羊城人用此方取效者多。

沉香汤　治石疽肿毒结硬,口干烦热,四肢拘急不得卧。

沉香　防风去叉　木香各七钱半　麦门冬去心　当归切、焙　枳壳麸炒　独活去芦　羚羊角屑　升麻　玄参　地骨皮　赤芍药　甘草生剉,各一两　大黄剉,炒,二两

上剉碎。每服四钱,水一盏半煎至七分,去滓。不拘时温服。

瘭疽风疽

瘭疽者,肉中忽生点子如豆粒,小者如黍粟,极者如梅李。或赤、或黑、或青、或白,其状不定。有根不浮肿痛,伤之应心,根深至肌,经久便四面悉肿,疱黯熟紫黑色,能烂坏筋骨,若毒散逐脉入藏杀人,南人名为搨着毒。厚肉处即割去之,亦烧铁烙之令焦如炭。或灸百壮,或饮葵根汁,或饮蓝青汁,若犀角汁及升麻汁、竹沥黄龙汤诸单方治,专去其热,取瘥。其病喜着十指,故与代指相似,人不识之呼作代指,不急治之,亦逐脉上入藏杀人。南方人得之皆斩去其指,初指头先作黯疱,后始肿赤黑黯,瘆痛入心是也。

治瘭疽秘方

射干　甘草　枳实　升麻　干地黄　黄芩各二两　麝香二分　前胡三分　犀角六分　大黄十分

上十味㕮咀。以水九升煮取三升,下大黄一沸,去滓内麝,分

三服瘥止，不限剂数。此方世所不传，神良。《外台》无黄芩。深师加黄芩、麻黄、白薇、枳实、升麻、松叶。

射干散　治瘭疽，皮肉中忽生点子如麻豆大，或如桃李，肿痛不可忍。

射干　川升麻　枳实麸炒　川大黄剉，微炒　甘草生用，各一两　麝香细研，二钱半　前胡去芦，一两半　羚羊角屑七钱半

上剉碎，入麝香令匀。每服四钱，水一中盏煎至六分，去滓。不拘时温服。

丹砂膏　治瘭疽。

丹砂细研　射干　大黄剉，炒　犀角屑　前胡去芦　升麻　芎䓖　黄芩去黑心　沉香　木香各一两　生地黄二两　麝香一钱二分半，研　猪脂二斤半

上除丹砂、麝香、猪脂外，剉碎。以醋半升和匀，浸一宿。先熬脂令沸，次下诸药煎，候地黄赤黑色，以绵绞去滓。入丹砂、麝香末，以柳篦搅匀，瓷盒盛。敷患处，日三五上；又取枣大，以温酒调，空心日午服。一方，温水调下半匙。治瘭疽，诸疽，十指头㷱赤痛痒方。《千金翼》名猪蹄汤。

白芷　大黄　芎䓖　黄芩　黄连　甘草　细辛　藁本　当归　藜芦　莽草各一两

上十一味，㕮咀。以水二斗，先煮猪蹄一具，取一斗煮药。取五升，浸疮即瘥。

又方

灶屋尘　灶突墨　釜下土各一升

上三味，合研令匀。以水一斗煮三沸取汁洗，日三四度。

治瘭疽著手足肩背，忽发累累如赤豆，剥之汁出者方。

鲫鱼长三寸者，一尾　乱发鸡子大　猪脂一升

上三味煎为膏，敷之。

又方　熬芜菁子捣碎，布裹展转，敷上良。

又方　以麻子熬作末，傅上良。

又方　以猪胆，傅之良。

又方　乱发灰,服方寸匕,日三,亦治发背。

又方　煮芸薹菜,取一升服之;并食干熟芸薹数顿,少与盐酱,冬月研子,水和服之。

又方　枸杞根并葵根叶煮汁,煎令如糖,随意服之。

治疽溃后方

以盐汤洗拭了,烧皂荚灰粉上良。

又方　牛耳中垢,敷之良。

又方　梁上尘,和车轫中脂,敷之。

又方　以生麻油滓绵裹,布疮上,虫出。

治疽似痈而小,有异脓如小豆汁,今日去明日满者方。

芸苔熟捣,湿布袋盛之。埋热灰中更互熨之,不过再三度安瘥,冬用干者。

又方　皂荚煎汤洗疮,拭干。以檗皮为末,敷之,勿令作痂。

治疽卒着五指,筋急不得屈伸者方。

灸踝骨中央,数十壮或至百壮。

反花疮 疮有胬肉凸出者是

〔薛〕翻花疮者,由疮疡溃后肝火血燥生风所致。或疮口胬肉突出,如菌大小不同,或出如蛇头长短不一。治法,当滋肝补气,外涂藜芦膏胬肉自入,须候元气渐复,脓毒将尽涂之有效。不然,虽入而复溃;若误用刀针、蚀药、灸火其势益甚,或出血不止,必致寒热呕吐等症,须大补脾胃为善。判官张承恩,内股患痈将愈,翻出一肉如菌,余曰:此属肝经风热血燥,当清肝热养肝血。彼谓不然,乃内用降火,外用追蚀,蚀而复翻,翻而复蚀,其肉益大,元气益虚,始信余言,遂内用栀子清肝散,外用藜芦膏而痊。一上舍,素膏粱善怒,耳下结一核,从溃而疮口翻张如菌,焮连头痛,或胸胁作胀,或内热寒热,或用清热消毒之药,年余未瘥。余用补中益气汤、六味地黄丸而寻愈。一男子背疮,敛如豆许,翻出肉寸余,用消蚀割

系法屡去屡大,此肝经血虚风热。余用加味逍遥散三十余剂,涂藜
芦膏而消;又用八珍散倍用参芪归术而敛。一妇人,素善怒,臀患
痈,疮口出肉长二寸许,此肝脾郁怒气血虚而风内动,用加味逍遥
散,涂藜芦膏而愈。后因怒患处胀闷,遍身汗出如雨,此肝经风热,
风能散气故耳。仍用前散并八珍汤而愈。一男子项患肿,痰涎涌
甚,用散坚行气等剂,肿硬愈甚,喘气发热,自汗盗汗,体倦食少,予
曰:此属足三阴亏损,当滋化源。不信,反追蚀患处,开翻六寸许,
嵘嶪色赤,日出鲜血三月余矣,肝脉弦洪紧实,予用大补汤加麦门、
五味五十余剂,诸症渐愈,血止三四。复因怒饮食顿少,其血涌出,
此肝伤不能藏,脾伤不能摄也,用补中益气汤为主,加五味、麦门其
血顿止;再以六味丸加五味子常服,疮口敛至寸许,遂不用药,且不
守禁而殁。

藜芦膏 治一切疮疽,胬肉突出,不问大小长短,用藜芦一味
为末,以生猪脂和研如膏,涂患处,周日易之。

胭脂散 治反花疮。

胭脂 贝母 胡粉各一分 硼砂 没药各半分

上研细。先以温浆水洗拭,后敷药。

甘草涂敷方 治反花疮。

甘草半生,半炒 矾石灰 人中白 密佗僧各半两

上为细末。以童子小便半盏,以无灰火熬,用竹篦搅成膏。取
涂疮上,日五次。

恶实根涂敷方 治反花疮,并诸疮积年不瘥者。

恶实根研末,四两 猪脂二两

上调和如糊。涂疮上日三四次。

诸疮胬肉如蛇头出数寸者,硫黄末敷之即缩。《圣惠》疮有肉凸
出,乌梅烧灰为末敷之,立尽。《鬼遗》又以白梅肉杵细,入蜜捏成饼
如钱大贴之妙。《圣惠》

〔梅〕治反花疮,马齿苋一斤,烧灰细研,猪脂调敷。

〔世〕疮凸出寸许,根如小豆或大如梅者,用花脚蜘蛛丝缠其
根,则渐干而自脱落。

多 骨 疽

〔薛〕多骨疽者,由疮疡久溃,气血不能营于患处,邪气陷袭,久则烂筋腐骨而脱出,属足三阴亏损之症也。用补中益气汤以固根本,若阴火发热者,佐以六味丸壮水之主以镇阳光。阳气虚寒者,佐以八味丸益火之源以消阴翳。外以附子饼、葱熨法祛散寒邪,补接荣气,则骨自脱疮自敛也。夫肾主骨,若肾气亏损,其骨渐肿,荏苒岁月溃而出骨,亦用前法。若投以克伐之剂,复伤真气,鲜有不误者。举人于延器,腿患流注年余,出腐骨少许,午前畏寒,午后发热,口干唾痰,小便频数,予以为足三阴亏损,朝用补中益气汤,夕用六味丸料加黄芪、当归、五味子,各三十余剂,外用豆豉饼,诸症渐愈,又以十全大补之类,喜其慎疾而愈。一儒者患附骨疽,失于调补,疮口不敛,日出清脓少许,已而常出三腐骨,其脉但数而无邪,此气血虚,疮结脓管而不能愈。纴以乌金膏,日服十全大补汤而愈。上舍王廷璋患前症,三年未愈,肢体消瘦,饮食难化,手足并冷,大便不通,手足阴冷。予谓此阳气虚寒,用补中益气汤、八味丸,仍灸其患处而痊。一男子,上腭肿硬年余方溃,内热作渴,肢体消瘦,六脉洪大,左手尤甚。用补中益气汤、六味丸出腐骨一块,仍服前药,诸症悉去,疮口亦敛。一男子十六岁,足间肿黯,溃而露骨,体瘦盗汗,发热口干,用十全大补汤、六味地黄丸,各五十余剂而愈。不然,多变瘵症,或沥尽气血而亡。一男子,自十四岁闪足肿痛,服流气饮,外敷寒凉腐溃而至十六,疮口开张,足背漫肿黯黑,骨露出,形体消瘦,盗汗不止,发热口舌干燥,天真已丧。用十全大补汤、六味地黄丸,各五十余剂,元气渐复患处渐赤,脱落骨一块,又各五十余剂始愈。一妇人年三十余,素弱,左手背渐肿,二年后溃出清脓,肿黯连臂,内热晡热,自汗盗汗,经水两月一至,此肝脾气血亏损。朝用归脾汤,夕用逍遥散,肿处频用葱熨法,两月余诸症渐愈,疮出腐骨,仍服前药,前后共三百余剂得愈。

时　毒

　　时毒者,为四时邪毒之气感之于人也。其候发于鼻面耳目,焮赤肿痛,重则咽喉、颈项亦肿。或漫肿无头,或结核有根。令人憎寒发热,头痛或肢体痛,恍忽不宁,咽喉闭塞。医人不识,谓之伤寒,便服解热之剂,一二日间,肿势益增,始知药误。原夫此疾古无方论,初发状如伤寒,五七日间乃能杀人,若能延至十日之外者,不治自愈也。五日以前精神昏乱,咽喉闭塞,语声不出,头面益肿,食不知味者必死之候,治之无功矣。然此疾有阴有阳,有可汗有可下。粗工不识,但云热毒,只用寒凉之药,殊不知病有微甚,治有逆从,不可不审也。脉浮数者,邪在表也,用葛根牛蒡子汤、解毒升麻汤、升麻牛蒡子散之类以发之。脉沉实而便秘者,邪气在里也,宜栀子仁汤。脉沉涩者,邪气入深也,宜漏芦汤、大黄汤。表实而不解者散之,以芩连败毒散。里实而不利者下之,以五利大黄汤。表里俱实而不解者,解表攻里,以通圣消毒散。表里俱解而不消者和之,以劫瘴消毒饮。肿甚焮痛者,砭砭去恶血,更用消毒,以普济消毒饮,次用十神散。头面、耳项赤肿作痛,咽干发热,脉浮数,以黄连败毒散,次以劫瘴消毒散、七神散。肿痛发热作渴,脉实便秘者,以五利大黄汤,次以追疔夺命汤,又次以水边嫩柏根,水煎入酒和服。肿痛发热,脉浮数,以芩连败毒散,次以退热消毒饮,又次以七神散。焮肿胀痛作渴,寒热便秘,脉数按之尤实,以通圣消毒散,次以芩连消毒散,又次以七神散。肿势已盛,大热脉实者,先宜砭去恶血,次以洗瘴散洗之,消肿散刷之。却以蛇不见根同白梅捣敷牙断,含去涎。初服追疔夺命汤,次服七神散、万病解毒丸。表邪已解,肿尚不退,脉滑而数,乃瘀血欲作脓也,以托里消毒散溃之。若脉浮数或洪数者,不可托之只宜消之,以乌苕子根水煎服。又方,以谷藤根水煎服及用祛瘴散服之。又宜于鼻内搐通气散,取十余嚏作效。搐药不嚏者不可治,如嚏出脓者治之必愈。左右之人每日用嚏药搐之,必不传染,其病人亦每日用嚏药三五次,以泄热毒,此治时毒之良法也。经三四日不解者不可大下,犹宜和解之,犀角连翘散之类。至七八日大小便通利,头面肿起高赤者,可服托里散黄芪散。

【发表】　一人头面肿痛,服硝黄败毒之剂愈甚。诊之脉浮数,邪在表尚未解,用荆防败毒散二剂势退大半,更以葛根牛蒡子汤四剂而瘥。经云:身半以上肿天之气也,身半已下肿地之气也。乃邪客心肺之间,上攻头目而为肿,此感四时不正之气也,与膏粱积热之证不同,硝黄之剂非大便秘实不可用。若不审其因,及辨其虚实表里概用攻之,必致有误。常见饥馑之际,刍荛之人多患之,乃是胃气有损,邪气从之不可不察。一人肿痛发寒热,脉浮数,以荆防败毒散二剂少愈,再用人参败毒散二剂势减半,又二剂而瘥。一人耳、面赤肿作痛,咽干发热,脉浮数,先以荆防败毒散二剂,势退大半,又以葛根牛蒡子汤四剂而瘥。

　　一人,冬月病头面赤肿,耳前后尤甚,痛不可忍,发热恶寒,牙关紧急,涕唾稠粘,饮食难下,不得安卧。医砭肿上四五十针,肿赤不减,痛益甚。予诊其脉浮紧,按之洪缓,知为寒覆皮毛,郁遏经络,热不得升聚而赤肿,且夫天令寒凛之时,腠理闭,汗不出,血气强,肉坚涩,善用针者,不得取四厥必待天温。又云:冬月闭藏,用药多,少针石也。宜以苦温之剂温经散寒,所谓寒致腠理,以苦发之,以辛散之。方名

托里温经汤

麻黄苦温发之为君,去根节,二钱　防风辛温散之,去芦,二钱　升麻苦辛,四钱　葛根甘平解肌出汗,专治阳明经邪,故以为臣　白芷　当归身血流不行则痛,二味辛温以和血散滞,各二钱　苍术湿热则肿,苍术甘温,体轻浮,力雄壮,能泄肤腠间湿热,一钱　人参去芦,一钱　甘草甘温　白芍药酸微寒,调中益气,使托其里为佐,各一钱半

　　上剉。每服一两,水二盏先煎麻黄令沸去沫,再下余药同煎至一盏,去柤,温服服讫,以薄衣覆首,厚被覆身,卧暖处使经血温,腠理开,寒乃散,阳气升,大汗出,肿减七八分,再服去麻黄、防风,加连翘、鼠黏子肿痛悉愈,经言汗之则疮已,信哉。

郭氏升麻牛蒡子散 治时毒疮疹,脉浮洪,在表者,疮发于头面、胸膈之际。

升麻 牛蒡子砂、研 甘草 桔梗 葛根 玄参 麻黄各一钱 连翘二钱

右㕮咀,姜三片,水二盏作一服。

又方 治时毒。

升麻 赤芍 干葛 青木香 甘草 防风 白芷 荆芥 牛蒡子 桔梗 金银花 玄参 麻黄 连翘 蓝叶

上薄荷煎服

芩连败毒散 治时毒肿痛发热,左脉浮数者。

防风 荆芥 黄连 黄芩 连翘 羌活 独活 柴胡 前胡 川芎 桔梗 蓝叶 玄参 牛蒡子 升麻 赤芍药 金银花 白芷 甘草 干葛 青木香 右生姜 薄荷煎服。发热无汗,加麻黄。

葛根牛蒡汤 治时毒肿痛而便利调和者。

葛根 贯众 甘草又名国老 豆豉 牛蒡子半生、半炒,各二钱

上水煎服。

返魂丹 治时毒瘴气,疔疮恶疮。

朱砂 雄黄 血竭 黄丹 穿山甲炮 白矾枯 铜青 乳香 没药 轻粉 蟾酥各一钱 麝香二分半

上为末,酒煮面糊丸,如胡椒大。每服二丸,葱白一根嚼烂,裹丸温酒吞下。

【攻里】 一人患此,肿痛发热作渴,脉实便闭,以五利大黄汤下之,诸证悉退,以葛根牛蒡子汤四剂而痊。一人[1]表散药愈炽,发热便秘,诊脉沉实,此邪在里也。以大黄汤下之里症悉退,以葛根牛蒡子汤浮肿亦消,惟赤肿尚存,更以托里药溃之而愈。

漏芦汤 治时毒头面红肿,咽喉闭塞,水药不下,若素有藏府积热,发为肿毒疙瘩,一切肿疡恶疮便实者。

---

〔1〕一人:此下疑脱"服"字。

　　漏芦　升麻　大黄　黄芩　甘草　蓝叶　生蒡子　玄参　桔
梗　连翘　青木香　苦参

　　上薄荷煎服。

　　五利大黄汤　治时毒焮赤肿痛,烦渴便秘,脉实数者大效。加
连翘、玄参、大青、甘草名**栀子仁汤**。

　　大黄　黄芩　升麻　栀子　芒硝

　　上薄荷煎服。

　　加减解毒丸　治时毒,疔疮,瘴气,痈疽,发背,无名肿毒;解砒
霜毒,光粉毒,鼠莽毒,恶蛇毒,恶犬毒,蜈蚣毒,白蚁毒,蜂虿毒,菌
菰毒,恶疮毒。可以磨服,可以磨涂,大效如神。

　　五倍子三两　山慈姑二两　大戟一两半　朱砂　雄黄各三钱　麝
香二钱　续随子去壳,一两

　　上为末,秫米粉煮糊,杵捣为丸,印作锭子阴干。每服一锭,井
花水磨化服;冬月薄荷汤磨化服。一切肿毒米泔水磨涂,或用芙蓉
叶捣汁,磨涂更妙。凡修合此药,要端午、七夕、重阳日,或选天德、
月德、日德、天医日最佳。合时要净室焚香,至诚修制,勿令孝妇,
鸡犬见之,效验不可具述。

　　〔罗〕**时毒疙瘩漏芦散**　治脏腑积热发为肿毒,时疫疙瘩,头
面洪肿,咽嗌堵塞,水药不下,一切危恶疫疠。

　　漏芦　升麻　大黄　黄芩各一两　蓝叶　玄参各二两

　　上为粗末。每服二钱,水煎。肿热甚加芒硝二钱半。

　　消毒丸　治时毒疙瘩恶证。

　　大黄　牡蛎烧　白僵蚕炒,各一两

　　上为细末,炼蜜丸弹子大。新水化下一丸无时。内加桔梗、黍
粘子汤尤妙。

　　【发表攻里】　一人焮肿胀痛作渴,烦热便秘,脉数按之尤实
用防风通圣散一剂,诸证顿退,以荆防败毒散加玄参、牛蒡,黄芩二
剂而差。一老,冬月头面耳项俱肿,痛甚便秘,脉实,此表里俱实
也,饮防风通圣散不应。遂砭患处出黑血,仍投前药即应,又以荆
防败毒散而瘳。盖前药不应者,毒血凝聚上部经络,药力难达故

也,恶血既去,其药自效。或拘用寒远寒,及年高畏用硝黄而用托里,与夫寻常消毒之剂,或不砭泄其毒,专假药力鲜不危矣。海藏云:疫毒头肿者,甘桔汤加鼠粘子、大黄、芒硝。

防风通圣散　治时毒热毒,便秘热燥,若时毒饥馑之后,胃气亏损者,须当审察,非大满大实不用。

防风　当归　川芎　芍药　大黄　芒硝　连翘　薄荷　麻黄桔梗　石膏　黄芩各一两　白术　山栀　荆芥各二钱五分　甘草二两滑石一两

上水煎服。或为末白汤调下,仍量人虚实。

通圣消毒散　治时毒肿痛,表里俱实者。

防风　荆芥　连翘　赤芍药　当归须　黄芩　麻黄　栀子青木香　黄连　黄柏　石膏　滑石　大黄　朴硝　牛蒡子　川芎桔梗　玄参　蓝叶　甘草

上薄荷煎服。大便利去大黄、朴硝。

【半表半里】　**中和汤**　治时毒脉浮,在半表半里者。

菖蒲　牛蒡子　川芎　羌活　防风　漏芦　荆芥　麦门冬前胡　甘草各等分

上㕮咀。每服一两水煎。

按此出足太阳阳明例药也。

【内托】

一妇,头面俱赤肿,焮痛甚盛,其脉浮数,此形证俱在表也,以平昔胃气有损,不可用发表之剂。宜用洁古法托里,以防邪毒之内侵,作内托复煎散一剂,终日饮之两日而平。

内托复煎散见前通用诸方。

【内消】

泰和年,东垣监纳济源税时,长夏多疫疠,初觉憎寒体重,次传面目肿盛,目不能开,上喘,咽喉不利,舌干口燥,俗云大头天行,亲戚不相访问,如染之,多不救。张县丞亦得此证,至五六日,医以承气汤加蓝根下之稍缓,翌日其病如故,下之又缓,终莫能愈,渐至危笃。或曰:李明之存心于医,可以请治,遂命诊视,具说其由。曰:

夫身半以上天之气也,身半已下地之气也,此虽邪热客于心肺之间,上攻头而为肿盛,以承气下之,泻胃中之实热,是诛伐无过,殊不知适其病所为故。遂处方,用黄连、黄芩味苦寒泻心肺间热,以为君;橘红、玄参苦寒,生甘草甘寒泻火补气,以为臣;连翘、鼠黏子、薄荷叶苦辛平,板蓝根味甘寒,马屁勃、白僵蚕味苦平,散肿消毒定喘以为佐;新升麻、柴胡苦平,行后急者,谓前缓剂已经高分泻邪气入于中,是到阴部染于有形质之所,若不速去反损阴也,此却为客邪当急去之,是治客以急也。且治主当缓者,谓阳邪在上,阴邪在下,各为本家病也,若急治之,不惟不能解其纷而反致其乱矣,此所以治主当缓也。治客当急者,谓阳分受阳邪,阴分受阴邪主也,阴[1]分受阳邪,阳分受阴邪客也,凡所谓客者当急去之,此治急以客也。假令少阳、阳明之为病,少阳为邪者出于耳前后也,阳明者首面大肿也,先以黄芩、黄连、甘草通炒过,剉煎,少少不住服,呷之或服毕,再用大黄或酒浸、或煨,又以鼠黏子新瓦上炒香,咬咀、煎去渣,内芒硝各等分,亦细细呷之,当食后用,徐得微利及邪气已,只服前药;如不已再服后药,依前次第用之,取大便利邪已即止。如阳明渴者加石膏,少阳渴者加瓜蒌根汤,阳明行经加升麻、葛根、芍药之类,太阳行经加羌活、防风、荆芥之类,选而加之并与上药均合,不可独用散也。东垣方,名普济消毒饮子,见杂病头痛门。

芩连消毒饮 治时毒,发热恶寒,头项肿痛,脉洪数。

防风 荆芥 连翘 柴胡 黄芩 川芎 羌活 桔梗 蓝叶 射干 白芷 牛蒡子 黄连 甘草 青木香 金银花

上薄荷煎服。

【和荣卫】 一妇,表邪已解肿尚不消,诊之脉滑而数,乃瘀血作脓也。以托里消毒散溃之而愈。一妇肿痛,用硝黄之剂攻之稍缓,翌日复痛,诊之外邪已退,亦瘀血欲作脓,亦以前药溃之愈。一人表里俱解,惟肿不消,以托里消毒散四剂,脓成针之而愈。少宰李蒲汀,用发散之药耗损元气,患处不消,体倦恶寒,食少口干,用

[1] 阴:原作"阳",据四库本、修敬堂本改。

补中益气加桔梗，及托里消毒散而愈。秋官陈同野，元气素弱，脉微细而伏，此形病俱虚也，用参术、芎归、陈皮、柴胡、升麻、炙甘草以升举阳气，用牛蒡、玄参、连翘、桔梗以解热毒，二剂肿顿消而脉亦复矣，苟以脉微细为属阴，以肿赤为属阳而药之，鲜有不误者。一妇人，溃后肿赤不消，食少体倦，脓清色白，乃脾肺气虚也，先用六君加桔梗、芎归，后用益气汤加桔梗而敛。

【搐鼻】　**通气散**　治时毒焮肿，咽喉不利，取嚏以泄其毒。

玄参—钱半　猪牙皂角　川芎各—钱　北细辛　藜芦　草乌头羊踯躅花

上为末，用纸捻蘸少许，入鼻内取嚏为度。一日二次。

流　注

〔薛〕流注之证，或因饮食劳倦脾胃伤损，或因房劳阴虚阳气凑袭，或因营气不从逆于肉理，或因腠理不密外邪客之，或暴怒伤肝，或郁结伤脾，或湿痰流注，或跌扑血滞，或产后恶露，皆因气血凝滞而成也。或生于四肢关节，或生于胸腹腰臀，或结块，或漫肿，或作痛，皆元气亏损所致。悉宜葱熨及用益气养荣汤固其元气，则未成者自消，已成者自溃，若久而不敛，佐以豆豉饼，琥珀膏祛散寒邪，补接阳气。若内有脓管而不敛者，用针头散腐化之。经云：形伤痛，气伤肿。又曰：真气夺则虚，邪气盛则实。若不补气血，节饮食，慎起居，戒七情而专用寒凉克伐，其不死者幸耳。〔黄〕不串流者俗曰马痕。串流者名曰走散流注，俗曰瓜藤马痕。外形微肿，骨节内疼甚，名曰嗍骨马痕。若遍身骨节内疼痛，不能起坐，无堆作热不退者，亦曰嗍骨马痕。若脊骨及髀骨上起堆，或一二个、或三五个名曰过脊马痕。若尾骶骨上起堆作热者，名曰杀着马痕。若髁骨下痛甚，无堆但肿者，名曰锁脚马痕。若骨相交接之处，疼痛无堆微肿，名曰接骨马痕。此证因风热走散四肢，治当疏风散热，初起不可用火针烙之，肿势盛者，只宜刺以棱针；久熟者，可火针烙之。流注入股者死。伤寒余邪未尽者，和解之，以人参败毒散；次以小柴胡合二陈汤,加羌活、川芎、枳壳、当归、白术。暴怒所致胸膈不利者,调气为主,宜方脉流气饮。抑郁所致而不痛者,宜调经脉补气血,益气养荣汤。肿硬作痛者行气和血,宜疮科流气饮。溃而不敛者益气血,宜人参养荣汤、十全大补汤。脾气虚,湿热凝滞肉理而致者,但肿一块不痛,肉色不变,饮食少思,宜健脾除湿,六君子汤加芎归、黄芪、白芍、肉桂。闷胁瘀血凝滞为患者,和气血调经络,宜方脉流气饮;次以二陈合四物,加香附、乌药、桔梗。寒邪所袭筋挛骨痛,或遍身痛,宜温经络养气血,宜大防风汤、及五积散、合败毒散,加川牛膝、杜仲,或独活寄生汤;次以四物汤加黄芪、羌活、杜仲。病尚有潮热者,里有寒邪未尽散,宜荣卫返魂汤加干葛、升麻、紫苏、川芎、独活,姜水煎服。如无潮热,用荣卫返魂汤,加独活,酒水各半煎服。接骨马痕,用穿山蜈蚣、白田柯、石楠藤、山良姜、九节香、紫金皮、含笑叶,煎水,时时热淋洗之。却服续骨散、九金六马散。起堆核数枚,但小些,名马疗;又名马铃。用紫金钟、紫金皮、紫河车、天南星,磨醋暖涂,又用紫金皮、紫金藤、红内消、马蹄香、马蹄藤,煎酒服。锁脚马痕,用野芋子根、马蓝草、藜芦子、紫河车、山枇杷根皮、山布瓜根、紫金皮,捣烂、盐糟炒缚,又以煎水热淋洗之。却服轻脚散、九金六马散。嗍骨马痕,用穿山蜈蚣、紫金皮、石楠藤、白田柯、溪枫根、九节香、对节金惊,煎水淋洗。却服嗍骨散、九金六马散、四味浸酒方。过脊马痕,用山枇杷根皮、黎芦子、小樟子根皮、天门冬、天南星、仙人掌根、山布瓜根、赤牛膝、半夏、凌霄根皮、佛桑花、马蓝草、野芋子根、天铜柯、普营子根皮、赤毛桃根皮、赤芍根皮,捣烂,半泔半醋调暖刷,查封。瓜藤马痕并效。却服蠲脊散、九金六马散。瓜藤马痕,用山布瓜根、多赤葛子根皮、樟柳根、紫金皮、紫金钟、落鸦枪根、七叶杨香、天花粉、真珠帘根、白芙蓉叶、凌霄根皮、溪枫根皮、赤毛桃根皮,捣烂,盐糟炒缚之。又方,山布瓜根、葛合根、紫河车、黎芦子、马鞭秒、紫金皮、山枇杷根皮、凌霄根皮、佛桑花、落鸦枪根、白田柯,捣烂,盐糟炒缚之。又方,山布瓜根、紫金皮、溪枫根皮,捣烂,酒炒缚之,此方马痕并大效。却服九金六马散、四味浸酒方,又用洗肿方热淋之。

杀着马痕,用紫河车、山枇杷根皮、黎芦子、山布瓜根、凌霄根皮、佛桑花、葛合根、石萍,捣烂,醋调刷,查封。用洗肿方淋洗。却以九金六马散、蠋骶散服之。诸马痕有热者,用去热散,有表者用荆防败毒散,有里者用内疎黄连汤,有表复有里者用追疔夺命汤;却用水金凤,捣烂缚核堆上,即效。马痕有热未成,服药即能退之,若已成者但要出脓,其热即退。若生堆核四五个,只一二个未成脓,余者皆已出脓,其热亦不能退,要五个尽出脓,热方退也。若溃烂者即系溃疡,宜查本门治之。

【治验】　一人因怒,胁下作痛,以小柴胡对四物加青皮、桔梗、枳壳而愈。一人臀肿一块,微痛,脉弦紧,以疮科流气饮四剂而消。一人因怒,胁下肿痛,胸膈不利,脉沉迟,以方脉流气饮数剂少愈,以小柴胡对二陈加青皮、桔梗、贝母,数剂顿退。更以小柴胡二十余剂而痊。一妇因闪肭,肩患肿,遍身作痛,以黑丸子二服而痛止,以方脉流气饮二剂而肿消,更以二陈对四物加香附、枳壳、桔梗而愈。一妇腿患筋[1]挛骨痛,诸药不应,脉迟紧,用大防风汤一剂顿退,又二剂而安。又一妇患之亦然,先用前汤二剂,更服黑丸子而痊。此二患若失治,溃作败症。一妇禀弱性躁,胁臂肿痛,胸膈痞满。服流气、败毒,反发热少食;用四七汤数剂胸宽气利,以小柴胡对四物加香附、陈皮,肿痛亦退。一人腿患溃而不敛,用人参养荣汤及附子饼灸,更以补剂煎膏贴之,两月余愈。一人脾气素弱,臀肿一块不痛,肉色不变,饮食少思,半载不溃。先以六君子加芎归、芍药二十余剂,饮食渐进;更以豆豉饼日灸数壮,于前药再加黄芪、肉桂三十余剂,脓熟针去,以十全大补汤及附子饼灸之,月余而愈。一人腿肿,肉色不变不痛,脉浮而滑,以补中益气汤加半夏、茯苓、枳壳、木香饮之,以香附饼熨之。彼谓气无补法,乃服方脉流气饮愈虚。始用六君子汤加芎归数剂,饮食少进,再用补剂月余而消。夫气无补法,世俗论也,以其为病,痞满壅塞,似难为补。殊不知正气虚不能运行,则邪气滞而为病,不用补法气何由行乎。一人

---

〔1〕筋:原作"筯",据四库本改。

臂肿筋挛骨痛，年余方溃不敛，诊脉更虚。以内塞散一料少愈，以十全大补汤及附子饼灸而愈。《精要》云：留积经久，极阴生阳，寒化为热。以此溃多成瘘，宜早服内塞散排之。一人腿肿一块，经年不消，且不作脓，饮食少思，强食则胀或作泻，日渐消瘦。诊脉微细，此乃命门火衰不能生土，以致脾虚而然也。遂以八味丸，饮食渐进，肿患亦消。一人背髀患之，微肿，形劳气弱。以益气养荣汤，间服黑丸子，及木香、生地黄作饼覆患处熨之，月余脓成针之，仍服前药而愈。一人腿患，久而不敛，饮大补药及附子饼，以针头散纴之而愈。一人臂患年余尚硬，饮食少思，朝寒暮热，八珍汤加柴胡、地骨皮、牡丹皮，月余寒热少止，再用益气养荣汤、附子饼灸，两月余脓成针之，更服人参养荣汤半截而愈。一妇脓溃清稀，脉弱恶寒，久而不愈，服内塞散，灸附子饼而瘳。一人臂患，出腐骨三块，尚不敛，发热作渴，脉浮大而涩，乃气血俱损，须多服生气血之剂，庶可保[1]全。彼谓火尚未尽，乃用凉药内服外敷，几危求治。其形甚悴，脉愈虚，先以六君子加芎归月余，饮食渐进，以八珍汤加肉桂三十余剂，疮色乃赤，更以十全大补汤，外以附子饼，仅年而差。一老，伤寒表邪未尽，股内患肿发热，以人参败毒散，二剂热止，灸香附饼；又小柴胡加二陈羌活、川芎、归、术、枳壳，数剂而消。侍御朱东溪，左胁下近腹，肝胆经部分结一块四寸许，漫肿不赤，按之则痛。余曰：此当补脾胃。彼谓肿疡宜表散，乃服流气饮，后胃气顿虚，始信余言。遂用四君子加芎归、酒炒芍药、姜桂，胃气复而恶症退，乃去干姜加黄芪数剂，微赤微痛，又三十余剂焮肿大痛，此脓内溃也，遂针之，用补中益气汤加减八味丸而愈。一男子，胁肿一块，日久不溃，按之微痛，脉微而涩，此形证俱虚，当补不当泻。乃用人参养荣汤及热艾熨患处，脓成以火针刺之，用豆豉饼、十全大补汤百剂而愈。一妇腰间患一小块，肉色如常，不溃发热，予欲治以益气养荣解郁之剂。彼却别服流气饮，后针破出水，年余而殁。又一妇，久不敛，忽发寒热，予诀其气血俱虚，彼反服表散之剂，果发大

热亦殁。一人元气素弱患此，胸膈不利，饮食少思，予欲健脾解郁养气血。彼反服辛香流气之剂致腹胀，又服三棱、蓬术、厚朴之类，饮食少，四肢微肿，兼腰肿一块，不溃而殁。一妇经不调，两月或三月一至，四肢肿，饮食少，日晡发热。予曰：此脾土气血虚也。用养脾滋气血药，饮食进则浮肿自消，血气充则经水自调，彼以为缓。用峻剂先通经，果腹疼泄不止，遍身浮肿，饮食少，殁于木旺之月。一人年逾三十，小腹肿硬，逾年成疮，头破时出血水，此七情所伤，营气逆于肉理也，名曰流注。诊之肝脉涩，盖肝病脉不宜涩，小腹正属肝经，须涩属金，脉退乃可，予欲以甘温之药补其气血，令自消溃。彼不信，乃服攻伐之药，气血愈虚，果殁于金旺之月。一男子，腹患此，肿硬不溃，脉弱时呕，欲用败毒等药。余谓肿硬不溃，乃阳气虚弱，呕吐少食，乃胃气虚寒，法当温补脾胃。彼不信，仍用攻伐而呕愈甚，复请治，脉微弱而发热。余曰：热而脉反静，脱血脉反实，汗后脉反躁者，皆为逆也。辞不治，后果殁。

疮科流气饮　治阴发流注，恚怒气结，堆核肿硬作痛，或胸膈痞闷，或风寒湿毒搏于经络，或血不和结成肿块，肉色不变，或漫肿木闷无头，或阴发岩乳等证，未成速散，已成速溃，败脓自出，恶肉自去，非常之验。

桔梗　人参　当归　肉桂　甘草　黄芪盐水炒　厚朴姜制　紫苏　白芍药　乌药　防风　枳壳　槟榔　南木香　川芎　白芷

上生姜煎服。疼痛加乳香、没药。水不干加知母、贝母。疮不干加炒皂角刺。流注加羌活、独活。气滞加香附。胃虚加陈皮。此乃行气散血之剂，若服之过度，则气血虚耗，何以为脓，学者知之。

败毒流气饮　治流注初发，堆核硬痛不可忍者，宜用此药疏邪流气。

羌活　独活　青木香　赤芍药　当归　紫苏　陈皮　香附　白芷　三棱　蓬莪茂　枳壳　川芎　桔梗　柴胡　半夏姜制　赤茯苓　甘草

上生姜、生地黄煎服。热加大黄、黄芩。虚加人参、黄芪。

方脉流气饮 治阴发流注、瘰疬及郁结肿聚结块。或走注疼痛,或心胸痞闷,胁腹胀满,呕吐不食,上气喘急,咳嗽痰盛,或面目四肢浮肿,大小便秘者。

紫苏　青皮　白芍药　当归　白茯苓　乌药　桔梗炒　半夏姜制　黄芪炒　川芎　枳实炒　陈皮　防风　南木香　大腹皮　甘草　槟榔　枳壳

上生姜煎服。流注加羌活、独活、白芷梢。小便不通加木通、栀子。浮肿加猪苓、泽泻。气滞加香附。血滞加肉桂。呕吐加藿香。瘰疬加夏枯草。

此行气耗血之剂,不过二三剂止之,不可多服。

去热散 治马痕发热者,此药退热,肿疡亦效。

吉面消　山乌豆　鸡屎子　鸡胆根　水圹子　过山龙　金凉伞大叶　白根子　紫金藤　九牛天竹　臭木待根　连叉大青　落鸦爪藤

上水煎服。

九金六马散 治马痕流注,马瘟、马面、马腿、马挪,痛疽肿疡,乳痈、胁痈、便毒,头风、风核等发者。

铁马鞭　白马骨　地马梢　紫金藤　马蹄藤　金星草　金惊根　金银花　山红花根　马蹄金　紫金皮　金凉伞根　金脑香山乌豆　鸡屎子　毛里金钗　水滚子根　穿山蜈蚣

上水煎,入酒和服。

散血消核汤 治马痕。

紫金皮　大蓟根　山苏木　溪枫根　山乌豆　鸡屎子　赤牛膝　马蹄金　马蹄藤　铁马鞭　白马骨　马蹄香　穿山蜈蚣

上水煎,入酒和服。

二马散 治马痕。

马蹄金,铁马鞭　拨雪根

上水煎,入少酒和服。

立效散 治马痕。

水滚子根又名溪枫根,又名水杨柳,多　淡茶栎根中　晚祥西根少上水煎，入酒和服，或合六马散亦效。

浸酒方　治马痕创人，此药退创。

老公须根　毛里金钗根　狗骨子根　大叶毛吹曲

上浸酒暖服，不可煎。

续骨散　治接骨马痕。

天灯心　紫背草　赤牛膝　山苏木　钓钩藤　马蹄香　马蹄

金　紫金皮　天花粉　白马骨　铁马鞭　臭木待根　酒坛子根

上酒水各半煎服。

轻脚散　治锁脚马痕。

天灯心　紫背草　赤牛膝　钓藤根　山苏木　酒坛根　白马

骨　马蹄金　铁马鞭　穿山蜈蚣

上酒水各半煎服。

嗍骨散　治嗍骨马痕。

马蹄金　马蹄藤　白马骨　紫金皮　钓钩藤　铁马鞭　酒坛

根　马蹄香　天灯心　山苏木　赤牛膝　地茄根　紫金藤　李子

根　臭木待根　乌苞子根　穿山蜈蚣

上水酒各半煎服。

蠲脊散　治过脊马痕。

紫金皮　天灯心　酒坛根　马蹄香　马蹄金　紫背草　狗骨

根　地茄根　山苏木　白马骨　铁马鞭　臭木待根

上生地黄酒、水各半煎服。

蠲骶散　治杀着马痕。

溪枫根　白田柯　赤牛膝　白马骨　拨雪根　马蹄金　金脑

香　马蹄藤　马蹄香　地马梢根　穿山蜈蚣

上水酒各半煎服。

退创散　治马痕满身创人，转动不便。

地马稍根　白马骨　铁马鞭　头形花根　鸡屎子　诈死子

马蹄金　山茄根　狗骨根　对节金惊根

上水煎，入酒和服。

钓钩藤散　治马痕肿疡，病后筋脉拘急。

钓钩藤　伸筋藤　石楠藤　羊带归根　天灯心　狗骨子根　真珠帘根　蘩荭草根

上水煎,入酒和服。

马鞭散　治马瘊。

石楠藤　凉藤子　晚祥西　雪里开　马蹄金　铁马鞭　鬼腰带根

上水煎,入酒和服。又用雪里开捣糟,炒缚之;又用樟树根皮、山枇杷根皮捣糟,炒缚之。

妙草散　治病马瘊。

白根子　赤芎根皮

上捣糟,炒缚之;又用七层楼,煎酒服之。

二妙散　治满身起堆,是马痕。

马蹄香　香圆橘叶

上捣烂糟,炒缚之;又用秦椒酒煎。

杨　梅　疮

或问:广疮何如？曰:此肝肾二经湿热,或色欲太过,肾经虚损,感邪秽之气而成,或因下疳畜毒,缠绵不已而作,一名翻花疮,肉反于外状如蜡色,有如绵花,故又名绵花疮,此则邪毒盛。细小者名广豆,或如赤根脓窠,此则邪毒浅。凡患此证,先宜食毒物以发之,后服通圣散之类,须用土茯苓对停服。毒势既杀,八珍,十全大补汤之类以补气血,必守禁忌,方获全愈。大忌房劳,如犯之服药不效,虑后结毒。一忌酸醋,酸敛邪毒,后结广癣;一忌白肠,能发郁火,以致缠绵不已;一忌轻粉及冷水,致后筋骨疼痛,结成风块,或一二年或数年方发。其状坚硬,肉色平淡,或痛或痒,多结于骨节、头面、喉鼻之间,经络交会之处。已破则脓水淋漓,甚可畏也,轻则发广癣,亦名千层癣,多生手心足底重叠不已。又有余毒亦名气毒,筋骨疼痛,来去不定亦名湿毒,筋骨痛酸乍作乍止,宜随其浅深治之。先服消风败毒,后服补剂。疮势盛及结毒深者,必用

熏药,后服通圣散以泄火毒,后服八珍汤、大补汤之类,弱者不宜
熏,恐不能胜火气也。〔薛〕属元气不足,邪气所乘,亦有传染而患
受,症在肝肾二经,故多在下体发起,有先筋骨痛而后患者,有先患
而后痛者。初起脉浮数,邪在脾肺经也,先用荆防败毒散解散之;
脉弦数,邪在肝胆经也,先用龙胆泻肝汤清解之;脉沉数,邪在脏腑
也,先用内疏黄连汤通导之,后用换肌消毒散为主,愈后再无筋骨
疼痛之患。若疮凸赤作痛,热毒炽盛也,疮微作痛,毒将杀也,疮色
白而不结痂,阳气虚也,色赤而不结痂,阴血虚也,搔痒脉虚浮,气
不能相荣也,搔痒脉浮数,血不能相荣也,臀背间或颈间作痒,膀胱
阴虚也,阴器间或股内痒,肝经血虚也,阴囊作痒重坠,肝经阴虚湿
热也,小便频数,短少色赤,肝经阴虚也,小便频数,色白短少,脾肺
气虚也,面目搔痒或搔变赤,外邪相搏也,眉间痒或毛落,肝胆血燥
也,饮食少思,口干饮汤,胃气虚也,饮食难化,大便不实,脾气虚
也,侵晨或夜间泄泻,脾肾虚也,若治失其法,有蚀伤眼目,腐烂玉
茎,拳挛肢体者,但用九味芦荟丸以清肝火,六味丸以生肾水,蠲痹
解毒饮以养血祛邪,亦有可愈者,若误用轻粉等剂,反为难治。湿
胜者,宜先导湿。表实者,宜先解表。里实者,宜先疏里。表里若
俱实,解表攻里。表虚者补气。里虚者补血。表里俱虚者,补气
血。一人遍身皆患,左手脉数,以荆防败毒散,表症乃退,以仙方活
命饮六剂,疮渐愈,兼萆薢汤月余而痊。一妇焮痛发热,便秘作渴,
脉沉实,以内疏黄连汤二剂,里症已退,以龙胆泻肝汤数剂,疮毒顿
退,间服萆薢汤,月余而痊。一人下部生疳,诸药不应,延及遍身突
肿,状如翻花,筋挛骨痛,至夜尤甚,此肝肾二经湿热所致。先以导
水丸进五服,次以龙胆泻肝汤数剂,再与除湿健脾之药,外贴神异
膏吸其脓,隔蒜灸拔其毒而愈。若表实者。荆防败毒散。里实者,
防风通圣散。气虚者,四君子。血虚者,四物仍加兼症之药并愈。
若服轻粉等药,反收毒于内,以致迭发。概服防风通圣,则气血愈
虚,因而不治者多矣。一人患之,发寒热,作渴便秘,两手脉实,用
防风通圣散而退,以荆防败毒散兼龙胆泻肝汤而痊。一人患之肿
痛,先以龙胆泻肝汤、导水丸各四剂少愈,再以小柴胡加黄柏、苍术

五十余剂而平。一人玉茎肿溃，小便赤涩，肝脉弦数，以小柴胡加
木通、青皮、龙胆草四剂，又龙胆泻肝汤数剂而痊。一童玉茎患之，
延及小腹数枚，作痛发热，以小柴胡汤吞芦荟丸，更贴神异膏，月余
而痊。一人愈后，腿肿一块，久而溃烂不敛，以蒜捣烂敷患处，以艾
灸其上，更贴神异膏及服黑丸子并托里药，两月而愈。一妇然轻粉
药于被中熏之，致遍身皮塌，脓水淋漓不能起居，以滑石、黄柏为
末，绿豆粉等分铺席上，令可卧，更以金银花散，月余而痊。一人皆
愈，但背肿一块甚硬，肉色不变，年余方溃，出水三载不愈，气血俱
虚，饮食少思，以六君子汤加当归、藿香三十余剂，更饮萆薢汤，两
月余而痊。一人患之势炽，兼脾胃气血皆虚，亦服前药而瘥。一妇
患之皆愈，惟两腿、两臁各烂一块如掌，兼筋挛骨痛，三载不愈。诸
药不应，且晡热甚，饮食少思，以萆薢汤兼逍遥散，倍用白术、茯苓
数剂，热止食进，贴神异膏；更服八珍汤加牛膝、杜仲、木瓜三十余
剂而痊。一人杨梅疮后，两腿一臂各溃二寸许，一穴脓水淋漓，少
食不睡，久而不愈。以八珍汤加茯神、酸枣仁服，每日以蒜捣烂涂
患处，灸良久，随贴膏药数日稍可。却用豆豉灸，更服十全大补汤
而愈。凡有肿硬或作痛，亦用蒜灸及敷中和膏，内服补药并效。一
儒者患前证，先玉茎作痒出水，后阴囊股内、小腹、胁、臂，发小瘟，
或干脓窠，误服祛风等药，肢体倦怠，恶寒发热，饮食渐减，大便不
实，左尺洪数，左关弦数。右关浮缓，按之微弦。予曰：此患属肝胆
经也，左关脉弦，左尺脉浮数者，肾水少而虚热传于肝也，右关脉浮
缓，脾胃之气弱也，按之而弦者，肝木乘脾土也。用六味地黄丸、补
中益气汤为主，佐以换肌消毒散而愈。一儒者患前症，色㿠赤作
痛，大便秘而不实，服祛风败毒等药，舌痛口干，脉浮而数，此邪气
去而阴虚所致。用六味丸料加山栀、当归四剂，脉症顿退。又用八
珍汤加山栀、丹皮，疮色渐白，后用四君加归、芪而愈。一患者，服
攻毒等药，患处凸而色赤作痛，肢体倦怠，恶寒发热，脉浮而虚，此
元气复伤而邪气实也，用补中益气汤二剂而痊。一儒者患之，误服
祛风消毒之药，复伤元气，因劳役过度，内热口干，齿龈作痛，右关
脉洪数而虚，此脾胃受伤而火动，用清胃散之类而愈。进士刘华

甫,患之数月,用轻粉、朱砂等药,头面、臂臀各结一块二寸许,溃
而形气消弱,寒热口干,舌燥唇裂,小便淋漓,痰涎上涌,饮食少
思,此脾胃伤,诸藏弱,而虚火动也。先用六君子二十余剂,又用
补中益气加山茱萸、山药、麦门、五味服之,胃气复而诸症愈,惟
小便未清,痰涎未止,用加减八味丸而痊。一儒者患之,头面搔
痒,或成粒、或成片、或出水,脾肺脉俱洪数,此风邪所伤。先用
荆防败毒散加萆薢、钓藤钩数剂渐愈,但口干内热,用四物加山
栀、钓藤、金银花、甘草节而愈,后遍身搔痒,内热口干,佐以六味
丸而痊。一商人,每劳役饮酒后则遍身生疮,服祛风败毒之剂,
面目、胸背、臂胁结一块如桃栗,凹凸痒痛,脓水淋漓,气血虚甚,
寒热往来,作渴痰壅,此湿热壅盛,元气虚而不能愈也。外敷当
归膏;内服补阴八珍加萆薢五钱,并换肌消毒散加干葛、钓藤钩
各一钱,二十余剂诸症渐退,仍以前药为主,佐以调理之剂两月
余,血气复而疮愈。

萆薢汤

川萆薢一名土茯苓,俗呼冷饭团

每服二两。水三钟煎一盅半,去粗。徐徐温服,病甚患久者,
以此一味为主,而加以兼证之剂。

换肌消毒散 治时疮,不拘初起、溃烂。

土茯苓五钱 当归酒洗 白芷 皂角刺 薏苡仁各一钱 白鲜
皮 木瓜不犯铁器 木通 金银花各七分 炙甘草五分

上水煎服。

蠲痹消毒散 治时疮,肢节拘挛。

姜黄 土茯苓 独活各五钱 白术 当归各一钱五分 赤芍药一
钱 白芷五分

上水煎服。

蠲毒换肌饮 治杨梅疮。

冷饭团白色者木槌打碎,四两右以长流水四大碗,入砂锅内煎至三
碗,入后药:

黄瓜蒌连仁杵烂或细切,一个 黄芪盐水炒,三钱 白芍药 当归各一

钱半 木瓜 白芷 风藤 白鲜皮 贝母 天花粉 穿山甲 皂角刺 甘草节各一钱 汉防己七分 鳖虱 胡麻炒、研,二钱 金银花三钱 猪胰子切碎,一两

上再煎至一大碗,通口顿服。胃弱者,分为二服,日三服。

又方

木瓜 牛膝去芦 生地黄 当归 金银花 贝母以上各二钱 粉草节 五加皮 天花粉 地骨皮以上各一钱半 鳖虱胡麻仁二钱半,炒香、研 白芷 大风藤各一钱 薏苡仁三钱,炒 柴胡五分 独核肥皂子去硬壳,七个 皂角子七个,炒、打碎 冷饭团四两,白色者,可用木槌打碎 猪胰子二两,切、碎 白藓皮一钱二分

河水三大碗,入砂锅内煎至一大碗。空心、上下午饥时,各一服。忌食茶、醋、牛肉、河鲀、猪肝、肠。

洗汤方

五倍子四两 皮硝一两 地骨皮三两,打碎 甘草一两五钱,作片 艾叶二两 葱十枝

入麻布囊中。煎极浓汤一锅,勿侵生水。先以一分滚汤乘热熏洗,旋添热汤,浴至汗出为度。浴时先服前煎药一服。

点药方

真轻粉五分 杏仁七粒,去皮 冰片三厘

三味同捣极烂,洗净点上。

杨梅疮丸药方

白花蛇四寸,酥炙 露蜂房一枚,煅 全蝎四枚,酒浸、蜜炙,去足蟹 蜈蚣二条,煅 龟板一两,酥炙 雄黄 飞丹各一钱 槐花米 雨前细茶各五钱 孩儿茶 辰砂各五分,为衣 麝香三分,同砂为衣

上用黄米饭为丸。日进二三服,好酒送下,七日后疮即光矣。当加桦皮灰。

发霉疮毒方 用雄羊肉一斤,水八碗煮热,入后药。

川芎 大黄 蝉蜕 麻黄 威灵仙各一两,此味虚人不可多用

共五味,入羊肉内煎至一大碗,空心服。其羊肉任意食之,盖被取汗,天明洗浴。只用一贴立效。

围药方

丁香　檀香　沉香　乳香各五钱　赤石脂三两　麝香一钱　桑霜二两

碱水调围。

广疮膏　亦治结毒。

黄连　黄蜡各三钱　木鳖子去壳　蕲艾各二钱　韶粉　白蜡各一钱五分　雄黄一钱　芦甘石五钱　龙骨五分　冰片一分

香油煎膏。原方有樟脑三钱,恐作痛,故去之。

熏法　治杨梅疮毒,流注四肢,或遍身结成大疮,久不能愈者,用此法熏之极妙,能收轻粉毒。

好艾叶一斤,搓熟　雄黄一两　黄丹一两　松香四两　苍术半斤,米泔制过

上四味为末。入艾拌匀,用黄纸做成药筒,五寸长。以火烧着一头,将烟熏疮口,待筒烧过一半去筒,用水银膏贴之。次日又洗又熏之,半月有效,如重二十日有效。

洗药方

石菖蒲　荆芥　防风　羌活　独活　金银藤　地骨皮　何首乌　甘草

上日日煎汤洗之。

水银膏　亦治臁疮。

无名异　水银　银朱　黄丹　百草霜各等分

上研极细和匀,用桐油调成膏,油纸摊作隔纸膏贴之。其油纸先用黄连、黄柏煎汤刷数遍,然后摊贴。

又捷法　治杨梅疮,不问新旧并效,不过旬日。用胆矾、白矾末并水银各三钱半,入香油、津唾各少许和匀。坐无风处,取药少许,涂两脚心,以两手心对脚心,擦磨良久。再涂药少许,仍前再擦,用药尽即卧,汗出或大便去垢,口出秽涎为验。连擦三日,煎通圣散澡洗;更服内疏黄连汤或败毒散。愈后服萆薢汤,有热加芩连,气虚参芪,血虚四物之类。

恶　疮

　　诸痛痒疮皆属于心,诸湿肿满皆属于脾。心主血,脾主肉,血热而肉湿,湿热相合,溃败肌肤,浸淫不休,不可以定名命之,故谓之恶疮也。然有辨焉,如疥癣、癜疹之属,怫郁气血,在皮肤腠理间者,可以表而散,内经有谓:汗之则疮已者,是已。若郁气血在肌肉之分,外连皮肤,作寒热而生脓者,或七情所招,或膏粱之变,皆宜解内热不宜汗也。张仲景所谓:疮家不可发汗,汗之则痉者,是已。一疮而有宜汗、不宜汗之别,热有浅深表里故也。故疮在皮肤,则当因其轻而扬之,汗之浴之,外以杀虫润燥,皆解凝结涎沫之药敷之;疮在肌肉,则当因其重而减之,泻经络之热清凉气血外,以化脓生肌膏燀之;疮在头巅,则当射而取之,用酒制寒凉剂,更以风药升而上之,外以杀虫解热药敷之,能明此三者,其于治疮思过半矣。

　　乳香消毒散《宝鉴》　专治恶疮。

　　大黄煨　黄芪　牛蒡子炒　金银花各五两　甘草三两　牡蛎盐泥煨烧,五两　乳香　没药　悬蒌各半两

　　上为粗末。每服五钱,水煎。疮在上食后;在下食前。

　　连翘饮　治诸恶疮,红赤痛痒,心烦口干,及妇人血风斑圆点,开烂成疮,痒痛流黄水汁。

　　连翘　当归　瓜蒌根　生干地黄　荆芥　黄芩　赤芍药　麦门冬　瞿麦　木通　牛蒡子炒　山栀子　防风　川芎　粉草各等分

　　上㕮咀。每服四钱,水一盏半,灯心二十茎煎至八分,去滓。不拘时服。

　　救苦黄芪散　治恶疮痈疖。

　　黄芪　当归　芍药　瓜蒌根　甘草各一两五钱　瓜蒌一对　金银花二两　熟地黄不拘多少　皂角刺为引

　　上㕮咀。每服半两,无灰好酒一升,同引子装入瓷瓶内,瓶头用笋叶封,将瓶坐于锅内,上以火盆覆锅口,盆外以黄泥封之,勿令

出气,煮至外闻叶香为度。取出瓶,澄定饮清,将药滓再添酒一升,依前煮服,若饮少者,酒水各半煎服。疮在上食后临卧服;在下空心服。此药治病,万无一失,神验如谷应声,常于五月五日修合。

托里金银地丁散　治诸恶疮、肿毒疼痛。

金银花　黄连　当归　紫花地丁　赤芍药　黄芪　人参　甘草节　桔梗　大黄各半两　乳香　白檀香　没药　连翘各三钱　子芩　栀子仁　玄参各二两　麦门冬去心　前胡　甘草微炙,各一两

上㕮咀。每服五钱,水一盏、酒一盏,煎至八分,去滓。随病上下温服。

紫花地丁散　治诸恶毒疮,肿痛如神。

紫花地丁　当归　大黄　赤芍药　金银花　黄芪各半两　甘草节二钱

上㕮咀。每服一两,用水一盏、酒一盏,同煎至一大盏,去滓。随病上下服。

增益四物汤　治一切恶疮。

川芎　当归　芍药　地黄　防风　荆芥　甘草各等分　凤尾草斟量,加入

上剉碎。每服三大钱,水一盏半煎至八分,去滓。食前温服。

〔海〕恶疮入腹、心,呕逆,药、食不下。

豆粉半两　干胭脂三钱　定粉二钱

上为细末,新水调下。

碧霞挺子　治恶疮神效,了不觉疼痛者。

铜绿　硇砂各二钱　蟾酥一钱

上为细末,烧饭和作麦蘖挺子。每刺不觉痛者,须刺出血,方纴药在内,以膏药贴之。

蚀恶疮方　非奇异恶疮,不可用。

铜绿二钱　硇砂一字　石胆矾半钱,并细研

上为细末,敷之。

治恶疮或有小虫。

胆矾　轻粉　乳香各一钱　龙骨　虎骨　露蜂房　白矾各二钱

半 硇砂 土蜂房 雄黄各二钱 麝香五分 片脑一字

上为细末。刺破,盐水洗,看紧慢上药神效。

拔毒散 治诸恶疮,消肿去毒。

天花粉 无名异 黄柏 黄芩 木鳖子 大黄 牡蛎各等分

上为细末。好醋调,敷贴立效。

桑螵蛸散 治诸恶疮。

桑螵蛸 地龙 贝母 黄柏各半两 虢丹煅,一两 乳香二钱半
粳米粉二钱 麝香半钱 雄黄 轻粉各一钱

上为细末,以新汲井水和沙糖调敷。

洗疮药 洗诸般恶疮。

贯众 川芎 茵陈 地骨皮 荆芥 独活 防风 地扁蓄
甘草各二钱 当归三钱

㕮咀。水三碗煎三沸,去滓。通手洗之。

又洗药

白芷 荆芥 蒌蕤 何首乌 茯苓 苦参 川芎 白牵牛
防风 蔓荆子各一钱

为细末。用浆水四碗煎五七沸,临卧洗净,涂后药。

涂药

轻粉 白矾 舶上硫黄各等分

上为细末。用酥油调,临睡涂三次。

万宝代针膏 治诸恶疮,肿核赤晕,已成脓,不肯用针刺脓,此
药代之。但用小针点破疮头,却贴上膏药,脓即自溃,此秘妙良方。

蓬砂 血竭 轻粉各一钱半 金头蜈蚣一条 蟾酥半钱 雄黄一
钱 片脑少许 麝香一字

上为细末,用蜜和为膏。看疮有头处用小针挑破,以药些小纸
花上封贴,次早其脓自出。如腋下有㾏核儿名暗疔疮,或有走核,
可于肿处用针挑破,如前用之。忌鸡、羊、鱼、酒、面等物,吃白粥三
日为妙。

龙葵散 治诸恶疮,多出脓水不干。

龙葵即天茄子 景天即慎火草 黄连去须 天灵盖各一两 龙骨

木鳖子　乳香　黄蜀　葵花各半两

上为细末,入腻粉少许,蜜调。随疮大小,纸摊贴之。

神效方　治一切恶疮,医所不识者。

水银　黄柏　黄连　松脂黄明者　腻粉　土蜂窠着壁上者,南方多有之,或云螗蜋窠　甘草各等分

上将水银放掌中,以唾津杀为泥,入瓷器中,以生麻油和研,生绢滤如稀饧,和药末再研如稠饧。先温水洗疮,帛拭干涂之。一切无名疮,涂一次即差。有黄水者涂之随手便干,痒不堪忍者涂之立止,痛甚者涂之立定。治疥尤佳,抓破敷药。

乳香散　治远年恶疮。

乳香　腻粉各半钱　黄柏去粗皮　龙骨　大黄剉各三钱　麝香一字

上为细末。先以苦竹沥洗疮拭干,掺药。

熊胆膏　治一切恶疮。

熊胆研一钱　腻粉一钱二分半　雄黄研　麝香研,各半钱　槟榔研,一字

上研匀。于腊日用猪猪胆一枚,取汁和药,仍入在胆内,用绵绳系定揉匀,以松明黑焰熏遍黑,挂于阴处。如恶疮有指面大者,用如黍米大贴之;如钱大者,用如绿豆大贴之。恐药干难贴薄,以津唾调如稀糊涂之,仍用薄桦皮盖贴,以帛子系之,药不可多用。

乌金膏　治一切恶疮。

桑枝　槐枝　榆枝　枸杞枝　桃枝　柳枝

右各长一尺,粗如小指,俱一寸截劈四破。用油四两,炒令焦黑,滤去滓。入铅丹半两,蜡一两,复熬令黑色,倾在瓷合内候冷以新汲水浸,出火毒用,涂疮。

桃花散　治一切恶疮,生肌活血,治金疮去风。

乌鱼骨　虎骨　龙骨各一两　寒水石半斤,煅　白石脂　赤石脂　白敛各半两　黄丹少许

右入白及半两,同为细末。量疮大小敷贴。

丹 毒

《内经·运气》丹㷹皆属火。经云：少阳司天，客胜则丹疹外发及为丹㷹是也。《圣惠》云：夫一切丹毒者，为人身体忽然变赤如丹之状，故谓之丹毒也。或发手足，或发腹上如手大，皆风热恶毒所为，重者亦有疽之类也。若不急治则痛不可忍，久则坏烂出脓血数升。若发于节间，便令人四肢毒肿，入于肠则杀人，小儿得之最为急也。戴复庵云：发丹色状不一痒痛亦异，大概皆因血热肌虚风邪所搏而发，然色赤者多，以赤故谓之丹。宜消风散，入烧枫树子存性为末，酒调服。有发而色白者，谓之冷瘼。宜消风散杂黑神散酒调。此病多缘肌肉疏，为风邪所袭而成，风热则赤，风冷则白，今人但呼赤为丹白为瘼，所以用酒调土朱服之而愈者，亦以脾主肌肉，土能入脾，各从其类。古方亦名为瘾疹，非特分寒热，亦兼备四气，近世方论呼为白婆瘼。赤为血风，赤白二证并可用乌药顺气散，和消风散酒调服。白者多用顺气散，赤者多用消风散，病此者俱宜用藿香正气散煎。有人一生不可食鸡肉及獐鱼动风等物，才食则丹随发，以此见得系是脾风。脾主身之肌肉，藿香正气散乃治脾之药，而土朱亦入脾之药，此方屡试屡验。丹溪云：内伤癥者，胃气极虚，一身之火游行于外所致，宜补以降之。尝治一中年男子，痈溃后发热干呕，背发丹㷹，用诸般敷贴丹㷹药，及用刀于个个丹头出血，丹皆不退，后以半、陈、生姜加补剂，治呕不效，遂纯用参半两，归、术各钱半，浓煎一贴呕止，二三贴丹渐缓，热渐减，约五十余贴热始除，神气始复。

金花散 治一切丹毒，热痛焮赤。

郁金　黄连　黄芩各一两　糯米三合

上为末。每用蜜水调如泥，鸡翎扫丹上，干即易之。

治一切丹毒恶气攻刺，身体赤肿，疼痛不可忍。《简要济众》

车前草　益母草　地胆草

上等分。烂研涂，干再涂之。如无新者，只以干者为末，冷水调敷。

治一切丹毒恶气，五色无常，不即疗之，痛不可忍。若皮肤坏则出脓血，或发节解，则断人四支。此盖疽之类也，宜速治之方。

大蒜或小蒜

上杵如泥。厚涂之，干即再涂，以差为度。

又方　赤小豆一升　羊角烧灰，半两

上为末，鸡白和涂。如无羊角，即单用小豆亦良。

治一切丹毒，走皮中浸淫疼痛方。

蛴螬研

上以鸡子白和涂，干再涂。先刺破，涂之良。

治一切丹毒遍身。

芸薹子一两

上以酒一大盏，和研去滓，煎五七沸。无时温服一合。孙真人云：治丹神验方，捣芸薹叶，傅之即差。未愈，但三日内敷之。臣以正观十七年三月八日，内[1]江县，每以饮多至夜，睡中觉四支骨肉疼痛，目眩头疼，额角上如弹丸大肿，不得手近，痛至午时至右角，至夜诸处皆到，其眼合并不得开，几至于毙。县令周公，种种药治不差，经七日。臣自处此方，其效如神，故疏之以传于世。又，戴行之家传方云：如无青者以干者为末，水调敷。凡丹毒遍身，或连腰腹周匝，百方不能治，惟此辄能治之，凡治二十四般丹毒。

仙人水鉴治火丹

荞麦面　黄连各少许

上二味同研细，涂立差。切不得入油及盐。

孙真人曰：丹毒一名天火。肉中忽有赤如丹涂之状，大者如掌，甚者遍身，有痒有肿无定色。或有白丹，肉中肿起，痒而复痛，微虚肿如吹癗疹状。亦有鸡冠丹，赤色而起，大者如钱，小者麻豆粒状，如鸡冠色皮涩，一名茱萸丹。或有火丹，或有水丹，遍身起，遇水湿搏之，晃晃然如黄色，如有水在皮中，喜着眼及阴，此虽小疾，令人至死也。

---

〔1〕内：《说文》入也。内江县，引申为入江县。

治丹毒拓方

升麻　漏芦　芒硝各二两　栀子二十枚　黄芩三两　蒴藋五两

上件以水三升，浸良久，煮取二升。以故布染汁拓后，须服漏芦汤。

漏芦汤方　非里实证，不可用。

漏芦　白蔹　黄芩　麻黄　白薇　枳壳　升麻　芍药　甘草大黄各三两

上以水一斗，煮三升，分三服，快下之。无药之处，只单用大黄下之。

五香汤　主热毒气，卒肿痛结核，或似痈疽，使人头疼寒热。气急者，数日不除杀人方。

青木香　藿香　沉香　丁香　薰陆香各一两

上以水五升，煮取二升。分三服，不差更服之。

《刘涓子鬼遗方》治丹、痈疽始发，㶾热浸淫长成，**拓汤方**。

升麻　黄芩各三两　黄连　大黄各二两　当归　甘草炙，各一两芎䓖二两　芒硝三两　羚羊角屑一两

上㕮咀。以水一斗三升，煮取五升，绞去滓。铛中内芒硝，上火搅令成沸尽滓。稍分适冷热，贴帛拓肿上数过，其热随手消散。玉练，甘林所秘不传此方。

朱氏家传治火丹

伏龙肝　猪槽下土多年者　朱砂少许

上为末。鸡子清调，鹅毛扫。

又方

踯躅花根　曲蟮土　壁上多丝虫窠　百草霜　伏龙肝　猪槽下土

上如上法用之。

金花散《鬼遗》　治一切丹毒。

郁金　黄芩　甘草　山栀子　大黄　黄连　糯米以上各一两上七味，生为末。冷水和少生蜜调药，以鹅毛扫之。

圣涂散　长沙医者，郑愈传治大孕丹，诸般毒。

凌霄花　万州黄各一分　苎根半两,切、焙

上同杵烂,以酒和蜜同调服少许,仍涂丹上立效。

麻黄散《千金》　治恶毒丹及风疹。

麻黄　升麻　葛根各一两　射干　鸡舌香　甘草炙,各半两　石膏半合

上㕮咀。以水三升煮取一升。大人作一服,三岁儿分三服,日三。

《本事》治烟火丹发从背起,或两胁及两足赤如火。景天草,真珠末一两,捣和如泥,涂之。又方,治萤火丹从头起。慎火草即景天捣,和苦酒,涂之。

丹毒,蓝靛傅,热即易《子母秘录》。

《肘》丹者恶毒之疮,五色无常。苎根三斤,水三斗煮汁,每日涂之。

治赤丹。用黄瓜种中瓤水,去子以器贮之。用时以水涂患处。又方,用腊雪贮器中,久化为水,以水涂赤游妙。并《初虞世》

《丹》诸丹毒肿。蚯蚓矢水和敷之。《圣惠方》《外台》同

《千》**疗丹瘾疹方**。酪和盐煮。以手摩之,手下消。

治赤游风肿。荞麦面,苦酒调敷。《兵部手集》

〔杨〕治热赤游丹。栝蒌末二大两,酽醋调涂之。

治五色丹毒。煮栗皮有刺者,洗之佳。

拔毒散　治热毒丹肿,游走不定。

石膏　寒水石并生用,各四两　黄柏　甘草各一两

上为细末。以新水调扫之,或纸花子小贴尤妙。凉水润之。

十二件单方　治丹毒,或得一物瘥。

水苔　生地黄　生松叶　蒴藋叶　慎火草　浮萍　豆豉水和　大黄水和　栀子水和　黄芩水和　硝石　豆叶

上一十二味,但得一味捣以贴之,即瘥。赤小豆末,和鸡子涂之。无鸡子水和用之。

疗灶丹,从两脚赤如火烧。

上用五加叶,烧作灰五两,取煅铁槽中水,和涂之。

治丹毒瘤

蜈蚣干者,一条　白矾如皂子大　雷丸一个　百部二钱

上为细末,醋调涂之。

郭氏金黄散　治热毒丹流游走不定,疼痛不止。

寒水石二两　郁金一对　蓝实　大黄　黄柏　黄连　景天各一两

上为细末。用鸡子清调敷,水亦可。

【风丹】　痛者为丹毒,痒者为风丹。

贾宅小娘,风痒。黄精丸四十粒,与白术七分　枳实炒　黄芩四钱。

上分八贴,下之食前。

遍身风痒瘾疹。凌霄花细末,酒下一钱,立止。

鲍允中年五十岁,风丹痒甚,腹微疼,咽不利,面身微肿,五六日不退,两寸脉滑大实,右浮大,左浮弦小,以炒芩、炒连、归芎、芍地、桔草、黍粘、紫葳各一钱,防风、黄芪各半钱,凡五六贴而安。

《世》**河间神佑丸**。治风丹愈而复发,或隔一月发,或隔半年发者,此丸下之百发百中。方见杂病水肿门。

《丹》一人患风丹,遍身痒,咽酒得者。

浮萍半两　防风　黄芪　羌活三钱　当归二钱　干葛　麻黄一钱　生甘草半钱

〔世〕治冷丹风。

防风　甘草　白僵蚕　蝉退　川芎　白芷　茯苓　荆芥　陈皮　厚朴　苍耳子　人参

上为末。豆淋酒调服,二钱。

丹痒者,用韭叶掺些盐,与香油以手摩热,于丹上揩之,立愈。治风丹,用穿山甲洗去腥,于瓦上炒过存性,每一两入甘草三钱为末,米饮调服。治血风疙瘩疮,癞疮。浮萍捣取自然汁,豆淋酒下,四物浸酒下亦得。

《丹》用羊蹄菜根,于生铁上以好醋磨,旋旋刮取,涂患处,未瘥更入硫黄少许,磨涂之。

赤白游风

〔薛〕赤白游风，属脾肺气虚，腠理不密，风热相搏，或寒闭腠理，内热怫郁。或阴虚火动，外邪所乘。或肝火风热，血热。治法：若风热用小柴胡汤加防风、连翘；血热用四物加柴胡、山栀、丹皮；风热相搏，用荆防败毒散；内热外寒，用加味羌活散；胃气虚弱，用补中益气汤加羌活、防风及消风散；血虚用加味逍遥散；阴虚逍遥散、六味丸。若肝肾虚热，用六味丸，则火自息，风自定，痒自止。若用祛风辛热之剂，则肝血愈燥，风火愈炽，元气愈虚，腠理不闭，风客内淫，肾气受伤，相火翕合，血随火化，反为难治矣。一男子，秋间发疙瘩，此元气虚而外邪所侵也。先用九味羌活汤二剂，又用补中益气加羌、防而愈。后不慎起居，盗汗晡热，口干唾痰，体倦懒言，用补中益气汤加减八味丸而愈。一妇人，身如丹毒，搔破脓水淋漓，热渴头晕，日晡益甚，用加味逍遥散而愈。一妇人，患赤白游风，晡热痒甚。予用清肝养血之剂，不信。乃服大麻风药，臂痛而筋挛，又服化痰顺气之剂，四肢痿弱而殁。一妇人患前症，数用风药，煎汤泡洗，以致腹胀而殁。一女子，赤晕如霞，作痒发热，用加味小柴胡汤加生地黄、连翘、牡丹皮而愈。

如冰散　治风邪热毒，壅滞肌肉，荣卫不宣，蕴积成肿，血涩肤腠，如丹之状，风随气行，游无定处，邪毒攻冲，焮赤热痛。

朴硝五两，另研　寒水石　蛤粉各三两　白芷一两　片脑一钱，另研

上为细末，研匀。每用新汲水调，稀稠得所，以鸡翎涂扫，不令药干。

治赤游肿方

川大黄二两　慎火草五两

上各捣涂之，干即再涂。

治赤游肿流，遍身赤色，入腹即死方。

上用生猪肉敷上，数数换之。其肉虫、鸟俱不食，臭恶甚也。

紫白癜风 白驳 疬疡风

〔海〕**龙蛇散** 治风虚顽麻，遍身紫白癜风，瘾痒痛者。

白花蛇去骨,焙 黑稍蛇去骨,焙 草薢 天麻 黄芪 金毛狗脊 自然铜 骨碎补 枫香研 草乌头盐水浸,剉 地龙各一两 乳香 没药各三钱 麝香二钱

上为细末，酒糊丸梧子大。每服十五丸，酒下食后；为末，酒调服亦得。

〔罗〕**何首乌散** 治白癜、紫癜诸风，筋骨疼痛，遍身疥癣，手足擘裂，睡卧不稳，行步艰难，兼疗疬疾，眼断白仁，鼻梁崩塌，并宜服之。

何首乌 蔓荆子 石菖蒲 荆芥穗 甘菊花 枸杞子 苦参去芦 威灵仙各半两

上为细末。每服三五钱，食后温酒调下，或茶清、或蜜水亦得，日进二服。

当归散 治皮风，紫白癜风。

当归去芦 赤芍药 苦参去芦,各半两 赤土一两

上为细末。生猪脂二两，熬油去粗。同蜜一两，作一处调药，隔一宿。每服一大匙，热酒调下，空心、食后各一服。并忌鸡、鸭、无鳞鱼、豆腐等物。

《本事》**乌头丸** 治宿患风癣，遍身黑色，肌体如木，皮肤粗涩，四肢麻痹。

草乌头一斤

入竹箩内以水浸，用瓦片于箩内就水中泷洗，如打菱角法。宜候泷洗去大皮及尖，控起令干。用麻油四两、盐四两。入铫子内炒令深黄色，倾出油，只留盐并乌头，再炒令黑色烟出为度。取一枚劈破，心内如米一点白恰好。如白多再炒，趁热取罗为末，用醋糊丸如桐子大。每服三十丸，空心晚食前，温酒下。真州，资福庵，文雅白老有此疾，服数年黑黯顿除，脚力强健，视听不衰。有一宗人，

遍身患紫癜风,身如墨,服逾年,体悦泽。予服之一年,诸风疥疮疡皆瘥。性差热,虽云去毒,要之五七日作乌头粥,啜之为佳。粥法,用豫章集中者佳。

治紫白癜风涂药

白矾　绿矾　生砒霜各一钱

上研极细如粉。用生茄子蒂,蘸擦患处,先浴后擦。

三黄膏　治紫白癜风疮癣疥。

雄黄　雌黄　砒霜各半钱,并另研　白矾　黄丹并另研　蛇床子为末　茼茹各一两　白胶香另研　轻粉各一钱

上件用清油四两,入巴豆四粒煎黄色。去巴豆入诸药;又入黄蜡少许,熬成膏子。先用荆芥汤洗,后用药擦,神效。

四神散　治紫白癜风。

雄黄　雌黄　硫黄　白矾各等分

上研为细末。每用时,先浴令通身汗出,次用生姜蘸药擦患处良久,热汤洗。当日色淡,五日除根。

又方

紫癜白癜两般风,附子、雄黄最有功;姜汁调匀茄蒂蘸,擦来两度更无踪。

〔世〕紫白癜风,贝母为末,以胡桃肉蘸,洗浴后擦之,神效。又方,以信石好者为上,研极细,用真香油调如薄粥,过一宿,取清油敷之愈。又方,用金狮草,挪碎擦之,累效。

《丹》又方　杜大黄　飞矾

上以肥皂为丸,擦之。

【紫癜风】　夫紫癜风者,由皮肤生紫点,搔之皮起而不痒痛者是也。此皆风湿邪气,客于腠理与气血相搏,致荣卫否涩,风冷在于肌肉之间,故令色紫也。

白花蛇散　治紫癜风。

白花蛇二两　晚蚕蛾二钱半　白僵蚕炒　乌犀角屑　麻黄去节　何首乌　天南星姜制　天麻　白附子炮　桂心　草薢酒浸　白藓皮　羌活去芦　蔓荆子　防风去芦,各半两　磁石一两,醋淬为末,研

上为细末,入研令匀,每服二钱,食前温酒调下,忌热面、猪、鱼、蒜等物。

酸石榴丸　治紫癜风,其效如神。

酸石榴七枚,去皮,瓷盆内盛,随炊饭甑上蒸烂,绞取汁　羌活去芦　防风去叉　薄荷叶　人参去芦,各一两　芜蔚子　白附子炮　苦参去芦　乌喙　犀角屑各半两　冬消梨二十枚,去皮核,捣绞取汁

上件为末。取前二味汁煎如膏,和丸如梧桐子大。每服二十丸,温酒送下,不拘时候。

桑枝煎　治紫癜风。

桑枝十斤　益母草三斤

上件用水五斗,慢火煮至五升,滤去粗,入小铛内熬为膏。每夜临卧服半合,温酒调下。

硫黄膏　治紫癜风。

硫黄　白矾并细研,各一两　硇砂细研　白附子各半两　附子　雄黄细研,各七钱半　蛇蜕一条

上为细末,入研令匀。用清油四两,黄蜡二两,先煎油三五沸,下蜡后入药末煎成膏。每取涂所患处,日三度用之。

灰藋膏　治紫癜风。

灰藋草不以多少,烧作灰用,重纸衬水淋取汁,熬膏　虾蟆灰　白矾灰　硫黄各半两　雄黄二钱　朱砂七钱半　水飞　腻粉研　麝香各一钱,研

上外药为细末,同研令匀。用灰藋膏调涂所患处,干即再涂之。

治紫癜风

硫黄二两,细研

上先用粗布,擦患处令伤。用面油调药末如膏,一日三度涂之。

【白癜风】　夫肺有壅热,又风气外伤于肌肉,热与风交并,邪毒之气伏留于腠理,与卫气相搏,不能消散,令皮肤皱起生白斑点,故名白癜风也。

乌蛇散　治身体顽麻,及生白癜风。

乌蛇三两,酒浸　白僵蚕炒　独活去芦　天麻　胡麻子各二两　天南星二钱半　白附子炮　川乌头炮,去皮、脐　桂心　防风去芦　细辛去苗　枳壳去穰,麸炒　蝉蜕各半两

上为细末。每服二钱,温酒调下,不拘时。

防风汤　治白癜风。

防风去芦　地骨皮　山栀子　王不留行　荆芥穗　恶实　人参去芦　生干地黄各一两　甘草炙,七钱半

上㕮咀。每服五钱,水二盏,入恶实根少许,煎至一盏半,去粗。温服不拘时候,日进二服,大有神效。

苦参散　治肺藏久积风毒,皮肤间生白癜不止。

苦参去芦,三两　松脂　附子去皮、脐　栀子仁　木兰皮　露蜂房各一两　乌蛇二两,酒浸

上为细末。每服二钱,温酒调下,不拘时候。

摩风膏　一治白癜风。

附子　川乌头　防风各二两　凌霄花　踯躅花　露蜂房各一两

上件细剉。用猪脂三斤煎炼,看药黄焦,去粗候冷,收瓷合中用。摩风癜上,以差为度。

又方

硫黄　密陀僧　腻粉　乳香四味并另研　杏仁　白僵蚕炒

上为细末,酥调成膏。用浆水洗疮,以生布擦破涂之,日夜四五次,甚妙。

治白癜风

红灰藋草　苍耳根茎各五斤　茄子根茎三斤

上件并晒干,一处烧灰。用水一斗,煎汤淋取汁,却于铛内熬成膏,以瓷合盛;用好乳香半两研,又入铅霜、腻粉各二钱半相和,入于膏内,用炼成黄牛脂二两,入于膏内调搅令匀。每取摩涂所患处,一日涂三上,夜涂一上。

治白癜风胡桃涂之

胡桃初生青者,五枚　硫黄半两,细研　白矾二钱半,细研

上件和研为膏。日三两次涂之瘥。

治白癜风

附子一枚,生用　硫黄半两,研　鸡子三个,用米醋浸经七日,看壳软取出,用白调药

为细末。用米粉二钱半,更研令匀,鸡子白调涂之。

玉粉膏　治白癜风。

白矾　硫黄各半两

上件同研如粉。用醋调涂即瘥。

治白癜风如雪色

硫黄　香墨各一两半

上件同研如粉。用生布揩癜上微伤,用醋和如膏涂之,作疮未差更涂。

三圣膏　治白癜风。

硫黄生研　黄丹各半两,研

上件用生绢袋盛,紧缚定。蘸生姜自然汁于白癜上搽之,日夜十次自愈。

治白癜风

草乌半两　巴豆二钱半

上为细末。以醋和为剂,用绢布裹定。浴后擦之,其药力自下矣。

紫桂散　治白点渐长如癣。

桂不以多少,去粗皮

上为细末。唾津和调傅,每日三四次涂敷之甚妙。

又方　萝卜白汁　生白矾三钱　先用生布揩令微破,调之,不过三上差。

又方　楸木白皮　细剉。用水伍斗煎取五升,滤去粗,于慢火上再熬如稠膏,用不津器收。每用膏以手摩涂所患处,日三五次上效。

治白癜风淋洗

桑柴灰三斗

上内大甑内蒸,使气溜下釜中,取汤淋汁热洗,不过五六度差。

【白驳】

《病源论》云：风白驳者，面及颈项、身体、皮肉色变白，与肉色不同，亦不痒痛，谓之白驳。此亦是风邪搏于皮肤，血气不和所生也。夫白驳者，是肺风流注皮肤之间，久而不去之所致也。多生于项面，点点斑白，但无疮及不瘙痒，不能早疗即便浸淫也。

治面上风白驳

弊帛　蟾头　蛇蜕皮　故麻鞋底　茗苈　甑带各一两

上件药，以月蚀之夜，盛蚀时合烧灰为末。每服一钱，温酒调下，日进三服。更用此散醋调涂之甚妙。忌鸡猪、鱼肉、大蒜等物。

治白驳

硫黄研细　草决明　半夏生用　槲树皮烧灰，各一两　蛇蜕皮一条，烧灰

上为末。用清漆和之，薄涂白处。欲涂药时，先用巴豆中截摩白处，令皮微起，却敷药二三遍即愈。

又方

雄黄　硫黄并细研　附子生用，各一两

上为细末，醋调涂之。

又方

雌黄　硫黄各二钱半　蛇蜕皮二条，烧灰

上件同研为末，用醋调如膏。先以巴豆中截揩白处令皮起，然后敷药三二遍差。

又方　硫黄研　川乌头各一两　为细末，醋调涂之。

又方　桂心为末以唾调涂驳上，日再涂即愈。

又方　取树孔中水，温热洗之。然后捣桂心、牡蛎等分为末，用面油调涂白驳上，日三夜一。

又方　先用新布擦令赤，用醋摩巴豆涂之效。

又方　鳗鲡鱼脂

上先洗拭驳上，擦令微痛。用鱼脂涂之一上，便愈。

治白驳　用蛇蜕烧末，醋调敷上神效。

【疬疡风】

夫风邪积热居于肺府，久而不散，流溢皮肤，令人颈边、胸前、腋下、自然斑驳，点点相连，其色微白而圆，亦有紫色者，亦无痛痒，谓之疬疡风也。凡此皆风之与热，伏留肌腠之间，气血不和乃生此疾也。

乌蛇散 治疬疡风，斑驳如白癜。

乌蛇三两 犀角屑一两 防风 羌活并去芦 黄芩去芦 苦参去芦。各二两 人参 丹参 玄参 沙参各去芦 桂心 秦艽去芦土 川芎 栀子仁 白鲜皮 川升麻 通草 白蒺藜 枳壳麸炒，去穰，各一两

上为细末。每服二钱，温酒调下，食后良久服之。忌鸡猪、鱼蒜、热面等物。

炊帚散 治面及项忽生白点[1]，状如白癣，名曰疬疡。

故炊帚 甑带 鞋底 蛇蜕皮各半两

上件四味，以月蚀夜，伺候月正蚀时，都烧之成灰，研令细。每服二钱，温酒调下，不拘时候。仍用醋调药如膏，涂敷驳上即消。

又方 乌蛇一条

上为细末。每服二钱，用热豆淋酒调下，日进三服。

女萎膏 治身体疬疡斑驳。

女萎 附子 鸡舌香 木香 白芷各半两 麝香研，一钱

上件细剉。用腊月猪膏半斤，煎药看黄焦便去滓，入麝香搅令匀，放凝。用粗布擦斑驳上微疼，涂之即瘥。

蜀水花膏 治疬疡。

蜀水花 鹰粪白 白附子 白敛 当归各一两 麝香一钱，另研

上件剉碎。用猪脂一斤，合煎诸药，焦黄去粗，候冷。入麝香搅令匀，于瓷合中盛。先擦微破，敷涂之。

苍耳丸 治疬疡风。

苍耳叶不计多少，阴干 莨菪子

---

〔1〕白点：点字原脱，据四库本补；修敬堂本作"癍"。

上为细末。每用五两,取粟米二合煮作粥,即研如膏。却用蓖麻子淘去浮者,炒令黄黑色,捣为末,用一两相和令匀,丸如绿豆大。每服二十丸,空心,温酒送下,晚食前再服。

又方

附子　硫黄各半两,研　苍耳一握,阴干

上为细末,用醋调。先以生布揩擦,微赤破,敷涂之,干即更涂。一方,加铁精,无苍耳。

又方　葫藘二斤　防己半斤并烧灰,用水淋取酽汁。洗疬疡讫,后别用醋研防己,涂之即愈。

又方

羊蹄草根。蘸醋于生铁上磨,旋旋刮取,涂于患处。未瘥。更入硫黄少许,同磨涂之。

又方

青胡桃皮三枚　硫黄二钱半,细研

上件烂捣,入酱少许,更研令匀。先用泔清洗之,然后涂于患处。

又方　乌贼鱼骨,用三年陈醋研磨如糊。先用生布擦令肉赤,即涂其上。

又方　五月收赤脚蜈蚣,烧灰醋调涂之。

又方　用自死蜣螂为末。先用布揩擦患处令热,敷之一宿即瘥。

乌　白　癫

【乌癫】

夫癫疾皆是恶风及犯触忌害所得,初觉皮毛变黑或淫淫苦痒如虫行,或眼前见物如垂丝,言语无定,心常惊恐。皮肉之中,或如桃李,瘾疹赤黑,手足顽麻,针刺不觉痛,脚下痛顽,不得踏地。凡食之时,开口出气,而鸣语亦如是。身体生疮痛痒,而时如虫行。或两肘如绳缚,此名乌癫,又有黑癫。凡二癫之症,大同小异,故不别录也。

猬皮丸 治乌癞

猬皮　蚺蛇头各烧存性　魁蛤各一枚　蜈蚣一条半　虻虫去头足翅　蛴螬焙干　红娘子去头足翅　水蛭糯米炒熟　螌蝥去头足翅　蜘蛛焙，各三个　鲮鲤甲三片　龙骨研　川椒炒　川大黄　黄连　麝香研　桂心　水银各半两　石膏细研　川芒硝各一两　白矾枯　滑石研、水飞　甘遂与胡麻同炒，以胡麻熟为度，各二钱半　附子二枚，炮去皮脐　巴豆去皮膜心油　雷丸各十五粒

上为细末，入研令匀。炼蜜和丸如小豆大。每服一丸，温水送下，空心、临卧各一服；未觉每服加一丸。如小便茎中痛，即有虫下皆死也，细观形状。痛多即减一丸，痛少则加至二丸，以瘥为度。

上方乃攻毒取虫之峻剂，非灼知藏府有虫毒及精神可胜攻下者，不可轻服！仍参薛氏治疬风变症类症治法，用之。见杂病准绳，第五。

治乌癞，皮肤变黑生疮肿痛，杀虫雄黄药涂之。

雄黄水飞　金星石　银星石　紫石英　白石英　太阴玄精石　马牙硝　白矾各一两

上为细末。入瓷合中，用白土泥固济候干，用炭火五斤，煅通赤即止。以土盖罨药合，候来日取出，于湿地上纸衬盆盖，出火毒三伏时。再研如粉，取枫树胶煮汁和调。每日用涂之，以差即止。

硫黄散 治乌癞疮，久不瘥。

硫黄　雄黄　雌黄　金星石　银星石　握雪石　水浮石　寒水石　密佗僧　马牙硝　不灰木　槐白皮　蝉蜕　乱发灰　蜂窠灰　蜗牛子　牡蛎　麝香以上各一钱　白矾五钱

研细。用水银半两，以津唾杀研如泥，另入腻粉二钱半，用生清油四两调匀。每于患处遍涂之立效。

大黑神膏 治乌癞，及诸癞遍身生疮，及多脓血。

川乌头　芎䓖　川升麻　防己去皮　黄柏　藜芦　黄连　白矾细研　雄黄　雌黄并细研　胡粉各半两研　巴豆　杏仁各十四粒　松脂　乱发各如鸡子大

上剉如大豆粒。用猪脂贰升并药同煎,以乱发消尽为度。绵滤去粗,后入雄黄、雌黄、胡粉、白矾搅匀,收入瓷器中。每用涂于疮上,一日至夜三次涂之。每次以热盐汤洗过,然后更涂之。药勿令入口、眼。

治乌癞杀虫

雌黄不拘多少

上研如粉。用醋和鸡子黄搅匀,涂于疮上,干即再涂。

蜂房酿酒　治乌癞。

露蜂房五两　苦参四斤

上件细剉。用水三斗煮取一斗二升,去粗。浸曲四斤半,炊糯米三斗,入曲糵搜拌如常酝法。酒熟压去糟。每温一小盏,食前服之。

【白癞】　夫白癞病者,其语声嘶嗄,目视不明,四肢顽疼,身体大热,心中懊恼,手脚缓纵,背膂拘急,内如针刺,或生瘾疹而起,往往正白在皮肉里,鼻有息肉,目生白珠,当于瞳子视无所见,名白癞也。

白花蛇散　治癞病,语声嘶嗄者。

白花蛇酒浸　晚蚕蛾去头足翅　天麻　槐子　羌活　防风各去芦蔓荆子　威灵仙　白鲜皮　枳壳去穰,麸炒,各一两　甘草炙,半两

为细末。每服二钱,温酒调服。不拘时,日进二服。

鲮鲤甲丸　治白癞。

鲮鲤甲三片　蝮蛇半条　魁蛤半枚　水蛭生用　蜘蛛生用　蟹蝥去头足翅　虻虫去足翅,各二个　蛴螬生用,三个　蜈蚣一条　龙骨半两,研石膏一两,细研、水飞　白矾枯　滑石　川芒硝　硝石　水银与硝石点楮汁,研令星尽　川大黄　黄连　桂心各半两　附子炮去皮脐,二枚　雷丸十枚　巴豆十二粒,去皮、心、膜、油　川椒二钱半

上为细末,炼蜜和丸如梧桐子大。每服二丸,空心、临卧温水送下,日进二服。

天麻煎　治白癞。

天麻一斤　天蓼水三斤

上件剉,如大豆粒。用水三斗,入银锅或石锅中熬至一斗二升,滤去柤,却于慢火上熬如稀饧。每服半匙,食前、用荆芥薄荷酒调下。

又方　治白癜。

马鞭草不以多少　为细末。每服一钱,食前、用荆芥薄荷汤调下。

苦参酒　治周身白点如脂、如榆荚。搔之白屑落,或痒、或痛。色白渐展,世呼白癜。

苦参五斤　露蜂房五两　猬皮一具

上剉碎。用水三斗煮取一斗,去柤。浸细曲五斤,炊黍米三斗,拌如常酝法,酒熟压去糟。每于食前温饮一小盏。

治白癜。

蝎螫十四枚　大蝮蛇一条,干者首尾全

上件用酒七升,入瓷瓶中,用糠火煨酒及一升,滤去柤,收瓷合中。每用薄涂于白癜上。

瘾　疹

孙真人论曰:《素问》云,风邪客于肌中则肌虚,真气发散,又被寒搏皮肤,外发腠理,开毫毛,淫气妄行之则为痒也。所以有风疹瘙痒,皆由于此。又有赤疹者,忽然起如蚊虫咬,烦痒极者,重抓疹起,瘙之逐手起。又有白疹者发冷;亦有赤疹,盖赤疹者发热。夫风瘾疹者,由邪气客于皮肤,复遇风寒相搏,则为瘾疹。若赤疹者,由冷湿搏于肌中,风热结成赤疹也,遇热则极,若冷则瘥也。白疹者,由风气搏于肌中,风冷结为白疹也,遇冷则极,或风中亦极,得晴明则瘥,着厚暖衣亦瘥也。其脉浮而洪,浮则为风,洪则为气,风气相搏,则成瘾疹,致身体为痒也。　丹溪云:疹属热与痰,在肺清肺火降痰,或解散出汗,亦有可下者。疹在表者,消毒饮子、防风通圣散;在里者,大柴胡汤、四顺饮子,虚者补中益气汤,皆同伤寒施治也。　朱院君三十余,久患瘾疹,身痹而紫色,可与防风通圣散加牛蒡子为极细末。每二钱水盏半，入姜汁令辣，煎。食前、热饮之。

或问斑疹何如？曰：方论皆谓缘肌中有湿，若凉热之气所折，热结不散则成赤疹。若因风邪所折，风热相搏则成白疹。赤疹得热则剧，得冷则减，盖热气郁于内，故恶热宜冷。白疹得阴雨则甚，得晴则消，盖热气散释于外，故恶冷宜热。热搏于血分，其邪因并发于表则赤。若风湿搏于气分，则气液不行，因邪并发于表则白。夫如是然与治法相应，邪热者，故恶热而喜凉，邪湿者，故恶雨而喜晴矣。方论中又有风痦瘟者，即《内经》所谓汗出见湿，乃生痤痱。又曰：劳汗当风，寒薄为郁乃痤痱，即瘾疹属也。皴，痦瘟类也，此皆谓外邪郁肌肉玄府之热者矣。然则与《内经》言少阳少阴而君相二火，客热之胜为丹疹外发者，方论中则无有也。故人气、君相二火郁发而变者，宜乎未之及耳。若此条是人气所变之一者也，故二火郁发出血气之表与外邪所郁无异。更有小儿发痘疮之外必有出疹二次，亦是君相二火发出未尽之胎毒也。

初虞世治皮肤风热，遍身生瘾疹。牛蒡子、浮萍等分，以薄荷汤调下二钱，日二服。

苦参丸[1]　《衍义》有人病遍身风热细疹，痒痛不可任，连脑、胫、脐、腹及隐处皆然，涎痰亦多，夜不得睡。

以苦参末一两　皂角二两，水一升揉滤取汁，银石器熬成膏，和苦参为丸如桐子大。食后温水服二十丸，次日便愈。

《千金方》治法，白疹宜者矾石汁拭之；或煮蒴藋和少酒以浴之良。姚氏，以治赤疹或煮石南汁拭之良，或水煮鸡屎汁拭之，余一切如治丹方法。俗呼为风屎，亦名风尸。盛者石南汤主之。

石南汤《神巧方》亦名石南根饮子　治风瘾疹，瘙之则作疮。风尸身痒，卒风面目肿起。

石南叶《神巧》用根　干姜炮　黄芩　细辛去苗　人参去芦,各一两
桂心　麻黄去节　当归　芎䓖各一两半　甘草炙,二两　干地黄七钱半

---

〔1〕苦参丸:原脱,据本书卷五"瘾疹"目录补。

食茱萸一两二钱半

上为㕮咀。每服四大钱,水一大盏,好酒二合,同煎至八分,去粗。热服不拘时候,衣盖令出汗。

加味羌活饮　治风寒暑湿外搏肌肤,发为瘾疹,憎寒发热,遍身瘙痒,随藏气虚实,或赤或白,心迷闷乱,口苦咽干。

羌活　前胡并去芦,各一两　人参　桔梗并去芦　甘草炙　枳壳去穰,麸炒　川芎　天麻　茯苓去皮,各半两　薄荷　蝉蜕去头,各三钱

上为细末。每服三大钱,水一盏,生姜三片,煎至七分,去粗。温服无时。

羚羊角散　治风瘾疹,遍身痒痛,心胸满闷。

羚羊角屑　白鲜皮　白蒺藜　防风去芦　麻黄去节　甘草炙　羌活去芦,各一两　枳壳麸炒去穰,半两　人参去芦　杏仁去皮尖,麸炒　黄芩各七钱半　生干地黄

上为㕮咀。每服四钱,水一中盏煎至五分,去粗。入酒一合,更煎一两沸温服。

桦皮散　治肺藏风毒,遍身疮疥及风瘾疹。

枳壳去穰,用炭火烧存性　桦皮烧灰,各四两　甘草炙,半两　荆芥穗　杏仁各二两,麸炒去皮尖

上件除杏仁用水一碗,于银器内熬去水一半已来,放令干,另研令细;次用诸药末同研匀,于瓷合内收之。每服三钱,食后温酒调下。

犀角散　治风瘾疹,心闷。

犀角屑　川升麻　人参　玄参　沙参　防风四味,各去芦　白鲜皮　白蒺藜各一两　甘草炙　马牙硝各半两,研　牛黄二钱半,研细

上为细末,入牛黄末同研令匀。每服二钱,用竹叶汤调下,不拘时。

鬼箭羽散　治风瘾疹,累医不效。

鬼箭羽　白蒺藜　防风去芦　白敛　甘草炙　白矾枯,各一两

上为细末。先用粟米粉五合粉身了。每服二钱,温熟水调下,不拘时。

漏芦丸　治风瘾疹。

漏芦一两　枳壳麸炒,去穰　苦参各三两　防风去芦　川大黄煨
乌蛇

上为细末。炼蜜和捣三二百下,丸如梧桐子大。每服三十丸,
用温浆水送下,食后服。

枫香丸　治风瘾疹,痒不可忍。

枫香　白鲜皮　白蒺藜　蛇床子　羚羊角屑各一两　川乌头
炮,去皮脐　藁本去芦　仙灵脾　蔓荆子　莽草　赤箭各半两

上制服法,同前。

加味乌荆丸　治瘾疹上攻头面。赤肿瘙痒,抓之皮脱落作疮
作痒,或痛淫液走注,有如虫行。

川乌头汤洗、浸三五次,去皮尖,焙干　荆芥穗各半两　当归水浸三日,
洗、焙干秤,一两　薄荷五钱

上为细末。醋煮糊和丸如梧桐子大。每服五十丸,温酒或茶
清送下。治风瘾疹,疼痒不可忍。

赤土不拘多少,细研

每服一钱,空心温酒调下。

治遍体疹风　侧子作末冷酒调服。

治风瘾疹,痒不止。

枳壳麸炒,去穰,三两为细末。每服三钱,水一中盏煎至七分,去
滓。温服无时。一方,水煮枳壳,为煎,涂之。

治风疹入腹,身体肿,舌强干燥。

蔓菁子三两,为细末

每服二钱,温酒调下。

又方

白蜜一合　酒二合二味调和,空心温服。

又方

白僵蚕不拘多少,焙令黄色

上为细末。用酒调服之,立瘥。

乌蛇膏　治风瘾疹,结肿攻冲,遍身发热痒痛,及治筋脉挛急。

乌蛇　当归去芦　木鳖子去壳　枳壳去瓤　大黄各一[1]两　天麻　附子　乌喙　天南星　桂心　细辛去苗　吴茱萸　羌活去芦　苍术去粗皮　防风　牛膝　川椒　白芷　白僵蚕　干蝎各半两

上件药并生用剉碎。以头醋半升，拌浸一宿。用腊月炼成猪脂二斤于铛中，入药以慢火煎，看白芷变黄紫色下火，滤去相令净，入于瓷合内盛之。用摩涂于所患处立效。

蒴藋膏　治风瘙瘾疹，皮肤中苦痒，搔之血出。

蒴藋根　蔷薇根各二两　白蒺藜　附子　独活去芦　白芷　防风去芦　苦参去芦　川升麻　漏芦　汉防己　川椒　木香　蛇衔草　茺蔚子　枳壳一方，作枳实　莽草犀角屑各一两

上件并生用细剉。以头醋浸一宿，明旦用铜石银锅中盛，慢火上。以腊月炼成猪脂二斤半，与药同煎，令白芷赤色膏成，滤去相，盛瓷合中。每取涂摩患处，累用即瘥。一方，无蔷薇根。

莽草膏　治身体赤瘾疹而痒，瘙之随手肿起。

莽草七钱半　当归　芎䓖　大戟　细辛　芍药　芫花　川椒　踯躅花　附子　蒴藋根各一两　苦参二两　猪膏成炼者，三斤

上件细剉。用酒浸一宿，猪膏煎之，候附子色黄膏成，去相。以敷病上，日三用之。

青羊脂膏　治风热赤疹，搔之逐手作疮。

青羊脂四两　甘草　芍药各三两　白芷　白及　黄芩　防风去芦　黄芪　升麻　寒水石各一两　石膏　竹叶切，各一升

右为咬咀。先用水八升煮石膏、竹叶取四升，去相，浸诸药。猪脂二斤合煎，膏成。敷病处效。

蒴藋煎　治赤、白风瘾疹。

蒴藋根　白蒺藜　兔藿　细辛　虎杖各三两　辛夷　白矾　盐各二两

上剉并生用拌匀。每药五两，水一斗煮取二升，去相，再煎至半斤。用绵蘸药涂患处，频涂之即效。

---

〔1〕一：原脱，据四库本、修敬堂本补。

治风肿及瘾疹

白矾　石灰各一两

上件为末。用生姜自然汁调和如稀糊。薄涂患处，日用一上效。

治风瘾疹，宜用**枫香汤**洗之。

枫香半斤　芎𦫶　川大黄　黄芩　当归　川升麻　甘草　射干各二两　苦参三两　蛇床子一两

上件药并生用㕮咀。每用五两，水一斗煮取五升，去柤。看冷热洗病上，日三五度。

治风身体生瘾疹，宜用**蒴藋根汤**洗之。

蒴藋根　蒺藜苗　当归各五两　蛇床子　细辛各二两

上件细剉。用水一斗五升煮取一斗，去柤。看冷热洗患处，日用三五度，药水冷，再温用之。

地骨皮汤　治风瘾疹。

地骨皮半斤　当归四两　盐二两　白矾末一两

上件细剉。每用药五两，水九升煎取二升，去柤再煎至一升，收瓷器中。用绵蘸拭患处，五七度瘥。

治风瘾疹，淋洗神效。

蒴藋　白蒺藜　白矾细研，后入　茵芋　马蔺子　茺蔚子　细辛　扁竹各二两

上剉。用醋浆水一斗煮取五升，去柤。入白矾洗之。

治风瘾疹，百治不瘥神效。

白矾五两

上为末。用酒三合小便一升，煎如稀膏。以绵蘸药于上，轻手揩之令热彻入皮肤，其风疹须臾消散。一方，只用白矾末，酒浸，帛蘸染患处。

治十种瘾疹。

上用石灰不拘多少。研极细，和醋浆水涂疹上，随手即减。《千金方》用石灰淋取汁，洗之良。

又方　蒴藋煮汤，和少酒涂之，无不瘥。亦可作汤浴。

治瘾疹痒　芫蔚子茎，作汤浴之良。

治风疹痒不止。

芸薹菜三握捣取汁，于疹上熟揩，时时取少药，揩令热彻，又续煎椒汤洗之。

又方

蛇蜕皮一条。水一升煎取半升。鸡翎蘸热药汤，涂上即瘥。

单方　治面目身体生瘢，或痒或瘰子肿起，不即治，甚杀人。

上用羚羊角烧为灰，研令极细。以鸡子清和涂之，极神验。无鸡子，水和涂亦妙。

瘾疹入腹，亦能杀人。用蚕砂，煎浓汤洗之。

风瘙瘾疹成疮

夫风邪客热在于皮肤，遇风寒所伤则起瘾疹。热多则色赤，风多则色白，甚者痒痛，搔之则成疮也。

卷柏散　治风皮肤瘾疹，及风热生毒疮。

卷柏　枳壳麸炒,去穰　羌活去芦　麻黄去节　五加皮各一两　赤箭　天竺黄　藁本去芦　防风去芦　芎䓖　黄芪　桑耳　犀角屑各半两　乌蛇二两,酒浸

上为细末。每服二钱，食前薄荷汤调下。忌热面、鸡、猪、鱼、蒜等物。

丹参散　治风瘙，皮肤赤，瘾疹瘙痒，随搔生疮。

丹参　人参　苦参并去芦　雷丸　牛膝酒浸　防风去芦　白附子炮　白花蛇酒浸,二两

上为细末。每服二钱，食前煎甘草酒，放温调下。

升麻膏　治诸热风毒气，攻冲皮肤，搔生瘾疹，赤起生疮，兼有黄水结为脓疱痛。

川升麻　白敛　漏芦　枳壳　连翘　蓝叶　黄芩　栀子仁蒴藋根　玄参去芦　大黄　蛇衔草　川芒硝　犀角屑各一两

上件细剉。用竹沥三升拌匀，经一宿，用成炼猪脂二斤同煎，

候白敛色焦黄,绞去粗,令凝用。摩涂患处,日六次瘥。

治风瘙瘾疹,遍身皆痒,搔之成疮。

茵陈生用 苦参各五两

上件细剉。用水一斗煮取二升,温热得所。蘸绵拭之,日五七度瘥。

又方

蚕砂一升

上用水二斗煮取一斗二升,去粗。温热得所,洗之,宜避风处。

疥 癣

夫疥癣者,皆由脾经湿热,及肺气风毒,客于肌肤所致也。风毒之浮浅者为疥,风毒之深沉者为癣。盖癣则发于肺之风毒,而疥则兼乎脾之湿热而成也。久而不愈,延及遍身,浸淫溃烂,或痒或痛,其状不一,二者皆有细虫而能传染人也。疥有五种。一曰大疥,燉赤痒痛,作疮有脓。二曰马疥,隐起带根,搔不知痛。三曰水疥,痞瘟含浆,摘破出水。四曰干疥,痒而搔之,皮起干痂。五曰湿疥,薄皮小疮,常常淫汁是也。癣之状起于肌肤,瘾疹或圆或斜,或如莓苔走散,内藏汁而外有筐,其名亦有六焉。一曰干癣,搔则出白屑,索然凋枯。二曰湿癣,搔则多汁,浸淫如虫行。三曰风癣,搔则痹顽,不知痛痒。四曰牛癣,其状如牛领之皮,厚而且坚。五曰狗癣,时时作微痒,白点相连。六曰刀癣,则轮郭全无,纵横不定是也。治法当以杀虫、渗湿、消毒之药敷之,内服和脾清肺,除风散湿之剂,庶绝其根。又面上风癣,初起痞瘟,或渐成细疮,时作痛痒,发于春月,名吹花癣,女人多生之。此皆肺经蕴积风热。阳气上升,发于面部,或在眉目之间,久而不愈,恐成风疾。治法当清心火,散肺经之风热,然后以消毒散热之药敷之,则自愈矣。戴院使云:此虽皮肤小疾不足为害,然疮有恶疮,癣有顽癣,疥瘔嗜肤[1],

---

[1] 嗜(cǎn 惨)肤:叮咬肌肤。《庄子·天运》:"蚊虻嗜肤,则通昔不寐矣。"

尤为烦扰,甚至经年累月不能脱洒。凡病此者,不当专用外敷药,须内宣其毒可也。升麻和气饮、消毒饮、四顺清凉饮、犀角饮皆可用。

通治疥癣方

升麻和气饮 治疮肿疖疥痒痛。

升麻 桔梗 苍术 干葛 甘草 大黄煨,各一钱 陈皮二钱 当归 半夏 茯苓 白芷 干姜 枳壳各五分 芍药一钱半

上作一服。水二盏煎至一盏。食远服。

当归饮子 治疮疥风癣,湿毒燥痒。

当归 川芎 白芍药 生地黄 防风 白蒺藜 荆芥各一钱半 何首乌 黄芪 甘草各一钱

上作一服。水二盏煎至一盏。食远服或为末亦可。

除湿散 大治一切风毒疥癣瘾痒,状如风癞。

苦参 何首乌 荆芥穗 蔓荆子 薄荷各一两 白芷 天麻 川芎 防风并生用 乌蛇酒浸一宿,焙干,各半两

上为细末。每服三钱,茶酒任调下,无时,日进三服。六日一浴,令汗出血气宣通,六日肤泽如故。

苦参丸 治遍身瘙痒,癣疥疮疡。

苦参四两 玄参 黄连去须 大黄剉碎,炒香 独活去芦 枳壳去穣,炒 防风去叉,各二两 黄芩去黑心 栀子 菊花各一两

上为细末。炼蜜和捣千余下,丸如梧桐子大。每服三十丸,食后浆水下,日进三服,茶酒任下亦得。

四生散 治肾藏风,疥癣等疮,及眼目昏花,视物不明。

白附子下注生疮,用黑附子 黄芪 沙苑蒺藜 羌活各二两

上为细末。每服二钱,空心盐酒调下。若于猪腰子切开,夹药在内,合定拴住,纸里煨熟尤妙。又有患赤眼,睛痛不可忍,临睡一服,目反大痛,至二鼓时乃得睡,更三四服大愈。再有顽癣,经年服药、贴药俱不效,后得此药,三四服尽除。此方治人肾藏风,及眼疾、顽癣无不效。

治面身瘙痒,明目爽神。

威灵、甘草、石菖蒲,苦参、胡麻、何首乌;药末二钱、酒一碗,浑身瘙痒一时无。

羌活散 治顽癣疥癞,风疮成片,流黄水久不瘥者。

羌活 独活 明矾 白鲜皮 硫黄 狼毒各一两 轻粉二钱半 白附子 黄丹 蛇床子各半两

上为细末。油调成膏敷之。

疥药神效散 治干湿脓窠,诸种疥癣。

槟榔 蛇床子各一两 全蝎半两 倭硫黄一两五钱

上化开硫黄,入荆芥末三钱,滚数沸候冷,加轻粉二钱,冷再碾末,加三奈半两妙。上为细末。先将小油滚过候冷,调上药擦疮上。仍以两手搓药,闻药气神效。

香疥药 治风癣疮,黄水疮,疥疮,牛皮癣疮。

轻粉 水银 樟脑各三钱 大枫子去壳 川椒各四十九粒 柏油烛一对 杏仁少许

上为细末。疥用绢包裹疮上熨;黄水疮掺上此药,功效如神。

八仙散 治游风肿痒,疥癣疮。或因洗头,游风瘙痒生疮。

细辛 荆芥 白芷 黄芩 川芎 防风 地骨皮 甘草各等分共为粗末

上每用药二两,水二碗煎十沸,去滓。热拓患处。

一上散 治诸般疥癣必效。

雄黄通明,手可碎者 熟硫黄 黑狗脊 蛇床子炒,各半两 寒水石六钱 蟛蜞三个,去翅足研碎

上另研雄黄、硫黄、寒水石如粉,次入蟛蜞和匀;蛇床、黑狗脊另为细末,同研匀。洗疥癣令汤透,去痂,油调手中擦热,鼻中嗅两三次,擦上可。一上即愈。

如痛甚肿满高起者,加寒水石一倍;如不苦痒只加狗脊;如微痒只加蛇床子;如疮孔中有虫加雄黄;如喜火炙、汤荡者,加硫黄只嗅不止[1]亦可愈。

---

〔1〕止:校本同。疑为"上"字之误。

治一切男子女人浑身疥癣,一家染易,经年搔痒不效者。

百部半两,碎切　乱发　木香碎切　槟榔捶碎　苦参碎切,各一分
川椒三铢　鲫鱼一个,不要见水,切成片

上以油五两,煎前药得所,去药。却用麝香一分、腻粉十钱、硫黄、雄黄各半两,同研令匀,入在油内更煎搅五七沸,泻出,瓷器盛之。非时使也。

五龙膏　治疥癣。

硫黄　白矾　白芷　吴茱萸　川椒各等分

上为细末,煎油调涂之。

枫实膏　治风疮燥痒,疥癣。

大枫子肉半两　轻粉　枯矾各些少

上捣为膏,擦疮上。

疥

严子礼云:夫痂疥之为病,虽苦不害人,然而至难可者多矣。《素问》云:诸痛痒疮,皆属于心。多由心气郁滞,或饮食不节,毒蕴于肠胃,发见于皮肤,古方有所谓马疥、水疥、干疥、湿疥种类不一,生于手足乃至遍体。或痒、或痛、或焮、或肿、或皮肉隐嶙,或抓之凸起,或脓水浸淫。治之,内则当理心血,祛散风热;外则加以敷洗,理无不愈。夫痂疥者,皆由风热而生,遍体瘙痒,搔之皮起,或血出或水出,结作干痂,其中有虫,人往往以针头挑出,状如水内瘑虫,此盖由肌肉之间,深受风邪热气之所致也。　〔丹〕疮在上多服通圣散,在下多以藏用丸下,脚肿出血,加血分湿热药。　〔薛〕疥疮属脾经湿毒积热,或肝经血热风热,或肾经阴虚发热。其体倦食少,为脾经湿热,用补中益气汤。饮冷作痛,为脾经积热,用清热消毒散。搔痒发热,为脾虚风热,用人参消风散。搔痒作痛,为风热,用当归饮子。便秘作痛,为热毒,用升麻和气饮。热渴便利,为脾肺虚热,用竹叶黄芪汤。内热晡热,或时寒热,属肝经血虚风热,用加味逍遥散、六味丸。体倦少食,或盗汗少寝,为脾气郁结,用加

味归脾汤、逍遥散、地黄丸。若发热盗汗，或吐痰口干者，为肾经虚热，用六味丸料煎服。　稽勋李龙冈，遍身患此，腿足为甚，日晡益㶿，口干作渴，小便频赤，此肾经虚热，用补中益气汤、六味丸而痊。一儒者善嚏患痒，予以为内有湿热腠理不密，外邪所搏也，与补中益气汤加白芷、川芎治之。不从，自服荆防败毒散，盗汗、发热、作渴、㶿痛、脓水淋漓，仍用前汤倍加参芪、五味而痊。　一儒者患在臂脚，日晡或痒或胀，形体倦怠，自服败毒散痛处发肿，小便赤涩，此肺肾阴虚，予用补中益气汤加五味子、麦门冬而愈。　一儒者患此，误用攻伐之剂，元气虚而不能愈，用补中益气汤加茯苓，其疮顿愈。又因调养失宜，日晡益甚，用八珍汤加五味、麦门五十余剂而愈。　一男子，色黯作痒出黑血，日晡益甚，其腿日肿夜消，予以为气血虚而有热，朝用补中益气汤；夕用加味逍遥散而愈。　一男子时疫愈后，所患如之，用前药补养而愈；有同患用砭法，出血而死。此因阴虚血热，色黑作痒也，何乃反伤阴血哉！　一妇人久不愈，食少体倦，此肝脾亏损而虚热，先用补中益气汤加川芎、炒山栀，元气渐复，更以逍遥散而疮渐愈。若夜间谵语，此热入血分，用小柴胡汤加生地黄治之；血虚者四物合小柴胡汤，热退却用逍遥散，以补脾胃生阴血。亦有寒热如疟，亦治以前药。

〔丹〕何小官生疮。小便黄，用通圣散一钱半煎，下黄精丸。

防风通圣散　治风热疮疥，久不愈。方见肿疡。

麻黄饮　治上体生疮，或痒或痛，黄水浸淫，结痂推起，蔓延于三阳之分，根窠小带红肿，此是湿热症。

麻黄去根留节　防风　苍术各半两　陈皮　紫背萍　黍粘子各七钱半　黄芩四钱　滑石一两　羌活　石膏煅，六钱半　缩砂　荆芥各二钱半　苍耳草　生甘草各三钱半　薄荷叶一钱半

上㕮咀。每服六钱，水一盏半猛火煎取六分，入好酒四五滴，去滓。热服须得通身有汗，其疮自安。甚者服至百服之后，看汗出到何处，若自上而下出过脚曲腘，其疮自愈。

消毒散《局方》

防风一两　甘草二两　荆芥穗三两　黍粘子四两

为粗末。每服三钱,水一盏煎七分,去相。食后温服。

子和,治颍皐韩吉卿,自髀至足生湿䘌疮,大者如钱,小者如豆,痒则搔破,水到则浸淫,状类虫行裤袜,愈而复生,瘢痕成凹,十余年不瘥。戴人哂之曰:此湿䘌疮也,由水湿而得,故多在足下,以舟车浚川大下十余行,一去如扫。

升麻和气饮 治疮疥发于四肢臀髀,痛痒不常,甚致憎寒发热,攻刺疼痛,浸淫浮肿;及癫风入藏,阴下湿痒,耳鸣眼痛。

苍术二两 桔梗去芦 升麻 干葛各一两 陈皮去白,六钱 甘草炙 芍药各七钱半 半夏洗七次 当归去芦 白芷 茯苓去皮,各二钱 枳壳麸炒,去穰 厚朴姜制 干姜炮,各半钱 大黄蒸,半两

上为㕮咀。每服四大钱,水一盏半,生姜三片,灯心十五茎,煎至七分,去滓。食前服。

枳壳散 治痂疥,瘙痒麻痹。

枳壳二两,麸炒去穰 白蒺藜半升 苦参去芦 蔓荆子各一两

上为细末。每服三钱,温酒调下,不拘时日,进二服。

枳壳丸 治一切风热生疮疥。

枳壳四两,麸炒去穰 苦参去芦,八两

上为细末,炼蜜和捣三二百下,丸如梧桐子大。每服三十丸,食后温酒送下。

苦参丸 治痂疥瘙痒。

苦参一斤,为末 皂角二斤

是用皂角,将水一斗浸,揉浓汁滤去相。用清汁熬成膏子,和苦参末为丸,如梧桐子大。每服三五十丸,煎荆芥酒送下,或薄荷酒亦得,不拘时候。

赤小豆散 治干、湿疥。

赤小豆二合,炒干内醋中,如此七次 升麻 薏苡仁 黄芪剉,各七钱半 人参 白敛 瞿麦穗 当归切剉 黄芩去黑心 猪苓去黑皮 防风去叉 甘草炙,各半两

上为细末。每服三钱匕,空心粥饮调下,日二夜一。

脂调散 治疥疮,脓窠疮神效。

蛇床子二两　蔺茹　草乌头　荆芥　花椒　苦参各一两　雄黄　硫黄　明矾各半两

上为细末,猪脂调搽。

扫疥散　治诸疥疮,热疮,遍身疮疖,神效。

大黄　蛇床子　黄连　金毛狗脊　黄柏　苦参以上六味,各五钱同。为极细末,入后药　硫黄　水银茶末杀之,各四钱　雄黄　黄丹各二钱五分　轻粉一钱　大枫子去壳　木鳖子去壳,各五钱,同前六味细末,杵播匀

上用生猪脂调,洗浴后搽疮上。此药宜晒合之不见火。涂疮疥效如扫,故名扫疥。

秘传一擦光　治疥疮及妇人阴蚀疮,漆疮,天火丹,诸般恶疮神效。

蛇床子　苦参　芜荑各一两　雄黄半两　枯矾一两二钱　硫黄一钱半[1]　轻粉　樟脑各二钱　大枫子取肉五钱[2]　川椒五钱

上为细末,生猪油调敷。

又方　治证如前,兼小儿癞头疮,治之。

蛇床子　硫黄　黄柏各一两　大枫子　川椒　雄黄各半两　枯矾二两　轻粉另研入,二钱　牛皮岸薰牛皮烟岸也,如无以香炉岸代之　黄丹各一两

上为细末,生猪油调敷。

〔丹〕**一上散**　治诸般疥疮,或痛或痒,或喜汤火烘洗者。

蛇床子略炒　雄黄别研　黑狗脊　寒水石别研　白胶香铜铫熬溶过,倾干石头上放冷,研五味,各一两　白矾　黄连各半两　吴茱萸三钱　硫黄二钱半,另研　螲蟷十四枚,去翅足

上为细末,香油调敷。治疥疮先用苍耳草或羊不食草藤浓煎汤,洗去疮痂,然后用前药敷。可一次愈。

又**诸般疮疥加减法**　肿多,加白芷开郁。痛多,加白芷、方解石。痒多,加枯矾。阴囊疮、加吴茱萸。湿多,香油调。干痒出血

---

〔1〕一钱半:原脱,据四库本补。
〔2〕五钱:原脱,据《串雅·内编》本方补。

多,加大黄、黄连、猪脂调。虫多,加芜荑、锡灰、槟榔、藜芦、蟹蝥。红色,加黄丹。青色,加青黛。

〔罗〕菌茹散 治疥经年不瘥。

水银一钱 好茶二钱 菌茹三钱 轻粉少许

上为细末,每用不拘多少,麻油调涂之。

《本事》治疥疮,不问新久方。

白芜荑一两 槟榔 吴茱萸各半两 硫黄二钱,另研

上为末,麻油调,抓破揩之。

〔世〕治疥癣,以腊月猪脂,不拘多少,同生白矾、杏仁加轻粉,捣烂擦之。陈无择云:杏仁、轻粉最杀虫,甚妙

〔丹〕疥癞疮春天发焦疥,开郁为主,不宜抓破。

白矾 吴茱萸 蛇床子各二钱 黄柏 大黄 硫黄各一钱 寒水石二钱半 樟脑五分 槟榔一个 轻粉十盏[1]

上为末,猪脂油调搽。

丹砂膏 治一切恶疮疥,瘙痒不止,宜用此药杀虫。

朱砂 雄黄 雌黄并研细 乱发 白蜡 松脂研末,各一两 菌茹为末,二两 巴豆十粒 猪脂二斤

上件药,先以猪脂煎乱发令消尽;次下巴豆、蜡、松脂,煎十余沸。用绵滤去粗,候稠即入雄黄、朱砂等末,搅令匀,瓷合内盛。不拘时候,用少许摩涂之,以瘥为度。

巴豆膏 治一切疥疮有虫,时作瘙痒。

巴豆七粒 芜荑 硫黄研细 白矾枯,各半两 猪脂三两

上为细末。炼猪脂成油,入前药末调和令匀。每用莲子大,于手掌内搓涂之。

神异膏 治一切疮疥。

雄黄细研 蛇床子三钱 巴豆七粒 皂角一定 轻粉半字 全蝎七枚 黄蜡半两 清油一两

上先用皂角、全蝎、巴豆煎油变色。去了三味,入黄蜡化开取

出冷。入雄黄、蛇床子末、轻粉和匀成膏。先用苦参汤温洗。却以药擦疮疥上,神效。

白矾散　治一切疥。

白矾枯　硫黄　雌黄并细研　胡粉　黄连各一两　蛇床子七钱半

上为细末,研令匀。以猪膏和如稀面糊。每以盐浆水洗,拭干涂之。

苦参散　治一切疥及风瘙痒,搔之成疮。

苦参　丹参各四两　蛇床子半斤

上为细末。先以温水洗疮,拭干后敷之。

治诸疮着白痂复发。

大蒜另研　鼠粪

为细末,以蒜研和如膏。涂疮上,日二三次,甚妙。

苦参汤

苦参　蛇床子　荆芥穗　白矾各等分

上为㕮咀,煎汤放温洗。

治疮疥,因风致肿。

苦参　蛇床子　白矾各二两

上以水三斗浓煮汁,却入盐一把渍之,淋洗其疮肿,日夜数次为妙。

一笑散　治浑身疥癞,搔痒,生恶疮。

槟榔　藁本　硫黄　蛇床子　枯矾　五倍子　白胶香各等分

上为细末。湿者干敷,干者香油调敷。如头上疮,便搽上不用剃。甚者不过三五次,平复如故。

神捷散　治诸疥疮。

吴茱萸　白蒺藜各一两　白芫荑仁　轻粉各半两　赤小豆四十九粒　石硫黄少许,研

上为细末,研匀。每用半钱匕,生油调于手心内,摩热后遍揩周身有疥处便睡。睡觉其疥自愈。

杀疥药

羊蹄根生切,一两　草乌头一个　硫黄一钱　白矾半钱　生姜一分

上以米泔水淹一宿。研极细,入酽醋和匀。入浴时抓破疮敷之。迟顷,以温汤洗去妙。

治疥神效

狼毒　细辛　水银各一钱　轻粉半钱

上为细末。油蜡和剂作两丸,绵裹。两手将于周身疥多处擦之。

葛氏疗疥疮方

上取楝根削去上皮切,皂角去皮子等分。熟捣下筛,脂膏和。搔疥去痂以涂之,护风。勿使女人、小儿,鸡犬见。

熏疥方

明信　雄黄各半钱　椒目一钱

上研细,用纸以方尺,熟艾摊平,掺匀,卷成长锭。瓦两口,合纸卷子。火点慢慢烟熏被下,紧拥衾被,油涂眼、耳、目、鼻,小儿只空衣盖被卧,亦效。宜净室温床,牢拥衾被,无令透烟以熏至其入口、鼻,为效。

治病疥湿疮,浸淫日久,痒不可忍,搔之黄水出,瘥后复发,取羊蹄根去皮细切,熟熬,以大醋和。先洗净傅上一时,再以冷水洗之,日一敷瘥。若为末敷尤妙。《千金翼》治疥取羊蹄根,和猪脂涂上,或着盐少许,即焦。《外台秘要》　治遍身风痒,生疮疥。茵陈煎汤浓洗立安。《千金翼》

《衍》有人患遍身生热毒疮,痛而不痒,手足尤甚,至颈而止,粘著衣被,晓夕不得睡,痛不可忍。有下俚教以菖蒲三斗剉,日干之,舂罗为末,布席上。使病疮人恣卧其间,仍以衣被覆之,既不粘衣被,又复得睡。不五七日其疮如失,应手神验。

【干疥】

干疥者,但搔之皮起,作干痂,此风热气深在肌肉间故也。

秦艽丸　治遍身生疥干痒,搔之皮起。

秦艽去芦土　黄芪　苦参各去芦　大黄各二两　漏芦　防风各去芦　黄连各一两半　乌蛇肉

上为细末。炼蜜和捣三二百下,丸如梧子大。每服三十丸,食后温酒送下。

皂角膏　治皮肤风热，生疥干痒。

猪牙皂角　巴豆去皮　乌头生　吴茱萸　硫黄　腻粉　白矾
枯　黄蜡以上各二钱半

上为细末，研令匀。先入清油三二合，以慢火消蜡了，搅和令匀。日用二三次涂之。

治疥疮生干痂，瘙痒不止。

硫黄二钱半为末　巴豆　黄蜡各半两　猪脂一斤

上先煎猪脂令沸，入巴豆煎候黄；次下蜡熔开，方下硫黄末搅令匀，盛于瓷合内。日三五度涂之。

一上散　治风痒裂折燥疮。

苦参一两　白芷　焰硝　枯矾各半两　荆芥穗三钱　寒水石二两,煅　白及三钱

上为末，油调搽。

【湿疥】

夫湿疥者，起小疮，皮薄常有黄水出，此风热毒气入。皮肤间故也。

乌头散　治湿疥常有黄水，搔痒不绝。

川乌头　藜芦　马蔺根　石菖蒲　杏仁　苦参　硫黄研细
腻粉　白矾各半两,枯用

上为细末研令匀。用时先以桃汤洗拭干，后以油浆水和涂之。三日一涂，不过三两上瘥。

黄连散　治湿疥有黄水，皮肤瘙痒。

黄连二两　蛇床子半两　赤小豆　糯米　胡粉各一两　水银一两半

上件为细末。以生清油和研，候水银星尽如膏。旋取涂之。

治湿疥遍身

黄柏　绿矾　腻粉　硫黄细研,各等分

上为细末，研令匀。用生油调涂之。

又方　皂角　硫黄各二两共为细末。以醋二升熬为膏，涂之。

【暴疥】

元希声侍郎,治卒发疥秘验方 用石灰随多少,和醋浆水调涂,随手即减。一法,用石灰炒红,出火气,香油调敷。

又方 淋石灰汁洗之。孙真人

【久疥】 **木香散**《宝鉴》 治多时不敛,一切恶疮,此药[1]能生肌肉,止痛。

木香 槟榔 黄连各半两 白芷三钱

以上同为细末。先洗净,每日一遍干贴,有水出,勿怪。未效又贴。又方,同上,加地骨皮为细末。先于疮口上,用温浆水洗湿挹干。后上药治之,效不可述,暨治下疳疮神效。

〔丹〕诸疮疥久年者。千年韭根,炒存性末之,猪油调敷。三次《经验》多年恶疮不瘥,或痛痒生胒。烂研马粪并齿灰敷上,不过三两遍效。武良相在蜀,足胫有疮,痛不可忍,得此方便瘥。《兵部手集》

〔丹〕风疮久不瘥,烧菰蒋末敷之。按《本草》菰蒋即野菱白。

【沙疮】 丹溪云:沙疮,杀虫为主。

芜荑 寒水石 黄柏各二钱 蛇床子三钱 白矾飞 明矾 剪草 吴茱萸各一钱 苍术 厚朴 雄黄各半钱 轻粉十盏

〔世〕治沙疮。山蚁窠,黄荆叶,雉鸡毛等分,烧存性为末,香油调敷。又方,用陈年船底灰,捣细筛过,桐油调敷立效。又方,治沙疮。用水莴苣烧灰存性,香油调傅立愈,水多者干敷。水莴苣如百合状,生水边,七八月结子,又如野苏状

【病疮】 夫病疮者,由腠理虚,风湿之气入于血气,结聚所生也。多著手足,递相对如新生茱萸子。痛痒爬抓成疮,黄汁出浸淫,生长坼裂,时差时发,变化生虫,故名病疮也。

漏芦散 治风病疮,热肿。

漏芦去芦 川升麻 木通去皮 赤芍药 甘草炙 防风各一两 羌活去芦 枳壳麸炒,去穰 川朴硝各二两

---

〔1〕药:原作"肉",据《卫生宝鉴》卷十三,本方改。

上为㕮咀。每服五钱,水一大盏煎至六分,去滓。食后温服。

治热毒风生瘑疥

螺壳_{陈腐者,一两}　乱发_{烧灰}　龙胆草末　胡粉_{各半两}

上件为细末,研令匀。用清油脚调涂之。

治湿瘑疮

胡燕窠_{一枚,取最大者,用抱儿子处,余处不用}

上为细末。先以水煎甘草,及入盐少许,净洗干,便以窠末敷之,三两上便差。若患恶刺,以醋调成膏敷贴,日用二度。

又方

生韭_{一握,切研}

上用温醋五合浸,良久以布绞取汁。涂揩疮上,日三四度用之。

治干瘑、湿瘑、疥癣。

上取连根生葱白,猪脂和捣涂之。

夫瘑疮积久不瘥者,由肤腠虚则风湿之气停滞,虫在肌肉之间生长,则常痒痛,故经久不差也。

藜芦膏　治诸瘑疮,经久则生虫。

藜芦　松脂_{细研}　苦参　雄黄_{细研}　白矾_{枯,各用二两,研}

上件先捣藜芦、苦参为粗末,入猪脂一斤相和,煎十余沸,绵滤去柤。次入松脂、雄黄、白矾等末,搅令匀,待冷收于瓷合,旋取涂之,以差为度。

治瘑疮经年久不差,宜用之。

薰六香　杏仁_{各半两}　硫黄_{细研}　腻粉_{各二钱半}　黄蜡_{一两}　油_{二合}

上件细研如粉。先熬清油沸,下蜡令消,次入诸药末,同煎如稀膏。候冷收于瓷器中,旋取涂之。

苦参汤洗方

地榆　桃皮　苦参_{各五两}

上件药并细剉。以水二斗煮,滤去柤。稍温每日一度洗之,甚妙。

《玉》手疥　劳宫_灸　太陵_灸

〔世〕疮疥顽癣 绝骨 三里各寸半,泻 间使 解溪各五分 血郄三寸,泻

《集》浑身生疮疥 曲池 合谷 三里 绝骨 行间 委中

《甲》疥癣 阳溪主之。

癣

《病源论》云:癣发之状,皮肉瘾疹有如钱文,渐渐长胤,或圆或斜,痒痛有匡阑,癣内生虫,搔之有水,此由风湿邪气客于腠理,复值寒湿与血气相搏,血气闭涩则发此疾。风癣者,是恶风冷气客于皮,折于血气所生,亦作圆文匡阑,但抓搔顽痹,不知痛痒,内亦有虫。又有逸风疮,生则遍体状如癣疥而痒,此由风气逸于皮肤,因名为逸风疮也。干癣者,但有匡阑,皮枯索痒,搔之白屑起是也。亦是风湿邪气客于腠理,复值寒湿与血气相搏所生。若风毒气多,湿气少,故风沉入深,故无水而为干癣,中亦有虫。又有白癣,其状白色而痒,此由腠理虚而受风,风与气并,血涩而不能荣肌肉故也。湿癣者,亦有匡阑如虫行,浸淫赤湿,遇痒搔之多水成疮。盖风毒气浅,湿气偏多而为湿癣,中亦生虫。

丹溪云:癣疮用防风通圣散,去芒硝、大黄,加浮萍、皂角刺。

又方 治癣用

浮萍一两 苍耳 苍术二两 苦参一两半 黄芩半两 香附二两半

上为末。酒调服,或酒糊丸。

何首乌散罗氏 治脾肺风毒,攻肿遍身,癣变成瘾疹,搔之成疮,或肩背拘急,肌肉顽痹,手足酸裂,风气上攻头面生疮,及治紫癜、白癜、顽麻等风,并宜服之。

荆芥穗 蔓荆子 威灵仙 何首乌 甘草炙 防风 蚵蚾草[1]各等分

上捣罗为末。每服一钱,食后温酒调下,沸汤亦得。

---

[1] 蚵蚾草:为天名精之异名。见《经效济世良方》,救生丸。

白蒺藜散 治一切癣及疥，风痒病疮等疾。

白蒺藜 秦艽去芦土 枳壳麸炒,去穰 独活 防风并去芦,各二两 人参 苦参 玄参 丹参 沙参各去芦 甘菊花 栀子仁 黄芩 茯神去木 茱萸 细辛去苗 麻黄去节,各二钱半 乌蛇四两,酒浸取肉

上为细末。每服二钱，食前，温酒调下。

苦参丸 治肺毒邪热生疮疥癣，并宜服之。以苦参一味为细末，粟米饭丸如桐子大。每服五十丸，空心，温水、饮汤送下。

苦参丸 治一切癣，皮肤瘙痒。

苦参去芦,一斤半,剉 菖蒲四两 乌蛇八两,酒浸取肉

上为细末，炼蜜和捣三五百下，丸如梧桐子大。每服三十丸，熟水送下，不拘时候。

三神丸 治一切癣。

蒺藜炒 海桐皮剉 草乌头盐炒熟,去盐不用,各一两

上为细末，面糊和丸，如绿豆大。每服十丸加至十五丸，温酒、盐汤送下。

胡粉散 治一切癣疮，瘙痒甚者。

胡粉别研 雄黄别研 硫黄别研,各一钱半 大草乌三钱,生用 螫蟹一钱 砒五分 蝎梢三钱 麝香三分

上为细末。先用羊蹄根蘸醋擦动，次用药少许，擦患处。

银粉散 治一切顽癣。

轻粉 黄丹 白胶香 沥青各等分

上为细末，麻油调。拭净或抓破，竹篦挑搭。二次便干，数次剥去壳也。治牛皮癣如神。

八宝散 治风癞、松皮顽癣，久不愈者。一乡人患此疾数年不愈，后得此方，试用有效。

藿香 破故纸 槟榔 大腹皮 雄黄 轻粉 硫黄 白矾枯各一两

上为细末。小油调擦，日上三五次，痒则擦之。

五倍子散 治癣，久不瘥。

五倍子一两火烧烟尽 黄柏剉 当归剉炒 腻粉 漏芦 白矾煅,

各一分

上为细末。先用盐浆水洗,拭干敷之。

丁香散 治一切癣。

丁香研 虾蟆灰各一两 麝香研,二钱半 白矾熬令汁枯,研 五倍子研 腻粉研,各半两

上研匀。干敷癣上,以瘥为度。

水银膏 治一切癣。

水银二钱半 芜荑仁研末 姜黄研末,各半两 酥二两

上先将酥和水银,以柳椎研搅。候水银散即下芜荑、姜黄末,搅匀,瓷盒盛。旋取涂癣上,日三二次。

定粉膏 治干、湿癣,风癣,不拘年月。

定粉 水银 芜荑 胭脂各一分

上同研匀。用陈猪脂一两,同研成膏。先用汤洗,后以膏子临卧涂之,一上便瘥。本法猪脂须用三年以上者,今若无但陈者亦可。仍用后方淋洗。

楝实半升,如无实,以根皮代之 楝叶及嫩枝细剉 凌霄花及藤剉细,各一升 枳壳去穰 蛇床子 地榆 丹参 皂荚 苦参并细剉,各三两

上同煎浓汁,热洗患处。

黄连膏 治一切久癣,积年不瘥。四畔潜侵,复变成疮,疮疱赤黑,痒不可忍,搔之出血。

黄连去须 黄柏去粗皮 豉细研 蔓菁子 杏仁汤浸,去皮尖双仁,细研,各半两 水银一钱

上先以水银,于掌中唾研如泥。次入乳钵内下生油一合和匀,次入药末同研成膏,瓷盒盛。日三五度涂疮上。

癣疮方 槿树皮,不犯铜铁。每二两入芦荟参钱、白及三钱,细研为末。刮癣出血,用好醋调敷,虽痛却一敷可愈。

一方用芦荟 大黄 轻粉 雄黄 蛇床子 槿树皮 槟榔

上先刮破癣,用醋调药末涂之。

顽癣,用槿树皮加巴豆、斑蝥为细末;又加生砒少许,水调敷。

治癣积年不瘥者。

上用蝎蜇一个,去头翅足,以针扎灯焰上烧,米醋内淬,如此三两次,就烧成存性黑灰,研为细末。用红枣一个,汤泡剥去皮、核,与蝎蜇一处同研烂。先以手抓或生布擦动癣,然后搽药,不可侵好肉,恐有毒。

治牛皮癣　用清香油一两,入全蝎七枚,巴豆二十枚,蝎蜇十枚同熬。候色焦者先去之,去了。入黄蜡一钱候熔,收起。朝擦暮愈,不损皮肉。

又方

绿蒦根不拘多少　花椒一两　信些少　防风　白及　百部　白敛各半两　江子十五粒

上各为末。和绿蒦根捣熟成团。将药于癣上擦之,候痛过洗浴。

又方　一味绿蒦根,去粗皮,取细皮贴肉者,捣烂。用醋调涂癣上,立愈。

治癣,用藜芦细捣为末,生油调敷。

治癣神效方

藜芦根半两　轻粉二钱半

上为细末,凉水调搽癣上。

《简要济众》治癣疥久不瘥。羊蹄根捣绞取汁,用腻粉少许,调如膏。涂敷患处,三五遍即瘥。如干,即用猪脂调和敷之。

取楮皮枝中白汁,涂癣甚妙。

治癣湿痒。用楮叶半斤,细切,捣敷癣上。

经验方　治五种疮癣。以韭根炒存性,旋捣末。以猪脂调敷之三五度瘥。又方,患癣疮,捣山豆根末,腊月猪脂调涂之。

半夏散　治一切癣。

上以半夏三两,捣为末。以陈酱汁调和如糊。摩涂癣上,日两三度即瘥。

东坡先生家藏方

决明子不以多少,为细末

上用水银、轻粉少许,与药末同研为膏、散。以物擦破癣上,用药敷之立瘥。

鲫鱼膏 治诸癣疮，或干或湿，痒痛不可忍。

鲫鱼中者，一尾　乱发如鸡子大，二枚　猪脂半斤　雄黄一两半　硫黄一两

上件药，先煎猪脂令沸，即下鱼煎令烟尽，次下发令销，滤去柤。下雄黄、硫黄末，搅令匀，于瓷器中。不拘时候涂之，以瘥为度。

凌霄花散 治风湿兼热，生诸癣久不愈。

凌霄花　黄连　白矾各二钱半　雄黄　天南星　羊蹄根各半两

上为细末。抓破，用生姜汁调药擦之；如癣不痒，只用清油调药，立效。

昨叶荷草散 治一切癣，无问风湿、气血，与夫相染而生，并宜用之。

昨叶荷草即瓦松〔1〕晒干，一两　枯白矾一钱　雄黄半钱

上为细末。用羊蹄菜根，先蘸醋擦癣上，令痒破。即用药末乘湿涂敷。不过两三次即愈。

是斋，治诸癣。

贯众　吴茱萸　官桂各等分

上为细末。先用手抓破，用药擦之，米醋调敷亦得。

砒霜散 治诸癣，不问干湿，积年不瘥。

砒霜二钱半，研　硫黄研　密陀僧研　腻粉各七钱半，研

上件同研令匀。如癣干即用生油调涂，若癣湿即用药掺之。

治癣疥疮，痒不可忍。

皂角三锭，煨，去皮子　黄连半两，为末　腻粉二钱半

上将皂角为末，用米醋二大盏同煎如稀饧，用绵滤去柤。入黄连末、腻粉调令匀。候癣发时，恶水出便可，先用构树白皮搔破后，涂药三两上便愈。

治疥癣　用松胶香研细，约入轻粉和匀，凡疥癣上先用油涂

_____

〔1〕松：原作"上"，据修敬堂本改。

了,锉〔1〕末一日便干,顽者三两度。

治癣疮　取蟾蜍烧灰为末,用猪脂和敷之。

戴院使云:疮如牛皮模样,痒甚不可忍者,又疼。用黄连、木香、黄柏皮、杉木节二个,明矾少许,以上各等分为末。用好真香油,调涂大效。

【风癣】　**乌蛇丸**　治一切风癣,多年不瘥者。

乌蛇酒浸,去骨　白附子炮　附子小便浸一宿　天麻各二两　全蝎炒　羌活　乳香　僵蚕炒,各一两半　苦参十两　槐花半斤

上为细末。用生姜汁一斤,蜜一斤,二味同熬成膏,入药和丸,如梧桐子大。每服三四十丸,空心用温酒送下;夜晚荆芥汤送下。

白花蛇丸　治风癣疮,皮肤瘙痒久不瘥。

白花蛇三两,酒浸　苦参去芦,二两　麦门冬一两半,去心　黄芩　防风去芦　白鲜皮　甘草炙　枳壳麸炒,去穰　栀子仁　赤芍药　川大黄　苍耳子　羌活去芦　黄芪剉,去芦　白蒺藜各一两

上件为细末。炼蜜和捣三五百下,丸如梧子大。每服三十丸,食后薄荷酒送下。《本事》乌头丸,治风癣妙。方见紫白癜风。

宣风换肌散　治一切风癣疥疮,疙瘩风疮。

甘草炙　黄芪　当归各一两　黄连　黄芩各酒浸、炒　大力子炒　防风　白芷　荆芥穗　川芎　乌蛇肉各半两　羌活　苍术　何首乌各三钱　全蝎十枚,炒

上为细末。酒调服、茶清亦可,每服二钱。

雄黄膏　治风毒,疥癣。

雄黄细研　腻粉研　白矾枯　川椒　藜芦各二钱半　附子半两,炮去皮脐

上为细末,入乳钵内再研如粉。用炼了腊月猪脂半斤,黄蜡二两,净铛内慢火煎。候蜡销倾于瓷合内,入雄黄等末搅匀。每日四五度取少许,敷涂之。

---

〔1〕锉:置也。锉末,引伸为安置药末。

硫黄散 治风毒癣,遍身皆生,瘙痒。

硫黄研 雄黄研 朱砂细研 麝香细研 吴茱萸 附子生用,各二钱半 巴豆去皮,油 川椒各一钱

上为细末,同研令匀。先用新布擦癣令水出,便用醋调涂之,不过三两上即瘥。治风癣,及寒热疮疥。

韭根收多年者 藜芦 瓜蒂 白矾 雄黄 水银 胡粉各二钱半

上先将雄黄、白矾、胡粉研极细。却入水银,用柳木捶研匀。用猪脂一斤,将韭根、藜芦、瓜蒂煮数沸,去粗放温。调前药涂疮,大有神效。

祛风白芷散见面部面疮。

丹参汤 治风癣瘙痒,洗浴。

丹参去芦 蛇床子各三两 苦参五两 白矾二两,研细

上除白矾外,筛为粗散。用水三斗煎取二斗,滤去粗。入白矾搅令匀,乘热于避风处洗浴用,水冷为度。拭干了,用藜芦末粉之,相次用之,以瘥为度。

【干癣】 治干癣,痒痛不止。

草乌头 狼毒各二钱半 蝲蝲七个,去头足翅

上件生用为细末,用唾津调。用竹篦子刮破,涂药热擦入肉,候出黄水,三两日即瘥。

又方 蝲蝲五月五日取十枚 麝香半钱

同研为细末,醋调涂癣上,出少黄水瘥。

又方 川乌头二枚,生用 干蝎五个

为细末,面油调作膏,涂之。

治干癣积年生痂,搔之黄水出,每遇阴雨即痒。

巴豆十粒

上于炭火烧之,令油出尽。即于乳钵内,用少许酥和研如膏。薄涂之,不过一两度愈。

又方 用狼毒,醋磨涂之。

又方　斑蝥[1]半两,微炒研细末,蜜调薄敷,即瘥。

罗氏柏脂膏　治干[2]癣。

柏油一斤　黄蜡半斤　杏仁四十五粒,剉碎　朴硝一抄

上件相和,于铁器内。用老生姜、葱白三根,一顺搅五七次,煎沸滤过成膏,于疮上搽之。

一抹散　治干癣不瘥。

天南星　草乌头各一枚,生用

为细末,用羊蹄根捣绞取汁调涂,不过三上瘥。

【湿癣】　癣在颈项间,后延上至耳成湿癣。他治不应,以芦荟一两,甘草末半两,和匀。先用温浆水洗癣,拭干,敷之神妙刘禹锡方,名芦荟散

硫黄散　治湿癣痒痛,不可忍。

硫黄半两　腻粉二钱半,研　龙脑一钱　螌蝥半两

上件药,同研细如粉。用面油调如泥,痒痛时抓破后,用药擦之立瘥。

又方

乌梅十四枚,用肉　大蒜十四颗　梁上尘二合

上件相和,入盐三合熟捣。用酽醋一升浸一宿,涂于癣上即瘥。

黄连散　治癣,湿痒不可忍。

黄连　黄柏　胡粉各一两,研细　雄黄半两,研细

上为细末,同研令匀。先用温浆水洗疮,然后取药敷之。不过四五度即瘥。治湿癣,白秃。

上取马齿苋膏涂之;若烧灰敷之,亦瘥。

孟诜云:芜荑和蜜,治湿癣。

治湿癣方

黄连　明矾煅,各半两　胡粉　黄丹　水银各二钱

---

〔1〕蝥:原作"蟊"据四库本、修敬堂本改。
〔2〕干:此下《卫生宝鉴》卷十三,本方有"湿"。

上为细末。用猪脂油一两,夹研令水银星尽散,瓷盒收用。

螺壳散 治湿癣,痒不可忍。

螺壳一两 乱发灰 龙脑 胡粉研,各半两

上为细末,研匀。以油淀和涂之。

荆芥散 治多年湿癣。

荆芥穗不拘多少,以瓦罐盛,盐泥固济只留一窍,用炭火烧,候出青烟便去火,用湿纸塞了窍,放冷取出,研细末,半两 麝香一钱 腻粉五钱

上研匀。先以口含盐浆水,抓洗疮令破,帛子搵干了。以生油调药敷之。

〔罗〕**祛湿散** 治多年[1]湿癣,大有神效。

蚕沙四两 薄荷半两

为细末。每用不拘多少,干掺疮上,或用生油调搽。

〔子和〕一女子年十五,两股间湿癣,长三四寸下至膝。发痒时爬搔、汤火俱不解,痒定黄赤水流,又痛不可忍。灸焫薰渫,硫黄、菌茹、白僵蚕、羊蹄根之药,皆不效。其父母求疗于戴人。戴人曰:能从予言则瘥,父母诺之。以铍针磨尖快,当其痒时,于癣上各刺百余针,其血出尽,煎盐汤洗之。如此四次,大病方除。此方不尽以告后人,恐为癣药所误,湿淫于血,不可不砭者矣。

【灸法】 日中时,灸病处影上三炷灸之。咒曰:癣中虫,毛戎戎。若欲治,待日中。又法,八月八日,日出时,令病人正向东面户内长跪,平举两手,持胸两边,取肩头小垂际骨解宛宛中,灸之。两火俱下,各三壮若七壮,十日愈。

浸 淫 疮

浸淫疮者,浅搔之,蔓延长不止,搔痒者,初如疥。搔之转生,汁相连著是也。仲景云:从口流向四肢者,可治,四肢流来入口者,不可治。运气浸淫皆属火。经云:岁火太过,甚则身热肤浸淫

---

〔1〕年:此下《卫生宝鉴》卷十三,本方有"干"字。

是也。

升麻汤　治心有风热,生浸淫疮遍体。

升麻　大黄剉,微炒　黄芩去黑心　枳实面炒　芍药各一两　当归切、焙　甘草炙,各半两

上剉碎。每服五钱匕,水一盏半,灯心一握,煎至一盏去滓。空心,温服。

香瓣疮方　治面上、耳边生浸淫疮,有黄水出,久不愈。

羖羊须　荆芥　干枣去核各二钱

上烧灰存性,研匀,入腻粉半钱,同研极细。每用少许清油调搽。先以温汤净洗拭干,涂药三二次效。亦治大人、小儿两吻生疮。

鸡冠血涂方　治卒得浸淫疮,不早治则绕身周匝,能杀人。《外台》云:浸淫疮转广有汁,多起于心。

上以雄鸡冠上刺血敷之,日三五度。

《简要济众方》浸淫疮,痛不可忍者,发寒热。刺蓟末,水调敷疮上,干即易之。又方　鲫鱼一尾,长三寸者　豆豉一合

上杵如膏涂之,亦疗马鞍疮。

又方　苦瓠一两　蛇退烧,半两　露蜂房微炙,半两　梁上尘

上为末,油调涂。

又方　伏龙肝七钱半　乱发烧,七钱半

上为末,猪脂和涂。

又方　以鸡冠血和黄连末涂。前鲫鱼膏涂。生切鲫鱼片,和盐贴。烧胡燕窠,水和涂。

山妻年五十。旧患发颐之处,腠理虚疎,每食则汗出成流。一日忽成浸淫疮,脓汁所至辄皮破肉腐。敷银粉、黄连、黄丹、枯矾之属,皆不验。用猪胆汁调芦荟末涂之,脓水即干而愈。

【热汗浸渍成疮】　玉粉散　七宝散　并见热疮、痱子。

天　泡　疮

天泡疮,即丹毒之类而有泡者,由天行少阳相火为病,故名天

泡。为火热客于皮肤间,外不得泄,怫热血液结而成泡,如豌豆疮。根赤头白,或头亦赤,随处而起。若自里达于外,发在春夏,三焦俱热,则服通圣散。若止从头项、两手起者,此上焦热也,则服凉膈散。若从身半已下起者,则服黄连解毒和四物汤。若发于秋冬,则宜升麻、葛根、犀角,或加檗、芩一二味;外敷如马齿苋、吴蓝、赤小豆、苧根之类,皆解毒消肿,可用于初起之时。或蚶壳、或龟甲、水龙骨各煅存性,则收湿[1]生肌,可用于浸淫之后。

痤

痤、小疖,世谓之热疖是也。王注云:大如酸枣或如豆,色赤而内有脓血也。海藏云:汗出见湿,乃生痤痱。痱为疮疖也。

劳汗当风,寒薄为皶,郁乃痤。痤色赤膜,内有脓血。

旋覆花丸

旋覆花三两　防风　白芷　甘菊花　南星　半夏　石膏　川芎　陈皮　白附子各半两　蝎梢　僵蚕炒,各三钱

上细末。姜汁糊丸,梧桐子大。姜汤下三五十丸,食后服。

黑末子　治疖毒。

用羊角连内骨,烧存性为末。酒调三钱,分上下服之,疮可散。

按:此方未尝用服,盖秘方也。常治面上或身,卒得赤瘢,或痒或瘭毒,不治杀人。以羖羊角烧存性,研令极细末,以鸡子清调涂之甚效。《本草》亦云然。

热疮痱子

《千金》云:凡热疮起便生白脓,即今俗名脓窠疮是也。其初起即浅,但出黄汁,名肥疮,又名黄烂疮。初作亦如肥疮,喜著手足,常相对生,随月生死,痛痒坼裂,春夏秋冬随瘥,剧者名病疮,治

---

〔1〕湿:此下原衍"湿"字,据四库本删。

法已见疥门。

脓胞疮,治热为主。

黄芩　黄连　大黄各三钱　蛇床子　寒水石二钱　黄丹五分
白矾一钱　轻粉　白芷　无名异各少许　木香少许,痛者加

上为细末,麻油调涂。

又方　荞麦面一两　硫黄八钱,研　水银制铅一钱,研

或油或猪胆汁,调搽。

白蒺藜散　治热毒疮瘙痒,心神壅躁。

白蒺藜炒,去刺　白鲜皮　防风去芦　川大黄剉、炒　赤芍药
栀子仁　子芩　麦门冬去心,焙　玄参　桔梗去芦　甘草炙赤,剉　前
胡去芦,各一两

上为细末。每服二钱,食后,用薄荷汤调服。

密佗僧散　治热毒恶疮、臭烂、久不生肌。

密陀僧　雄黄　雌黄　定粉各半两　腻粉三钱

上研为细末。先用柳枝一握、生甘草一两、捶碎,以浆二升煎
六七沸,去滓。稍热,淋洗疮净,拭干敷之。

白金散　治风毒攻注遍身,及手足生热疮,疼痛出黄水。

用桂府[1]滑石为细末。先用虎杖、甘草、豌豆各等分,约半两
许。水二碗煎上项药至一碗,去滓。微热淋洗疮,水冷拭干。上掺
滑石末令通身,便睡至明,决愈。

玉粉散　治热汗浸渍成疮,肿痒燍痛。

定粉一两　蛤粉玖两半　白石脂　白龙骨　石膏各半两　滑石八
两半　寒水石烧通赤,放净地上冷,出火毒,一两　粟米粉二两

上为细末,研匀。每用些少,干擦患处。

七宝散　治热汗浸渍成疮,痒痛不止。

黄芪　当归　防风　荆芥穗　地骨皮　木通各二两　白矾一两

上为粗末。每用药一两,水三大碗煎五六沸,滤去滓。稍热,

---

〔1〕桂府:地名,今山东省蓬莱县境内。滑石产于桂府故名。《本草纲目》卷九,滑石
条,时珍曰:"桂府村所出者亦佳。"

淋渫患处,避风少时。

赤石脂散 治痱子磨破成疮,用此止痛生肌。

赤石脂细研 黄柏去粗皮,剉 腊茶末各半两 白面二两 龙脑半钱,另研

上为细末,研匀。每用时,绵揾扑之。

龙脑粉方 治痱疮,痒痛。

龙脑一钱,研 粟米粉五两

上研匀。先用枣叶汤洗后,用绵揾扑之。

玉女英 治痱疮,痒痛。

滑石半两,细研 绿豆粉四两,微炒

上研匀,以绵揾扑之。一方,有枣叶一两。

楝花粉敷方 治痱子,瘙痒。

上用苦楝花不拘多少,焙干为末,入蚌粉、滑石末各少许,研匀。日频敷之。治暑月,汗渍腋下赤肿,及痱疮。

上取腊雪水,和蛤粉敷之。

戴院使治痱子,用香扑粉入朴硝末,如常扑使,更入少许枯矾末。

治热痱疮,遍身如蚕子。用不灰木、枣叶为末,疮上搽之即止。又法,用茨菰叶,阴干为末,敷之。又方,用腊雪以瓶收贮。遇生痱时,以所化水涂敷。又方,用黄瓜切断,擦痱子上,即安。又方,用枣叶煎汤浴之。又方,用蚌粉四两、绿豆粉二两、滑石一两为末,干擦之。

痞瘟

夫人阳气外虚,则多汗。汗出当风,风气搏于肌肉,与热气并,则生痞瘟。状如麻豆,甚者渐大,搔之则成疮也。

羚羊角散 治风热,皮肤生痞瘟,痒痛。

羚羊角屑 乌蛇肉酒浸 川大黄 玄参去芦,各一两 枳壳去穰,麸炒 白蒺藜 甘草各半两,炙 秦艽去芦、土 防风去芦,各七钱半

上件哎咀。每服五钱,水一中盏煎至七分,去粗。入牛蒡根汁

半合，更煎一两沸。温服，不拘时候。

秦艽汤　治风热毒气，客于皮肤，遍身生瘖癗如麻豆。

秦艽_{去芦，一两}　防风_{去芦}　黄芩　麻黄_{去节}　甘草_炙　玄参_{去芦}　犀角屑　牛蒡子_炒　枳壳_{去穰，麸炒}　川升麻_{各七钱半}

上件㕮咀。每服五钱，水一中盏煎至七分，去柤。温服，不拘时候。

当归饮子　治心血凝滞，内蕴风热，发见皮肤，遍身疮疥，或痒或痛，或脓水浸淫，或发赤疹、瘖癗。

当归_{去芦}　白芍药　川芎　生地黄　白蒺藜　防风_{去芦}　荆芥穗_{各一两}　何首乌_{去芦}　黄芪_{去芦}　甘草_{炙，各半两}

上㕮咀。每服四钱，水一盏半，姜五片，煎至八分，去柤。温服不拘时。

乌蛇散　治风热，遍身生瘖癗，瘙痒。

乌蛇肉_{酒浸，二两}　羌活_{去芦}　白鲜皮　桂心　甘草_炙　枳壳_{去穰，麸炒}　蒲黄_炒　蔓荆子　芎䓖　当归_{去芦，各半两}　天麻　麻黄_{去节}　秦艽_{去芦}　牛蒡子_炒　藁本_{去芦}　白僵蚕_{炒，各七钱半}

上为细末。每服二钱，温酒调下，不拘时。

荆芥散　治风热，皮肤瘙痒，生瘖癗。

荆芥　赤茯苓_{去皮}　苦参_{去芦，各一两}　蔓荆子　天麻　人参_{去芦}　防风　独活_{各去芦}　枳壳_{麸炒，各半两}　牛蒡子_炒　黄芩_{各七钱半}　乌蛇肉_{二两，酒浸}

上为细末。每服同前法。

防风散　治风瘖癗。

防风_{去芦}　杏仁_{麸炒，另研为泥}　白僵蚕_{炒，各二两}　甘草_{炙，一两}

上为细末。每服三钱，空心，蜜水调下，或温酒调服亦得。日进二服。

牛膝散　治风瘖癗。

上用牛膝，酒浸捣为末。每服二钱，食前，温酒调下。兼治骨疽，风癫皆效。

蒺藜丸　治风瘙痒，生瘖癗。

白蒺藜　秦艽去芦　赤茯苓去皮,各一两　羌活　苦参并去芦　黄芩　细辛去苗,各半两　枳壳七钱半,去穰、麸炒　乌蛇肉三两,酒浸

上为细末,炼蜜和丸,如梧桐子大。每服三十丸,温蜜汤送下,不拘时候。

黑龙丸　治风毒上攻头面,多生痦瘟。

羌活去芦　薄荷叶　蔓荆子　细松烟墨　独活去芦,各一两　川芎　甘草炙　白附子炮　山栀子　白芷　防风去芦　荆芥穗　天南星姜制　草乌头生　白僵蚕炒　川乌头炮,去皮、脐,各半两

上为细末。炼蜜和丸,每一两作十丸。每服一丸,细嚼,茶汤或温酒送下,食后服。

莽草膏　治风瘙痒,皮肤生痦瘟,体肿疼痛。

莽草一两　当归去芦　芎䓖　大戟去皮　川椒　附子　细辛去苗　赤芍药　莞花　踯躅花　蒴藋各二两

上细剉。用醋三升浸一宿,用猪脂三斤同煎,令附子色黄为度,绵滤去粗。每涂摩病处,日三五上。

治风瘙痒,皮肤生痦瘟,搔之成疮,宜用此粉身即瘥。

芎䓖　麻黄根剉　白芷各三两　雷丸五两　藿香二两　藜芦一两半

上为细末,入英粉五两,相和令匀。逐日粉身上。

治风热皮肤瘙痒,搔之生痦瘟,粉身。

麻黄根五两　蛇床子四两　白蒺藜　白矾各二两　白米粉二升

上为细末,用疎生绢袋盛。痒即粉身。

治风瘙,皮肤生痦瘟,搔之肿痒,**柳枝汤**洗之。

嫩柳枝　桃枝　蒴藋　苦参各五两　槐白皮四两　茵陈　狼毒　青葙叶　麻黄各三两

上细剉和匀。每取一斤,用水五斗煮取四斗,去粗。更入盐及朴硝各二两,搅匀。看冷热,于温室中洗浴,浴罢衣覆出汗瘥。切慎外风。

治风热,皮肤生痦瘟,苦痒成疥,**丹参汤**洗之。

丹参　苦参各四两　蛇床子生用,三两

上件药,用水一斗五升煎至七升,去粗。乘热洗之。

治皮肤风热,生疮痞瘰,或痒痛。**垂柳汤**洗之。

垂杨柳一斤　杏仁三两　白矾生用,二两

上件用水一斗五升,煎去七升,去粗。于无风处洗浴极妙。

结核独形而小核者,为结核。

河间云:结核,火气热甚则郁结坚硬,如果中核也,不须溃发。但热气散则自消。丹溪云:结核,或在项、在颈、在臂、在身皮里膜外,不红不痛,不硬不作痛,多是痰注作核不散。问其平日好食何物?吐下后,用药散核。结核在颈项方,僵蚕炒、大黄酒浸、青黛、胆星各等分,为末蜜丸,噙化。结核在下颏,二陈汤加酒炒大黄、连翘、桔梗、柴胡。结核在臂,二陈汤加连翘、防风、川芎、酒芩、苍术、皂角刺、僵蚕、麝香,行太阴、厥阴之积痰,使结核自消,甚捷。风核,以去风消核散,常服消之。风热结核,以大连翘饮加僵蚕,牛蒡子。凡一切风核疼痛,宜以大荞麦根,及金线钓葫芦根,磨半泔、半醋,暖涂之。

儒者杨泽之,缺盆间结一核。予谓:此肝火血燥而筋挛,法当滋肾水,生肝血。彼反用行气化痰,外敷南星,商陆,益大如碗。予用补中益气汤、六味地黄丸以滋肾水;间用芦荟丸以清肝火,年余,元气复而消。一男子,颈间结核大溃;一妇人,左眉及发际结核。并用栀子清肝散、海藻散坚丸,以清肝火,养肝血,益元气而愈。此症亦有大如升斗者,亦治以前药,可愈。一妇年二十,耳下结核,经每过期,午后头痛,服头痛药愈甚。治以八珍汤加柴胡、地骨皮,二十余贴愈。一妇因怒结核肿痛,察其气血俱实,先以神效散下之,更以益气养荣汤,三十余剂而消。常治此症,虚者先用益气养荣汤,待其气血完充,乃取神效散去其毒,仍进前药,无不效者。一儿七岁,项结二核,时发寒热,日久不愈,治以连翘丸而消。若患在面、臂等处,尤宜此丸。若溃而不敛,兼以托里之药。一儿项结一核,坚硬如瘰,面色痿黄,饮食不甘,服托里药不应,此无辜疳毒也。

以蟾蜍丸治之而愈。若数服不消，按之转动软而不痛者，内有虫如粉，急针出之。若不速去，则虫随气走，内蚀藏府不治。蟾蜍，夏月沟渠中，腹大不跳不鸣者。先取粪蛆一杓，置桶中以尿浸之，桶近上令干，使蛆不得出，将蟾蜍扑死，投蛆中任蛆食昼夜，次以新布袋包系，置水急处，浸一宿取出，瓦上焙为末，入麝香一字，软饮丸如麻子大。每服二三十丸，空心，米饮送下。一妇因怒不思食，发热倦怠，骨肉酸疼，体瘦面黄，经渐不通，颈间结核，以逍遥散、八珍汤治之少可。彼自误服水蛭等药，血气愈虚，遂致不救。

海藻连翘汤 治诸般结核，瘰疬马刀，瘿瘤痰核。

白茯苓 陈皮去白 连翘 半夏姜制 黄芩酒拌，少 黄连酒炒 南星姜制 牛蒡子炒 柴胡 三棱酒炒 莪茂酒炒 僵蚕炒去丝 昆布 海藻 羌活 防风 桔梗 夏枯草 川芎 升麻

上生姜、薄荷煎，食后服。

连翘丸

连翘 防风去芦 黄柏 肉桂去粗皮 桑白皮 香豉 独活 秦艽 牡丹皮各半两 海藻二钱半

上为末，炼蜜丸，如绿豆大。每服十丸，灯心汤下。

五香散 治肉中忽有恶核生，肿硬不消，恶肉恶脉，瘰疬风毒肿气。

木香 鸡舌香 沉香各一两 麝香细研，二钱半 射干 薰陆香 干葛剉 川升麻 独活 桑寄生 连翘 甘草生，各二两 川大黄三两，剉碎，微炒

上剉碎，入麝香研匀。每服三钱，水一中盏煎至五分，去滓。入竹沥半盏，更煎一二沸。温服日三。

连翘散 治项上恶核焮肿。

连翘 射干 独活 川升麻 木香 沉香 木通剉，各一两 桑寄生 丁香各半两 川大黄二两，剉碎，微炒

上为细末。每服二钱，清粥饮调下，日三服。

独活散 治恶核，风结肿毒，四肢烦热拘急。

独活 木香 射干 桑寄生 连翘 升麻 沉香 川大黄生

用　甘草生,各一两

上剉碎。每服四钱,水一中盏煎至陆分,去滓。入竹沥半合,更煎一二沸。放温服,日三,得快利为度。

清肝益荣汤　治肝、胆、小肠经,风热血燥,筋挛结核,或耳、项、胸乳、胁肋作痛,或作瘰子,并一切肝火之症。

山栀　当归　木瓜不犯铁器　茯苓各一钱　柴胡　川芎　芍药炒,各七分　熟地黄一钱半　白术二钱　龙胆草八分　炙甘草五分

上姜水煎服。

瘿瘤

《灵枢》云:虚邪之入于身也深,寒与热相搏,久留而内着,寒胜其热,则骨疼肉枯,热胜其寒,则烂肉腐肌为脓,内伤骨。内伤骨为骨蚀,有所疾前筋,疾前二字,衍文也。筋当作结。筋屈不得伸,邪气居其间而不反发,为筋瘤。有所结气归之,卫气留之,不得反,津液久留,合为肠瘤。久者数岁乃成,以手按之柔。已有所结,气归之,津液留之,邪气中之凝结,日以易甚,连以聚居,为昔瘤,以手按之坚。有所结,深中骨,气因于骨,骨与气并,日以益大,则为骨疽。有所结,中于肉,宗气居之,邪留而不去,有热则化而为脓,无热则为肉疽。凡此数气者,其发无常处,而有常名也。刺节真邪篇○此皆虚邪中人为病,弗去而久留着,故积岁累月而成疽瘤也。《三因》云:瘿多着于肩项,瘤则随气凝结,此等皆年数深远,浸大浸长,坚硬不可移者,名曰石瘿。皮色不变者,名曰肉瘿。筋脉露结者,名曰筋瘿。赤脉交结者,名曰血瘿。随忧愁消长者,名曰气瘿。五瘿皆不可妄决破,决破则脓血崩溃,多致夭枉。瘤则有六,骨瘤、脂瘤、气瘤、肉瘤、脓瘤、血瘤,亦不可决溃,肉瘤尤不可治,治则杀人。唯脂瘤,破而去其脂粉则愈。丹溪云:服瘿瘤药,先须断厚味。

海藻丸　治瘿瘤通用。

海藻洗晒　川芎　当归　官桂　白芷　细辛　藿香　白敛昆布洗,晒　明矾煅,各一两　海蛤煅　松萝各七钱半

为细末，炼蜜丸如弹子大。每服一丸，食后，含咽下。

守瘿丸 治瘿瘤结硬。

通草二两 杏仁去皮尖,研 牛蒡子各一合 昆布洗 射干 诃梨勒 海藻洗,各四两

上为细末，炼蜜和丸，如弹子大。每服一丸，食后，嚼化，日三。

海藻酒方 治颈下，卒结核渐大，欲成瘿瘤。

上用海藻，洗去咸一斤，酒二升，渍一宿，取一二合饮之。酒尽，将海藻暴干，捣末。酒调一钱匕，日三，即瘥。如浸，用绢袋盛了浸，春夏二日，秋冬三日。

白头翁丸 治气瘿，气瘤。

白头翁半两 昆布十分,洗 通草 海藻洗,各七分 连翘 玄参各八分 桂心三分 白敛陆分

上为细末，炼蜜和丸，如梧桐子大。每服五丸，用酒送下，忌蒜、面、生葱、猪、鱼。

海藻散坚丸 治肝经瘿瘤。

海藻 昆布各二两 小麦四两,醋煮,炒干 龙胆草二两

上为末，炼蜜丸桐子大。每服二三十丸，临卧白汤送下，并嚼化咽之。

五瘿在颈项间，皮宽不急，累累而垂者是也。宜破结散、消疬丸、海藻丸、昆布丸、黄药酒、藻药散，兼以针灸法同施，方有效；及常服复元通气散、蜡矾丸，自然缩小。

木通散 治颈下卒生结囊，欲成瘿。

木通 松萝 桂心 蛤蚧酥炙 白敛 琥珀 海藻洗 昆布洗,各一两

上为细末。每服二钱，不拘时，温酒调下。

石瘿丸

菖蒲二两 海蛤 白敛 续断 海藻 松萝 桂心 倒挂草 蜀椒 半夏各一两 神曲三两 羊靥百枚

上为细末。以牛、羊脂髓为丸，如芡实大。每服一丸，食后，临卧嚼化服。

昆布丸

槟榔　昆布　海藻各二两

上为末,炼蜜丸弹子大。每用一丸,含咽化下。

藻药散　治气瘿。

海藻酒洗,一两　黄药子二两,万州者。佳

上为末,置掌中,以舌时时舐,以津咽下。消三分之二止药。先须断厚味,戒酒色。按:《本草》黄药子,主诸恶肿,疮瘘。《斗门方》以浸酒,疗项下瘿气。《医学纲目》及丹溪,误作黄柏,盖檗、药字相近,又误檗为连,则其失愈远矣。

二海丸　治气瘿。

海藻　昆布各酒洗,晒干

上等分为末,炼蜜丸杏核大。稍稍咽汁,又用海藻洗净,切碎,油醋熟,作常菜食之。

消瘿散　治瘿气。

海藻酒洗　海带酒洗　昆布酒洗　海马酒炙　海红蛤　石燕各煅
海螵蛸各一两

上为末。清茶下,兼服含化丸,兼灸,相济以收全功。

含化丸　治瘿气。

海藻　海蛤煅　海带　昆布　瓦龙子煅　文蛤即花蛤,背有斑文
诃子去核　五灵脂各一两　猪𦜝十四个,焙干,另研

上为末,炼蜜丸。临卧含化,时时咽下。兼灸法,以助丸功。

通气丸　治瘿气。

海藻　海带　昆布　夏枯草　木通各一两　诃子　薄荷各五钱
杏仁少许

上为末,炼蜜丸如芡实大。每用一丸,嚼化。兼灸,以泄瘿气方效。

黄药酒　治忽生瘿疾及一二年者。

上用万州黄药子三斤,须紧重者为上,如轻虚即是他州者力慢,须加一倍。以无灰酒一斗,投药在内,固济瓶口,以糠火烧一伏时停。待酒冷即令患者时时饮一盏,勿令绝酒气,经三五日,常把

镜自照,觉消则停饮,不尔,令人项细也。用火时,不可多,惟烧酒气香出,瓶头有津,即止火不待经宿也。已验如神,忌毒食。

昆布散 治瘿气,去风火郁滞,散痰气壅结。

防风 荆芥 黄连酒炒 昆布 海藻 海粉 羌活 升麻 连翘 青皮 胆星 贝母 牛蒡子炒 夏枯草 沉香 香附子 抚芎 黄芩酒炒

右薄荷煎服,或末、或丸俱可。痰多加南星、半夏,又宜灸天突穴,为妙。

《三因》破结散

海藻洗 草龙胆 海蛤 通草 昆布 矾石枯 松萝各三分 麦面四分 半夏 贝母各二分

上为末。酒服方寸匕,日三。忌鲫鱼、猪肉 五辛、生菜诸杂毒物,十日知,二十日愈。

玉壶散 治三种瘿。

海藻洗 海带洗 昆布 雷丸各一两 青盐 广茂各半两

上[1]为细末。陈米饮丸,如榛子大,嚼化。以炼蜜丸,亦好。

子和人参化瘿丹

海带洗 海藻洗 海蛤 昆布以上四味,皆焙 泽泻炒 连翘以上各等分 猪靥 羊靥各十枚,猪、羊靥即猪羊外肾,乃囊中之卵也

上为末,蜜丸如芡实大。临卧,嚼化一、二丸。忌油腻物。

罗氏宝金散 偏医瘿气,无不瘥。

猪羊靥十对,暖水洗去脂膜后,晒干,杵为细末 海藻洗 海带各二两,洗 丁香 木香 琥珀研 麝香研,各二钱半 真珠研,半两

上件,先将丁香、木香、海藻、海带杵为细末。入下项药末,合和再研细,重罗过。每服一钱,热酒一盏,调服。夜卧服垂头而睡。若在室男女,十服必效;如男子、妇人患者,一月见效,有胎不可服。

海带丸 治瘿气,久不消。

海藻洗 贝母 青皮 陈皮各等分

---

〔1〕上:此下原衍"等分",据修敬堂本删。

上件为细末,炼蜜为丸,弹子大。食后,嚼化一丸效。

针砂方　治气瘿。

上用针砂浸于水缸中,平日饮食皆用此水。十日一换针砂,服之半年,自然消散。

昆布散　治瘿气结肿,胸膈不利,宜服。

昆布洗　海藻洗　松萝　半夏汤泡　细辛　海蛤细研　白敛　甘草炙,各一两　龙胆草　土瓜根　槟榔各二两

上为细末。每服二钱,食后,温酒调下。

治瘿气胸膈壅塞,颈项渐粗,宜服此方。

商陆　昆布洗,各二两　射干　羚羊角镑　木通　海藻洗　杏仁汤浸,去皮尖,麸炒黄,各一两　牛蒡子一两半,微炒

上㕮咀。每服三钱,水一中盏,入生姜半分煎至陆分,去滓。不拘时温服。

治瘿气神验方

琥珀　桔梗各半两　乌鲗鱼骨　昆布洗,各一两　赤小豆酒煮熟,焙　小麦酒煮,各三分

上为细末,炼蜜丸如小弹大,绵裹一丸,常嚼咽津。

神效开结散　治瘿疾,不问年岁极验。

沉香　木香　橘红四两　猪靥子生于豚猪项下　珍珠四十九粒,砂锅内泥封口,煅过,丝一枚如枣大,取四十九

上为末。每服一钱,临卧,冷酒调搽,徐徐咽下,轻者三五服;重者一料,全愈。修合用除日效。忌咸、酸、油腻,涩气等物。

六瘤者,随气凝结皮肤之中,忽然肿起,状如梅李,皮软而光,渐如杯卵。若发肿都软,不痛者血瘤;发肿日渐增长,而不大热,时时牵痛者气瘤。气结微肿,久而不消,后亦成脓。诸瘰瘤、疣赘等,至年衰皆自内溃,治于壮年,可无后忧。按之推移得动者,可用取法去之。如推之不动者,不可取也。瘤无大小,不量可否而妄取之,必妨人命。俗云:瘤者留也,不可轻去,不为无理。治法,先以铁罐膏,点瘤顶上令肉黑腐,不痛,方可以刀剪去黑腐,又以药涂,令肉腐溃,又可剪之,又涂又剪,瘤根去尽为度。若怕针刀者,却以

井金散涂之,令肉黑极,十分腐烂,方可用刀剪之、刮之。若稍有些肉不黑尽,恐肉未死;肉未死血亦未死,血未死则不可剪刮,恐血来多,致有昏晕之失。其肉十分黑极,十分腐烂,推得动者,此肌肉死也,肌死则血死;其血死乃可剪刮无妨,虽血瘤、肉瘤取之亦无妨也。小瘤取之即愈,大瘤取之有半载肌肉麻痹也,宜服养气血药,久之自愈。〔薛〕《内经》云:肝统筋而藏血,心裹血而主脉,脾主肉而统血,肺主气而司腠理,肾统骨而主水。若怒动肝火,血涸而筋挛者,其自筋肿起,按之如筋,久而或有血缕,名曰筋瘤,用六味地黄丸,四物山栀、木瓜之类。若劳役火动,阴血沸腾,外邪所搏而为肿者,其自肌肉肿起,久而有赤缕,或皮俱赤,名曰血瘤,用四物茯苓、远志之类。若郁结伤脾,肌肉消薄。外邪所搏而为肿者,其自肌肉肿起,按之实软,名曰肉瘤,用归脾、益气二汤。若劳伤肺气,腠理不密,外邪所搏而壅肿者,其自皮肤肿起,按之浮软,名曰气瘤,用补中益气之类。若劳伤肾水,不能荣骨而为肿者,其自骨肿起,按之坚硬,名曰骨瘤,用地黄丸及补中益气汤主之。夫瘤者留也,随气凝滞,皆因藏府受伤,气血乖违,当求其属而治其本。大凡属肝胆二经结核。八珍加山栀、胆草以养气血,清肝火;六味丸以养肺金,生肾水。若属肝火血燥,须生血凉血,用四物二地、丹皮、酒炒黑胆草、山栀。中气虚者,补中益气兼服。若治失其法,脾胃亏损,营气虚弱,不能濡于患处,或寒气凝于疮口,荣气不能滋养于患处,以致久不生肌而成漏者,悉调补脾胃,则气血壮而肌肉自生矣。若不慎饮食起居,及六淫七情,或用寒凉蚀药,蛛丝缠,芫花线等法以治其外,则误矣。长洲庠,王天爵,辛丑春,左腿近环跳患之,状如大桃,按之濡软,恪服除湿,流气、化痰之剂,恶寒发热,食少体倦,形气俱虚,脉洪大而虚,气瘤也,肺主之。盖胆属木,肺属金,然发于胆经部分,乃肺金侮肝木,元气亏损而其脓已内溃矣,遂用十全大补汤数剂,出清白稀脓甚多,顿加寒热,烦渴头痛,殊类伤寒状。予谓此因脓泄而血气益虚耳,仍用前汤,其势益甚,脉洪数大,按之如无,乃加附子一钱,其势愈甚而脉复如前,此虚甚而药未能及也,更加附子二钱,三剂诸症顿退。乃朝用补中益气汤,夕用十全大补汤,各三十余剂,出腐骨五块,疮口将完。后因不慎起居,患处复溃,诸症更发,咽间如焚,口舌无皮,用十全大补,加附子一钱服之,诸症悉愈,二日不服,内病悉至,患处复溃。二年后又患,服前药不应,诊其尺脉微细如丝,此属命门火衰,用八味丸为主,佐以十全大补汤稍愈,至乙巳,仍患虚寒之症而殁。一男子,左腿外侧近臀,肿一块,上有赤缕三年矣,饮食起居如常,触破涌出血脓,发热恶寒,此胆经受证,故发于腿外侧,诊其脉左尺洪数,右关弦洪,此肾水不能生肝木,用补中益气汤、六味地黄丸而瘥。一男子,小腹患之,脓水淋漓,此足三阴之症,用补中益气加麦门、五味,以培脾土,用六味地黄丸以生肾水,更用芦荟丸,以清肝火而敛。一老儒,眉间患之二年,其状如紫桃,下坠盖目,按之如水囊,此肝脾之症,脓瘀内溃而然耳。遂刺出血脓目即开,以炒黑胆草、山栀、芎、归、芍药、柴胡、白术、茯苓之类而愈。嘉善,周上舍,两耳下,项间筋挛,臃肿坚硬,咳嗽气喘,内热盗汗,所服皆化痰、散坚、行气之剂,势益甚。予诊之,左关弦涩,左尺洪数,此怒气伤肝,房劳损肾,须滋肾水,生肝血,慎调摄,至水旺之际,庶可愈矣。彼欲速效,乃外敷商陆、石灰等药;内服海藻、蓬术之类,至秋金旺之际,元气愈虚,其肿愈甚而殁。镇江,孙上舍,缺盆间肿如覆瓯,坚硬色赤,内热晡热,自汗盗汗,就治于予。曰:贱疾皆以散坚、行气、降火、破血之剂,欲其内消而反甚,其脉左尺洪数,按之而弱,左关洪数,按之而涩,此怒气伤肝,血涸而筋挛也,因其急于仕进,予辞不能治。彼亦不信,后果殁。此症若补脾肺,滋肝肾,则木得水而敷华,筋得血而滋润,多有得生者。张子和,治新寨一妇人,年四十余,有瘤三办。戴人令以咸吐之,三涌、三汗、三下瘿已消半,次服化瘿之药,遂大消去。夫病在上者,皆宜吐,亦自有消息之法耳。又在西华,众人皆讪以为吐泻而已。一日,魏寿之与戴人入四中,见一夫病一瘤,正当目上纲内眦,色如灰李,下垂覆目,睛不能视物。戴人谓寿之曰:吾不待食熟,立取此瘤。魏未之信也,戴人曰:吾与尔取此瘤何如?其人曰:人皆不敢割!戴人曰:吾非用刀割,另有一术,其人从之。乃引入一小室中,令偃卧一床,以绳束其脐,刺委中大出血,先令以手揉其目,瘤上亦刺出雀粪,立平。出户,寿之大惊。戴人曰:人之有技可尽窥乎。郜城,戴人之乡也。一女子未嫁,年十八,两手背皆有瘤,一类鸡距,一类羊角,腕不能钏,向明望之如桃胶然,夫家欲弃之。戴人见之曰:在手背者为胶瘤,在面者为粉瘤。此胶瘤也,以铋针十字刺破,按出黄胶脓三二匙,立平。瘤核更不再作,婚事复成,非素明者,不敢用此法耳。

清上消郁汤 治痰火,气血郁结,作核成瘤,脉弦而滑在上部者。

昆布洗 玄明粉 陈皮 半夏姜制 黄连 海藻 莪术 川芎 香附 青黛 白芥子

上薄荷煎服。

解下除湿汤 治湿热郁结,血气凝滞,作核成瘤在下部者。

海藻洗 黄柏 三棱 香附 青皮 栀子炒 连翘 槟榔 木通

上薄荷煎服。

南星散 治皮肤、颈项、面上瘤,大者如拳,小者如栗,或软或硬,不痒不痛,宜用此药,切不可辄用针灸,多致不救。

生南星大者,一枚

上细研烂,入好醋五七点,杵如膏。先以细针刺患处令气透,却以膏药摊贴,觉痒,则频换贴,取效。

枯瘤膏 治六瘤,瘰疬,痔漏。如无此膏,以铁罐膏代之,更捷。

草乌四两 川乌二两 干桑耳 桑圬木各一两半 矿石灰 桑柴灰 荞麦秸灰各一碗

上将草乌、川乌、桑耳、桑圬木,共烧成灰,和矿石灰、桑柴灰、荞麦秸灰,一处装入酒漏内,以棕塞其漏窍,用水二斗,煎滚淋汁,慢火熬浓,以十碗取一碗为度,以厚实瓷器收贮,密封固。如用入矿石灰调匀为糊,点瘤顶上,以湿纸数重贴药上,如若未干不须贴,若留久药干,以唾调涂,直待十分黑腐,以刀剪刮取之,腐肉未尽,又点又刮,如怕剪刮者,却用井金散点之以渐,腐烂自去,不用针刀,后却以膏药贴之,去尽腐肉为度。

井金散 治六瘤瘰,大有神效。

土黄三钱 硇砂生,晒干 雄黄各二钱 轻粉 朱砂 乳香 没药各一钱 麝香 片脑各少许

为末,以唾调为稀糊。涂瘤顶上,唾湿纸两重盖之。后用黄龙膏贴纸上,间日一度上药,次添药彻的周回,大如韭叶,如此上之无复,渐渐折之,后根摇自然有裂罅,随后自下来。若腐肉未去尽者,捻针头散于疮口腐肉上,贴膏药。一日一换,直待腐肉去尽为度。

造土黄法

信石生二两 硇砂生二钱 木鳖子肉 巴豆肉各五钱

上以信、硇研末。以木鳖、巴豆捣成膏,入石脑油和作一块,油纸数重包裹,埋于土坑内四十九日。取出,瓷器收贮听用,如无石脑油亦可。

黄龙膏 凉肌退肿。

黄柏 黄芩 大黄

上末,蜜水调为糊饼,贴纸上。

又枯瘤方

砒 硇砂 黄丹 雄黄 轻粉各一钱 朱砂 乳香 没药各二钱 螃蟹生用三十个

上研为末,糯米粥为丸,捏作棋子样,爆干。先灸破瘤顶三炷,以药饼盖上,用黄柏末,以水调贴之,数日,自然枯干落下。

一方 以铜绿为末,草刺瘤破掺上,以膏药涂之。

〔世〕**点瘤赘方**,神验。

桑柴灰 枣树灰 黄荆灰 桐壳灰各二升半

上以沸汤淋汁五碗许,澄清。入螃蟹四十个、穿山甲五片、乳香、脑子,不拘多少,约五碗煎作二碗,用瓷器盛之。乳香、脑子候冷入之,后临用时,入新石灰调成膏,神妙。敷瘤上,干以清水润之,其效如神。

龙骨散 生肌肉。

诃子肉 龙骨生 细茶各等分

上末,干掺。

麻药

南星　半夏　川乌　川椒　石灰　草乌各等分

上六味,各生为末。醋调涂瘤上,用药则不痛。

止血药

京墨煅　百草霜各等分

上为末,掺之即以手按住。

桃红散　止血大效。

石灰十两　麻油　大黄五钱,水浸透取汁,各半盏

上将石灰炒红,入麻油、大黄汁和匀,慢火炒如桃花色,瓷器收贮听用。

〔垣〕诸瘿恶气　肩髃男左灸十八壮,右十七壮;女右灸十八壮,左十七壮

又法　天府十七壮　冲阳随年壮

《甲》瘿,天窗一作天容,《千金》作天府　及臑会主之。瘿瘤,气舍主之。

《本事》治果报面生赘瘤方　用艾丸灸十壮,即用醋磨硫黄涂纸上,剪如螺师掩子大,贴所灸处;更用膏药重贴,二日一换,候痒,挤出脓如绿豆粉,即愈。硫黄,罗谦甫作雄黄。

疣疣音休,俗呼鸡眼子,是也

手太阳之别,名曰支正,上腕五寸,虚则生疣,小者指痂疥,取之所别也。《肘后方》手足生疣目,盐敷之,舌舐之,只三次瘥。初虞世方,用鸡胃中食,揩疣上,揩余者,以石压之验。鬼馒头尖上掐破,有白汁出,频拭之佳。

〔薛〕疣属肝、胆、少阳经风热血燥,或怒动肝火,或肝客淫气所致。盖肝热水涸,肾气不荣,故精亡而筋挛也,宜以地黄丸,滋肾水以生肝血为善。若用蛛丝缠,螳螂蚀,著艾灸,必多致误。大抵此症与血燥结核相同,故外用腐蚀等法,内服燥血消毒,则精血愈虚,肝筋受伤,疮口翻突开张,卒成败症。府庠朱宏仁,年二十,右手背近中指患五疣,中一大者如黄豆,余皆如聚黍,拔之如丝长三

四寸许,此血燥筋缩,用清肝益荣汤五十余剂而愈。府痒沈姬文,幼啮指甲,及长不能自禁。予曰:此肝火血燥也,又颈侧常生小疣子,屡散屡发,又臂生一块,如绿豆大,若触碎如断束缕,扯之则长,纵之则缩,后两鬓发白点,求治。予曰:子素肝病,此部亦属肝胆经也。夫爪为筋之余,胆行人身之侧,正与啮爪、生疣等症相应,须滋补肾水,以生肝胆则诸病自愈矣,乃与六味地黄丸服之,二年白点自退,疣亦不生。一男子脸患疣,初如赤椹,杂用敷贴之药,翻张如菌;又用腐蚀,燉大如瘤,此足三阴经虚症悉具。治以补脾肺。生肝肾等剂而寻愈。一男子,小腹中一块,不时攻痛,或用行气、化痰等药,不应。尤以为血鳖,服行气、逐血之剂,后手背结一疣子,渐长寸许形如鳖状,肢节间如豆大者甚多,彼泥鳖生子发于外,亦用行血,虚证悉至,左尺洪数、关脉洪数弦。予以为肾水不能生肝木,以致肝火血燥而筋挛,用六味地黄丸,生肾水滋肝血三月余,诸证悉愈。一男子因劳役过度,面色青黑,发热咳嗽,面生疣子,腹内一块,攻上攻下作痛,口干小便秘涩,服消克之药愈甚。察其脉,左右关俱弦洪,元气弱甚,此肝脾受病而筋挛也,投以加味逍遥散,合地黄丸料,元气遂复。若误以为血鳖之类消之,必致不起。一男子素膏粱醇酒,先便血便结,惊悸少寐,后肛门周生小颗,如疣子如鼠乳,大小不一,用清热消毒等药,半载之间腿内股亦然,又用化痰之药,寒热吐痰,颈间俱作。肝肾脉浮数,按之而弱,予以为足三阴经血虚火炽,法当滋化源。彼不信,别服四物黄柏知母之类,诸症蜂起,此胃气复伤,各经俱病也,先用补中益气汤三十余剂,诸症渐愈,乃朝用前汤,夕用八珍汤,又各五十余剂,诸症寻愈;于是夕改用六味丸加五味子,又半载诸症悉愈。一妇人,左手背并次指,患五六枚如熟椹,内热晡热,月经素不及期。予曰:此因肝脾血虚而有热也,当调补二经,使阴血生而诸症自愈,不信。乃用艾灸,手肿胀发热,手指皆挛,两胁、项及胸乳间,皆患疣,经行无期。予用加味逍遥散,少加炒黑黄连,数剂渐愈,乃去黄连,更佐以归脾汤其患渐愈,又百余剂经行如期,再用地黄丸三料而痊。一妇人小腹内一块,或时上攻,或时下坠,寒热胸痞,小便淋漓,或用行气化痰等剂,前证愈甚，月经两月余而一行，或以为内有肉鳖，啖饮其血而经不行，服驱逐之剂下血甚多，两手背结一疣如大豆许，两月渐长寸许，又两月余又患数枚，疑以鳖子行於外，仍行驱逐，两耳下各患肿，又疑为疮毒。予曰：此属肝火血燥也，用加味逍遥、加味归脾二药、兼服，佐以六味丸，三月余而愈。一妇人患之，用蛛丝缠、芫花线、螳螂啖、毒药蚀、着艾灸，大溃肿痛，发热出血。予曰：此阴血虚也，不信。仍服降火之药而殁。

痣

〔世〕取痣饼药

糯米百粒　石灰拇指大　巴豆三粒，去壳研

上为末，入瓷瓶同窨三日。每以竹签挑粟许点上，自然蚀落。

〔洁〕取靥

风化石灰一两　花碱半两

上为细末。上三次，如天色冷，湿用。

《衍》石灰水调一盏如稠粥，拣好糯米全者，半置灰中，半置灰外经宿，灰中米色变如水精。若人手面上有黑靥子及纹刺者，微微以针头拨动，置药少许于其上，经半日许，靥汁自出，剔去药不用，且不得着水，二三日愈。又方，用水蛭一条，鸡子一枚开鸡子小头，内水蛭以皮儿盖合，封之，直至水蛭食尽鸡清干尽，自死乃用之。

手 足 皴 裂

夫秋冬风寒燥烈，人手足为之皴瘃者，血少肌肤虚，故易伤也。外润以膏泽，内服益气和血之药可也。

东垣润肌膏　治手足皴涩，皮肤裂开疼痛，不能见风。

珠子沥青四两　白黄蜡八钱　乳香二钱

上三味于铁器内，用文武火熬下沥青在铛内，随手便下黄蜡、乳香；次入清芝麻油一二匙，候沥青尽溶开，微微熬动。放大净水一盆于其傍，以搅药用匙取一二滴滴于水中试之，如硬再入油，如软硬合宜，用新绵滤净，入水中折叠扯之，以白为度。油当旋旋入，勿令软了，以瓷器内盛之，或油纸裹亦得。每用不拘多少，先于火上炙裂子口，却捻合裂子；药亦火上炙软，涂于裂子上，用纸少许贴之，自然合矣。

东垣老人，路次方城北独树店之客舍，有推小车者，皮肤皱裂甚痛，两手不能执辕，足不能履地，而车上宿制此药，敷之即效。明日遂行，自后屡用屡效，故录于此。

初虞世治手足皱裂，春夏不愈者。

生姜汁　红糟　白盐　猪膏腊月者佳

上研烂，炒热擦入皱内，一时虽痛，少顷便皮软皱合，再用即安。

〔丹〕手足寒皱裂，台椒三四合，煮浸半食顷，须臾再浸，又敷以羊、猪髓脑，甚妙。《梅师方》

〔世〕治脚跟皱裂，用头发一大握，桐油一碗，于瓦器内熬，候油沸头发溶烂出火，摊冷，以瓦器收贮，不令灰入。每用百沸汤泡洗皱裂令软，敷其上即安。一方，加水粉。

〔山〕脚裂烂，蒸藕研成膏，敷之。

〔世〕用五倍子为末，同牛骨髓填缝内，即好。

又治脚指缝烂疮，捋鹅时取鹅掌黄皮，焙干烧存性为末，湿则掺之。一方，用生桐油涂之妙。

黄蜡膏　治冬月手足坼裂。

上用清油半两，盏内慢火煎沸，入黄蜡一块。同煎熔。入光粉、五倍子末少许，熬令稠紫色为度。先以热汤洗，火上烘干，即用药敷，以纸贴之，其痛立止。入水亦不落。若合药入粉多，则硬而成块，旋以火炙，动挑敷，不妨。一方，无五倍子。

冻　疮

子和经曰：寒疮流水，俗呼为冻疮，或经年不愈者。用野中净土晒干,以大蒜研如泥,捏作饼子如大观钱厚薄,量疮口大小贴之,以艾火加于饼上灸之,不计壮数以泥干为度。去干饼子再换湿饼子灸,不问多少直至疮痂觉痛痒,是疮可治也。然后口含浆水洗溃,用鸡翎二十茎缚作刷子,于疮上刷洗净。以此洗刷不致肌肉损伤也,以软帛拭干。用木香槟榔散敷之,如夏月医之更妙。

〔世〕足跟红肿冻疮。足跟左足指面后跟赤白肉际骨下,刺入三分,弹针出血,可灸三七壮。

足跟冻疮溃破,用葱椒汤洗刮去腐肉,用三棱针出血,将马屁勃入生牛骨髓,调和敷之效。

〔禹锡〕取腊月牡鼠死者一枚,油一大升,煎之使烂绞出柤,再煎成膏,涂冻疮及拆破疮。

治冻疮,用茄根烧灰,洗了,用雀儿脑髓涂之。

〔丹〕治冻疮,用煎熟桐油,调密佗僧敷。

〔山〕用五倍子,煎汤洗。

如神散罗氏 治冻疮皮烂,痛不可忍。用川大黄不拘多少为细末。新水调扫冻破疮上,痛止立效。

〔子和〕戴人女僮,足有冻疮。戴人令服舟车丸、浚川散大下之,遂愈。人或疑之?戴人曰:心火降则寒消,何疑之有。

雉脑膏 治冻疮久不瘥,年年发歇,先痒后痛,然后肿破出黄水及血出不止。

雄雉脑一枚,研烂 黄蜡各等分 清油减半

上同于慢火上熬成膏,去滓,入瓷器中盛。每用涂疮上。

柏叶膏 治冻疮,手足指欲堕及耳欲落。

柏叶炙干为末,四两 杏仁去皮研,四十个 头发一拳大 食盐半两,研 乳香二钱半,研 黄蜡一两 油一升

上先煎油沸,次下前五味药,待发尽。再下黄蜡搅匀,瓷盒收。先以热小便洗疮,以绵挹干,后以药涂。即以软帛裹,勿令寒气侵入。每日一换,如疮渐差,三四日一换。

橄榄散 治脚冻疮。

上用橄榄核,烧灰存性、为末。入轻粉,油调涂。

一女年数岁，严寒上京，两足受冻不仁，用汤泡渍，至春十指俱烂，牵连未落。予用托里之剂，助其阳气自溃脱，得保其生。此因寒邪遏绝，运气不至，又加热汤泡渍，故死而不痛也。余尝见人之严寒而出，冻伤其耳，不知痛痒，若以手触之其耳即落。当以暖处良久，或热手熨之无恙。若以火烘汤泡其耳即死，至春必溃脱落矣，北方寒气损人若此，可不察之。

漆　疮

《圣济总录》治漆疮诸方。

生柳叶三斤，冬用皮，煎汤适寒温洗之。

芒硝五两，汤化，浸洗之。

猪膏一味熬，去滓，停冷涂贴之。

生螃蟹一味，取黄涂敷，日三五次。

荷叶燥者一斤，煮水洗之，以贯众末掺之，干则油和涂。

鸡子黄涂疮上，干则易之，不过三次。

黄栌木，煎汤频洗之。

一方，谷精草煎汤洗，甚速效。

又方　用白矾煎汤，浸洗。

又方　用杉木煎汤，洗之效。

又方　用莽草叶，煎汤洗。

又方　用无名异末，水调敷。

又方　用羊乳敷之愈；亦治蜘蛛疮，饮之尤妙。

治漆疮、冻疮、犬咬疮，并用秫米嚼烂，涂敷。

治漆疮久不差，用漆草捣烂敷患处，立效。

发　痉

疮疡发痉，因气血亏损，外邪所搏，或内虚郁火所致。其形牙关紧急，四肢劲强，或腰背反张，肢体抽搐，其有汗而不恶寒者，曰柔痉,风能散气,故有汗也。其无汗而恶寒者,曰刚痉,寒能涩血,故无汗也。皆由亡血过多,筋无所养,故伤寒汗下过多,与溃疡、产后多患之,乃败症也。若大补气血,多有复生者,若作风治,速其危矣。秋官张同野,旧有流注,因暴寒睡炕,口目抽搐,手足战掉,予以为气血虚热而然。用参芪、归术、川芎、山栀、柴胡、半夏、天麻、炙甘草,治之愈。吴瞻之给事,坠马伤首,出血过多,发热烦躁,肉瞤筋惕,或作破伤风,欲发汗驱风,予曰:此亡血火动也,无风可驱,无汗可发。当峻补其血,用圣愈汤二剂,顿愈。又用健脾胃,养气血而全愈。一儒者,背疮将愈,发热烦躁,自用降火之剂,项强口噤,自汗恶寒,此汗多内亡津液,筋无所荣也。用补气血之剂,及地黄丸而愈。一男子,素勤苦,早行遍身发疙瘩,口噤目直,脉弦紧此劳伤气血,内热外邪所搏也。用补中益气加山栀、羌活、川芎而瘥。半载后遍身作痒,搔破成疮,发热作渴,脉洪大而虚,复以前汤加芍药、麦门、熟地、天麻而愈。一儒者,善怒患瘰疬,复因大怒跳跃,忽仆地,两臂抽搐,唇口㖞斜,左目紧小,此肝火血虚,内热生风。用八珍散加牡丹皮、钓藤、山栀而愈。次年春前,病复作,兼小便自遗,左关脉弦洪而数,予谓肝火血燥。用六味丸加钓藤、五味、麦门、芎归治之渐愈;又用补中益气加山栀、钓藤、牡丹皮而安。一疬妇,因怒仆地,疮口出血,语言謇涩,口眼㖞斜,四肢拘急,汗出遗尿,或用驱风之剂,六脉洪大,肝脉尤甚,此肝火炽盛也。用加味逍遥散加钓藤,及六味丸寻愈。一妇人患内痔,因劳出血甚多,不时发痉,饮食少思,形体倦怠,其面色白,予谓此气伤而不能统血也。用补中益气汤反寒热出血,此阳气虚寒也,仍以前汤加炮姜四剂,寒热渐止,饮食渐进,又四剂而血顿止。后因劳役或怒气即便血,或发痉,投以补中益气汤加钓藤而愈。一妇人素性急,患遍身瘙痒,或项间结核,常服搜风顺气之剂,后大怒吐血,唇口牵紧,小便频数,或时自遗,此怒动肝火而血妄行也。用小柴胡汤加山栀、牡丹皮而愈。一疬妇因劳兼怒,四肢挛屈,头痛自汗,小便短少,畏见风寒,脉浮弦缓,此气血虚而风寒湿热相搏也。先用东垣清燥汤渐愈;再用加味逍遥散,及八珍汤加牡丹皮而痊。一妇人素有肝火,两拗间或肿痛，或寒热，忽然昏愦，瘛疭抽搐，善伸数欠，四肢筋挛，痰涎上升，此肺金燥甚而血液衰少也。用清燥丸，六味丸兼服寻愈。一妇人，因大劳患臁疮，发疙瘩搔碎成疮，日晡热甚，或口噤发搐，或头目眩晕，此肝脾气血虚而内热。以八珍散加柴胡、山栀治之，诸症少愈；复因怒前症复作，经行不止，此肝脾血热，用加味逍遥散渐愈，又用八珍散加柴胡、山栀而痊。一妇人发疙瘩，日晡热甚，月经先期，或头目昏眩，或寒热发热，或四肢抽搐，此肝经风热血燥，用加味逍遥散治之寻愈；后因怒前证复作，口噤遗尿。此肝火血燥也。用加味小柴胡汤治之渐愈，又夜间发热谵语，此血分有热也。用小柴胡汤加生地而愈，更用加味逍遥散调理而安。一妇人患茧唇，月经先期，予以为肝火血热。不信，乃泛用降火之剂，反致月经过期。复因劳怒，口噤呻吟，肢体不随，六脉洪大，面目赤色，用八珍加五味、山栀、丹皮、麦门数剂渐愈，兼用逍遥散、六味丸料，各三十余剂全愈。一妇人经行遇怒，其经即止，甚则口噤筋挛，鼻衄头痛，痰涌抽搦，瞳子上视，此肝火炽甚，以小柴胡加熟地黄、山栀子、钓藤钩而愈。一妇素阴虚，患遍身搔痒，误服祛风之药，口噤抽搐，肝脉洪数，予曰：肝血为阴为水，肝气为阳为火，此乃肝经血虚火盛耳。宜助阴血，抑肝火，遂用四物、麦门、五味、柴胡、山栀、生草，热搐顿止；又以八珍加黄芪、麦门、五味、钩藤、炙草调理而愈。一妇人久患流注，脾胃虚弱，忽痰壅气喘，头摇目劄，手扬足掷，难以候脉，视其面黄中见青，此肝木乘脾土也。用六君加柴胡、升麻治之而苏，更以补中益气加半夏、茯苓而安。

类破伤风

破伤风方论，已载杂病第五，此其似是而非者尔。〔薛〕大凡痈疽溃后筋縻肉烂，脓血大泄，阳随阴散，或筋脉拘急，恶寒惕搐，甚者舌强口噤，项背反张，痰涎壅盛，便闭汗出，不时发热，此气血俱虚而传变，虽与破伤风相类，而主张之法当大补气血，若果系风症，亦须以大补气血为本，而兼以治风之药。设若不审是非而妄药之,则误矣。司徒边华泉,肩患痛,溃而发热,目直或瞤,殊类中风,日晡热甚,脉益数,此足三阴气血亏损,虚火妄动。用参芪、归术、炙草,加酒炒黑黄柏、五味、麦门、肉桂,四剂而愈,又数剂而敛。陆大行,背疮内溃,出脓二碗许,用托里之剂痛止肿消,停药忽寒热作渴,头痛自汗,此元气虚而未能复也。用十全大补加麦门、五味、肉桂二剂,益甚。诊其脉如故,此药力未及,仍用前药加附子一钱,三剂诸症悉愈,乃去附子加肉桂,数剂而敛。一儒者患腿痛,深蓄于内,肉色不变,久不穿溃,针出脓瘀五碗许,恶症骈臻,全类中风,此脾胃虚而变症也。用六君子加当归、炮姜,及圣愈汤各四剂而安;又劳心不寐,用归脾汤而愈。一儒者,伤寒后患流注,肿痛潮热,用十宣散、败毒等剂,出稀脓五六碗许,发热、恶寒、烦躁、作渴,殊类破伤风症而殁。一男子背疮未痊,敛以膏药,剪孔贴之,患破伤风症而殁。此先失于内补,外邪袭其虚耳,予见此症,贴膏药剪孔,欲其通气而反患破伤风,搽敛药生肌,欲其收口而反助其余毒,以致殁者多矣,可不慎哉。

水 入 疮

皂子散 治水毒入疮肿痛,或刺入骨者。

皂荚子七粒 大干虾蟆一枚 胡椒十五粒

上用干锅,入药在内,瓦盖锅口,慢火烧烟尽,取出研细。每用药,先以温浆水洗疮口,拭干掺药,次以别膏药贴之。良久,水尽出,有刺者,即自见。

铅丹散 治破伤入水,肿溃不愈。

铅丹 蛤粉等分

上同炒令变色,掺疮口上,水即出渐愈。

去水膏 治痈疽破穴后,误入皂角水及诸毒水,以致疼痛;及驴马尿粪,一切毒水入疮,并治。

糯米粉 砂糖各三两 甘草生末,一分

上为膏,摊在绢上贴,毒水出效。

马汗入疮

治马汗入疮,毒气攻肿痛方。

上用马鞭上手执处皮,烧灰研细,和猪膏涂疮上。一方,以马鞭稍烧灰,猪脂和涂疮上。

治驴涎、马汗,入疮。

上用干冬瓜烧灰,洗净疮口,擦药在内。一方,用冬瓜青皮,阴干为末,敷之。

跌扑伤损_{金疮　杖疮　箭头入骨　竹木刺　针入肉}

《素问》云：人有所坠堕，恶血留内，腹中满胀，不得前后，先饮利药。此上伤厥阴之脉，下伤少阴之络，刺足内踝之下，然骨之前血脉出血。刺足跗上动脉，不已；刺三毛上各一痏，见血则已，左刺右，右刺左。善悲惊不乐，刺如右方。缪刺论

《灵枢》云：有所堕坠，恶血留内，有所大怒，气上而不行下，积于胁下，则伤肝。又中风及有所击仆，若醉入房，汗出当风，则伤脾。又头痛不可取于腧者，有所击堕，恶血在内，若肉伤，痛未已，可侧刺不可远取之也。邪气脏腑及厥病篇

瘀血停积论[1]

东垣《医学发明》论曰：夫从高坠下，恶血留于内，不分十二经络，医人俱作中风肝经，留于胁下，以中风疗之。血者皆肝之所主，恶血必归于肝，不问何经之伤，必留于胁下，盖肝主血故也。痛甚则必有自汗，但人人有汗出，皆属风证，诸风皆属于肝木，况败血凝泣，逆其所属入于肝也，从高坠下，逆其上行之血气，非肝而何？非伤寒无汗。既曰：汗必自风化之也，故以破血行经药治之。

───────────

〔1〕瘀血停积论：原脱，据本卷目录补。

亡血过多论[1]

《灵枢》又云：身有所伤血出多，反中风寒，若有所坠堕，四肢懈惰不收，名曰体惰。取小腹脐下三结交。阳明、太阴也，脐下三寸关元也。寒热篇○三结交者，即关元穴是也。

刘宗厚曰：打扑金疮[2]损伤，是不因气动而病生于外，外受有形之物所伤，乃血肉筋骨受病，非如六淫七情为病，有在气、在血之分也。所以损伤一证，专从血论，但须分其有瘀血停积，而亡血过多之证。盖打扑坠堕皮不破而内损者，必有瘀血，若金疮伤皮出血，或致亡血过多，二者不可同法而治。有瘀血者，宜攻利之，若亡血者，兼补而行之。又察其所伤，有上下轻重浅深之异，经络气血多少之殊，唯宜先逐瘀血，通经络，和血止痛，然后调气养血，补益胃气无不效也。顷见围城中，军士被伤，不问头面、手足、胸背轻重，医者例以大黄等药利之；后大黄缺少，甚者遂以巴豆代之，以为不于初时泻去毒气，后则多致危殆，至于略伤手指，亦悉以药利之。殊不知大黄之药惟与有瘀血者相宜，其有亡血过多，元气胃气虚弱之人，不可服也；其巴豆大热有毒，止能破坚逐积，用于此疾，尤非切当。所以有服下药过后，其脉愈见坚大，医者不察，又以为瘀血未尽而后下之，因而夭折人命，可不慎欤。

脉法[3]

《内经》云：肝脉搏坚而长，色不青，当病堕。若搏因血在胁下，令人呕逆。《脉经》云：从高颠仆，内有血，腹胀满，其脉坚强者生，小弱者死。

《金匮》云：寸口脉浮微而涩，然当亡血，若汗出设不汗者，其身有疮被刀斧所伤，亡血故也。《脉经》云：金疮血出太多，其脉虚

---

〔1〕亡血过多论：原脱，据本卷目录补。
〔2〕疮(chuāng 窗)：刀伤。四库本作"刃"。
〔3〕脉法：原脱，据本卷目录补。

细者生,数实大者死。金疮出血,脉沉小者生,浮大者死。砍疮出血一二石,脉来大者,二十日死。砍刺出血不止者,其脉止,脉来大者七日死,滑细者生。

右破伤之脉,若瘀血停积者,坚强实则生,虚细涩则死;若亡血过多者,虚细涩则生,坚强实则死,皆为脉、病不相应故也。

治法〔1〕

戴院使云:仆蹍不知曰攧,两手相搏曰扑,其为损一也。因攧扑而迷闷者,酒调苏合香丸灌之;因攧扑而损伤,宜逐其恶血,酒煎苏木调苏合香丸,或鸡鸣散,或和气饮加大黄、入醋少许煎,或童便调黑神散,不用童便,用苏木煎酒调亦得。攧扑伤疼,酒调琥珀散极佳,乌药顺气散亦可。

大法固以血之瘀失,分虚实而为补泻,亦当看损伤之轻重,轻者顿挫气血,凝滞作痛,此当导气行血而已,重者伤筋折骨,此当续筋接骨,非调治三四月不得平复,更甚者,气血内停,沮塞真气不得行者,必死。急泻其血,通其气亦或有可治者焉。《伤损论》曰:夫伤损必须求其源,看其病之轻重,审其损之浅深,凡人一身之间,自顶至足,有斫伤、打伤、跌伤、及诸刅伤者,皆有之。凡此数证,各有其说,有当先表里,而后服损药者,为医者当循其理治之。然医者意也,不知意者非良医也,或者禀性愚昧,不能观其证之轻重,明其损之浅深,未经表里通利,先服损药,误人多矣,有因此痰涎上攻,有因此大小脏腑闭结,差之毫厘,缪以千里,所谓医不三世,不服其药信哉。此论治损伤之大纲也,然用药固不可差,而整顿手法,尤不可孟浪。今以人之周身,总三百六十五骨节,开列于后。

人身总有三百六十五骨节,以一百六十五字都关次之,首自铃骨之上为头,左右前后至辕骨,以四十九字共关七十二骨。颠中为都颅骨者一,有势,微有髓,及有液。次颅为髗骨者一,有势,微有髓。髗前为顶威骨者一,微有髓,女人无此骨。髗后为脑骨者一,有势,微有髓。脑左为枕骨者一，有势无液。脑右为就骨者[1]。枕、就之中附下，为天盖骨者一，下为肺系之本。盖骨之后，为天柱骨者一，下属脊窳，有髓。盖前为言骨者一，言上复合于髑骨，有势，无髓。言下为舌本骨者，左右共二，有势，无髓。髑前为凶骨者一，无势，无液。凶下为伏委骨者一，俚人讹为伏犀骨是也，无势、髓。伏委之下为俊骨者一，附下即眉宇之分也，无势、髓。眉上左为天贤[2]骨者一，无势、髓下同。眉上右为天贵骨者一，眉上直目睛也。左睛之上，为智宫骨者一，无势、髓。右睛之上，为命门骨者一，两睛之下，中为鼻。鼻之前为梁骨者一，无势、髓。梁之左为颧骨者一，有势、无髓下同。梁之右[3]为纠骨者一，颧、纠之后，即耳之分。梁之端为嵩柱骨者一，无势、髓。左耳为司正骨者一，无势、髓。右耳为纳邪骨者一，同上。正、邪之后，为完骨者，左右共二，无势、无髓。正、邪之上附内，为嚔骨者一，无势、少液。嚔后之上，为通骨者，左右前后共四，有势、少液。嚔上为噩骨者一，无势、多液。其噩后连属为颔也，右颔为乘骨者一，有势、多液。右颔为车骨者一，同上。乘、车之后，为辕骨者，左右共二，有势、有液。乘、车上下，出齿牙三十六事，无势、髓，庸下就一则不满其数。复次铃骨之下为膻中，左右前后至綦，以四十字关九十七骨。辕骨之下，左右为铃骨者二，多液。铃中为会厌骨者一，无势、髓。铃中之下，为咽骨者左、中及右共三，无髓。咽下为喉骨者左、中及右共三，同上。喉下为咙骨者，环次共十事，同上。咙下之内，为肺系骨者，累累然共十二，无势、髓。肺系之后为谷骨者一，无髓。谷下为㑷道骨者，左右共二，同上。咙外次下，为顺骨者共八，少液。顺骨之端，为顺隐骨者共八，同上。顺下之左，为洞骨者一，女人无此。顺下之右，为拥骨者一，女人无此。洞、拥之下，中央为髑骺骨者一，无髓，俚人呼为鸠尾。髑骺直下，为天枢骨者一，无髓。铃下之左右，为缺盆骨者二，有势、多液。左缺盆前之下，为下猒骨者一，无髓。右缺盆前之下，为分髇骨者一，同上。猒、髇之后附下，为仓骨者一，

---

〔1〕脑右为就骨者：原脱，据修敬堂本补。
〔2〕天贤：四库本作"天颜"。
〔3〕右：原作"左"，据修敬堂本改。

同上。仓之下左右，为髎骨者共八，有势。无液。髎下之左，为胸骨者一，男子此骨大者，好勇。髎下之[1]右荡骨者一，女子此骨大，则大夫。胸之下，为乌骨者一，男子此骨满者，发早白。荡之下，为臆骨者一，此骨高，多讹妄。铃中之后，为脊窳骨者，共二十二，上接天柱，有髓。脊窳次下，为大动骨者一，上通天柱，共成二十四椎。大动之端，为归下骨者一，道家谓之尾闾。归下之后，为篡骨者一，此骨能限精液。归下之前，茱骨者一，此骨薄者，多处贫下。复次缺盆之下，左右至衬，以二十五字关六十骨。此下止分两手臂，至十指之端众骨。支其缺盆之后，为伛甲骨者左右共二，有势，多液。伛甲之端，为甲隐骨者左右共二，此骨长，则至贤。前支缺盆，为飞动骨左右共二，此骨短[2]，病痹缓。次飞动之左，为龙臑骨者一，有势，无髓无液。次飞动之右，为虎冲骨者一，同上。龙臑之下，为龙本骨者一，虎冲之下，为虎端骨者一，俱有势，有髓。本端之下为腕也，龙本上内，为进贤骨者一，男子此骨隆，为名臣。虎端上内为及爵骨者一，女人此骨高，为命妇。腕前左右，为上力骨者共八，有势，多液。次上力，为驻骨者左右共十，同上。次驻骨，为搦骨者左右十，同上。次搦，为助势骨者左右共十，左助外为爪，右助外为甲。爪甲之下，各有衬骨左右共十，无势，无液。复次髑髅之下，左右前后至初步，以五十一字，关一百三十六骨。此下至两乳下，分左右自两足心，众骨所会处也，髑髅之下，为心蔽骨者一，无髓。髑髅之左，为胁骨者上下共十二，居小肠之分也。左胁之端，各有胁隐骨者，分次亦十二，无髓。胁骨之下，为季胁骨者共二，多液。季胁之端，为季隐骨者共二，无髓。髑髅之右，为肋骨者共十二，处太阳之分也。肋骨之下，为胅肋骨者共二，各无隐骨，唯兽有之。右肋之端，为肋隐骨者共十二，无髓。茱骨之前，为大横骨者一，有势少髓。横骨之前为白环骨者共二，有势，有液。白环之前，为内辅骨者左右共二，有势，有液。内辅之后，为骸关骨者左右共二，同上。骸关之下，为捷骨者左右共二，同上。捷骨之下，为髀枢骨者左右共二，有势，多髓。髀枢下端，为膝盖骨者左右共二，无势，多液。膝盖左右，各有侠升骨者共二，有势，多液。髀枢之下，为骭骨者左右共二，有势，多髓。骭骨之外，为外辅骨者左右共二，有势，有液。骭骨之下，为立骨者左右共二，同上。立骨左右，各有内外踝骨者共四，有势，少液。踝骨之前，各有下力骨者左右共十，有势，多液。踝骨之后，各有京骨者左右共二，有势，少液。下力之前，各有释欹骨者共十[1]。释欹之前，各有起仆骨者共十，有势。起仆之前，各有平助骨者左右共十，有势。平助之前，各有衬甲骨者左右共十，无势，少液。释欹两傍，各有核骨者左右共二，有势，多液。起仆之下，各有初步骨者左右共二，有势无髓，有液，女人则无此骨。凡此三百六十五骨也，天地相乘，惟人至灵，其女人则无顶威、左洞、右棚及初步等五骨，止有三百六十骨。又男子、女人一百九十骨，或隐、或衬、或无髓势，余二百五十六骨，并有髓、液以藏诸筋，以会诸脉，溪谷相需，而成身形，谓之四大，此骨度之常也。

头目鼻耳伤

凡脑骨伤破，轻手搏捺平正，若皮不破者，用退肿膏敷贴，若皮破肉损者，先用封口药搽之，外以散血膏贴之，若皮破血流者，用止血散搽之，若肿痛者，用葛叶、毛藤叶、枫叶尾，砍烂敷之。不可见风，着水恐成破伤风。凡脑骨伤碎，在硬处可治，若伤太阳穴不可治。如在发际须剪剃去发，看皮破不破，依上用药敷，若欲洗，宜用熟油和药水洗，或和温茶洗之。凡面目伤，青黑色，用一紫散敷，或紫金膏贴，伤重者，用补肉膏敷贴。凡脑两角及后枕，或两眉有伤可治，眼睛伤，瞳神不碎可治，或眼胞伤，紫黑色，用一紫散敷贴，或紫金膏敷贴，伤重者，用补肉膏敷贴，或头顶心有损则难治。凡鼻两孔伤，凹者可治，血出无妨，鼻梁打扑跌磕凹陷者，用补肉膏敷贴，若两鼻孔跌磕伤开孔窍，或刀斧伤开孔窍，用封口药搽伤处，外以散血膏贴之，退肿。凡耳斫跌打落，或上脱下粘，或下脱上粘，内用封口药搽，外用散血膏敷贴及耳后，看脱落所向，用鹅翎横夹定，

---

〔1〕释欹骨者共十：原脱，据修敬堂本补。

却用竹夹子直上横缚定,缚时要两耳相对,轻缚住。

舌唇口喉齿腮伤

凡唇口刀斧矿磕跌堕等伤,破皮伤肉者,先用桑白皮线缝合,却以封口药涂敷,次以散血膏敷贴,牵住所封药,不令开落,仍少言语。凡跌破唇耳鼻而拔缺者,即以封口药掺,外以散血膏敷贴。若缺唇缺耳,先用麻药涂之,却以剪刀剪去外些皮,即以绢线缝合,缺耳作二截缝合,缺唇作三截缝合。以鸡子黄油涂,次以金毛狗脊毛薄掺些于上,次以封口药涂抹之,次日以茶轻洗就掺末,一日换一次,至八日剪去线,又掺末。凡腮、颊、颧刀斧矿磕跌堕等伤,破皮肉者,用封口药填疮口,外以散血膏敷贴,或跌磕损伤未破皮肉者,用补肉膏敷贴。凡刀斧矿磕跌破上唇而拔缺者,用绢片一小条从脑后缚向前来缚合缝定,次掺封口药,外以散血膏敷贴。如下唇整法却以绢片从下颏兜缚,及如前法整顿,次掺末敷药,或无肿不须敷药。凡偶含刀在口内戏要,误割断舌头未全断者,用封口药敷,一日换二三次药,七八日全安。凡两脸涎囊被刀斧矿磕跌堕等伤,伤开涎囊者,用绢线缝合却以封口药涂敷,外以散血膏敷贴,七八日接住肉,剪去线,掺封口药。凡牙齿被人打跌砍磕,去了牙齿者,只用补肌散掺及封口药掺,服破血药止痛药,并用水煎药服,不宜用酒煎药,须知此法乃大有功。凡牙断跌磕矿伤,牙齿未动者,用芙蓉膏末掺;如齿动者,用蒺藜根烧存性为末,常揩搽之即牢。凡割喉者,用骑脚患人头项,以丝线先缝内喉管,却缝外颈皮,用封口药涂敷,外以散血膏敷贴换药,或喉被人打歪,以手摇正,却以前膏敷贴,若结喉伤重,软喉断不可治,以汤与之,得入肠者可治,若并出者不可治。

颈骨肩胛胁肋伤

凡高处跌堕,颈骨捽进者,用手巾一条,绳一条系在枋上,垂下来以手兜缚颏下,系于后脑杀,缚接绳头,却以瓦罂一个,五六寸高,看掺人浅深,斟酌高低,令患人端正坐于其罂上,令伸脚坐定,医者用手摣捺平正，说话令不知觉，以脚一踢，踢去罌子，如在左用手左边掇出，如在右用手右边掇出，却以接骨膏、定痛膏敷贴。又一法，令患人卧床上，以人挤其头，双足踏两肩即出。凡左右两肩骨跌堕失落，其骨叉出在前，可用手巾系手腕在胸前，若出在后，用手巾系手腕在背后，若左出摺向右肱，右出摺向左肱，其骨即入，接左摸右鬓，接右摸左鬓，却以定痛膏、接骨膏敷之。凡肩井骨及胁下有损，不可束缚，只捺令平正，用补肉膏、接骨膏、定痛膏敷贴，两肋骨亦然。凡肩胛骨出，相度如何整，用椅一个，令患人于椅后伸两手于椅手圈住，及以软衣被盛垫胁下，使一人捉定，两人拔伸，却坠下手腕，又着曲着手腕，按捺平正，却以定痛膏、接骨膏敷贴，绢片缚之。

手　伤

手有四折骨六出臼，凡手臂出臼，此骨上段骨是臼，下段骨是杵，四边筋脉锁定，或出臼亦剉损筋所以出臼，此骨须拽手直，一人拽，须用手把定此间骨搦，教归窠，看骨出那边，用竹一片夹定一边，一边不用夹，须在屈直处夹，才服药后不可放定，或时又用拽屈拽直，此处筋多，吃药后苦不屈直，则恐成疾，日后曲直不得。肩胛上出臼，只是手骨出臼归下，身骨出臼归上，或出左或出右，须用春杵一枚，矮凳一个，令患者立凳上，用杵撑在于出臼之处，或低用物垫起，杵长则垫凳起，令一人把住手，拽去凳，一人把住春杵，令一人助患人放身从上坐落，骨节已归窠矣神效。若不用小凳，则两小梯相对木棒穿，从两梯股中过，用手把住木棒正棱，在出臼腋下骨节蹉跌之处，放身从上坠，骨节自然归臼矣。凡手睁手腕骨脱绷直拽出，医用手抬起手睁腕，以患人本身膝头垫定，医用手于颈项肩处，按下其骨还窠，却用定痛膏、接骨膏敷贴。若手腕失落，或在上、在下，用手拽伸，却使手捻住，方可用前膏，敷贴药夹缚。若手睁骨出，用圆椅横翻向上，医用足踏住椅，将病人手在椅横内，校曲入腕，内以小书簿，上下夹定平稳，却用前膏敷贴，用绢布兜缚，兜缚时要掌向上。若手盘出臼，不可牵伸，用衣服向下承住，用手摚按动摇,挪令平正,却用前膏敷贴夹缚,下用衬夹。凡手骨出向左,则医以右手拔入;骨出向右,则医用左手拔入,一伸一缩,摇动二三次,却用接骨膏、定痛膏,敷贴夹缚。凡手脚骨,只一边断则可治,若两手脚骨皆断者,不可治。凡手足骨断者,中间一坐缚可带紧,两头放宽些,庶气血流荫;若如截竹断,却要两头紧,中间放宽些,庶使气血聚断处。若接缚手者,前截放宽缚些,使血散前去,若按足者,下截放宽些,使气血散下去。凡手[1]盘出向下,将掌向上,医用手撙损动处,将掌曲向外捺令平正,用前膏贴,再用夹向背一片,长下在手背外,向面一片,短下在掌按处,向小指一片,长下在指曲处,向大指一片,短下在高骨处,三度缚之。凡两手臂骨打断者,有碎骨,跌断者,则无碎骨此可辩之。皆可用定痛膏、接骨膏敷贴之。凡手指跌扑刀斧打碎,用鸡子黄油润,次掞封口药末,外以散血膏敷贴,绢片缚定,若跌扑咬伤者,用泽兰散敷之,若有寒热者用退热散敷之,寒热退即去之。凡手掌根出臼,其骨交互相锁或出臼,则是剉出锁骨之外须是,搦锁骨下归窠,出或外则须搦入内,或入内则须搦出外,方入窠臼,共只用手拽,则断[2]难入窠,十有七八成痼疾也。宜接骨膏、定痛膏敷贴夹缚,四折骨用杉皮、竹片夹缚,六出臼只宜以布帛包缚,不可用夹,要时时转动,不可一时不动,恐接直骨。

胸 腹 伤

凡胸前跌出骨不得入,令患人靠实处,医人以两脚踏患人两脚,以手从胁下过背外,相叉抱住患人背,后以手于其肩搦起其胸髎,其骨自入,却用定痛膏、接骨膏敷贴。凡胸髎骨有拳槌伤,外有肿内有痛,外用定痛膏敷贴,内用破血药利去瘀血,次用消血草擂酒服。如刀伤,先宜安骨、定皮合口、挪令平正,却以封口药掞疮口,外以补肌散以鸡子清调敷贴,内服补损药、活血丹之类。凡胸

---

〔1〕手:原作"用",据修敬堂本改。
〔2〕则断:原作"断则",据修敬堂本倒己。

骨肋断,先用破血药,却用定痛膏、接骨膏敷贴;皮破者,用补肉膏敷贴。凡胸胁伤重,血不通者,用绿豆汁生姜和服。一以壮力人在后挤住,自吐其血,次用破血药。肚上被伤,肚皮俱破,肠出在外,只肠全断难医,伤破而不断者,皆可治疗。凡肠出,可以病人手,搭在医人肩,随其左右收起,以麻油润疮口,整入腹,却以通关散,吹鼻打喷嚏,令肠自入,以桑白皮线向皮内缝合后,以封口药涂伤处,外以补肌散,以鸡子清调匀敷贴,或散血膏更妙。线上,以花乳石散敷之。肚皮裂开者,用麻缕为线,或槌桑白为线,亦用花乳石散敷线上,须用从里重缝肚皮,不可缝外重皮,留外皮开,用药掺待生肉。若肠上有小损孔,以灯火照之,肠中有气射灯,不可治。又一法,肠出吊起病人手,用醋煎山豆根汁,服一口至二口,却以针于病人颈上一刺,其肠自入。凡肚皮伤破,孔大肚肠与脂膏俱出,放入内则用缝,如孔小只有膏出,用手擘去膏,不用缝。此膏出者,已无用了,不可复入肚中,反成祸患,只须擘去不妨,此是闲肉,但放心去之。肚内被伤者,专用利大小肠,不可待秘,恐成重患。

腰臀股膝伤

凡腰骨损断,用门一片放地下,一头斜高些,令患人覆眠,以手伸上搬住其门,下用三人拽伸,以手按损处三时久,却用定痛膏、接骨膏敷贴,病人浑身动作一宿至来日,患处无痛,却可自便左右翻转,仍用破血药。凡臀膑左右跌出骨者,右入左,左入右,用脚踏进,搏捺平正用药,如跌入内,令患人盘脚,按其肩头,医用膝旅入,虽大痛一时无妨,整顿平正,却用接骨膏、定痛膏敷贴,只宜仰卧,不可翻卧,大动后恐成损患。凡腰腿伤,全用酒佐通气血药,俱要加杜仲。凡胯骨从臀上出者,用二三人捉定腿拔伸,仍以脚捺送入,却用前等膏敷贴,如在裆内出者,则难治。凡脚骨伤其难整,当临时相度,难泥一说。凡两腿左右打跌骨断者,以手法整其骨,以手拽正,上拽七分于前,下拽五分于后整定,用接骨膏、定痛膏敷贴,以夹缚缚时,先缚中正,后缚上下,外用副夹,若上下有肿痛无虑,五日方可换药。凡辩腿胯骨出内外者,如不粘膝,便是出向内,从内捺入平正；如粘膝不能开，便是出向外，从外捺入平正，临机应变。凡脚盘出臼，令患人坐定，医人以脚从腿上一踏一搬，双手一搏捺，摇二三次，却用接骨膏、定痛膏或理伤膏敷贴。凡膝盖损断，用手按捺进平正后，用前膏敷贴，桑白皮夹缚，作四截缚之。其膝盖骨跌剉开者，可用竹箍箍定，敷药夹定，要四截缚之，膝盖不开也。若肿痛，须用针刀去血，却敷贴、用夹。若或内外踝骨，左右脚盘，剉跌损伤，用脚踏直拽正，按捺平正，却敷贴前膏。若膝头骨跌出臼，牵合不可太直，不可太曲，直则不见其骨棱，曲则亦然，只可半直半曲，以竹箍箍住膝盖骨，以绳缚之。凡骨节损折，肘臂腰膝出臼蹉跌，须用法整顿归元，先用麻药与服，使不知痛，然后可用手法治之。

脚　　伤

脚有六臼、四折骨。凡脚板上交胘处出臼，须用一人拽去自用手，摸其骨节或骨突，出在内用手正从此骨头拽归外；或骨出向外，须用力拽归内则归窠，若只拽不用手整入窠内，误人成痼疾也。宜接骨膏、定痛膏敷贴，夹缚四折骨，用正副夹缚束。六出臼，只宜以布帛包缚，不可夹之。凡脚膝出臼，与手臂肘出臼同，或出内出外，只用一边夹缚定，此处筋脉最多，时时要曲直不可定放，又恐再出窠，时时看顾，不可疎慢，宜接骨膏、定痛膏敷贴夹缚。凡脚大腿根出臼，此处身上骨是臼，腿根是杵，或出前，或出后，须用一人手把住患人身，一人拽脚用手尽力搦，归窠矣。或是剉开，又可用软绵绳从脚缚，倒吊起，用手整骨节，从上坠下自然归窠，却用接骨膏、定痛膏敷贴夹缚。

背脊骨伤

凡剉脊骨，不可用手整顿，须用软绳，从脚吊起，坠下身直。其骨使自归窠，未直则未归窠，须要待其骨直归窠，却用接骨膏，或定痛膏，或补肉膏敷，以桑皮一片，放在药上，杉皮两三片，安在桑皮上，用软物缠夹定，莫令曲，用药治之。凡脚、手骨被压碎者，须用麻药与服，或用刀刮开，甚者用剪刀剪去骨锋，便不冲破肉，或有粉碎者去其骨，免脓血之祸，然后用大片桑皮，以补肉膏或定痛膏，糊在桑皮上，夹在骨肉上，莫令差错，三日一洗，莫令臭秽，用药治之，又切不可轻易自恃有药，便割、便剪、便弄，须要详细审视，当行则行，尤宜仔细，或头上有伤，或打破，或刀伤，或压碎骨，用药敷贴缚之。凡敷缚之际，要于密屋无风之所，勿使风入疮口，恐成破伤风之患，切记切记。

阴囊阴门伤

凡阴囊被人扯脱者，用鸡子黄油涂，以金毛狗脊毛薄摊于上，次揾封口药，又用散血膏敷贴外，却用中叶金锁匙、紫金皮水煎服，洗用紫苏叶煎水洗。凡阴囊处，有青黑紫色肿者，用补肉膏敷贴，或用定痛膏加赤芍、草乌、良姜、肉桂各少许，打和，用韭叶砍烂，同药贴。如无韭叶，葱叶亦可，仍服利小便药。凡妇人腿骨出，进阴门边，不可踏入，用凳一条，以绵衣覆上，令患人于上卧，医以手拿患人脚，用手一搏上，在好脚边上去，其腿骨自入，却用接骨膏、定痛膏敷贴。凡下近腿胯、阴囊等处，不用通药，但贴、不令血荫。

筋　骨　伤

凡断筋损骨者，先用手寻搪伤处，整顿其筋骨平正，用接骨等膏敷贴，用正、副夹缚定，正夹用杉皮去外重皮，约手指大，排肉上，以药敷杉皮上，药上用副夹，用竹片去里竹黄，亦如指大，疎排夹缚。凡骨碎断，或未碎断但皮破损肉者，先用补肌散填满疮口，次用散血膏敷贴，如骨折，要接骨膏敷贴、夹缚，或皮破骨断者，用补肉膏敷贴。凡骨断皮破者，不用酒煎药，或损在内破皮肉者，可加童便在破血药内和服。若骨断皮不破，可全用酒煎损药服之，若只损伤，骨未折，肉未破者，用消肿膏，或定痛膏。凡皮破、骨出差臼，拔伸不入，搏捺皮相近三分，用快刀割开些，捺入骨，不须割肉，肉自破了可以入骨，骨入后，用补肉膏敷贴，疮四傍肿处留疮口，用补肌散填之，皮肉不破，用接骨膏、定痛膏敷贴。若破者，必有血出，用力整时,最要快便。凡皮里有碎骨,只用定痛膏、接骨膏敷贴,夹缚,十分伤害,自然烂开肉,其骨碎必自出,然后掺补肌散,外以补肉膏敷贴。凡骨碎,看本处平正如何?大抵骨低,是不会损,左右骨高,骨定损了。如折骨,要拔伸捺平正,用药敷贴,以正、副夹束缚,勿令转动,使损处坚固;如出臼、曲处要时时曲转,使活处不强。凡敷贴用板子一片,就板子上,将蕉叶或纸,被摊接骨膏、定痛膏在上,移在损处,皮内有碎骨,后来皮肉自烂,先掺补肌散,次敷补肉膏,碎骨自出;若破断皮肉,先以封口药填涂,用线缝合,外用补肉膏、散血膏敷贴。凡平处骨断、骨碎、皮不破者,只用接骨膏、定痛膏敷贴夹缚;若手足曲直等处及转动处,只宜绢包缚,令时数转动,不可夹缚。如指骨碎断,止用苎麻夹缚;腿上用苎麻绳夹缚,冬月热缚,夏月冷缚,余月温缚。凡拔伸捺正,要擅绢软物单正,仍拔伸当近在骨损处,不得前去一节骨上,仍拔伸相度左右骨,各有正斜拔者。凡搏捺,要手法快便,要皮肉相执平正,整拔亦要相度难易,或用三四人不可轻易。凡筋断,用枫香,以金沸草砍取汁,调涂敷,次用理伤膏敷贴。

束缚敷贴用药

凡束缚,春三日,夏二日,秋三日,冬四日,缚处用药水泡洗去旧药,不可惊动损处,洗了仍用前膏敷缚。若束缚要杉木浸软,去粗皮;竹片去黄用青,共削约手指大片,用杉木皮为正夹,竹片为副夹,疏排周匝,以小绳三度缚,缚时相度高下远近,使损处气血相续,有紧有宽,说见前。二三日一次换药敷,直要缚一个月药,次以补损好膏贴之,亦要以杉皮夹住,令损处坚固骨老,方不夹之。其杉皮贴肉上,药敷杉皮上,纸被贴药上,竹片夹纸被上缚之。凡肿是血作,用热药水泡洗,次敷贴,等草药一时讨不及者,只用理伤膏贴最便。凡用夹,须摊药于纸上平,两头要带薄,搭头搭得不厚,不碍肉平坦者,无高低不均之患;若四岸高低不均,此上便有空缺不着肉处,即生疱切记之。凡敷贴、接骨等药,疼痛不止者,可加乳香、没药、枫香、白芷、肉桂、南星、独活等味,各量加些于药中敷贴,其肉温暖，疼痛即住。刀斧伤者，去肉桂、南星、独活。凡换药不可生换，用手巾打湿搭润，逐片取脱，随手荡洗换药，不可经停一时，恐生肉疱，仍先摊药，随即应手换之，此大节病累遭害，切记之。凡伤重，其初麻而不痛，应拔伸捺正，或用刀取开皮，二三日后方知痛，且先匀气血。凡被杖打痛，肿而未破者，先用棱针出血；若破者不须出血，只用撒地金钱、山薄荷、生地黄、地薄荷，猪猢狲叶、泽兰叶、血见愁捣敷贴。若成杖疮，用黑膏药、白膏药、红膏药、太乙膏、牛脂膏贴之。凡刀斧伤者，看轻重用药，如轻者，只用补肌散揽，重者宜用封口药揽，紧缚住。如伤重者，外用散血膏敷贴。

用　药　诀

打擦树木压，或自高处擦下者，此等伤皆惊动四肢五藏，必有恶血在内，专怕恶心，先用清心药、打血药，及通大小肠药，次第先服，临服加童子小便入药内立效。专用大小肠泄[1]利，恐作隘塞利害之甚，清心药加前方，通利大小肠药服之，自然俱通，无闷烦，无恶血污心，以次用止痛药，服之即止。擦扑伤、刀石伤、诸般伤损至重者，皆先服清心药，次服清小便三服去血药。或被伤者血未结，打从疮口出，或结在内，用药打入大肠时即泄。或被打、被擦、被木压恶血未积者，用药打散四肢，或归藏府者，或归上膈者，打从口中吐出，或归中膈，打入大肠泄出，先用此急救，次服止痛药，即二十五味药中加减用。凡药皆凭汤使所使方，先但用清心药，煎后用童便一盏同服或止痛；重伤者，则用姜汤、灯心汤调二十五味药服之，薄荷汤亦可。凡伤或刀伤及损内藏府，恐作烦闷、崩血之患。如折骨者，同姜酒服，接骨药敷之。如骨碎，被重打、重擦、重木及石压者，皆用先服汤使法，并法用酒服。如轻擦扑损伤，则用姜汤调下二十五味药立效。凡打扑伤损，折骨出臼者，便宜用何首乌散。若发热体实之人，用疎风败毒散，若恶寒体弱之人，用五积交加散，后用黄白红黑四味末子补损丹、活血丹等药调治之。凡折骨

---

〔1〕泄：原作"洗"，据修敬堂本改。

出臼者，不宜用下瘀血之药，及通利大便之药，只宜踈风、顺气、匀血、定痛、补损而已。凡打扑砍磕，从高跌堕，瘀血攻心不能言语者，用独圣散及破血药，下去瘀血即能言语，次宜临证详治之。凡打扑跌堕伤于胁下，瘀痛不可忍者，先用破血药及独圣散，次以复元活血汤调理。凡打扑跌堕，损破皮肉紫黑色者，先用破血药，次用独圣散，又次用清上瘀血汤，消下破血汤。凡打扑损伤，呕恶血汁者，先用独圣散，次用百合散，又次用生料四物汤，加硬骨牛乳根，加减调理。凡打扑刀斧研磕等伤，破皮损肉血出去多，头目眩晕者，先用川当归、大川芎煎水服，次加白芍药、熟地黄、续断、防风、荆芥、羌活、独活、南星煎水，加童便和服则可，不可用酒。如血出少，内有瘀血者，以生料四物汤一半，加独圣散一半煎水服，未破皮肉者，上碗加酒和服。凡打扑刀斧研磕等伤，破伤风痛不可忍，牙关紧急，角弓反张者，用生南星、防风等分为末，米泔调涂患处，又用热酒、童便各半调，连进三服即苏，次用踈风败毒散调治之。凡刀斧跌磕伤，破阴囊皮者，先服独圣散，次服止痛药，如内有宿血者，用破血药。凡刀斧伤破肚皮肠出者，先用清心药加童便和服及用独圣散，次用止痛药。如血出过多，先用当归、川芎水煎服，次加白芍药、熟地黄、羌活、独活、防风、荆芥、白芷、续断水煎，调乳香、没药末，和服之。凡伤损药中，不可缺乳香、没药，此药极能散血住痛。凡刀斧跌磕，闪肭脱臼者，初然不可便用自然铜，久后方可用之，折骨者宜便用之。若不折骨，不碎骨则不可用，修合诸损药皆要去之好。用自然铜必用火煅，方可服之，然新出火者，其火毒与金毒相扇，挟香热药毒，虽有接骨之功，其燥散之祸，甚于刀剑戒之！凡堕伤，内有瘀血者，必腹胀满而痛，或胸胁满也，宜用破血药、清心药及通利之，自然而愈；痛不止者，用独圣散服之效验，如更不止，用止痛药服之，大效如神。凡金刃所伤，从高跌堕，皮肉破损，出血过多，此宜止疼兼补为先，宜当归补血汤。若皮肉不破损者，宜作瘀血停积治之，先以独圣散，次以破血药，随证加减，续后痛不止者，用止痛药调理。若胸膈疼痛，用开心草、雪里开、苏木，煎酒入童便和服即效。又方，单用苏木，煎酒和童便服。凡治刀斧金刃打扑，从高跌堕，皮肉破损而伤重者，中间破处，掺封口药或补肌散，四边用截血膏箍住，使新血不来潮作，此秘传之妙诀也。凡损伤，妙在补气血，俗工不知，惟要速效，多用自然铜，恐成痼疾也。初伤只用苏木活血，黄连降火，白术和中，童便煎服。在下者可下瘀血，但先须补托；在上者宜饮韭汁或和粥吃，切不可饮冷水，血见寒则凝，但一丝血入心即死。凡老人堕马，腰痛不可转侧，先用苏木、人参、黄芪、川芎、当归、陈皮、甘草煎服，次以前药，调下红黑黄白四末子补损丹、活血丹。凡杖打闪朒疼痛，皆滞血证，宜破血药下之，痛不可忍则伤血故也，宜清心药，更不止用独圣散大效。凡刀斧打扑斫磕，跌断血筒，出如涌泉者，此伤经也，用封口药掺，以手按实，少时即止，又止血散掺之亦可。如肿痛，捣葱炒热缚之。凡损大小便不通，未可便服损药。盖损药热亦用酒，涩秘愈甚，看患人虚实，实者用破血药加木通，尚未通加芒硝，虚者以四物汤加枳壳、麻仁、桃仁滑肠之类，虚人不可下者，四物汤加穿山甲。凡服损药，不可吃冷物，鱼牛肉极冷，尤不可吃，若吃牛肉，痛不可治；又瘟猪肉、猪母肉，尤不可吃，切记之。凡损不可服草药，服之所生之骨必大，不得入白，相兼君臣药服则可，要加温补气血药同煎。凡损药必热，能生气血以接骨也，更忌用火炙，如敷药不效，服药亦不效。凡用敷贴等草药，皆要临时生采新鲜者，用之有效，如出远路讨不便者，可为末用，研末不及生采者为胜，如无草药讨处，就用君臣药接缚之。凡损药内用酒者，不问红白，只忌灰酒，且重伤不可便用酒，反承起气，作腹胀胸满，切记切记。如稍定，却用酒水煎或汤，浸酒。凡打伤在两胁、两胸、两肚、两肋，却用通气、通血、清心药，又看病人虚实不同，虚者，通药须兼补药放缓，且用贴药在前，通药在后。凡用通药反不通者，后用顺气药，腹肚全无膨胀而得安，此为不干血作，乃是气闭不通，如腹肚果有血作，一通便下，亦须以顺气药兼之，庶胸膈肚腹不致紧闷，气顺后，却用损药。凡人醉卧，跌床下，胛背疼痛不可屈伸，损药不效，服黑豆酒数日愈，豆能下气，所损轻也。凡小儿跌凳角上，止用萝卜子煎服愈，亦顺气也。凡整作之法，除头脑上不可用药水洗，恐成破伤风，余可加熟油同药水避风洗之，且与住痛，整时先用热酒磨草乌，服一二盏方整，整时气绝，用苏合香丸须苏未苏，以黑豆、防风、甘草、黄连煎冷服，或苋草擂水服，不可用盐解之，若吐加生姜汁。右皆专科用药之法，人有虚实，不可一律而施，即如末条，整时先服草乌酒，整而气绝，灌以苏合香丸走窜之剂，未苏，又以冷药灌之，若施之气虚之人，惨于加刃矣！惟薛氏法，量证施治，专于内补，可以遵用，见后分证处治条，学者宜审焉。

十 不 治 证

擨扑损伤，或被伤入于肺者，纵未即死二七难过。左胁下伤，透内者。肠伤断一半可医，全断者不可治。小腹下伤内者。证候繁多者。脉不实重者。老人左股压碎者。伤破阴子者。血出尽者。肩内耳后伤，透于内者，皆不必用药。

整骨麻药

　　草乌三钱　　当归　白芷各二钱半

上末。每服五分，热酒调下，麻倒不知痛。然后用手如法整理。

草乌散　治伤骨节不归窠者，用此麻之，然后下手整顿。

　　白芷　川芎　木鳖子　猪牙皂角　乌药　半夏　紫金皮　杜当归　川乌各二两　舶上茴香　草乌各一两　木香半两

上为细末。诸骨碎、骨折出臼者，每服一钱，好酒调下，麻倒不知疼处。或用刀割开，或用剪去骨锋者，以手整顿骨筋，归元端正，用夹板夹缚定，然后医治。或箭镞入骨不出，亦可用此药麻之，或铁钳拽出，或用凿凿开取出，若人昏沉后，用盐汤或盐水与服，立醒。

外 治 方 药

初氏云：凡擨伤皮破血出处，疼不可忍，乃风寒所着。宜用葱杵碎，入盐少许，炒热罨上，其痛即住，冷则再温之。

《本事方》云：崔给事，顷在泽潞，与李抱真作判官，李相方以球杖按球子,其将军以杖相格,乘势不能止因伤,李相姆指并爪甲劈裂,遽索金刀药裹之,强坐,频索酒饮至数杯,已过量而面色愈青,忍痛不止。有军使言:取葱新折者,入溏灰火煨热,剥皮擘开,其间有涕,取罨损伤处,仍多煨葱,续续取热者,凡三易之,面色却赤,斯须,云已不痛,凡十数度易,用热葱并涕裹缠,遂毕席笑语。

治脑骨破及骨折,葱白烂研,和蜜浮封损处,立瘥。治杀伤,气偶未绝。用葱白热锅炒熟,遍敷伤处,顷即再易,其痛自止,但青叶亦可。

定痛膏　治打扑伤损,动筋折骨,跌磕、木石压伤,赤肿疼痛。

芙蓉叶二两　紫金皮　独活　南星生　白芷各五钱

上末,加生采马蓝菜、墨斗菜各一两,杵捣极烂,和末一处,用生葱汁、老酒,和炒暖缚。

若打扑跌磕,压伤骨肉,酸疼有紫黑色,未破皮肉者,加草乌、肉桂、良姜各三钱,研末,姜汁调温贴;若紫黑色已退,除良姜、肉桂、草乌、姜汁,却以姜汁茶清调,温贴之。

若折骨出臼者,加赤葛根皮、宝塔草各二两,捣烂,和前药一处。又用肥皂十枚,童便煮,去皮弦子膜,杵捣极烂,入生姜汁少许,生白面一两,砍烂和匀,入前药同杵,捣匀。用芭蕉叶托,用前后正副夹,须仔细整顿其骨,紧缚,看后上下肿痛消,方可换药,肿痛未退,不可换药。

〔本〕治腕打,伤筋损骨,疼痛不可忍。

生地一斤,切　藏瓜姜糟一斤　生姜四两,切

上都炒令匀热,以布裹罨伤折处,冷则易之。曾有人伤折,宜用生龟,寻捕一龟将杀,患人忽梦见龟告曰:勿相害,吾有奇方可疗,于梦中授此方,神效。

经验方　治跌扑瘀血作痛,或筋骨疼痛。

黄柏一两　半夏五钱

上为末。用姜汁调涂患处,以纸贴之。如干姜汁润之,周日易之。

消毒定痛散　治跌扑肿痛。

无名异_炒　木耳_炒　大黄_{炒,各等分}

上为末。蜜水调涂,如内有瘀血,砭去敷之;若腐处,更用当归膏敷之,尤好。

截血膏　治刀斧斫磕等处,能化血破瘀,退肿止痛。

天花粉_{三两}　姜黄　赤芍药　白芷_{各一两}

上末。茶清调匀,敷疮口四边。若刀斧伤于头面血不止者,急用此末茶清调匀,涂颈上周围;若伤手则涂臂周围,若伤足则涂腿上周围,若伤各处则涂疮口周围,使截住其血,不来潮作也。

金疮着水,肉翻花者,用韭汁调此末,敷疮口四边,以火微炙之,又用早稻烟熏之,疮口出水即愈。如无水出,即是风袭,倍加南星和敷。

若疮口肉硬不消者,此被风所袭也,可加独活,用热酒调敷。如又不消,则风毒已深,肌肉结实,加紫金皮和敷,有必消之理也。

散血膏　治打扑伤损,跌磕刀斧等伤,及虎伤、獐猪、牛咬伤。

耳草叶_{藤生,藤上有棘,叶如木绵叶,又名猪狗聆,又名虎聆草,又名狮子聆}　泽兰叶_{少许}

上各生采,杵捣极烂,冷敷缚。刀斧斫磕等伤,破皮损肉者,先用羊毛饼贴;次贴此膏,疮口四边,用截血膏敷贴,令血不来潮作。一人跌破阴囊,又一人跌拔鼻孔,二者俱先整理皮肉端正,用此膏效验。一法,不用羊毛饼,只用金毛狗脊毛薄薄铺些于患口上,次掺封口药,再却以此膏贴,效更速。

羊毛饼法

鸡子清、桐油各半打匀,以羊毛薄捻作饼如纸样,贴在患处上,以散血膏或补肉膏敷贴。

接补消肿膏　治证同前。

耳草叶　雪里开　水圹叶　乌苞叶　紫金皮

上末,以鸡子清入桐油少许,调匀,敷贴。

活血散　治打扑伤折手足。

上用绿豆粉,新铁铫内炒令紫色,用热酒同热醋调令成膏,敷贴损处,用纸花盖贴。将杉木一片或二片,缚定,其效如神。

一赤散 治伤损敷药后起疱者，以棱针挑破掺末。

大黄　赤石脂　石膏煅,各等分

上末,掺之。

一黄散 治打扑伤痕紫黑,有瘀血流注,有热者。

大黄

上末,姜汁调,温敷。

一白散 治打扑伤痕紫黑,有瘀血流注,无热者。

半夏

上末,姜汁调傅。

万金[1]膏 治痈疽发背,诸般疮疖,从高坠下,打扑伤损,脚膝生疮,远年臁疮,五般痔漏,一切恶疮,并皆治之。

龙骨　鳖甲　苦参　乌贼鱼骨　黄柏　黄芩　黄连　猪牙皂角　白及　白敛　厚朴　木鳖子仁　草乌　川芎　当归洗,焙　香白芷各一两　没药另研　乳香另研,各半两　槐枝柳枝各四寸长,二十一条　黄丹一斤半,炒过　清油四斤

上除乳、没、丹外,将诸药于油内,慢火煎紫赤色,去滓。秤净油三斤,放锅内,下丹不住手搅,令黑色滴入水不散,及不粘手;下乳、没末再搅匀,如硬入油些少,以不粘手为度。

洗药荆叶散 治从高坠下,及一切伤折筋骨,瘀血结聚疼痛。

顽荆叶一两　白芷　细辛去苗　蔓荆子　桂心　川芎　丁皮防风去芦　羌活各半两

上作一服,入盐半匙,连根葱五茎,浆水五升,煎取三升,去滓。通手淋洗痛处,冷即再易,避风处洗之。

接 骨

接骨用好无名异三两为末,丁、乳、檀、沉、木五香,各半钱重为末。先烧铁铫红,以五香三之一弹入铫内,候烟起则全下无名异,待滚,退火定后;再上火炒热,又将五香弹三之一弹入铫内,候滚,

---

〔1〕金:本书卷六"跌扑损伤"目录作"全"义长。

又退火如此者凡三次讫,出火毒。即用骨碎补,去毛约一斤,与生姜等分,捣烂,以碗覆之,候发热,先约取五之一,入小葱九茎,连须去蒂,同入沙盆擂细,取其汁调前无名异末二钱,冲老酒服之,其查罨患处即愈。如年老气衰者,再作一剂,多饮酒力助之为妙。

〔洁〕**接骨丹敷贴药**

天南星　木鳖子各四两　　没药　乳香各半两　官桂一两

上为细末。姜一斤,去皮烂研取自然汁,入米醋少许,白面为糊,同调摊纸上贴伤处,以帛缚之,用箆夹定,麻索子缠。

接骨丹　治折骨出臼,无草药讨处,用此方效。

南星生四两　木鳖子三两　紫金皮　芙蓉叶　独活　白芷　官桂　松香　枫香各一两　小麦面二两　乳香　没药各五钱

上末,米醋、生姜汁各少许,入酒调匀,摊油纸上夹缚,冬月热缚,夏月温缚。

〔世〕治攧扑筋断骨折,用粟米半升,木鳖肉二十个,半夏半两,妇人发一团,葱白须一小束,同炒烟尽,存性为末,热醋调敷神效。治攧扑筋断骨折,用糯米一升,皂角切碎半升,铜钱百个,同炒至半焦黑,去铜钱,为末,用好酒调膏,厚纸摊贴患处神效。

走马散　治折伤接骨。

柏叶　荷叶　皂角俱生用　骨碎补去毛,各等分

上为末。先将折伤处揣定,令入元位。以姜汁调药如糊,摊纸上贴骨断处,用杉木片夹定,以绳缚之莫令转动。三五日后开看,以温葱汤洗后,再贴药,复夹七日。如痛再加没药。

乳香膏　治打扑伤损。

乳香　松香　枫香　五倍子　狗骨煅,各一两　锅底墨　小麦面各五两

上末。用好酒调为糊样,热敷痛处,不可敷破处。若破烂者,只用凤尾草,为末掺之。

骨碎补罨闪折筋骨折伤。取根捣碎,煮黄米粥和之,裹伤处良。

攧扑骨肉损。醋捣肥皂烂,厚罨之,以帛缚之。闪伤,醋糟、平

胃散相和,罨之。

〔丹〕治擦伤骨折及血黯方。用益元散七分,人参汤调之;次用姜汁、好醋二盏,用独子肥皂四个,敲碎,捼于姜汁醋中调和,以绵滤过去渣,煎成膏药贴之,遍身亦可。

又方　柑橘叶,白酒糟杵细,缚痛处。或大段痛,用火烧地令红,用醋并米泔泼地上,急铺荐,令患人荐上卧,蒸出汗。内则服药,外则贴罨,易安。

续　筋

白胶香散　治皮破筋断。

上用白胶香为末傅之。又方,金沸草根、擂汁涂筋封口,便可相续止痛。

治伤断筋骨续筋方

上取旋覆根,捣汁滴疮中,仍用滓敷疮上。封之二七日即筋骨便续,更不用易。

消　肿

紫金皮散　治打扑伤损,金刃、箭镞伤处浮肿用此。

紫金皮醋炒　南星　半夏　川当归　黄柏盐炒　草乌炮　川乌炮　杜当归　川芎　乌药　破故纸　川白芷盐水炒　刘寄奴　川牛膝　桑白皮各等分

上为细末。生姜、薄荷汁兼水,调敷肿处或伤处,皮热甚,加黄柏皮、生地黄半两。有疮口者勿封疮口,四边敷之。

《本事》治打扑伤损,及一切肿痛,未破令**内消方**。

生地黄研如泥　木香细末

上以地黄膏,随肿大小,摊于纸上,掺木香末一层,又再摊地黄膏贴肿上,不过三五度即愈。昔许元公,入京师赴省试,过桥坠马,右臂曰脱,路人语其仆曰:急与捺入曰中,若血渍曰,则难治矣。仆用其说,许以昏迷不觉痛,遂傲轿舁归邸。或曰:非录事巷田马骑不能了此疾。急召之至已日暮,因秉烛视其面,曰:尚可治。乃施药封此处,至中夜方苏,达旦痛止,去其封损处已白,其青瘀乃移在白上。自是日日易之,肿直至肩背,以药下之,泻黑血三升,五日复常。遂得赴试,盖用此法云。

消肿膏 治胸胁跌堕打扑,损伤肿痛,或动筋折骨。

芙蓉叶 紫金皮各五两 白芷 当归 骨碎补 独活 何首乌 南星各三两 橙橘叶 赤芍药各二两 石菖蒲 肉桂各五钱

上末。以热酒、姜汁调,乘热缚。肿用葱汁、茶清调和,温缚。动筋折骨,加山樟子叶、毛银藤皮及叶,各五两,同前为末,酒调,暖敷缚。

芙蓉膏 治打扑伤损肿痛,紫黑色久不退者。

紫金皮 南星各一两 芙蓉叶二两 独活 白芷 赤芍药各五钱

上末。生姜汁、茶清调,温贴缚。

伤损,紫黑色久不退者,加肉桂五钱。

紫金膏 治赤肿焮热者。

芙蓉花叶二两,白花者佳 紫金皮一两

上生采,入生地黄同捣敷贴;或为末,以鸡子清入蜜少许,和匀,调入生地黄砍烂,和傅。

拯损膏 治诸伤损。

天花粉 芙蓉叶 紫金皮 赤芍药 南星 独活 当归 白芷各一两 牡丹皮三钱

上末。姜汁调,热敷贴,疼痛甚者,加乳香、没药各少许。

松葱膏 治伤损。

松香 葱连根叶炒热

上杵捣成膏,炙热缚伤处。先以生姜砍烂炒热,罨少时,次以此膏贴之,退肿住痛。

退肿膏 治头脑破,伤损或跌破,或刀斧伤处,或被杖棒打破及别处伤。

芙蓉叶 地薄荷 耳草叶 泽兰叶 金桐叶 赤牛膝 大黄另研末,各等分上砍烂，敷贴伤处，中间留孔出气。用泽兰叶，荡软、贴住，冬月用芭蕉叶。一日一换药，用茶洗伤处。若伤处浮肿，用小青叶捣傅，后用尻池叶、地薄荷捣敷。后痛不住，用葛叶、毛藤叶、枫叶尾，砍敷贴住痛。

治擦落耳鼻　用发入礶子，盐泥固济，煅过为末。乘急以所擦落耳鼻，蘸灰缀定，以顿绢缚定效。江怀禅师，为驴所咬下鼻，一僧，用此缀之效。

一紫散　治伤损眼胞，青黑紫色肿痛。

紫金皮童便浸七日，晒干　生地黄各等分

上砍烂。茶清调匀，敷贴。余处伤不用制。

一绿散　治打扑眼胞，赤肿疼痛。

芙蓉叶　生地黄各等分

上砍烂敷贴。或为末，鸡子清调匀，敷之。

退热散　治跌磕打伤，惟大指、中指伤命，余指无妨。

山布瓜根多　景天草　泽兰叶　地薄荷　鱼桐根皮

上捣烂，冷缚伤处，大退身上寒热。

泽兰散　治跌扑咬伤，及咬伤手指，并刀斧伤。

芙蓉叶　泽兰叶　白佛桑叶　地薄荷　耳草叶

上捣烂。冷缚伤处，留口通气，以七叶杨香叶。或池黄叶，热茶荡软，贴住。

负重担肩破者　剪猫儿头上毛，不语，唾粘之。

远行脚打泡　用调生面糊贴，过夜即干，不可擦破。又法，用饭粘贴过夜，以纸盖之，次日平复神效。

内服方药

【表】　脉浮紧，证发热恶寒体痛，此挟有外邪，宜发散。四季伤损发散，春五积散、香苏散；夏香薷饮、五苓散；秋正气散；冬和解散加减。以上诸方，并见伤寒热加柴胡、前胡、黄芩，头痛加川芎、白芷，脚气加白芷、槟榔、木香，痰加南星、半夏、乌梅，气喘加人参、木香、沉香，寒加苍术、半夏、陈皮。

上等分,㕮咀。葱白煎,空心服。

疏风败毒散 治打扑诸损,动筋折骨,跌磕堕伤者。

当归 川芎 白芍药 熟地黄 羌活 独活 桔梗 枳壳
柴胡 白茯苓 白芷 甘草 紫苏 陈皮 香附

上生姜、生地黄煎,入酒和服。

加味交加散 治打扑伤损,折骨出臼,发热恶寒,体弱之人,用此服之。若体实之人,宜疏风败毒散。

当归 川芎 白芍药 生地黄 苍术 厚朴 陈皮 白茯苓
半夏 羌活 独活 桔梗 枳壳 前胡 柴胡 干姜 肉桂
甘草

上生姜煎服。有热,除干姜、肉桂。

羌活乳香汤 治跌扑伤损,动筋折骨,发热体痛,夹外邪者。

羌活 独活 川芎 当归 赤芍药 防风 荆芥 丹皮 续
断 红花 桃仁 陈皮

上生地黄煎服。有热,加柴胡、黄芩。

【里】

肝脉搏坚而长,胁下痛不可忍,宜行瘀血。海藏云:若登高堕下,重物撞打,箭镞刃伤,心腹、胸中停积郁血不散,以上中下三焦分之,别其部分。上部易老犀角地黄汤;中部桃仁承气汤;下部抵当汤之类下之。亦有以小便、酒,同煎治之。更有内加生地黄、当归煎者,有大黄者。又法,虚人不禁下者,以四物汤加穿山甲煎服妙。亦有花蕊石散,以童子小便煎,或酒服之者,此药与前寒药正分阴阳,不可不辨也。若瘀血已去,用复元通气散,加当归煎服,亦可。

仲景治马坠,及一切筋骨损伤。

大黄一两,切、汤浸,或半两 绯帛 乱发如鸡子大,烧灰 败蒲席三寸
久用炊单布一尺,烧灰 桃仁四十九个,去皮尖 甘草如中指节,炙、剉

上七味。以童子小便量多少煎汤,或内酒一大盏,次下大黄,去渣。分温三服,先剉败蒲席半领,煎汤浴,以衣被覆,斯须通利数行,通后立瘥。利后浴水赤,勿怪,即瘀血也。

复元活血汤　治从高堕下,恶血流于胁下,及疼痛不可忍者。《经》云:有所堕坠,恶血留内,有所大怒,气上而不行,下损于胁则伤肝。肝胆之经俱行于胁下,经属厥阴、少阳。宜以柴胡为引用为君;以当归活血脉,又急者痛也,以甘草缓其急,亦能生新血,阳生阴长故也为臣;穿山甲、栝蒌根、桃仁、红花破血润血,为之佐;大黄酒制,以荡涤败血,为之使。气味相合,各有所归,痛自去矣。

柴胡五钱　当归　穿山甲炮　栝蒌根各三钱　甘草　红花各二钱　桃仁去皮尖,五十个　大黄酒浸,一两

上件,桃仁研烂,余药剉如麻豆大。每服一两,水二盅,酒半盏,煎至七分,去渣。大温服,食前,以利为度。得利后,痛或不尽,服乳香神应散。方见后腹痛条。

巴戟汤洁古　治从高坠下,及打扑内损,昏冒嗜卧,不能饮食,此谓血闭。脏腑不通。

巴戟去心　大黄各半两　当归　地黄　芍药　川芎各一两

上为末。水煎,以利为度。

当归导滞散东垣　治打扑损伤,落马坠车瘀血,大便不通,红肿青黯,疼痛昏闷,蓄血内壅欲死。

大黄一两　当归二钱半　麝香少许

上三味,除麝香别研外,为极细末,入麝香令匀。每服三钱,热酒一盏,调下如前,内瘀血去,或骨节伤折疼痛不可忍,以定痛接骨紫金丹治之。

又导滞散　治重物压伤,或从高坠下,或吐血不能禁止,或瘀血在内,胸腹胀满,喘促气短。

当归　大黄各二两

上为细末。每服三钱,不拘时,温酒调服。

夺命散《济生》　治刀刃所伤,及从高坠下,木石压损,瘀血凝积心腹疼痛,大小便不通。

水蛭用石灰拌,慢火炒令干,黄色,半两　黑牵牛二两

上末。每服二钱,热酒调下,约行四五里;再用热酒,调黑牵牛末二钱催之,须下恶血成块,以尽为度。

鸡鸣散《三因》 治从高坠下,及木石所压,凡是伤损血瘀凝积,气绝欲死,烦躁头痛,叫呼不得,并以此药利去瘀血,治折伤神妙。

大黄一两,酒蒸 桃仁二七粒,去皮尖

上研细。酒一碗煎至六分,去渣,鸡鸣时服。次日取下瘀血即愈。若便觉气绝不能言,取药不及,急擘口开,用热小便灌之即愈。

清上瘀血汤 治上膈被伤者。

羌活 独活 连翘 桔梗 枳壳 赤芍药 当归 栀子 黄芩 甘草 川芎 桃仁 红花 苏木 大黄

上生地黄煎,和老酒、童便服。

消下破血汤 治下膈被伤者。

柴胡 川芎 大黄 赤芍药 当归 黄芩 五灵脂 桃仁 枳实 栀子 赤牛膝 木通 泽兰 红花 苏木

上生地黄煎,加老酒、童便和服。

大紫金皮散 治打扑伤折,内损肺肝。

紫金皮 降真香 补骨脂 无名异烧红酒淬,七次 川续断 琥珀另研 牛膝酒浸,一宿 桃仁去皮,炒 当归洗、焙 蒲黄各一两 大黄湿纸裹煨 朴硝另研,各一两半

上为细末。每服二钱,食前,浓煎。苏木、当归酒调服。

破血药 治打扑堕马,从高跌下,皮肉不破者,此瘀血停积内攻,不能言语而成谵妄,此宜攻利为先。若皮破血流者,宜作金疮亡血过多治之。

柴胡 黄芩 五灵脂 枳实 当归 赤芍药 川芎 生地黄 大黄 朴硝 桃仁 红花 苏木

上水煎,入酒、童便和服。皮破血流者,不用酒。

罗氏花蕊石散 治一切金刃箭镞伤,及打扑伤损,猫狗咬伤,或至死血瘀伤处,以药掺之,其血化为黄水,再掺药便活,更不疼痛。如内损血入藏府,煎童子小便入酒少许,调一大盏服之立效。若牛牴肠出不损者,急内肠入,用细丝或桑白皮为线,缝合肚皮,缝上掺药,血止立活。如无桑白皮,用生麻缕亦得,并不得封裹疮口,恐作脓血。如疮干,以津液润之,然后掺药。妇人产后败血不尽,

血迷血晕,恶血奔心,胎死腹中,胎衣不下至死者,但心头觉暖,急以童子小便调一盏,取下恶物如肝片,终身不患血风、血气证。若膈上有血化为黄水,即时吐出,或随大便出。

石硫黄四两 花蕊石二两

上二味,相拌合匀。先用纸筋和盐泥固济瓦罐子一个,内可容药,候泥干入药在内,再用泥封口候干,安在四方砖上,上书八卦五行字,用炭一秤,笼叠周匝,自巳午时从下着火,渐渐上彻,直至经宿,火冷炭尽,又放经宿,罐冷取出细研,以绢罗子罗极细,瓷盒盛之,依法使用。

破血消痛汤东垣 治乘马损伤,跌破脊骨,恶血流下,胁下甚痛,苦楚不能转侧,妨于饮食。

羌活 防风 官桂各一钱 苏木一钱半 柴胡 连翘 当归梢各二钱 麝香少许,另研 水蛭三钱,炒去烟尽,另研

上为粗末。只一服,酒二大盏,水一盏,水蛭、麝香另研如泥。余药煎至一大盏,去火稍热,调二味服之。两服立愈。

〔经〕治折伤 用水蛭,新瓦上焙干,为细末。热酒调下一钱。食顷,痛更一服。痛止,便将接骨药封,以物夹定,直候至好。

〔世〕治从高至下坠,及打击内伤神效 麝香、水蛭各一两,剉碎,炒烟出,二件研为细末。酒调二钱,当下蓄血。未止,再服其效如神。

《衍》自然铜,有人饲折翅鹰,后遂飞去 今人打扑损伤,研极细末,飞过,用当归、没药各半钱,以酒调频服,仍以手摩痛处。

〔海〕治坠落车马,筋骨疼痛不止 用玄胡索一两,捣罗为散,不计时服,以豆淋酒,调下二钱。

〔本〕治卒血及心被打,内有瘀血者童便煎服之,一服一升。

〔山〕撷扑伤损 松节煎酒吃。撷扑重伤 用生姜自然汁四两,香油四两,打匀,无灰酒热调下。

《塞上方》 治坠伤损扑,瘀血在内,烦闷者 用蒲黄末,空心热酒调下三钱瘥。

【表里】 二十五味药 治撷扑损伤,骨碎骨折,筋断刺痛,不

问轻重,并皆治之。

香白芷　紫金皮　破故纸各醋炒　刘寄奴　川当归盐炒　赤芍药米泔浸　黑牵牛　川牛膝茶水浸　生地黄盐水浸、炒　川芎　乳香　没药　木通　自然铜骨不碎不用,临好时用　草乌醋炒,孕妇不用　木香　川乌火煨,孕妇不用　藿香　骨碎补　木贼　官桂　羌活　独活以上各一两　熟地黄盐水炒　杜牛膝茶水炒,各半两

金刃伤挫臼者,去自然铜。骨碎骨折者用之。然须于此方内去自然铜,临好时却入用之,如早服以成他疾。同研为末,用蜜为丸如弹子大,用黄丹为衣。或被攧扑损伤,金刃箭镞,不问轻重,每服一丸,温酒磨化服,或细嚼酒送下。如被刀伤全断,内损重者,以薄荷汤或木瓜汤、姜汤、灯心汤皆可服。病在上食后,病在下食前,在中者不拘时服。老人骨脉冷,宜加当归、川芎、川乌、木香、丁香、人参半两,去白芍药、生地黄。

没药降圣丹　治打扑伤损,筋断骨折,挛急疼痛,不能屈伸,及荣卫虚弱,外受风邪,内伤经络,筋骨缓纵,皮肉刺痛,肩背拘急,身体倦怠,四肢少力。

没药另研　当归酒洗,焙　白芍药　骨碎补爁,去毛　川乌头生去皮脐　自然铜火煅醋淬十二次,研为末,水飞过,焙,各一两　生地黄　川芎各一两半

上为细末,以生姜自然汁与炼蜜和丸,每一两作四丸。每服一丸,捶碎,用水、酒各半钟,入苏木少许,煎至八分,去苏木空心服。

【清心】**清心药**　治打扑伤损,折骨出臼,刀斧斫磕等伤,及肚皮伤破肠出者。

牡丹皮　当归　川芎　赤芍药　生地黄　黄芩　黄连　连翘　栀子　桃仁　甘草

上灯心草、薄荷煎,入童便和服。

〔本〕**水仙散**治打扑坠损,恶血攻心,闷乱疼痛。

未展荷叶阴干,一味为末,食前,以童子热小便一小盏,调下三钱,以利下恶物为度。

《圣》治扑打坠损,恶血攻心,闷乱疼痛　以大干荷叶五片,烧

令烟尽,细研。食前,以童子热小便一小盏,调三钱匕,日三服。

【止痛】**止痛药**　治打扑伤损,折骨出臼,金疮破伤。

　　当归　牛膝　川芎　淮生苄　赤芍药　白芷　羌活　独活杜仲　续断各一两　肉桂　八角茴香　乳香　没药各五钱　南木香丁皮　沉香　血竭各二钱半

　　上末,老酒调服。

散血定痛补损丹　治诸般伤损肿痛。

　　当归　川芎　赤芍药　生苄　白芍药　牛膝　续断　白芷杜仲制　骨碎补　五加皮　羌活　独活　南星制　防风各一两半官桂　乳香　没药各一两　南木香　丁皮　角茴各五钱

　　上末,酒调服。

定痛当归散　治诸损肿痛。

　　当归　川芎　赤芍药　白芍药　熟苄　羌活　独活　牛膝续断　白芷　杜仲各二两　川乌炮　乳香　没药　肉桂各一两　南木香　角茴　丁皮各五钱

　　上末,酒调服。

四草定疼汤　治打扑、跌堕、压磕等伤肿痛。

　　山薄荷　宝塔草　矮金屯叶　皱面藤叶

　　上生采。叶擂酒服;根梗煎酒服。

圣灵丹　治一切打扑损伤,及伤折疼痛不可忍者,并宜服之。

乳香五钱　乌梅去核,五个　白米一撮　蒿苣子一大盏炒,取二两八钱

上为细末,炼蜜和丸,如弹子大。每服一丸,细嚼,热酒吞下,食后。一伏时痛不止,再服。

【活血顺气】　**何首乌散**　治打折筋骨,初然便宜服。此药顺气、疎风、活血、定痛。

　　何首乌　当归　赤芍药　白芷　乌药　枳壳　防风　甘草川芎　陈皮　香附　紫苏　羌活　独活　肉桂

　　上,薄荷、生地黄煎,入酒和服。疼痛甚者,加乳香、没药。

调经散　治跌扑损伤,疎利后,用此药调理。

　　川芎　当归　芍药　黄芪各一钱半　青皮　乌药　陈皮　熟

地黄 乳香另研 茴香各一钱

上作一服。水二盏,煎至一盏,不拘时服。

〔本〕宣和中,有一国医忽承快行宣押,就一佛刹医内人,医诊视之已昏死矣。问其从人,皆不知病之由,惶恐无地。良久,有二三老内人至,下轿环而泣之,方得其实,云:因蹴鞦韆,自空而下坠死。医者云:打扑伤损,自属外科,欲申明又恐后时;参差不测。再视之,微觉有气,忽忆药箧中有苏合香丸,急取半两,于火上焙去脑、麝,用酒半升,研、化灌之,至三更方呻吟,五更下恶血数升,调理数日方瘥。先夫人之丧,一守灵妇,登高取物坠下,昏冒不省人事。予急令煎苏木汤,调苏合香丸灌之,明日已平复矣。

【活血】 **活血丹** 治打扑伤损,动筋折骨,跌堕砑磕、刀斧等伤,诸般风疾,左瘫右痪,手足顽麻,妇人血风,浑身疼痛冷痹,一切损伤,悉皆治之。

青桑炭一斤 当归 牛膝 川芎 赤芍药 熟芐 黑豆酒煮 何首乌 南星制 白芷 老松节烧 杜仲制 破故纸 羌活 独活 苍术制 防风 荆芥 骨碎补 桔梗 栗间 续断各四两 草乌醋煮,炒 川乌炮 肉桂 木鳖子炒 角茴 地龙去土 白敛 白及煨 细辛 降真香 檀香 松香 枫香 五灵脂 京墨煅 血竭 乳香 没药各二两

上末。醋煮秫米粉糊为丸,弹子大,晒干;以生漆抹手上,挪漆为衣,阴干。却以布袋盛,挂于风处,经久不坏,亦不失药味。每服用,当归酒磨下。伤筋折骨,加自然铜煅、醋淬,二两,若金刃出白,不可用之。

大活血丸 治打扑伤损,折骨碎筋,瘀血肿痛,瘫痪顽痹,四肢酸疼,一切痛风等证。

青桑炭一斤 栗间 骨碎补 南星制 白芍药 牛膝 川乌炮 黑豆酒煮,各一两六钱 自然铜 木鳖子各八钱 细辛一两 降真香节 枫香各三钱 乳香 没药 血竭各六钱

上末。醋煮秫米粉糊,集众手搓为丸,缓则发裂,如弹子大,候干,用生漆为衣,久则不坏。每用一丸用无灰酒磨,化服。

黄末子 治证同前。

川乌炮 草乌醋煮,炒 降真香 枫香 肉桂 松香 姜黄 乳香 没药 细辛各五钱 当归 赤芍药 羌活 独活 川芎 蒲黄 白芷 五加皮 桔梗 骨碎补 苍术醋煮 何首乌 川牛膝 片姜黄各一两

上末酒调下。欲好之际,加自然铜制一两,只折骨者,便可用之。

白末子 治证同前。

白芷 南星制 白术 何首乌 桔梗 羌活 独活 白芍药 白杨皮 川芎 白茯苓 白敛 当归 薏苡仁炒 骨碎补 牛膝 续断 川乌炮 细辛 肉桂 枫香 乳香 没药各一两

上末,酒调下。欲好之际,加自然铜制一两,只折骨者,便可用之。

红末子 治证同前。

独活 何首乌 南星制 白芷 羌活 当归 骨碎补 苏木 牛膝 赤芍药 红花 川芎各二两 细辛 川乌制 桔梗 降真香 枫香 血竭 乳香 没药各一两

上末,酒调下。欲好之际,加自然铜制一两,只折骨者,便可用之。

黑末子 治证同前。

雄鸡毛烧 桑炭 老松节炒存性 嫩松心 侧柏叶醋煮,各四两 当归 牛膝 何首乌 黑豆制 南星制 骨碎补 熟地黄 羌活 独活 赤芍药 川芎 白芷各二两 细辛 肉桂 川乌炮 草乌制 木鳖子 南木香 五灵脂 降真香 乳香 没药 枫香各一两 百草霜五钱

上末。热酒调下。欲好之际,加自然铜制一两,只折骨者,便可用之。

牡丹皮散 治跌扑闪剉,伤损滞血疼痛。

牡丹皮 当归 骨碎补 红花酒浸 续断 乳香 没药 桃仁 川芎 赤芍药 生地黄

上水酒煎服。却用秫米饭热罨缚，冷又蒸热换缚。

橘术四物汤　治跌扑磕伤，滞血体痛，饮食少进。

当归　川芎　白芍药　淮生苄　陈皮　白术　红花　桃仁

上生地黄煎服。骨节疼，加羌活、独活。痛不止，加乳香、没药。

黑神散《和剂》

黑豆去皮、炒，半升　熟干地黄酒浸　当归去芦,酒制　肉桂去粗皮　干姜炮　甘草炙　芍药　蒲黄各四两

上为细末。每服二钱，酒半盏，童子小便半盏，不拘时煎调服。

当归补血汤　治金刃所伤，及跌磕打扑，皮肉破损，亡血过多，此宜止痛，兼补为先。若皮肉不破损者，宜作瘀血停积治之。

当归　川芎　白芍药　熟苄　防风　连翘　羌活　独活　乳香　没药　白芷　续断　杜仲

上生地黄煎，入童便和服，不可用酒。气虚加人参、白术、黄芪。

按补血须用参芪为君，此止用四物，亦活血之药，非补血也，况加以羌独、防芷之耗散乎。

【顺气】　**复原通气散**　治打扑伤损作痛，及乳痈便毒初起，或气滞作痛。

木香　茴香炒　青皮去白　穿山甲酥炙　陈皮　白芷　甘草　漏芦　贝母各等分

上为末。每服一二钱，温酒调下。

薛按：前方治打扑闪错，或恼怒气滞血凝作痛之良剂。经云：形伤作痛，气伤作肿。又云：先肿而后痛者，形伤气也，先痛而后肿者，气伤形也。若人元气素弱，或因叫号，血气损伤，或过服克伐之剂，或外傅寒凉之药，血气凝结者，当审前条大法，用温补气血为善。

【接骨】　接骨神效，无比累验　用当三钱一百零八个,钱厚字连草者以铁线穿定,用活桑木一根作柴,烧钱红,米醋一大碗,未煎

者不入盐,将所烧钱淬入醋中,如此淬之,以醋干为度。取醋中淬落铜钱末,就用醋洗去灰,晒干为极细末。再用黑雄鸡一只,清汤煮熟,去肉用骨一副,以醋炙酥,为末。入乳香、没药各一两,与铜钱末一处和匀。每服一字,临服时,用患人发在顶上者,洗去垢,烧灰入药中,无灰酒调服。不吐只一服,如吐出再服。如痛止不可再服,必须先夹缚所折骨端正,用杨树皮,刮去肉糊并外粗皮敷之。下咽便不痛,五七日便能运动,必终身忌荸荠,一名地栗。

一方　用五铢钱醋淬,一两二钱,黑鸡骨三两,研细匀。每服病在下四钱,疎服食前;病在上二钱半,频服食后。一方,有乳香、没药。

洁古方　用醋淬半两钱,苏木定粉、南鹏砂各一钱,为末。作一服,当归酒二三服,痛止勿服。

〔丹〕**接骨散**

没药　乳香各五钱　自然铜一两,醋淬　滑石二两　龙骨三钱　赤石脂　白石脂各二钱　麝香后入,少许

上为细末。以好醋浸没,煮多为上,候干就炒燥为度。临服入麝香少许,挑小茶匙在舌上,温酒下,病分上下,食前、后服。若骨已接尚痛,去龙骨、石脂而多服,尽好。

〔世〕又方接骨。

乳香　没药　苏木　降真节　川乌去皮尖　松明节　自然铜米醋淬,各一两　地龙去土,麻油炒,半两　血竭参钱　龙骨半两,生用　水蛭油炒,半两　土狗十个,油浸炒

上为细末。每服五钱,酒调下,在上食后,在下食前。

定痛接骨紫金丹

麝香　没药　红娘子各一钱半　乌药　地龙去土　茴香　陈皮青皮各二钱半　川乌　草乌炮,各一两　五灵脂去皮　木鳖子去壳,各半两　黑牵牛五分,生用　骨碎补　威灵仙　金毛狗脊　防风去芦　自然铜醋淬七次,各五钱　禹余粮四钱,碎

上为细末,醋糊丸,如桐子大。每服十丸至二十丸,温酒送下,病上食后,病下食前服。

麦兜散

半两钱煅,醋淬七次　　自然铜煅,醋淬七次　　地鳖虫焙干

上三味等分。每服酒调一分,不可多,多则骨高起矣。

一方　用五铢钱煅淬,研细。每服一麦壳许,蓝虫浆调下。

接骨仙方

人骨小儿者尤佳,煅,一两　　乳香二钱　　喜红绢一尺,烧存性

末之。每服二钱,温酒下。

又方

小儿骨煅,一两　　乳香五钱　　白面三钱,炒

上为末。无根水调为丸,如梧桐子大。每服三十丸,热酒吞下。

搜损寻痛丸　能接骨,遍身疼痛,久损至骨。如金刃伤,则后用之。

乳香　没药　茴香炒,各二钱　肉桂三钱　军姜炒　丁皮　独活炒　草乌炒,黄色　赤芍药炒　石粘藤炒　白芷各五钱　当归　川芎　薏苡仁炒,各一两,如筋绝、脉绝,多加此一味　骨碎补炒,二两

上作末,蜜为丸。用生姜细嚼,温酒吞下。如为末,用姜酒调服亦可。浸酒吃亦可。如折伤,则须用药。遍身顽麻,方可用药接骨,加草乌一匕多,热酒调服。量人老弱、虚实,加减用之。如其人麻不解,可用大乌豆浓煎汁解之,如无豆淡煎浓豉亦可,如吐加姜汁。

金　疮

治金疮白药

黄柏　黄芩　当归　赤芍药　黄芪　牡丹皮　生地黄　木鳖子去壳　黄连　地骨皮　桑白皮　甘草各一钱半　白芷　马蓼梢叶生者各一钱,火煅过

上用桐油三两,煎黄色,滤去滓;再煎油稍熟,入细白板松香一片,慢火煎,须频频柳枝搅匀。却入乳香、没药、黄丹各七钱,煎数沸出火,顷时。以少绵铺于前,滤药滓布上滤过;先用瓦钵满盛清

水八分,却滤药于钵水中,将去清水中如绷面状,绷三二百度,愈绷愈白,故名白药。常以清水浸,倾于冷地上用物遮盖,勿令尘入,五七日一换水。刀斧一应金伤,量伤孔大小,取一块填于伤孔中,以白纸护之,随手不疼,一日一换,五日生肉。筋断加杜仲、续断各二钱同煎;收疮口加龙骨半钱,碎了、煎入药内;打损只敷于油纸上贴之即愈,却不须入接筋、龙骨等剂。

太乙膏 治金疮箭镞,不问轻重,并痈疽疖毒,用此敷之。

白芷 苍术 石膏醋[1]炒 白胶香 乳香 没药 黄丹各五钱

上为末。用真麻油四两,桐油亦可。以黄蜡一两。先煎油,柳枝搅,次入白芷等,煎少顷。却入白胶香、石膏得同煎,试欲成珠。却入蜡同煎片时,用生布滤过,瓦器收藏。用油单纸摊之,损伤敷疮口,自然肉不痛速愈。

理伤膏 治打扑伤损,折骨出白,刀斧跌磕等伤。

陀僧 黄丹 自然铜 黄蜡 猪油各四两 乳香 没药各一两 松香 麻油各一斤

上以折伤木皮一两,锉碎,入油煎数沸,滤去滓。入陀僧、黄丹,慢火熬成膏;次入松蜡熔化,再熬滴水中成珠为度。却入乳香、没药、自然铜末和匀,摊贴。

金疮神效方

五倍子 降真香

上各炒焦,出火毒后,研为末,等分干掺。虚者,加人参末。

封口药 治刀斧伤,割喉、断耳、缺唇、伤破肚皮、跌破阴囊皮等证,大效。

乳香 没药 儿茶 当归 杉皮炭各一钱 麝香五厘 片脑一分 猪猁胻叶一钱,如无此叶,用葛叶、毛藤子叶,亦可

上各另研细末,秤合和匀。入麝碾细,次入脑碾匀,瓷器收贮。如缺唇,先以小气针作三截针之,用绢线一条,两头搓猪毛,以唾蘸

[1]醋:修敬堂本作"酒"。

湿,抹封口药于线上,将药线三截穿定。却以麻药抹缺处,以剪刀口抹封口药,薄剪去些皮,以线即缝合就。以鸡子黄油搽患处,以金毛狗脊毛薄铺于上,却以封口药末挼于上。每日用药水轻洗去,搽油换药,每日只换一次,待八日,剪去线搽药。

洗药

桑白皮　荆芥　黄连　黄柏　当归　白芷　赤芍药　连翘生地黄

上煎去滓,洗净。

麻药

川乌　草乌　南星　半夏　川椒

上末,唾调搽之。

《本事》地黄散　治金疮,止血除疼痛,辟风续筋骨,生肌肉。

地黄苗　地菘　青蒿　苍耳苗　生艾汁三合　赤芍各五两,入水煎取汁

上五月五、七月七日午时修合。以前药汁拌石灰阴干,入黄丹三两,更杵为细末。凡有金疮,伤折出血,用药包封不可动,十日瘥,不肿不脓。

〔世〕治金疮　风化石灰,韭叶嫩者,同捣,入鹅血调和成饼,乘风阴干,为末敷上,无鹅血亦得。治金疮血不止,用半夏、石灰、郁金,三物为末,掺上伤处,即住。

〔崔〕疗金枪[1]　刀斧伤,破血。以石灰一升,石榴花半斤,捣取末少许,捺少时,血断便瘥。

百草散　治金疮。

上五月五日平旦,使四人出四方,各于五里内采一方草木茎叶,每种各半把,勿令漏脱一事。日正午时,细切碓捣,并石灰极令烂熟。一石草断一斗石灰。先凿大实中桑树,令可受药,取药纳孔中,实筑令坚。仍以桑树皮蔽之。用麻油捣石灰极粘,密泥之,令不泄气,又以桑皮缠之使坚牢。至九月九日午时,取出阴干。百日

─────────────

〔1〕枪:修敬堂本作"疮"

药成捣之，日晒令干，更捣绢筛贮放。凡一切金疮出血伤折，即时以药封裹治使牢，勿令动转，不过十日即瘥，不肿不脓，不畏风。若伤后数日始得药，须暖水洗令血出，然后敷此药大验。平时无事，宜多合以备仓卒，金疮之要无出于此。一方云：采时不得回头，任意摘取方回，入杵臼内烂捣如泥。量药多少，以意入石灰，和匀取出，拍成膏，日中曝干，遇用旋取捻碎。若刀斧伤，干敷，取血止为度；汤火伤，冷水调开涂敷；蛇、蝎、犬、鼠咬伤，先以温水洗，以津液调傅；疥疮，先抓损，以药末干贴；湿癣，以醋调敷，其效如神。

灰弹散　治刀斧伤血出不止，及多年恶疮。

上用多年石灰细研，鸡子清调成团，煅过候冷再研细。若刀斧伤掺之患处，若多年恶疮以姜汁调敷。一方，单用石灰掺患处，裹定并瘥。

洁古末药散　刀箭药，止血住痛。

定粉　风化灰各一两　枯矾三钱　乳香五分　没药一字，各另研

上件各研为细末，同和匀，再研掺之。

生肌止血立效方　治金疮，辟一切风冷，续筋骨。

石灰二升，捣生地黄、青蒿汁和作团，火煅赤，细研　狗头灰细研　芎藭　艾叶　地松　密陀僧各半两　黄丹一两　麒麟竭三分，细研

上为细末，研匀密封之。每遇金疮敷之。

丹溪云：刀斧伤，石灰包之，痛止血住。

《精》胜金方　治刀斧伤，止血生肌。蚕蛾散，晚蚕蛾为末，掺匀绢帛裹，随手疮合血止，一切金疮亦治。一法，用生晚蚕蛾、石灰二味，同捣成饼，阴干，为末敷之。凡杀伤不透膜者。

上用乳香、没药，各一皂子大，研烂。以小便半盏，好酒半盏，同药通口服。然后用花蕊石散，或乌贼鱼骨，或龙骨为末，傅疮口上立止。

杀伤，气偶未绝

上取葱白热锅炒熟，遍敷伤处，顷即再易，其痛自止。但青叶亦可。

〔本〕**刘寄奴散**　治金疮，止疼痛。

刘寄奴一味为末，散掺金疮口里。昔宋高祖刘裕，微时伐荻，见大蛇长数丈，射之伤，明日复至，闻有杵臼声，往觇之，见青衣童子数人，于臼中捣药，问其故？答曰：我王为刘寄奴所射，合药敷之。帝曰：神何不杀之，答曰：寄奴王者，不死不可杀。帝叱之皆散，收药而去，每遇金疮敷之效。寄奴高祖小字也。此药非止治金疮，治汤火疮大妙，《经验方》云：刘寄奴为末，先以糯米浆鸡翎扫着伤处，后掺药末在上，并不痛、亦无痕。大凡汤火伤急用盐水洗之，护肉不坏。

〔世〕治金疮打扑损伤，用薴麻草研细，入盐少许，罨之愈。金疮，血出不止，捼小蓟叶封之。金疮止血，杵覆盆花苗，敷疮立止。《梅师方》

《本》治金疮，血不止，兼痛，用血竭末敷，立止。

《精》治恶疮、金疮、刀斧伤，见血方。以好降真香为末，贴之，入水并无伤痕绝妙。方见华佗中藏。治刀箭伤，出血不止并骨折。

槟榔一个　木香　胡地黄各三钱

上为末。敷疮口血立止，又可接骨。

神仙刀箭药

上取桑叶，阴干为末，干贴。如无，旋熨干为末敷之。一方，用新桑叶，研取白汁涂之，能合金疮。

治刀斧伤磕擦，及破伤风浮肿者。

上用平胃散，以姜汁调敷。若急卒，只以生姜和皮烂捣，罨患处，止痛截血，且无疤痕。

又方

用海船缝内久年油灰，研碎掺之。

治刀伤，及竹木刺出血。

上急以自己小便，淋洗三二次立止，不妨入水。

治金疮

上以牛蒡叶贴之，永不畏风，亦不溃脓，及捣敷之。

麒麟竭散　治刀箭伤筋断骨，止痛定血避风。

麒麟竭　白及各半两　黄柏　密陀僧　白芷　白敛　当归炒

炙甘草各一两

上为细末。每用少许,干掺疮上,立效。

如神散　治一切刀斧所伤,血出不止,并久患恶疮。

虎骨炙,研　铅丹火煅,令赤　龙骨研,各半两　乳香如皂子大,另研　腻粉研　丹砂研,各一钱　麝香少许,另研

上研极细匀,一切疮,以黄连汤或盐汤洗,拭干,掺药在疮上,不得衣粘着疮口。

金伤散　治金刃箭镞所伤,血出不止,及落马打伤,肉绽血出。

白及　白敛　乳香各一两　石灰半斤,远年者佳　龙骨半两　黄丹少许

上为细末,入黄丹研,如淡红色。每用干掺患处,上用软纸,更以绢帛裹护,忌风、水,干痂为妙。

定血散　治一切刀伤,血出不止,收敛疮口。

南星生　槐花炒　郁金各四两　半夏生用,二两　乳香研　没药另研,各二钱半

上为细末,研匀。每用干掺患处,忌水洗。

治金刃或打伤,血出不止。

降真香末　五倍子末　铜削下镜面铜,于乳钵内,各研细,等分

上拌匀,敷损处。昔安丰,手击朱嵩碎首,用此而愈。

治金疮伤损,血出。

上用生牛胆,入石灰末,候干,掺上即止。以腊月牛胆,入风化石灰,悬当风处,候干用。

五倍散　治金疮,血出不止,亦治痔疮。

上以五倍子生研为末,干贴,血立止。

神奇散　治刀斧伤,并箭伤,血出不能止者。

麒麟竭　没药各研　自然铜煅　南星炮　干姜烧灰　铅丹炒黑　腻粉　瓦藓各一分　麝香少许

上为细末和匀。先以盐汤洗疮,却以烧葱捣汁涂,然后干掺疮上,三二次。

军中一捻金散

金樱叶　嫩苎叶各二两　桑叶一两

上捣烂敷。若欲致远，阴干作末，用帛缚上，血止口合，名草蝎经进方。以五月五日，或闭日收药良。

治诸伤，瘀血不散。

上于五六月，收野苎叶，擂烂，涂金疮上。如瘀血在腹，用顺流水擂烂服即通，血皆化水，以死猪血试之可验。秋月恐无叶，可早收之。

龙骨散 治金刃箭伤，生肌长肉，定痛止血，诸疮敛口。

龙骨 滑石 枯矾 寒水石 乳香 没药 黄丹炒,各半分 轻粉少许

上为细末。每用干掺，外用膏药贴之效。

金伤散 治刀斧伤，辟风、生肌、止痛。

白及 黄丹 陈石灰风化 桑白皮各二两 龙骨 南星 白附子各一两

上为细末，每用干贴之。

完肌散 治金疮。

陈石灰二两 黄丹半两 龙骨 密陀僧 桑白皮各四两 麝香一钱,另研

上为细末，干掺患处。

生肌膏 治金疮，及一切打损疮。

胡粉 白芍药 熏陆香 干姜炮,各一两 油四两 黄蜡二两

上为细末，以油蜡相和，煎如膏。用贴疮上，日二换之。

治金疮生肌肉。

右生捣薤白，以火封之，更以火就炙，令热气彻疮中，干即易之，白色者好。亦治金疮，中风、水肿痛。

止血收疮口方

上以鸡内金，焙为末，敷之立止。

定血散 治刀斧伤，止血，定痛，生肌。

密陀僧半斤 乌贼鱼骨 龙骨 白矾枯,各二两 桑白皮一斤 黄丹一两

上为细末。每用干掺患处，定血如神。

松皮散　治金刀箭镞伤,用此生肌。

老松皮一两　石灰二两,矿者以瓦盛之,上用瓦盖,灰火四畔、上下,炼一夜至晓,研细

上为细末,和匀敷之。止血收疮口,立效。

药蛆方　治金疮内烂生蛆者。

右以皂矾飞过干贴其中即死

蒲黄方　治金疮,中风寒、水露,肿痛入腹。

上用蒲黄并旧青布,内在小口瓶中,烧取烟熏疮,汁出愈。

治金疮,因风水肿。

上取蜡不以多少熔化,入盐少许,滴在疮上;或先以盐罨疮上,后熔蜡令热得所,灌疮中亦可。

艾叶方　治金疮中风掣痛,并手足不仁。

上用艾叶生、熟者,令揉团得所,内瓦甂中塞诸孔,独留一目,以通气熏蒸患处,良久,身体自知立愈。

仲景金疮方,王不留行散主之。

王不留行八月八日采　蒴藋细叶七月七采　桑根用白皮根行东南者,三月三日采　甘草各十分　川椒三分,除目及闭口者,出汗　黄芩　干姜　芍药　厚朴各二分

上九味,桑根皮以上三味,烧灰存性,勿令过。各别研、杵筛,合治为散。服方寸匕,小疮即粉之,大疮但服之,产后亦可服。如风寒,桑东南根勿取之。前三物,皆阴干百日用。

定痛乳香散　治金伤,并折骨打扑伤损。

乳香　没药各二钱　败龟板一两　紫金皮二两　当归须　骨碎补　虎骨酥炙,各半两　穿山甲火炮,少许　半两钱五个。如无,以自然铜火煅醋淬,代之

上为细末。每服一钱,如病沉服二钱。以好酒调服,损上者食后服,损下者食前服。

地榆绢煎　治刀刃所伤,内损大肠,及两胁肋并腹肚伤破,大便从口中出。并中大箭透射伤损肠胃,及治产后伤损小肠,并尿囊破,小便出无节止。此方神妙,饵至一服,其药直至损处补定伤痕。

隔日开疮口看之,只有宿旧物出,即无新恶物出。疮口内用长肉散子作烬子,引散药入疮里面,候长肉出外,其痕即自合。

地榆八两,洗净,捣为细末 绢一疋小薄者

上用清水洗净绢糊。以炭灰淋清汁二斗煮绢,灰汁尽为度。绢以烂熟,擘得成片段,伍寸至三寸即取出,压尽灰汁。于清水内洗三五度,令去灰力尽。重入锅内,以水二斗,入地榆末煎煮熟烂,以手捻看,不作绢片。取入砂盆,研之如面糊得所,分为二服。用白粳米粥饮调,空心服之,服了仰卧,不得惊动转侧言语,忌一切毒食。熟烂黄雌鸡,白米软饭,余物不可食之。其余一服,至来日空心,亦用粥饮调服。其将养一月内,切须慎护。如是产后所伤,服一疋,分作四服,每服粥饮一中盏调服,日一服。

刀伤血不止 一味白芍药散,白酒调服,即以散掺伤处。其有血出不止,势难遏者,用龙骨、乳香等分。研末窒患处,蛇鱼草捣塞尤妙。

〔广〕金疮血不止痛 白芍药一两,熬令黄,杵细为散。酒后米饮下二钱并得,初三服渐知。

当归散一名内补散,一名苁蓉散。 治金疮去血多虚竭,此药内补。

当归微炒 川芎 干姜炮 川椒去目闭口,炒出汗 桂心 黄芩 桑白皮 吴茱萸汤浸,焙干 白芍药 炙甘草各半两 肉苁蓉四两,酒浸一宿,去皮炒干,人参 黄芪 厚朴去粗皮,姜汁炙令香熟,各一两

上为细末。每服二钱,食前温酒调下,日三四服。一方,有白及,无黄芩、桑白皮。

内塞散 治金疮去血多,虚竭疼痛,羸弱内补。

黄芪 当归 白芷 芎䓖 干姜 黄芩 芍药 续断各二两 附子半两 细辛一两 鹿茸酥炙,三两

上为细末。每服伍分匕,食前酒调下,日三服稍增至方寸匕。一方,无芍药。

蒲黄散 治金疮血出,腹胀欲死。

蒲黄 生地黄各一两半 黄芪 当归 芎䓖 白芷 续断各一两 炙甘草三分

　　上为细末。每服三钱匕,空心酒调下,日三四服,血化为水而下。若口噤,斡开口与之,仍加大黄一两半。

神仙止血散

　　龙骨五色紧者　诃子去核,各一两　白石脂　苎麻叶五月五日午时采,阴干,各半两

　　上为细末。每服一钱半,食远,水调服之。如修合时,忌妇人、鸡、犬见。

　　治金疮出血内漏　用蝙蝠二枚,烧烟尽,以水调服方寸匕,令一日服尽。当下血如水,血自消也。

　　血出不透,致瘀滞为患,伤处赤肿,或攻四肢、头面,并鸡鸣散。或煎红花调黑神散。

　　金疮肠出,欲入之。磁石、滑石各三两,为细末。白米饮送下方寸匕,日再用。《鬼遗方》

磁石散　治金疮肠出,宜用之。

　　磁石煅,研　滑石研　铁精各三两

　　上为细末,研匀。每服一钱匕,温酒调下,空心,日午、晚间各一服。仍以针砂涂肠上,其肠自收入。一方,用白米饮调服。一方,无铁精。

　　治伤破肠出不断,肠出欲燥,而草土着肠者。

　　上作大麦粥,取汁洗肠推内之。常研米粥饮之;二十日稍稍作强糜。百日后乃可瘥,草土当踧[1]在皮外。

　　治金疮中肠出不能入者。

　　上以小麦三升,用水九升,煮取五升,绵滤过,候冷,含喷疮上,渐入,以冷水喷其背。不宜多令人见;亦不欲令傍人语;又不可令病人知。或尚未入,取病人卧席四角,令病人举身摇,须臾,肠自入。十日内食不可饱,频食而少,勿使病人惊,惊则杀人。

　　治金疮肠出者。

---

〔1〕踧(cù 簇):通"蹙"。《三国志·魏志·钟会传》:"(吴壹等)穷踧归命,犹加盛宠。"

上以桑白皮作线缝之,更以热鸡血涂上立愈。唐安藏剖腹,用此法效。

败弩筋散 治金刃弓弩所中,筋急不得伸屈。

败弩筋烧作灰 秦艽去苗 杜仲去皮,炙 熟地黄焙,各半两 附子炮,去皮脐 当归切、焙,各一两 大枣三枚,取肉,焙

上为细末。每服二钱匕,温酒调下,空心,日午、夜卧各一服。一方,有续断,无大枣。

生干地黄散 治金疮烦闷。

生干地黄 白芷 当归炒 桃仁去皮尖双仁,麸炒 续断 黄芩 赤芍药 羚羊角屑 炙甘草各一两 芎劳 桂心各三分

上为细末。每服二钱,食前,温酒调下,日三四服。

白薇散 治金疮烦闷,不得眠卧,疼痛。

白薇 枳实麸炒 辛夷仁 栝蒌根 赤芍药 炙甘草各一两 酸枣仁二两,微炒

上为细末。每服二钱,食前温酒调下,日三四服。

琥珀散 治金疮,弓弩箭中闷绝,无所识。

上用琥珀研如粉。以童子小便调一钱服,三服瘥。高祖时,宁州贡琥珀枕,碎以赐军士,敷金疮。

虎骨散 治金疮中风痉,肢节筋脉拘急。

虎胫骨 败龟板各酥炙 当归 干蝎各微炒 桃仁去皮尖,双仁麸炒 芎劳各一两 黑豆五合 松脂二两 桂心三分

上先将松脂并黑豆炒令熟,后和诸药捣为末。每服二钱,不拘时,温酒调下。

豆淋酒 治因金疮中风,反强者。

大豆六合 鸡矢白一合

上炒令大豆焦黑,次入鸡矢白同炒,乘热泻于三升酒中,密盖,良久滤去滓。每服五合,如人行五里,更一服,汗出佳。未瘥,即更作服之,汗出为度。服后,宜吃热生姜粥投之。

必效酒 治金疮中风,角弓反张者。

上用蒜四破,去心、顶,一升。以无灰酒四升,煮蒜令极烂并

滓。每服五合,顿服之,须臾,得汗则瘥。

又方 治金疮,中风痉欲死者,及诸大脉皆血出,多不可止,血冷则杀人。

上用生葛根一斤,剉碎。以水五升煮取三升,去滓。每服热饮一小盏,日三四服。若干者捣为末,每服二钱,温酒调服。若口噤不开,但多服竹沥,即止。

涂封方 治金疮中风,角弓反张。

生鸡子一枚 乌麻油三两

上先将鸡子打破,与麻油相和,煎之稍稠。待冷,涂封疮上。

葫芦方 治金疮得风,身体痉强,口噤不能语,或因打破而得,及刀斧所伤得风,临死用〔1〕此并瘥。

上取未开葫芦一枚,长柄者开其口,随疮大小开之,令疮大小相当,可绕四边闭塞,勿使通气。上复开一孔,取麻子油烛两条,并燃以葫芦口,向下熏之,烛尽更续之,不过半日即瘥。若不止,亦可经一二日熏之,以瘥为度。若烛长不得内葫芦,可中折用之。

《元史》布智儿从元太祖征回回,身中数矢,血流满体。太祖命取一牛,剖其腹,纳之牛腹中,浸热血内,移时遂苏。

李挺从伯颜征郢州,炮伤左胁,矢贯于胸,几绝。伯颜令剖水牛腹,内其中,良久苏。

按此以血补血之良法也。虏日以弓矢为事,以意为救死扶伤之法,反出吾中国上。业医者,守死方治活病,宁不自愧。

罗谦甫踊铁膏 取箭头、一切针刺入肉,箭头入肉。

鼹鼠头一个,或用入油汁内熬 蝼蛄四十九枚 芫青一两 土消虫十个 巴豆 马肉内蛆焙干 信 酱蛆焙干 夏枯草 硇砂 磁石 黄丹 地骨皮 苏木 蜣螂各一两 石脑油三两 蒿柴灰汁三升

上将石脑油、蒿柴灰汁,文武火熬成膏;次下地骨皮等末,令匀,磁器内收。临时用,量疮势大小点药,良久,箭头自涌出。

〔1〕用:原作"服",据修敬堂本改。

箭头入肉

雄黄散 治药毒箭头,在身未出。

雄黄一分 粉霜半两,各细研 蛄螂四枚,研,生用 巴豆三粒,去皮壳,别研如泥,生用

上同研匀,以铜箸头取乳汁,涂点疮上,频频用之,七日疮熟,箭头自出。

红散子 摩金疮上。

草乌尖 麒麟竭 茄子花 蔓陀罗子 蓖麻子去壳,细研,各半两

上为细末,好酒调如膏,疮口上涂摩之,箭头自出。

牡丹散 治金疮箭头在骨,远年不出。

牡丹皮去心 白敛各一两 桑白皮二两 藿香叶 丁香 麝香研,各一分

上为细末。每服二钱匕,温酒调下,日三服。浅者十日,深者二十日,箭头自出。

蛴螬丸 治金疮箭镞在骨中,远年不出者。

蛴螬五枚,干者 蝼蛄三枚,干者 赤小豆一分 赤鲤鱼鲊一两 硇砂一钱 红花末三钱

上研细,以鲊研和丸,如绿豆大。如有疮口,只于疮口内纴一丸,如无疮口,以针拨破,内药不过三丸至五丸,箭头自动轻摇即出。

出箭头方

蛄螂自死者,十个 土狗子三个 妇人发灰少许

上将蛄螂,去壳取白肉,与二味同研如泥用,生涂中箭处,如膏涂后内微痒,即以两手壓之,其箭头自出。

解骨丸 治箭镞不出。

雄黄研 蛄螂研 象牙末各等分

上为细末,炼蜜和丸如黍米大。内疮口内后,细嚼羊肾脂摩贴之。觉痒箭头自出。

治箭镞入骨,取不出疼痛,宜用此方。

巴豆　蜣螂各三枚

上研,涂所伤处。候痛定微痒忍之,极痒不可忍,即撼动拔出;次用生膏药敷之,以黄连贯众汤洗毕,以牛胆制风化石灰敷之,兼治恶疮。

夏侯郸云:初在润州得方,箭镞出后,速以生肌膏敷之。说者云:兼治疮。郸得方后,至洪州旅舍,主人妻患背疮呻吟,郸遂用此方,试之愈。

治箭头不出方

磁石生捣,研,极细　雄黄研,各三分

上用研匀。每服二钱匕,空心,绿豆汁调服。十日后轻拨便出,手足上,用此药贴之自出。

取箭镞方

上用天水牛一个,独角小者尤妙。用小瓶盛之,用硼砂一钱研细,用水些少滴在内浸,自然化水,以药水滴在伤处,箭头自然出也。

淮西总管,赵领卫名属殿,岩密之子云:仇防御方,张循王屡求不得,因奏知德寿,宣取以赐之,有奇效。与杨氏方中用巴豆蜣螂者,大率相似。

治箭头在咽喉中,或胸膈中,及诸处不出者。

上用鼠肝五具,细切,烂研敷之;兼以鼠脑髓或鼠头血涂之,并良。亦治人针折在肉不出,并刀刃伤。

牛膝膏　治箭头在咽喉中,或胸膈中,及诸处不出者。

上捣牛膝不拘多少为末。以热水调涂箭头即出。若火疮、灸疮不瘥者,涂之亦效。

治箭头在肉不出方

上以白项蚯蚓十四条。内铜器中,次入盐一两,于日中曝,并化作汁涂有箭镞,并刀伤,须臾,痒则出。

又方　治箭头及诸刀刃在咽喉、胸膈、诸处不出者。

上嚼杏仁不拘多少涂之。一方,研杏仁细敷之。

又方　治箭镞中伤在咽喉、胸膈不出,及针刺不出者。

上用蝼蛄即土狗虫,干者浓煎汁,滴上三五度,箭头自出。一方,以蝼蛄脑十枚,细研,涂疮上,亦出。

鼠油膏　出箭头

鼠一枚,熬取油　蜣螂　皂角烧灰　定粉　龙骨各一钱　乳香少许,另研

上为细末,以鼠油和成膏。点药在疮口内,其上更用磁石末盖之,箭头自出。

胡椒饼　出箭头,及木、竹刺入肉,不得出者。

胡椒研末

上以饭捣烂,入胡椒末和一处。贴伤处不过一二饼,即出;或捣蜣螂敷,即出;或以赌钱牛虫捣敷,亦妙。

万全神应丹　出箭头、鱼骨、针、麦芒等,远近皆治之。

莨菪科即天仙子苗也

于端午日前一日,持不语戒,遍寻上项科,见即取,酌中一科,根、枝、叶、实全者,口道:先生,尔却在这里。道罢,用柴灰,自东南为头围了。用木篦子撅起周廻土;次日端午日,日未出时,依前持不语,用木撅只一撅,取出,水洗净。不令妇人、鸡、犬见,净室中,石臼内捣为泥,丸如弹子大,以黄丹为衣,以纸袋封悬在高处,阴干。若有着箭,不能出者,以绯绢袋,盛此药一丸,放脐中,用绵裹肚系定。先用象牙末贴疮上,后用此药。若箭疮口生合,用刀子微刮开,以象牙末贴之,随出。陕西行省出军,曾用有效。

〔本〕疗镞不出　捣栝蒌根敷疮,日三易,自出。

〔世〕李渤治箭镞不出及恶刺,以齿垽和鹤虱,敷之。

〔姚〕毒箭有二种,交广夷俚用焦铜作箭,此一种才伤皮,便闷脓沸烂而死。若中之,用饮屎汁,并以敷之,亦可,惟此最妙。又有一种,用射罔以涂箭镞,人中之亦困,若着宽处不死,近腹亦宜急治,今葛氏方,治射罔者是。葛氏方,用蓝汁、大豆、猪、羊血、解之

蓝汁饮　治毒箭所中。

上捣蓝汁一升,饮之,滓敷疮上。若无蓝取青布渍,绞汁服之,

并淋疮中镞；不出，捣鼠肝涂之，鼠脑亦得，用之即出。

贝子散　治毒箭。

上以贝子捣为末。每服一钱匕，温酒调下，不拘时日三四服。此方治中毒，并金疮止痛。

竹木刺针入肉

绿矾散　治竹草刺疮，发肿作疼，伤时不曾出血，尽被恶毒气注痛不止，夜卧不安，初破时，其疮紫赤黑色，较时起三五重皮是也。

绿矾半两，小便烧热，放矾于内，候冷取出，日干　丹参二钱半　麝香一字　马兜铃根一钱半

上为细末。浆水洗净疮口上，敷贴立效。

又方　治被刺入肉，或针、棘、竹、木等，多日不出疼痛。

龙葵根一把，洗净，取皮　人参一两，俱为末　醋少许　腊月猪脂一两

上和，捣令匀。每用少许，敷疮上，其刺自出。

治手足卒中刺，中水毒方

韭　蓝青

上捣，置疮上，以火炙热彻，即愈。

又方

上嚼豉，不以多少涂之良。若治狐尿刺人者，当看豉中有毛为度，如无再敷之。

治竹刺不出者

上烂研蓖麻，以绢帛衬伤处，然后敷药。时时看觑，若觉刺出即拔。恐药太紧，并好肉努出也。一方，不用绢衬。

牛蒡叶散　治一切金、木、竹所伤。

上用牛蒡叶恶实，是六七月收者，风干，为末。每用干掺，不得犯别药。如经暑月蝇虫、下蛆在疮上，或因肌肉生合，有成窍子者。即用杏仁研成膏，手捻作条子，入在窍内，其蛆虫自出。

治刺伤，中风、水疼肿。

上用鲤鱼目烧灰,研敷患处,汁出即愈。诸鱼目皆可,用鳠鱼目,尤佳。

松脂方 治刺入肉疼闷,百理不瘥。

上以松脂敷疮上,以帛裹三五日,当有根出。不痛不痒,不觉自落,甚良。

治针入肉方

上刮指甲末,同酸枣仁捣烂,唾调涂上,次日定出。一方,用酸枣核烧为末,服之。

又方 治乌雄鸡刺,在肉中不出者,及治竹、木针刺。

上用乌鸡尾翎二七茎,烧作灰,以乳男子奶汁,和封疮口,其刺即出。

桂蜡丸 治恶刺入肉。

上用桂去粗皮,捣为末,熔黄蜡丸。看病大小,置疮内,湿纸三五重搭盖,以火爝,候药丸熔入肉,其刺自出。如无刺所伤者,尤见愈速。

《精》凡诸竹、木刺,入肉中不出,以蛴螬研敷,立出。又方,用白茅根捣敷之,立出。又方,嚼牛膝根罨之,即出。

《简》治竹、木刺,扎入深,不得出。用乌羊粪捣烂,水和,罨于伤处,厚敷之。曾有庄仆,脚心中刺,不得出,苦痛欲死,以此药黄昏敷之,至四更其刺出,遂安。

〔山〕芦苇刺入肉者,细嚼栗子查,罨伤处。木、竹刺已出,痛者,蝼蛄罨之妙。

《简》治针入肉不出 用蝼蛄脑子,同硫黄研细、调敷,以纸花贴定。如觉痒时,其针自出。

〔罗〕**神圣膏** 取针误入皮肤。用车脂不拘多少成膏,摊纸上如钱许。二日一换,三五次,其针自出。又取针误入皮肤,用乌鸦翎三五枚,火炙焦黄色,碾为细末,好醋调成膏子。涂在疮上,纸盖一二时,针出效。

《简》治针入肉不出,用双仁杏仁,捣烂,以车脂调匀。贴在疮上,其针自出。

〔世〕治秀〔1〕针刺足已出痛者,用黄泥罨之。

《简》主小儿误为诸骨及鱼骨刺,入肉不出者,水煮白梅肉研烂,调象牙末,厚敷骨刺处自软。

《图》生象牙主诸物刺入肉,刮取屑,细研,和水敷疮上,刺立出。如咽中刺,用水调饮之,旧象梳屑,尤佳。

〔孟〕鱼骨,在肉中不出者,嚼吴茱萸封之,骨当烂出。

〔丹〕破伤风,血凝心,针入肉游走,三证如神方 用乌鸦翎,烧灰存性,研细,调一钱服。

杖 疮

鬼代丹 主打着不痛。

无名异 没药 乳香各研 地龙去土 自然铜醋淬,研 木鳖子去壳,等分

上为末,炼蜜丸如弹子大。温酒下一丸,打不痛。

《精》**乳香散** 治杖疮神效。

自然铜半两,醋淬七次 乳香 没药各三钱 茴香四钱 当归半两

上为细末。每服五钱,温酒调下。

鸡鸣散 下杖痛,腹中恶血,甚好。方见前。

五黄散 治杖疼定痛。

黄丹 黄连 黄芩 黄柏 大黄 乳香各等分

上为细末,新水调成膏。用绯绢上,摊贴。

洁古没药散 治杖疮止痛,令疮不移。

密陀僧 没药 乳香各一两 干胭脂一两半 腻粉半两

上细末,次入龙脑少许,若多更妙;烧葱与羊骨髓生用,同研如泥,摊在绯帛上贴之。

治杖疮

片脑 麝香各五分 龙骨 密陀僧 胭脂 轻粉 乳香 没药 寒水石煅,各一钱

---

〔1〕秀:通"绣"。《石鼓文》秀弓寺射。

上为细末。干掺疮上,四边以生面糊围定;次用绯红绢帛贴之。

乳香散 治杖疮肿痛。

大黄 黄连 黄柏 黄芩各三钱 乳香 没药各另研,一钱 片脑少许

上为细末,研匀。冷水调摊绯绢上,贴之。

治杖疮

血竭 轻粉 干胭脂 密陀僧 乳香 没药各等分

上研细末。先以冷水洗净拭干,以猪脂调搽红纸,贴之愈。

龙脑润肌散 治杖疮,热毒疼痛。

龙脑一字 轻粉一钱半 麝香半钱 密陀僧二钱 黄丹一两

上为细末。每用干掺上,用青帛贴之,内留一孔。

丹溪云:杖疮痛,用黄柏、生地黄、紫荆皮敷,此皆要药也。只是血热作痛。用凉药去瘀血为先,须下鸡鸣散之类。

又方 用生地黄、黄柏、童便调敷,或加韭汁。不破者,以韭菜、葱头杵贴,冷即易之。膏药用紫荆皮、乳香、没药、生地黄、大黄、黄柏之类。

又方 用木耳盛于木杓内,用沸汤浸烂,搅水令干,于砂盆内擂细,敷疮上。

又方 用大黄、黄柏为末,生地黄汁调敷,如干再敷。

又方 用野苎根嫩者,不拘多少,洗净、同盐并擂,敷在疮上神妙;伤重多用盐。

〔世〕**杖疮丹** 用刘寄奴末六钱,马鞭草末四钱,蜜调敷;如湿者干掺马鞭草即铁笐帚,此方甚妙

围药 治肿未破,用此消肿定疼。

无名异 木耳去土 大黄各炒,各等分

上为极细末,用蜜水调,围四边肿处。

敷杖疮妙方 治棒杖打肿痛者。

猪姷聍 地园荽 田茶菊 地薄荷 血见愁 山薄荷 泽兰叶 生地黄

上捣烂取汁,泡酒服,以滓敷贴。

又方

金屯叶　宝塔草　山薄荷　猪姆苧　芙蓉叶　地薄荷　桑叶尾　泽兰叶

上捣烂取汁,泡酒服。以滓和大黄末敷贴。

又方

猪姆苧多　泽兰叶　生地黄根、叶俱用

上捣烂取汁泡酒服,以查敷贴。

又方

朴树叶　水圹叶

上捣烂敷贴。

又方

绿豆粉　侧柏叶各研,等分

上以鸡子清和桦油打匀,调豆粉搅匀,时时以鸭毛扫之。

又方

大黄三两　槟榔三钱　石膏煅,六两

上末,用猪胆汁、鸡子清、桦油打匀,入末搅匀,时时鸭毛扫涂之。

生肌桃花散

轻粉　血竭　密陀僧　干胭脂各一钱

上研细。每用干掺,仍以膏药贴之。

灵异膏　治杖疮、金疮、擲扑皮破、汤火伤、久年恶疮。

川郁金三两　生地黄二两　粉草一两　腊猪板脂一斤

上剉细,入脂内煎焦黑色,滤去滓。入明净黄蜡四两,熬化搅匀,以瓷器贮之,水浸久,去水收。用时先以冷水洗疮拭干,却敷药在疮上,外以白纸贴之,止血定疼,且无瘢痕。汤烫火烧,不须水洗。治冻疮尤妙。

乳香膏　治金疮,杖疮神效。

乳香　没药　川芎　自然铜各七钱　当归　羌活　独活　川牛膝　石膏　刘寄奴　黑牵牛　黄柏皮　破故纸　白胶香　生地

黄 熟地黄 赤芍药 白芍药 紫金皮 黄丹 白芷各五钱 黄蜡一两 清油四两

上除胶香、丹、蜡外，余药为末。入油内煎，以柳枝不住手搅，试将成膏，却入三味，更试成膏，以生布滤净，以瓦器盛水，倾在水中，用篦摊开贴。疮孔深者，捻成膏条，穿入孔中，不问浅深，放疮上。如作热加轻粉、片脑、朴硝入膏内，贴之。

银粉膏 治杖疮。

光粉一两 乳香 没药 赤石脂 樟脑各一钱 水银二钱半
上末，用猪脂二两，黄蜡五钱，熔化调末成膏，油纸摊贴。

又方

水银 樟脑各二钱 乳香 没药 血竭各一钱 片脑一分 黄蜡 水牛油 猪油各一两
上末，先将油、蜡熔化，候冷，和末搅匀，油纸摊贴。

牛脂膏 治杖疮神效。

乳香 没药 樟脑各五钱 黄蜡四两 水牛油一斤
上末，先熔蜡，次入油，和匀，调末搅匀，油纸摊贴。或以天芋叶，摊贴极妙。

红膏药 治杖疮及臁疮。

黄丹飞炒，二两 乳香 没药 儿茶 血竭 朱砂 樟脑 水银各一钱 麝香 片脑各一分 黄蜡 水牛油 猪油各一两
上末。先以蜡熔化，次入油和匀，候冷，入末搅匀，油纸摊贴。臁疮，作隔纸膏贴之。

白膏药 治杖疮及臁疮。

光粉二两 甘石煅水淬，飞过 白石脂煅 龙骨 乳香 没药 枫香 樟脑 水银各一钱 麝香 片脑各一分 黄蜡半两 柏蜡一两 猪油一两半
上末。先熔蜡，次入油，和匀候冷，调末搅匀，油纸摊贴。臁疮，作隔纸膏贴之。

黑膏药 治杖疮及诸疮神效。

防风 荆芥 连翘 大黄 黄连 黄芩 黄柏 当归 赤芍

药 玄参 紫金皮各一两 木鳖子 白芷 杏仁 桃仁 生苄各五
钱 地园荽 黄花苑 侧柏叶 地薄荷 猪狗胮各二两 乳香 没
药 儿茶 大黄 当归各一两 杉皮炭 枫香 龙骨煅 赤石脂煅
血竭 樟脑各五钱 孩儿骨煅 朱砂 水银各二钱半 麝香五分

上将后十五味为末。将前二十一味锉碎，以水煎熬浓汁，滤去
滓，再煎令汁如饧样，入猪油二斤，慢火熬令汁干，入光粉一斤，旋
入搅至黑色成膏，滴水中成珠，可丸不粘手为度。次入黄蜡二两熔
化，出火毒数日。再微熬熔，入乳香后十五味末，搅匀，油纸摊贴。

秘传杖疮膏方 专治打伤，又治金疮及无名肿毒、臁疮。若跌
伤及别样疮，忌贴。

香油四两，真者佳。将穿山甲、柏枝先入油中煎数沸，去二件查。乘热将薄绵滤
净，油复入锅中煎沸，以次下药，冬月用油五两 穿山甲一片 柏枝一根，以上二
件止取油煎汁，不用查，取法见前 槐枝一茎，须另报开小条不用大树上者，入药油
用此频搅 府丹即飞丹，净水飞去标脚，取细末一两，作二次入油 水花朱净水飞
去漂脚，晒干取细末，二钱 血竭 没药 乳香 孩儿茶以上四件各三钱，槌
碎和匀，共入铜锅，炭火上炒沸过，为细末 新珍珠 新红象牙各面包，烧存性，
取细末，油、旧者，不用 面粉炭火上烧黄，各一钱 人指甲炒黄 三七晒干，取
细末 石乳铜锅内炒过，取细末 黄连细末 黄芩细末，各三分 海螵蛸五
分，细末 半夏大者十枚，为细末，以上十六件，俱用极细筛筛过。和匀分作五分，留
起一分，看膏药老嫩加减，止用四分作四次下，下法如左 樟冰细末四钱 黄蜡二
钱 冰片一分 麝香三分 阿魏成块者五分，以上四件，待诸药俱下尽，临起锅
时方下，搅极匀，取出阿魏查

上药，先将细末药分五分。其四分以次下锅如左，其一分，留
看药厚薄以为增减。如四分已下尽，药尚薄，亦将此分渐下。如正
好，留此一分，待贴膏药时，掺在患处尤妙。

煎法：用上好香油四两，入铜锅中，炭火煎沸。沸时入柏枝一
茎、穿山甲一片在内，煎数沸，去二药查。将薄绵纸乘热滤净油，揩
净锅，复入油于锅中煎沸，下府丹五钱，用槐条急搅不住手，至成膏
方止。候六七煎后，用清水漱净口，喷清水少许于锅中，即取起锅。

一起锅时，于前四分中细末药，将一分渐渐逐一挑下，急搅如

前。此分药尽,约均和了,将槐条蘸药滴水,且未要成珠复置锅火上,急搅,候沸起锅。

二起锅,复将前末药一分,渐下锅中,急搅如前。约均和,滴水要成珠,复置锅炭火上,急搅,候沸起锅。

三起锅,渐下药,搅如前。约均和,将药滴水虽成珠尚要粘手,复置锅火上如前。

四起锅,渐下药如前,急搅。约均和,将药滴水成珠,珠要将至不粘手了。复置锅炭火上,候沸起锅。

五起锅,即下黄蜡二钱、府丹五钱,急搅如前。将药滴水成珠,要须不粘手;又不可太老了,如尚粘手,将前留下一分末药渐下,以不粘手为度。如不粘手了,即下水花朱二钱,次下樟冰末四钱,急搅;方下麝三分、阿魏五分、冰片一分,急搅不住手。量药已均和了,撩阿魏查去之。以药入瓷器内,浸冷水中片时,候凝。将药寻露天向[1]阳净地,掘坎,将瓷器倒覆于坎中,仍以土覆好,候七日后方起。

一藏法,用油纸及箬,包好瓶口,以防泄气。

一摊膏药时,用汤中煎过净油,单纸摊上药,不用火烘,止用热汤入器中,将油纸放器上,以药放上摊开,又不用太厚,须于纸上照得见为妙。如以绢摊,用汤顿烊药,摊上。

一贴时,先将莱服汁、桑叶煎汤,露中露过一宿用。以洗患处方用贴之。

一既贴后,每日洗一遍,不要换膏药。至二三日后血散风去,方换收口黑膏药,即万应膏也。

万应膏方 专主杖疮,收口神效。

香油二斤,真者,滤净 黄连 黄柏 黄芩各五两 柏枝 槐枝各一束,以上俱㕮咀,去碎屑 府丹一斤,水飞,去标脚,晒干 乳香 没药 血竭 孩儿茶各三钱,以上四件用槌打碎,和匀,入锅中,炭火炒沸为细末,筛过 象皮灰用砂炒过,去砂,取细末 海螵蛸各五分,细末 半夏一钱,细末 龙骨五

---

〔1〕向:原作"天",据修敬堂本改。

分,以上八味为极细末,用极细筛筛过,和匀,渐入后药 阿魏五分

上将真香油二斤,滤净,入铜锅中煎沸。入黄连、黄柏、黄芩,槐条煎三四沸,将细夏布及薄绢纸,滤去渣。揩净铜锅,仍入油于锅中煎沸,入前府丹,用槐条急搅,煎至滴水成珠,乘热入瓷器中。即将前细末药八味及阿魏,渐入药中急搅不停,候和匀,去阿魏查,药冷为度,七日后可用,藏、摊、洗法,并如前。凡人一杖后,切不可用手拍之,急用明净松香、水龙骨,炭火煅过,须多年者佳。二味俱为细末,鸡子清调敷,恶血自出。若能预调此药,以待杖过即敷,尤妙。滕松川,不用松香而用大黄,云亦有效。

薛氏分证主治大法[1]

胁肋胀痛

若大便通和,喘咳吐痰者,肝火侮肺也,用小柴胡汤加青皮、山栀清之。若胸腹胀痛,大便不通,喘咳吐血者,瘀血停滞也,用当归导滞散通之。《内经》云:肝藏血,脾统血。盖肝属木生火侮土,肝火既炽肝血必伤,脾气必虚,宜先清肝养血,则瘀血不致凝滞,肌肉不致遍溃;次壮脾健胃,则瘀肉易溃,新肉易生。若行克伐,则虚者益虚,滞者益滞,祸不旋踵矣。有一患者,患处胀痛,发热欲呕,两胁热胀,肝脉洪大。薛曰:肝火之症也,但令饮童便,并小柴胡汤,加黄连、山栀、归梢、红花,诸证果退。此证若左关脉浮而无力,以手按其腹反不胀者,此血虚而肝胀也,当以四物参、苓、青皮、甘草之类治之;若左关脉洪而有力,胸胁胀痛者按之亦痛,此怒气伤肝之证也,以小柴胡芎、归、青皮、芍药、桔梗、枳壳主之。盖此证不必论其受责之轻重,问其患处去血之曾否?但被人扭按,甚重努力,恚怒,以伤其气血,瘀血归肝,多致前证,甚则胸胁胀满,气逆不通,或血溢口鼻,卒至不救。有一患者,愈后口苦腰胁胀痛,服补肾行

---

[1] 薛氏分证主治大法:本卷目录作"伤损科分证主治大法"。

气等药,不愈。薛按其肝脉浮而无力,此属肝胆气血虚而然耳,用参芪、芎归、地黄、白术、麦门、五味,治之而愈。李进士,季夏伤手,出血不止,发热作渴,两胁作胀,按之即止,此血虚也,用八珍加软柴胡、天花粉,治之顿愈;更用养气血之药,调理而痊。

小柴胡汤 治一切扑伤等证,因肝胆经火盛作痛,出血自汗,寒热往来,日晡发热,或潮热身热,咳嗽发热,胁下作痛,两胠痞满。

柴胡二钱 黄芩一钱五分 半夏 人参各一钱 炙甘草五分

上姜水煎服。

破血散 治乘马损伤,跌其脊骨,恶血流于胁下,其疼苦楚,不可转侧。

羌活 防风 肉桂各一钱 水蛭炒烟尽,另研,半钱 柴胡 当归梢 连翘各二钱 麝香另研,少许

上作一服。水一盏,酒一盏,煎至一盏,去滓。入水蛭、麝香末,调匀,不拘时,温热服。

腰　脊　痛

地龙散 治腰脊痛,或打扑损伤,从高坠下,留在太阳经中,令人腰脊或胫、腨、臂、腰中,痛不可忍。

地龙 官桂 苏木各九分 麻黄七分 黄柏 当归梢 甘草各一钱半 桃仁九个

上作一服。水二盏,煎至一盏,食前服。

戴复庵云:擞扑伤疼,酒调琥珀散极佳。再有乌药顺气散,用以治之风腰疼尤宜。有擞扑人,服药并熏洗、搽贴,药皆不效自若,或教以用白芍药、赤芍药、威灵仙、乳香、没药等分,为末。和匀酒调服,随即痛减其半。

腹　　痛

或大便不通,按之痛甚,瘀血在内也,用加味承气汤下之。既下而痛不止,按之仍痛,瘀血未尽也,用加味四物汤补而行之。若腹痛按之不痛,血气伤也,用四物汤加参芪、白术补而和之。若下

而胸胁反痛,肝血伤也,用四君、芎归补之。既下而发热,阴血伤也,用四物、参术补之。既下而恶寒,阳气伤也,用十全大补汤补之。既下而恶寒发热,气血俱伤也,用八珍汤补之。既下而欲呕,胃气伤也,用六君、当归补之。既下而泄泻,脾肾伤也,用六君、肉果、破故纸补之。若下后手足俱冷,昏愦出汗,阳气虚寒也,急用参附汤。吐泻,手足俱冷,指甲青者,脾肾虚寒之甚也,急用大剂参附汤。口噤、手撒、遗尿、痰盛、唇青、体冷者,虚极之坏证也,急投大剂参附汤,多有得生者。有一患者,杖后,服四物、红花、桃仁、大黄等剂以逐瘀血,腹反痛,更服一剂,痛益甚,按其腹不痛。薛曰:此血虚也,故喜按而不痛,宜温补之剂,遂以归身、白术、参芪、炙草,二剂痛即止。有一患者,仲秋夜归坠马,腹内作痛,饮酒数杯,翌早大便自下瘀血,即安。此元气充实,挟酒势而行散也。一男子,跌伤腹痛,作渴,食梨子二枚益甚,大便不通,血欲逆上,用当归承气汤加桃仁,瘀血下而瘥。此因元气不足,瘀血得寒而凝聚也。故产妇,金疮者,不宜食此。一男子,孟秋坠梯,腹停瘀血,用大黄等药,其血不下,反加胸膈胀痛,喘促短气。薛用肉桂,木香末各二钱,热酒调服,即下黑血及前所服之药而苏。此因寒药凝滞而不行,故用辛温之剂散之。陈侍御,坠马腿痛作呕,服下药一剂,胸腹胀痛,按之即止,惟倦怠少气。诊其脉微细而涩,予曰:非瘀血也,乃痛伤气血,复因药损脾气而然耳,投养脾胃,生气血之药而愈。

加味承气汤 治瘀血内停,胸腹胀痛,或大便不通等证。

大黄 朴硝各二钱 枳实 厚朴 当归 红花各一钱 甘草五分

用酒水各一盏,煎至一盏服。仍量虚实加减,病急不用甘草。

〔垣〕**定痛乳香神应散** 治从高坠下,疼痛不可忍,腹中疼痛。

乳香 没药 雄黑豆 桑白皮 独科栗子 当归各一两 破故纸炒,二两 水蛭半两

上为末。每服五钱,醋一盏,砂石器内煎至六分,入麝香少许,温服。

小腹引阴茎作痛

有一患者,瘀血失砭,胀痛烦渴,纵饮凉童便,渴胀顿止,以罗卜细捣涂之,瘀血渐散,已而患处作痒,仍涂之。痒止后,口干作渴,小腹引阴茎作痛,小便如淋,时出白津,此肝经郁火也,遂以小柴胡汤,加大黄、黄连、山栀饮之,诸证悉退;再用养血等药而安。夫小腹引阴茎作痛等证,往往误认为寒证,投以热剂,则诸窍出血,或二便不通,以及危殆,轻亦损其目矣。

肌肉间作痛

营卫之气滞也,用复元通气散。筋骨作痛,肝肾之气伤也,用六味地黄丸。内伤下血作痛,脾胃之气虚也,用补中益气汤。外伤出血作痛,脾肺之气虚也,用八珍汤。大凡下血不止,脾胃之气脱也。吐泻不食,脾胃之气败也,苟预为调补脾胃,则无此患矣。

创　口　痛

若痛至四五日不减,或至一二日方痛,欲作脓也,用托里散。若以指按下复起,脓已成也,刺去其脓,痛自止。若头痛时作时止,气血虚也,痛而兼眩属痰也,当生肝血,补脾气。有一患者,患处胀痛,悲哀忿怒,此厥阳之火,为七情激之而然耳,遂砭去瘀血,以小柴胡汤,加山栀、黄连、桔梗而安;后用生肝血,养脾气之药,疮溃而敛。戴给事,坠马,腿肿痛而色黯,食少倦怠,此元气虚弱,不能运散瘀血而然耳,遂用补中益气,去升麻、柴胡,加木瓜、茯苓、芍药、白术,治之而痊。儒者王清之,跌腰作痛,用定痛等药不愈,气血日衰,面耳黧色。薛曰:腰为肾之府,虽曰闪伤,实肾经虚弱所致,遂用杜仲、补骨脂、五味、山茱、苁蓉、山药空心服;又以六君,当归、白术、神曲各二钱,食远服,不月而瘳。一三岁儿,闪腰作痛,服流气等药,半载不愈。薛曰:此禀肾气不足,不治之证也,后果殁。

瘀血作痛

有一患者,肿痛发热,作渴汗出。薛曰:此阴血受伤也,先砭去恶秽,以通壅塞,后用四物、柴胡、黄芩、山栀、丹皮、骨碎补,以清肝火而愈。有一患者,伤处揉散,惟肿痛不消。薛曰:此瘀血在内,宜急砭之,不从。薛以萝卜自然汁,调山栀末敷之,破处以当归膏贴之,更服活血之剂而瘥。数年之后,但遇天阴,仍作痒痛,始知不砭之失。有一患者,臀腿黑肿而皮不破,但胀痛重坠,皆以为内无瘀血,惟敷凉药,可以止痛。薛诊其尺脉涩而结,此因体肥肉厚,瘀血蓄深,刺去即愈,否则内溃,有烂筋伤骨之患。薛入针四寸,漂黑血数升,肿痛遂止,是日发热恶寒,烦渴头痛,此气血俱虚而然也,以十全大补之剂遂瘥。一男子闪伤右腿,壅肿作痛。薛谓急砭去滞血,以补元气,庶无后患。不信,乃外敷大黄等药,内服流气饮,后涌出秽脓数碗许,其脓不止,乃复请治。视其腿细而脉大,作渴发热,辞不治,后果殁。窗友王汝道,环跳穴处闪伤,瘀血肿痛,发热作渴,遂砭去瘀血,知其下焦素有虚火,用八珍加黄柏、知母、牛膝、骨碎补,四剂顿止;用十全大补汤,少加黄柏、知母、麦门、五味,三十余剂而敛。

血虚作痛

一妇人,磕臂出血,骨痛热渴,烦闷头晕,日晡益甚,此阴虚内热之证,用八珍加丹皮、麦门、五味、骨碎补、肉桂,及地黄丸治之悉愈,却去桂,加牛膝、续断,二十余剂而疮愈。

骨伤作痛

一小儿,足伤作痛,肉色不变,伤在骨也,频用炒葱熨之;五更用和血定痛丸;日间用健脾胃生气血之剂;数日后服地黄丸,三月余而瘥。一小儿,臂骨出白,接入肿痛发热,服流气等药益甚,饮食少思。薛以葱熨之,其痛即止,以六君、黄芪、柴胡、桔梗、续断、骨碎补治之,饮食进而肿痛消;又用补中益气加麦门、五味治之,气血和而热退愈矣。

没药丸 治打扑内损,筋骨疼痛。

没药 乳香 川芎 川椒去目及合口者 芍药 当归各半两 自然铜二钱半,火烧醋淬七次

上为细末。用黄蜡二两,熔开,入药末不住手搅匀,丸如弹子大。每服一丸,用好酒一盏化开,煎至五分,乘热服之。随痛处卧,连服二三丸立效。

湿痰作痛

大宗伯沈立斋,孟冬闪腰作痛,胸间痰气不利,以枳壳、青皮、柴胡、升麻、木香、茴香、当归、川芎、赤芍、神曲、红花,四剂而瘥。但饮食不甘,微有潮热,以参芪、白术、陈皮、白芍各一钱,归身二钱,川芎八分,软柴胡、地骨、炙草各五分,十余剂而康。刘尚宝,体肥臂闪作痛,服透骨丹反致肢节俱痛,下体益甚,以二陈、南星、羌活、防风、牛膝、木瓜、苍术、黄芩、黄柏治之,身痛遂安,以前药再加归尾、赤芍、桔梗,治之而瘥。郑吏部,素有湿痰,孟冬坠马,服辛热、破血之药,遍身作痛。发热口干,脉大而滑,此热剂激动痰火为患耳,治以清燥汤去人参、当归、黄芪,加黄芩、山栀、半夏、黄柏,热痛顿去,患处少愈,更用二陈、羌活、桔梗、苍术、黄柏、姜制生地、当归遂瘥。

肝火作痛

杨司天,骨已入臼,患处仍痛,服药不应,肝脉洪大而急。薛曰:此肝火盛而作痛也,用小柴胡汤加山栀、黄连,二剂痛止,用四物、山栀、黄柏、知母调理而康。有一患者,瘀血内胀,焮痛发热,口干作渴,饮食不甘,四肢倦怠。薛曰:此肝火炽盛,脾土受制,故患前证,喜其禀实年壮,第用降火、清肝、活血之剂而愈。

青肿不消

青肿不消,用补中益气汤以补气;肿黯不消,用加味逍遥散以

散血。若焮肿胀痛，瘀血作脓也，以八珍汤加白芷托之。若脓溃而反痛，气血虚也，以十全大补汤补之。若骨髎接而复脱，肝肾虚也，用地黄丸；肿不消青不退，气血虚也，内用八珍汤，外用葱熨法，则瘀血自散，肿痛自消。若行血破血，则脾胃愈虚，运气愈滞；若敷贴凉药，则瘀血益凝，内腐益深，致难收拾　一妇人，闪臂腕肿大，已三月。手臂日细，肌瘦恶寒，食少短气，脉息微细，属形病俱虚也，遂投补中益气加肉桂，引诸药以行至臂；再加贝母、香附以解久病之郁，间服和血定痛丸，以葱熨之，肿消二三，因怒患处仍胀，胸膈两胁微痛，以前汤更加木香、山栀、半夏、桔梗服之，少可，复因惊不寐，少食、盗汗，以归脾汤加五味、麦门二十余剂而安，肿消三四，手臂渐肥，但经水过期而少，此心脾之血，尚未充足而然也，乃用八珍加五味、麦门、丹皮、远志、香附、贝母、桔梗，四十余剂诸证悉愈，后因怒发热谵语，经水如涌，此怒动肝火，以小柴胡汤加生地黄二钱，一剂遂止，以四物加柴胡调理而康。州守陈克明子，闪右臂腕肿痛，肉色不变，久服流气等药，加寒热少食，舌干作渴。薛曰：伤损等证，肿不消色不变，此运气虚而不能愈，当助脾胃，壮气血为主，遂从薛法治之。不二月形气渐充，肿热渐消，半载诸证悉退，体臂如常。一小儿，闪腿腕壅肿，形气怯弱。薛欲治以补气血为主，佐以行散之剂，不信。乃内服流气饮，外敷寒凉药，加寒热体倦。薛曰：恶寒发热，脉息洪大，气血虚极也，治之无功，后内溃，沥尽气血而亡。李考功子，十四岁，脚腕闪伤，肿而色夭，日出清脓少许，肝脉微涩，此肝经受伤，气血虚而不能溃，难治之证也，急止克伐之剂，不信。乃杂用流气等药，后果出烂筋而死。

腐 肉 不 溃

　　或恶寒而不溃，用补中益气汤；发热而不溃，用八珍汤。若因克伐而不溃者，用六君子汤加当归。其外皮黑，坚硬不溃者，内火蒸灸也，内服八珍汤，外涂当归膏。其死肉不能溃，或新肉不能生而致死者，皆失于不预补脾胃也。有一患者，瘀血已去，饮食少思，死肉不溃，又用托里之药，脓稍溃而清，此血气虚也，非大补不可。

彼不从,薛强用大补之剂,饮食进而死肉溃,但少寐,以归脾汤加山栀二剂而寐,因劳心,烦躁作渴,脉浮洪大,以当归补血汤二剂而安。有一患者,受刑太重,外皮伤破,瘀血如注,内肉糜烂黯肿,上胤胸背,下至足指,昏愦不食,随以黑羊皮热贴患处,灌以童便酒、薄粥,更以清肝、活血、调气、健脾之剂,神思稍苏,始言遍身强痛;又用大剂养血补气之药,肿消食进,时仲冬,瘀血凝结,不能溃脓;又用大补之剂,壮其阳气,其脓方熟,遂砭去,洞见其骨,涂以当归膏,及服前药百余剂,肌肉渐生。少宗伯刘五清,臁伤一块,微痛少食,用六君子汤倍加当归、黄芪,其痛渐止,月余,瘀血内涸而不溃,公以为痊。予曰:此阳气虚极,须用调补。不从,至来春,头晕痰涎壅塞,服清气化痰,病势愈盛,脉洪大而微细,欲以参、芪、归、术、附子之类补之。不信,至秋初,因怒昏愦而厥。

新 肉 不 生

若患处夭白,脾气虚也,用六君芎归。患处绯赤,阴血虚也,用四物参术。若恶寒发热,气血虚也,用十全大补汤。脓稀白而不生者,脾肺气虚也,用补中益气汤。脓稀赤而不生者,心脾血虚也,用东垣圣愈汤。寒热而不生,肝火动也,用加味逍遥散。晡热而不生,肝血虚也,用八珍牡丹皮。食少体倦而不生,脾胃气虚也,用六君子汤,脓秽而不生者,阴虚邪火也,用六味地黄丸。四肢困倦,精神短少而不生者,元气内伤也,用补中益气汤。如夏月用调中益气汤,作泻用清暑益气汤,秋令作泻用清燥汤。有一患者,溃而不敛,以内有热毒,欲用寒凉之药。薛曰:此血气俱虚而不能敛耳,非归术、参、芪之类,培养脾土,则肌肉何由而生?岂可复用寒凉克伐之药,重损气血耶! 遂用前药,治之而愈。

出 血

若患处或诸窍出者,肝火炽盛,血热错经而妄行也,用加味逍遥散清热养血。若中气虚弱,血无所附而妄行,用加味四君子汤、补益中气。或元气内脱,不能摄血,用独参汤加炮姜以回阳。如不应,急加附子,或血蕴于内而呕血,用四物加柴胡、黄芩。凡伤损劳碌怒气,肚腹胀闷,误服大黄等药,伤阳络则为吐血、衄血、便血、尿血;伤阴络则为血积、血块,肌肉青黯,此脏腑亏损,经隧失职,急补脾肺亦有生者。但患者不悟此理,不用此法,惜哉!张地官,坠马伤腿,服草乌等药,致衄血咳嗽,臂痛目黄,口渴齿痛,小便短少,此因燥剂伤肺与大肠而致。薛用生地、芩连、黄柏、知母、山栀、山药、甘草,以润肺之燥而生肾水,小便顿长,诸证并止,以山药、五味、麦门、参、芪、芎归、黄柏、黄芩、知母、炙草,以滋阴血,养元气而疮敛。俞进士,折腿骨已接三月,尚发热,出血不止,正体医治不应,左关脉洪数,此肝火炽甚,血得热而妄行也,遂投小柴胡汤加山栀、芍药、生地、防风,血止热退,又用八珍,五味、麦门治之,疮口即愈。田宗伯姪,仲秋因怒跌仆,遍身作痛,发热衄血,肝脉弦洪。薛曰:久衄脉弦洪。乃肝火盛而制金也,至春则肝木茂盛而自焚,或戕贼脾土,非易治之证,当滋肾水以生肝木,益脾土以生肺金。乃杂用泻肝火等药,殁于仲春之月。大尹刘国信,金疮出血,发热烦躁,属阴虚为患,用圣愈汤治之,虚火息而血归经矣。梁阁老姪,金疮肿痛,出血不止,寒热口干,此气虚血无所附而血不归经也,用补中益气,五味、麦门主之,阳气复而愈。

瘀血泛注

有一患者,瘀血流注,腰膂、两足俱黑,随饮童便酒,砭出瘀血糜肉,投以小柴胡汤,去半夏加山栀、芩连、骨碎补,以清肝火,用八珍茯苓,以壮脾胃,死肉溃而新肉生,后疮复溃得静,调治年余而痊。有一患者,瘀血攻注,阴囊溃而成漏,脓水清稀,所服皆寒凉之剂,诊其肝脉短涩,余脉浮而无力,此肝木受肺金克制,又元气虚不能收敛,遂用壮脾胃,生气血之方,元气少复、后终殁于金旺之日。

昏 愦

伤重昏愦者,急灌以独参汤,虽内瘀血,切不可下,急用花蕊石散内化之,恐因泻而亡阴也,若元气虚甚者,尤不可下,亦用以前散化之。凡瘀血在内,大小便不通,用大黄、朴硝,血凝而不下者,急用木香、肉桂末三二钱,以热酒调灌服,血下乃生。如怯弱之人,用硝黄须加肉桂、木香同煎,假其热以行其寒也。一妇人,孟冬伤足,亡血头汗,内热作渴,短气烦躁,不时昏愦,其脉洪大,按之微弱,此阴血虚于下,孤阳炎于上,故发厥而头出汗也,以四物合小柴胡汤一剂,汗即止,以四物,去川芎加参芪、麦门、五味、炙草,少用肉桂,四剂诸证悉去,又三十余剂,血气复而愈。一男子,孟夏折腿,出血过多,其初眩晕眼花,后则昏愦,此阴血伤损,阳火炽甚,制金不能平木,木旺生风所致,急灌童便,更用人参、当归各五钱,荆芥、川芎、柴胡、芍药、白术各二钱,山栀、黄柏、黄芩、桔梗各一钱,甘草五分,服之随爽;又用四物,参芪各三钱,生地、柴胡各一钱,四剂烦躁悉去。

眩　　晕

有一患者,腹胀呕吐眩晕,用柴胡、黄芩、山栀、紫苏、杏仁、枳壳、桔梗、川芎、当归、赤芍、红花、桃仁四剂而定,后又出血过多,昏愦目黑,用十全大补等药而苏。时肌肉溃烂,脓水淋漓,筋挛骨痛。薛切其脉浮而涩,沉而弱,此因气血耗损,不能养筋,筋虚不能束骨,遂用养气血之药,治之而愈。有一患者,杖疮愈后失于调理,头目不清,服祛风化痰等药反眩晕,服牛黄清心丸又肚腹疼痛,杖痕肿痒,发热作渴,饮食不思,痰气上升,以为杖疮余毒复作,诊左尺脉洪大,按之如无。薛曰:此肾经不足,不能摄气归源,遂用人参、黄芪、茯苓、陈皮、当归、川芎、熟地、山药、山茱萸、五味、麦门、炙草服之而寻愈,后因劳热渴头痛,倦怠少食,用补中益气汤加麦门、五味而痊。

烦　　躁

有一患者,两胁胀闷,欲咳不咳,口觉血腥,遍身臀腿胀痛,倦怠不食,烦渴脉大,此血脱烦躁也,与童便酒,及砭患处,出死血糜肉甚多,忽发热烦躁汗出,投以独参汤三剂少止;又用补气血,清肝火之药数剂,饮食稍进,后用独参汤间服,诸证悉退,饮食顿加,但不能多寐,以归脾汤加山栀、竹茹四剂而熟睡,因劳心,遂烦渴自汗,脉大无力,以当归补血汤二剂而安,又以十全大补,去川芎加麦门、五味、牡丹、地骨、麻黄根、炒浮麦数剂而汗止,死肉且溃,又二十余剂而新肉生。有一患者,烦躁面赤,口干作渴,脉洪大按之如无。薛曰:此血虚发躁也,遂以当归补血汤二剂即止,后日晡发热,更以四物加柴胡、牡丹、地骨、黄柏、知母治之,热退而疮敛。东垣云:发热恶寒,大渴不止,其脉大而无力者,非白虎汤证,此血虚发躁也,宜用当归补血汤治之。裴先生云:肌热躁热,目赤面红,其脉洪大而虚,此血虚也,若误服白虎汤,轻则危重则毙。有一患者,头额出汗,热渴气短,烦躁骨痛,瘀肉不溃,遂割去之出鲜血,服芩连之药益甚,其脉洪大而微,此气血俱虚,邪火炽盛所致,以四物加参芪、术炙草,少用柴胡、炒芩,二剂头汗顿止;又加麦门、五味、肉桂二剂,诸证悉退,后用参芪、归术、炒芍、熟地、麦门、五味十余剂,瘀血溃而脓水稠矣。但新肉不生,以前药倍用白术而敛。吴给事,坠马伤首,出血过多,发热烦躁,肉瞤筋惕,或欲投破伤风药。予曰:此血虚火动所致,当峻补其血为善,遂用圣愈汤二剂即安,又养气血而疮瘥。张进士,季秋坠马,亡血过多,出汗烦躁,翌日其汗自止,热躁益甚,口噤手颤,此阴血虚阳火乘之而汗出,为寒气收敛腠理,故汗不得出,火不得泄,怫郁内甚而益增他证也。予用四物加柴胡、黄芩、山栀四剂少止,又用四物,参芪、软柴胡、五味、麦门治之而痊。

发　热

若出血过多,或溃脓之后,脉洪大而虚,重按全无,此阴虚发热也,用当归补血汤;脉沉微,按之软弱,此阴盛发躁也,用四君姜附。若发热烦躁,肉瞤筋惕,亡血也,用圣愈汤。如汗不止,血脱也,用独参汤。其血脱脉实,汗后脉躁者,难治;细小者,易治。《外台秘要》云:阴盛发躁,欲坐井中,用附子四逆汤加葱白。王太仆先生云:凡热来复去,昼见夜伏,夜见昼伏,不时而动者,名曰无火,此无根之虚火也。杨进士，伤手指，焮痛发热，服寒凉之药，致饮食顿减，患处不溃。薛用托里养血之药，食进疮溃，后因劳，每日晡发热，此阴虚而内热也，以四物、软柴胡、地骨皮乃退，更用养血气之药而疮敛。一男子坠马，腹有瘀血，服药下之，致发热盗汗自汗，脉浮涩。薛以为重剂，过伤气血所致，投以十全大补汤益甚，时或谵语，此药力未及而然也，以前药加炮附子五分，服之即睡，觉来顿安，再剂而痊。举人余时正，金疮焮痛，出血不止，恶寒发热，用败毒等药愈甚，此亡血过多，气无所附而然耳，遂以四物黄柏、知母、软柴胡、玄参、五味、麦门，治之即愈。一女子年十七，闪右臂微肿作痛，寅申时发热。薛决其胆经血虚火盛，经水果先期而至，先以四物合小柴胡汤，四剂热退；更以加味四物汤加香附、地骨皮、山栀各五分，芩连、炙草各三分，二十余剂，其肿亦消，乃去黄连、山栀又五十余剂，经水调而元气充矣。

阳气脱陷

梁阁老姪，跌伤腿，外敷大黄等药，内服破血之剂，遂致内溃。薛针出秽脓三碗许，虚证悉具，用大补之剂两月余，少能步履，因劳心，手撒、眼闭、汗出如水，或欲用祛风之剂。薛曰：此气血尚未充足而然也，急以艾炒热，频熨肚脐、并气海穴处，以人参四两，炮附子五钱，煎灌，良久臂少动；又灌一剂，眼开能言，但气不能接续，乃以参芪、归术四味，共一斤，附子五钱。水煎徐徐服之，元气渐复，饮食已进，乃去附子服之而疮愈。

胸腹痛闷

跳跃搥胸，闪挫举重，劳役恚怒而胸腹痛闷，喜手摸者，肝火伤脾也，用四君柴胡、山栀；畏手摸者，肝经血滞也，用四物柴胡、山栀、桃仁、红花。若胸胁作痛，发热晡热，肝经血伤也，用加味逍遥散。若胸胁作痛，饮食少思，肝脾气伤也，用四君芎归、柴栀、丹皮。若胸腹胀满，饮食少思，肝脾气滞也，用六君加柴胡、芎归。若胸腹不利，食少无寐，脾气郁结也，用加味归脾汤。若痰气不利，脾肺气滞也,用二陈白术、芎归、栀子、青皮。若咬牙发搐,肝旺脾虚也,用小柴胡汤,川芎、山栀、天麻、钓藤钩。或用风药,则肝血益伤,肝火益甚。或饮糖酒,则肾水益虚,肝火愈炽。若用大黄等药,内伤阴络,反致下血,少壮者必为瘤疾,老弱者多致不起。

作　呕

若因痛甚,或因克伐而伤胃者,用四君当归、半夏、生姜。或因忿怒而肝伤者,用小柴胡汤加山栀、茯苓。若因痰火盛,用二陈姜炒黄连、山栀。若因胃气虚,用补中益气汤生姜、半夏。若出血过多,或因溃后,用六君子汤加当归。有一患者,痛甚发热,呕吐少食,胸膈痞满,用行气破血之剂益甚,口干作渴,大便不调,患处色黯。薛曰:此痛伤胃气所致,遂以四君当归、炒芩、软柴、藿香,二剂诸证渐愈;又用大补之剂,溃之而瘳。有一患者,发热焮痛,服寒凉药,更加口干作渴,肚腹亦痛,自以为瘀血,欲下之。薛按其肚腹不痛,脉微细而迟,饮食恶寒,此凉药伤胃而然也,急用六君加芍药、当归、炮附子各一钱,服之前证益甚,反加谵语、面赤。薛意其药力未至耳!前药再加附子五分,服之即睡,觉来诸病顿退而安。一膏粱之人,跌腿青肿作痛,服辛热之药,反发热作喘,患处益痛,口干唇揭。薛曰:膏粱之人,内多积热,更服辛热之剂,益其胃火而使然也,频饮童便,以清胃散加山栀、黄芩、甘草,治之顿止,患处以葱熨之,肿即消散。一妇人伤指,手背俱肿,微呕少食,彼以为毒气内攻,诊其脉沉细,此痛伤胃气所致也,遂刺出脓碗许,先以六君藿香,当归而食进;继以八珍黄芪、白芷、桔梗,月余而疮愈。

呕吐黑血

加味芎䓖汤　治打扑伤损,败血流入胃脘,呕吐黑血如豆汁。

芎䓖　当归　白芍药　百合水浸一日　荆芥各二钱

上作一服。水一盅半,酒半钟,煎至八分。不拘时服。

百合散　治打扑伤损,败血流入胃脘,呕黑血汁者。

川芎　赤芍药　当归　百合　生地黄　侧柏叶　荆芥　犀角

牡丹皮　黄芩　黄连　栀子　郁金　大黄

　　上水煎。加童便,和服。大便利者,去大黄。

喘　咳

　　若出血过多,面黑胸胀,或胸膈痛而发喘者,乃气虚,血乘于肺也,急用二味参苏饮。若咳血衄血者,乃气逆血蕴于肺也,急用十味参苏饮加山栀、芩连、苏木。举人杜克弘,坠马,服下血药反作喘,日晡益甚,此血虚所致耳。非瘀血为患,遂以四物加参芪、五味、麦门治之,其喘顿止;又用补中益气加五味、麦门而愈。此证果系瘀血蒸熏于肺而喘,只宜活血、行血,亦不可下。若面黑胸胀,或膈痛作喘,当用人参一两,苏木二两作一剂,水煎急服,缓则不治。产妇多有此疾。

二味参苏饮　治出血过多,瘀血入肺,面黑喘促。

人参一两　苏木二两

　　上水煎服。

十味参苏饮　治气逆,血蕴上焦,发热气促;或咳血衄血;或痰嗽不止,加黄芩、山栀,即加味参苏饮。

人参　紫苏　半夏　茯苓　陈皮　桔梗　前胡　葛根　枳壳各一钱　炙甘草五分

　　上姜水煎服。

作　渴

　　若因出血过多,用四物参术,如不应。用人参、黄芪以补气,当归、熟地以养血。若因溃后,用八珍汤。若胃热伤津液,用竹叶黄芪汤。胃虚津液不足,用补中益气汤,胃火炽盛,竹叶石膏汤。若烦热作渴,小便淋涩,乃肾经虚热,非地黄丸不能救。有一患者,瘀血虽去,饮食形气如故,但热渴焮痛,膈痞有痰,以小柴胡汤加天花粉、贝母、桔梗、山栀,二剂少愈;又加生地、归尾、黄芩、柴胡、山栀、花粉而愈。薛治百余人,其杖后血气不虚者,惟此一人耳。

大便秘结

若大肠血虚火炽者,用四物汤送润肠丸;或以猪胆汁导之。若肾虚火燥者,用六味地黄丸,肠胃气虚,用补中益气汤。

手足伤损

若元气虚弱,或不戒房劳,或妄行攻伐,致死肉上延,或腐而不痛,黑而不脱者,当大补元气,无可保生。若手足节髃断去者无妨,骨断筋连不急剪去,若侵及好肉则不治。若预为调补脾气,则无此患。大凡脓瘀内燉者,即针之而投托里散,或口噤、遗尿而似破伤风者,急用十全大补汤加附子,多有生者。

手足疼痛

有一患者,愈后腿作痛。薛意脓血过多,疮虽愈,肝经血气尚未充实,而湿热乘虚也,遂以八珍加牛膝、木瓜、苍术、黄柏、防己、炙草,以祛湿热,养阴血,痛渐止,乃去防己、黄柏服之遂瘳。

应痛丸　治折伤后,为四气所侵,手足疼者。

破故纸　骨碎补去毛　苍术生用　草乌各半斤　穿山甲去膜,桑柴灰炒,泡起为度,柴灰亦可　舶上茴香炒,各六两

上除草乌半斤,用生姜一斤擂烂,同草乌一处淹两宿,焙干为末,酒煮面糊为丸,如梧桐子大。每服五十丸,用酒或米汤送下,忌热物片时。

乳香散　治打伤损,手足疼痛不可忍者。

乳香　没药各另研,三钱　白芷二钱　肉桂五钱　白术　当归各炒　粉草各五钱

上为细末研匀。每服二钱,不拘时,酒调下。

破伤风

河间云:风证善行数变,入藏甚速,死生在反掌之间,宜急分表里虚实而治之。邪在表者,则筋脉拘急,时或寒热,筋惕搐搦,脉浮

弦,用羌活防风汤散之;在半表半里者,则头微汗,身无汗,用羌活汤和之;传入里者,舌强口噤,项背反张,筋惕搐搦,痰涎壅盛,胸腹满闷,便溺闭赤,时或汗出,脉洪数而弦,以大芎黄汤导之,既下而汗仍出,表虚也,以白术防风汤补之,不时灌以粥饮为善。前云,乃气虚未损之法也。若脓血太泄,阳随阴散,气血俱虚而类前证者,悉宜大补脾胃,切忌祛风之药。详见杂病第五。有一患者,仲夏误伤手,腰背反张,牙关紧急,脉浮而散,此表证也,遂用羌活防风汤一剂即解。此证若在秋冬腠理致密之时,须用麻黄之类以发汗,此乃暴伤气血不损之治法也。有一患者,杖处略破而患此,脉洪大而实,此里证也,用大芎黄汤一剂,大便微行一次悉退,若投表药必死。宜急分表里虚实而治之,庶无误矣。有一患者,寒热口干,用四物参芪、白术、软柴、炒芩、麦门、五味,四剂少退。薛欲砭去瘀血,不从。后怔忡不寐,饮食少思,牙关牵紧,头目疼痛,恶寒发热,此脓内燃也,遂砭去之即安,以八珍枣仁、麦门、五味二十剂,前证渐愈;又用前药及独参汤,瘀肉渐溃。后因劳,又少寐盗汗,以归脾汤麦门、五味、远志而痊。后牙关胀闷,面目燃赤,又似破伤风,仍以为虚,用八珍等药亦安。有一患者,腹痛喘促,作渴寒热,臀腿糜烂,与死血相和,如皮囊盛糊,用童便煎四物桃仁、红花、柴胡、黄芩、麦门、花粉服之顿退;彼用黑羊皮贴之益甚。后砭去脓血甚多,气息奄奄,唇口微动,牙关紧急,患处色黯,或欲用破伤风药。薛曰:此气血虚而变证也,用参芪、芎归、白术,并独参汤,人乳汁,元气复而诸证愈,乃用十全大补汤调理而安。此证若脓瘀内燃者,宜针之。若溃后口噤遗尿,而类破伤风等证者,乃气血虚极也,急用大补之剂。若素多痰患风证者,宜清痰降火。若因怒而见风证者,宜清肝降火。若人不慎房劳,而忽患前证,此由肾水不足,心火炽甚,宜滋阴补气血为主,若误作风证治之即死。

　　羌活防风汤　治破伤风,邪初在表者,急服此药以解之,稍迟则邪入于里,与药不相合矣。

　　羌活　防风　甘草　川芎　藁本　当归　芍药各四两　地榆
细辛各二两

上每服五钱,水煎。

防风汤　治破伤风,表证未传入里,急宜服之。

防风　羌活　独活　川芎各等分

上每服五钱。水煎,调蜈蚣散服,大效。

蜈蚣散

蜈蚣一对　鳔三钱

上为细末,用防风汤调下。

羌活汤　治破伤风,在半表半里,急服此汤,稍缓邪入于里,不宜用。

羌活　菊花　麻黄　川芎　石膏　防风　前胡　黄芩　细辛
甘草　枳壳　白茯苓　蔓荆子各一两　薄荷　白芷各五钱

上每服五钱,水煎。

地榆防风散　治风在半表里,头微汗,身无汗,不可发汗,兼治表里。

地榆　防风　地丁草　马齿苋各等分

上为细末。每服三钱,米汤调服。

大芎黄汤　治风在里,宜疏导,急服此汤。

川芎　羌活　黄芩　大黄各一两

上五七钱。水煎,温服,藏府通和为度。

白术防风汤　治服表药过多,自汗者。

白术　黄芪各一两　防风二两

上每服五七钱。水煎服,藏府和而自汗者可服。若藏府秘,小便赤者,宜用大芎黄汤下之。

白术汤　治破伤风,汗不止,筋挛搐搦。

白术　葛根　升麻　黄芩　芍药各二两　甘草二钱五分

上每服五钱。水煎,无时服。

谦甫朱砂丸　治破伤风,目瞪口噤不语,手足搐搦,项筋强直,不能转侧,目不识人。

朱砂研　半夏洗　川乌各一两　雄黄五钱　凤凰台三钱　麝香
一字

上为末,枣肉丸桐子大。每服一丸或二丸,冷水下,以吐为度。如不吐,加一丸。或吐不住,煎葱白汤止之,汗出为效。

左龙丸 治直视在里者。

左盘龙野鸽粪也 白僵蚕 鳔各炒,五钱 雄黄一钱

上为末,烧饭丸桐子大。每服十五丸,温酒下。如里证不已,当用前药末一半,加巴豆霜半钱,烧饭丸桐子大。每服加入一丸,如此渐加以利为度。利后服和解药。

江鳔丸 治破伤风,传入里证,惊而发搐,藏府秘涩。

江鳔剉炒 野鸽粪炒 白僵蚕各半两 雄黄一钱 蜈蚣一对 天麻一两

上为末,作三分二分,烧饭丸桐子大,朱砂为衣;一分入巴豆霜一钱,亦用烧饭丸。每服朱砂者二十丸;入巴豆者一丸,渐加至利为度。后止服前丸。

养血当归地黄散

当归 地黄 芍药 川芎 藁本 防风 白芷各一两 细辛五钱

上依前,煎服。

广利方 治破伤风,发热。

栝蒌子九钱 滑石三钱半 南星 苍术 赤芍药 陈皮 炒檗黄连 黄芩 白芷 甘草各五分

上姜水煎服。

上二方,用竹沥、栝蒌实辈,治破伤风,热痰脉洪者。前方用南星、半夏、草乌、川乌辈,则治破伤风,寒痰脉无力者。

白丸子 治一切风痰壅盛,手足顽麻,或牙关紧急,口眼歪斜,半身不遂等证。

半夏七两 南星二两 川乌去皮脐,五钱,各生用

上为末,用生姜汁调糊丸,桐子大。每服一二十丸,姜汤下。

《本事》玉真散 治破伤风,及打扑伤损,项强口噤欲死。南星有防风制,其毒不麻人。

天南星汤泡,七次 防风等分

上为末。先以热童子小便,洗净疮口,拭干掺之,良久浑身作痒,疮口出赤水是效;又以温酒,调下一钱。如牙关紧急,腰背反张,用药二钱,童子小便调服。至死心头微温者,急灌之,亦可救。累试累效。

治打扑伤损,肿痛伤风者。

天南星　半夏　地龙各等分

上为末。用生姜、薄荷汁,调搽患处。

急风散　治新旧诸疮,破伤中风,项强背直,腰反折,口噤不语,手足抽掣,眼目上视,喉中锯声,并皆治之。

麝香另研,五分　朱砂一两　生黑豆二钱半　草乌三两半,烧存性

上为细末,研匀。破伤风以酒调一钱,不拘时服。如出箭头,先用酒调一钱,就将此药贴上箭疮上。

如圣散　治破伤风,止血定痛。

苍术六两　川乌炮去皮　两头尖炮,各四两　草乌炮去皮　防风　细辛各二两半　白术　川芎　白芷各一两半　蝎梢微炒　雄黄各半两

上为细末。每服一钱,不拘时酒调下。如损骨折,乳香五钱。

一字散　治破伤风。

金头蜈蚣一条,去头足,炙　草乌　天麻各半两　全蝎一钱　香白芷三钱

上为细末。每服半钱,如发热茶清调下;发寒温酒调下,不拘时服。

发　　痉

仲景云:诸痉项强,皆属于湿。又云:太阳病,发汗太多致痉。风病下之则痉,复发汗则拘急。疮家发汗则痉,是汗下重亡津液所致。有汗而不恶寒,曰柔痉,以风能散气也,宜白术汤加桂心、黄芪;无汗而恶寒,曰刚痉,以寒能涩血也,宜葛根汤,皆气血内伤,筋无所营而变,非风也。杖疮及劳伤气血而变者,当补气血,未应,用独参汤,手足冷,加桂、附,缓则不救。详见杂病第五。有一患者,内溃针出脓三五碗,遂用大补之剂,翌日热甚汗出,足冷口噤,腰背

反张,众欲投发散之剂。薛曰:此气血虚极而变痉也,若认作风治则误矣,用十全大补等药而愈。此证多因伤寒,汗下过度,与产妇,溃疡,气血亏损所致,但当调补气血为善,若服克伐之剂,多致不救。有一患者,两月余矣,疮口未完,因怒发痉,疮口出血,此怒动肝火而为患耳,用柴胡、芩连、山栀、防风、桔梗、天麻、钓藤钩、甘草治之顿愈。刘宗厚先生云:痉有属风火之热内作者,有因七情怒气而作者,亦有湿热内盛,痰涎壅遏经络而作者,惟宜补虚降火,敦土平木,清痰去湿。

行 气 之 非

有一患者,服行气之剂,胸痞气促,食少体倦,色黯脓清,此形气俱虚之证也,先用六君桔梗二剂,胸膈气和;后用补中益气,去升麻加茯苓、半夏、五味、麦门治之,元气渐复而愈。若用前剂戕贼元气,多至不救。

下 血 之 非

有一患者,去其患处瘀血,用四物柴胡、红花治之,焮痛顿止,但寒热口干,饮食少思,用四物白术、茯苓、柴胡、黄芩、花粉四剂,寒热即退。用六君芎归、藿香而饮食进,腐肉虽溃,脓水清稀,以前药倍用参芪、归术、茯苓二十余剂,腐肉俱溃,脓水渐稠。误服下药一盅,连泻四次,患处色黯,喜其脉不洪数,乃以十全大补倍加肉桂、麦门、五味数剂,肉色红活,新肉渐生,喜在壮年,易于调理,又月余而愈,否则不救。凡杖疮跌扑之证,患处如有瘀血,止宜砭去,服壮元气之剂,盖其气血已损,切不可再用行气下血之药,复损脾胃,则运气愈难营达于下,而反为败证,怯弱者,多致夭枉。

寒 药 之 非

有一患者,肿痛敷寒凉之药,欲内消瘀血,反致臀腿俱冷,瘀血并胸腹痞闷。薛急去所敷之药,以热童便酒,洗患处,服六君木香、当归；敷回阳膏，臀腿渐温。又以前药去木香加川芎、藿香、肉桂、四剂，瘀血解乃刺之，更以壮脾胃，养气血得痊。盖气血得温则行，得寒则凝，寒极生热，变化为脓，腐溃深大，血气既败，肌肉无由而生，欲望其生难矣。云间，曹子容，为室人中风灌药。误咬去指半节，焮痛寒热，外敷大黄等药，内服清热败毒，患处不痛不溃脓清，寒热愈甚。薛曰：此因凉药遏绝隧道而然也，遂敷玉龙膏以散寒气；更服六君子汤以壮脾胃，数日后，患处微痛，肿处渐消，此阳气运达患处也，果出稠脓，不数日，半指溃脱，更服托里药而敛。上舍王天爵，伤足焮肿，内热作渴，外敷内服，皆寒凉败毒，患处益肿而不溃，且恶寒少食，欲作呕吐。薛曰：此气血俱虚，又因寒药凝结隧道，损伤胃气，以致前证耳。遂用香砂六君子芎归、炮姜，外证悉退，惟体倦晡热，饮食不甘，以补中益气汤加地骨皮、五味、麦门，治之而愈。州守王廷用，伤指即用帛裹之，瘀血内溃，焮肿至手。薛谓宜解患处，以出瘀血，更用推陈致新之剂。不信，乃敷凉药，痛虽少止，次日复作，又敷之，数日后，手心背俱溃出瘀秽脓水，尚服败毒之剂，气血益虚，色黯脓清，饮食少思。仍请予治，投以壮脾胃，生气血之剂，由是脓水渐稠而愈。

不砭之非

有一患者，发热烦躁，用四物黄芩、红花、软柴、山栀、花粉，烦热已清，瘀血深蓄，欲针出之，不从。忽牙关紧急，患处作痛，始针去脓血，即安。用托里养血，新肉渐长。忽患处瘙痒，此风热也，用祛风消毒之剂而痊。

不补之非

有一患者，臀腿胀痛，发热烦躁，刺去死血，胀痛少宽，热躁愈甚，此血脱，邪火旺而然也，急用独参汤补之，少愈；又以健脾胃养气血药治之，腐肉渐溃遂愈。大抵此证，宜预调补以顾收敛，切不可伐其气血，不行补益，以至不能收敛矣。

汤火疮炙疮

凡汤火伤,急向火炙,虽极痛强忍一时,即不痛。慎勿以冷物塌之,及井底泥敷之,使热气不出,烂入肌肉。

〔丹〕火烧,以好酒洗之;又以盐敷其上。如皮塌者,以酒熬牛皮胶敷之。如汤伤,以淋过第二次灰查敷,立安。热酒伤,糯米粉炒黑末,酒调敷之。治汤火灼,未成疮者,用艾白根烧灰,鸡子黄和敷之,如成疮,用白蜜封之,以竹中膜贴上,日三。

〔世〕治汤火疮,麸皮炒黑灰,为末敷上神妙。此方有补性,始终皆可用。治汤火疮,取旧烹银炉中,烧过焦黄土,研细如粉,以生姜[1]调于帛上,贴之痛止。一方,用溶银锅子细末,油调敷佳。

《千》治火疮未起,栀子仁烧灰,麻油和封之,厚乃佳。已成疮,烧白糖灰粉敷之,燥即瘥。用白糖,葛氏方。

治汤火烧方

上用荞麦面,炒黄色,蜜水调敷如神。

保生救苦散 治火烧热油所损,或至肌肉亦脱,一切犬啮损伤,并刀斧所伤。

用生寒水石不计多少,为极细末,调涂之。或干上,然不如油调,其痛立止,并不作脓,无分毫厘苦楚,日近完复;永无破伤风证。

水霜散 治火烧,皮烂大痛。

寒水石生 牡蛎烧 朴硝 青黛 轻粉各等分

上为细末。新水或小油调涂,立止。

治汤火所伤,赤烂热痛。

赤石脂 寒水石 大黄各等分

上为末。以新汲水调涂伤处。

治火烧

桐油 水银各等分

上二件,以柳条不住手搅成膏。再入大黄末、石膏末,和以牛

---

〔1〕姜:此下疑脱"汁"字。

皮胶,入少水溶开,外用猫儿肚底毛,细剪掺上贴之。

绿白散　治汤熨、火烧疼痛。

用苦参,不拘多少为细末。每用以小油调搽。

凡被伤热油,痛不可忍,取厕下黑淤泥,量伤大小,斟酌多少;次以老姜汁、麻油十分之一,共研令匀,搽伤处立愈。以青黛敷之,亦妙。

治汤火伤

大黄　黄芩　黄连　山栀子　黄柏　知母　贝母　密陀僧乳香　没药　轻粉　甘草各等分

上为细末。用鸡子清加蜜调,不住手时时扫之。

清凉膏　治汤泼火烧,此药止痛解毒,润肌生肉。

栀子仁　黄连去须　白芷各二钱半　生地黄二两　葱白十茎,擘黄蜡半两　清麻油四两

上细剉,于油铛中,煎地黄焦黑色,绵滤去滓,澄清。却于铛内入蜡,慢火熬,候蜡消,倾于瓷盒内。用时以鸡羽揾少许,涂疮上,以瘥为度。

麻子膏　治火烧人肉烂坏。

麻子一合,取仁,碎　柏白皮　柳白皮　山栀子碎　白芷　甘草各二两

上剉细,以猪脂一斤煎,三上三下去滓。以涂疮上,日三。

黄柏散　治汤火伤。

黄柏　大黄　朴硝　鸡子壳　寒水石各等分

上为细末,用水调涂,极效。

柏叶散　治汤火伤。

柏叶　栀子仁各一两　胡粉研,半两

上为细末,以羊髓五大合,熔化和药,以木椎研三五百遍,一日三次,涂之瘥。

蛤粉散　治汤火伤。

上以蛤蜊壳,不拘多少,炙焦黄色,捣为细末。用生油调如膏,敷之如冰,仍无痕。一方,以蜜水调敷之,疼立止,不脓不痕。吴内

翰,居乡中,邻家釜翻,一小儿自头至踵皆伤,急以敷之,啼立止,遂无恙。唯才伤随手用即效,少缓即不及,当须先合以备用耳。

治汤火烧疮

上以侧柏叶,入臼中湿捣,令极烂如泥,冷水调作膏。敷伤处,以帛子系定三二日,疮当敛,仍灭瘢。一方,烧灰存性为末,以鸡子清调敷,如干再上,或蜜调亦可,或捣末,以脂调涂疮上,干即易。一方,以山柏子叶,烂捣涂敷。治人向火,生火斑成疮有汁,及治火气入疮。

上用黄柏、薄荷为末,干掺之即愈。一方,用黄柏皮为末,掺之立愈;薄荷煎涂,亦可。

治火疮败坏,用云母粉同生羊髓,和涂之。

〔经〕治汤火疮至妙,用刘寄奴为末,先以糯米浆,鸡翎扫伤处,后搽药末在上,并不痛亦无痕。大凡汤伤,先用盐末掺之,护肉不坏,然后敷药。又方,以榆白皮末,猪脂油涂疮愈。

〔世〕治火汤疮,先以酒洗;次以杨梅树皮为末,香油调敷。治汤火疮,用发一束香油煎,以发尽为度,放冷,搽患处验。

《精》治中热油及火烧,除外痛。以丹参八两细剉,以水微调,取羊脂二斤,煎三上三下,以敷疮上愈。

止痛膏 治灸疮及汤火伤,日夜啼呼,此药止痛灭瘢。

松脂 羊脂 猪膏 黄蜡各一分

上取[1]松脂破铫中,切脂嚼[2]蜡着松明上,少顷,铫内烧诸物皆消,以杯盛汁敷之。松明是肥松节也。

神效当归膏 治汤火疮,初起瘭浆,热毒侵展,焮赤痛,毒气壅盛,腐化成脓,此药效口生肌,拔热毒,止疼痛。

当归 黄蜡各一两 麻油四两

上将当归入油煎,令焦黑去滓;次入黄蜡急搅化,放冷,以瓷盒盛。用时以故帛子摊贴。一方,用白蜡。

---

〔1〕取:修敬堂本作"安",义长。
〔2〕嚼:修敬堂本、集成本均作"膏"。

紫雪 治汤荡[1]火烧,疼不可忍,或溃烂成恶疮。

上用松树皮,烧灰二钱,沥青一分,研为细末。清油调敷,湿则干掺,忌冷水洗,日三。一方,不用沥青,以松树皮阴干为细末,入轻粉少许,生油调敷,如敷不住,绢帛缚定,即生痂。

治汤火伤

上用霜后芙蓉叶、桑叶等分,阴干,研为细末。用蜜调涂敷之,湿则干掺。

鸡黄油 治汤火伤。

上用鸡子煮熟,去白用黄,于银石锅内炒干,再炒直待都化作油,去火毒,毛翎扫下,入韶粉、夜明沙为末,香油调敷,湿则干掺之。

灸 疮

止痛生肌散 治灸疮。

牡蛎半两,煅研 寒水石煅研 滑石研,各一分

上为细末。凡用之时,切护爪甲,勿令中风,仍须洗疮令净,然后掺药,薄薄令遍,以软绵帛系之,候肌生渐用柏皮膏。

柏皮膏 治灸疮久不瘥。

柏树白皮 伏龙肝各四两 猪脂半斤,炼为油

上同熬成膏,滤去滓,入瓷器中。每用时薄薄涂之。上以油纸隔,软帛裹。

绿云散 治灸疮,止痛。

柏叶 芙蓉叶并端午日午时采,不拘多少,阴干

上为细末。每遇灸疮,黑盖子脱了,即用水调少许如膏药,摊楮纸上贴之,养脓更无痛楚。

四时贴护方 治灸疮未着痂,及出脓久不合者。

春以柳絮 夏以竹膜 秋以新绵 冬以兔毛

上各随时贴疮上。

---

〔1〕荡:校本同,疑作"烫"。

内托黄芪丸 治针灸伤经络,流脓不止。

黄芪八两 当归洗,三两 肉桂去皮 木香 乳香另研 沉香各一两 绿豆粉四两

上为细末,生姜汁煮糊为丸,如梧桐子大。每服五十丸,不拘时,白汤送下。

诸虫兽螫伤

通治

《圣惠》治蛇咬、蝎螫、蚕咬妙。

雄黄三钱 信一钱 皂角子 巴豆各四十九粒 耳塞 麝香各少许

上五月五日,不闻鸡犬、妇人处,不语,捣为细末,在杏子核内封之。针挑出上痛处,大有神效。

〔世〕治一切蛇虫伤,贝母末,酒调服效,详见蛇咬。又方,用酥和盐,敷之。又方,用益母草捣烂,厚罨伤处。又方,用鹅粪傅之。又方,蓖豆叶,捣烂敷。又方。用独蒜、酸浆草,捣,傅伤处。又方,用酒,暖洗疮上,日三次。又方,紫苏叶,油浸涂伤处。

〔山〕诸般恶虫咬,以油浸紫草涂之。

〔丹〕治蛇咬、蚕咬、恶虫咬,猪膏苺捣汁敷。陈藏器,治狗咬。

治山溪中沙虱、射工等毒,用葱、小蒜、茱萸煮汁浸;或捣敷,大效。

治二十七壳虫咬伤人,及疮肿者。用麝香、雄黄、乳香、硇砂各二钱,土蜂窝、露蜂窝,烧灰存性,研细,以醋调少许,涂咬处;或不能辨认,疑是恶疮,三五日不疗,即毒入心,难瘥。忌鸡、鱼、油腻物。

治蛇伤,犬咬,一切虫毒。用试剑草,捣烂贴之。

治蛇犬及狂狗咬,用蚯蚓粪和盐,研敷神效。

〔海〕治蝎、蜘蛛、蛇毒。鸡卵轻敲一小孔,合咬处即瘥。又方,先问被伤人是甚虫伤?即默念火德星君黑杀,摄吹在伤处,自然不痛。又方,用艾炷于伤处,灸三五壮,拔去毒即愈。

治毒蛇并射工、沙虱等伤。眼黑、口噤、手脚强直,毒攻腹内成块,逡巡不救。用苍耳嫩叶一握,研取汁,温酒和灌之,将滓厚罨所伤处。

〔简〕治毒蛇、射工、沙虱等物伤着人。眼黑、口噤、手足强直,毒气入腹。用白矾、甘草等分,为细末。每服二钱,冷水调下。

治诸蛇、虫伤毒。用青黛、雄黄等分,新汲水,调服二钱。又方,用苍耳嫩叶一握,捣汁温酒和饮,滓厚敷伤处。口噤、身强者,灌之。

治蛇、犬咬,即破伤风。用荔枝草一握约三两,以好酒二碗,煎至一碗服,即睡,出汗。汗不止,以温白粥补之。

治恶蛇,风犬伤。用雄黄、荜茇、细辛等分,入麝少许,为末。每服二钱,好酒调下。

毒蛇咬

治毒蛇伤,急以小便洗出血;次取口中唾涂之,又以牙垢封伤处,敷而护之甚妙,且不痛肿。《山居》云:用犬粪敷患处,亦佳。又方,用好醋一二碗服,令毒气不随血泛;或饮清油一二盏,亦可。及以头绳扎定伤处两头;次用白芷末半两,白水调服。顷刻,咬处黄水出尽,肿消。又方,用白矾、雄黄、黄蜡等分,丸如指头大。遇有着伤,灯上烧开,滴伤处;或以竹筒按上,滴入,则毒不散。

〔世〕路行,卒被蛇咬。当急扯裹脚带,扎缚伤处上下寸许,使毒气不能悗伤肌体,又急用白矾,安刀头火上溶汁沸,滴于伤处,待冷,以长篦子速挑去屬,则毒血随出,黯肿尚未退更滴之,以退为度。村居山僻及途中夜行,卒被蛇伤咬,难求白矾处,速作艾炷灸五壮,以唾调盐涂之。如黯肿尚未消释,当更灸更搽,毒涎自然流出,且不透里伤人。蜈蚣咬,亦宜灸。

〔世〕治一切毒蛇咬。用透明雄黄,研细末,以醇酒浓调,厚搽伤处,水流出如涎,痛肿即消。一方,以萵苣汁和雄黄末作饼子,候干为末,每用少许,贴疮口立效。《衍》有人被毒蛇所伤,已昏困。有老僧以酒调药二钱灌之遂苏;及以药滓涂患处。良久,复灌二钱,其苦皆去。问之乃五灵脂一两、雄黄半两同为末,止此耳。后有中毒者用之,无不效验。又方,用干姜、雄黄等分,为末敷之;兼辟蛇,用绢袋盛,系臂上,男左女右,蛇闻气远避。

〔世〕**治毒蛇所伤**。

细辛 香白芷各五钱 雄黄二钱

上为末,加麝香少许。每服二钱,温酒调服效。

《丹》治一切蛇咬。用香白芷嚼碎,敷患处;又用温酒调服效。水蓼捣汁饮,滓敷伤处。樱桃叶绞汁服,滓敷伤处。

〔世〕治一切蛇、虫所伤。用贝母为末,酒调,令病人尽量饮之,顷久,酒自伤处为水流出,候水尽,却以药滓敷疮上,即愈。治蛇咬,肿毒闷欲死者,用重苔六分、续随子六颗,去皮同为细末。以酒服方寸匕;又以唾调少许,敷患处立安。《崔氏海上方》又方,用白矾二钱,服之,防毒气攻心。又方,金线重楼以水磨少许,敷咬处;又为细末,酒服之。又方,用柏树叶、鱼腥草、地松节、皱面草、草决明,共一处研细,敷伤处极佳。地榆生绞汁饮;及浓煎渍之,半日愈。治蛇伤,用马兰草即阶前菊,生捣敷伤处。亦解酒疸,止鼻衄,合金疮。治蛇咬疮,用蒜去皮一升,捣破,以童便一升,煮三四沸,热渍损处一两时。初咬未肿,即嚼蒜封之,六七易。又方,用蒜一升、乳二升,煮烂,空腹顿服,以饭压之,次日依前再服。治诸恶虫蛇螫,用地菘,捣敷之。

《海》治蛇虺咬人。以独头蒜、酸浆草捣汁,敷咬处佳。

《海》治蛇咬。男子阴毛,口含二十茎,咽其津,毒不入腹。

〔世〕治诸般蛇咬,此传之于擒蛇者。药味不全亦可。

大青 小青 青木香 乌柏叶 火炊草 山蕨荕 过山龙 地蜈蚣 天门冬 白芍药 香薷

上细末。用白木香研细,生白酒调服;查罨咬处,累效。

《圣》治蛇咬毒。食茱萸一两,为细末。冷水调,分为三服,立瘥。

《丹》治蛇毒,吃菰蒋草根灰,取以封之。其草即野茭白是也。《广济方》蛇咬作疮,暖酒浸,日三次。丝瓜根,擂生酒,饮醉立愈。治蛇伤,用小青一握,细研,入香白芷半两,酒调服。却以手捻患处,候黄水出,为效。毒蛇伤人,目黑、口噤、毒气入腹,以甘草、白矾等分末之,冷水调下二钱。蒜一升,乳二升,煮食。仍煮童便,热渍之。麻油、米醋,并急饮二碗,毒即散。大粪涂之。头垢、耳塞、井泥、蚯蚓粪,和捣涂咬处,黄水出愈。一方加白丁香。

蛇咬,忌食酸物、梅子,犯之大痛。

蛇入人口并七孔中者,割猪母尾头,沥血着口中,并孔口上,即出。

《圣》治因热取凉睡,有蛇入口中,挽不出者,用刀破蛇尾,内生椒二三粒,裹着即出。

治卒为蛇绕不解,以热汤淋之,无汤,令人尿之。

蜈蚣咬

治蜈蚣咬。生鸡血傅上,立愈累效。一男子,为蜈蚣入咽喉中咬之,垂死之际,一医,令杀生鸡血乘热灌喉中,蜈蚣即出而愈,实良方也。又方,用鸡粪涂之。又方,治蜈蚣、诸毒虫伤,麻油点灯,于疮口上对口熏之,登时愈。又法,大油纸燃,烧灯吹灭,以余烟淬之。亦治蝎及诸毒伤。治蜈蚣咬,竹叶清研汁敷之,立愈。又方,用南星,磨汁敷之,累效。蜈蚣草,晒干为末,入盐少许,水调敷患处,能解诸毒。

《梅》治蜈蚣咬,痛不止。独头蒜磨螫处,立愈。

《圣》治蜈蚣咬方。用蜗牛拵取汁,滴入咬处。

〔孙〕蜈蚣咬。取蜘蛛一枚,安咬处,当自饮毒。如蜘蛛死而痛未止,更易生者。

《丹》蜈蚣咬。嚼盐敷其伤处;次以盐汤洗之。《梅师方》蜈蚣咬,头垢塞之,不痛则痒。治蜈蚣咬及诸虫咬毒,先用鞋底上擦之,用大蒜、小蒜、桑叶罨伤处。如无,用油玻罨伤处;或蓝靛涂罨之,亦效。治蜈蚣毒虫咬。用桑枝汁同盐,擦痛处;或溶黄蜡滴患处,肉黑为度。又方,用皂角于咬处上,用艾灸热,去之效。用生姜汁调雄黄水敷。又方,灰苋叶,擦其痛,即止。又方,灯草蘸香油点烟,熏之。又方,凡被伤,急以手指于地上干处画王字内,撮土掺在咬处,即愈。又方,用耳塞少许,涂咬处疼即止。又方,用茱萸嚼烂擦之。又方,用生姜汁,调蚌粉搽。

蠼螋伤

治蠼螋尿成疮。初如粟渐大如豆,如火烧泡,大痛者速以草茶细末,生油调敷疮上,立止甚妙。又方,猪膏莓捣汁敷之,草茶即茶茗也。治两点蠼螋疮,用百合捣烂,入盐少许,敷之效。

《千》治蠼螋尿人影着,便令人病疮,如粟粒累累,痛似刺虫所螫,恶寒壮热。用犀角磨汁涂之,则愈。

〔世〕蠼螋虫,又名八脚虫。隐壁间以尿射人,遍身生疮如汤火伤。用乌鸡翎毛烧灰,鸡子白涂之。治小儿蠼螋咬,绕腹匝即死,用梨叶研烂敷之。

《食》蠼螋尿疮。盐三升,水一斗,煮取六升,以绵浸汤,淹疮上。

蝎 螫

雄黄消毒膏《宝鉴》治蝎螫不可忍。

雄黄 信各半两 巴豆三钱 白矾生,一两

上为细末,黄蜡半两溶开,入药搅匀为锭子,如枣子大。用时将锭子签于灯焰上炙开,滴于螫着处,其痛立止。

〔洁〕**一上散** 治蝎螫痛。

半夏一字,生用,为细末 雄黄一字,另研 巴豆一个,去皮,研如泥

上三味同研,和匀上之。治蝎毒,用溶化白矾,乘热滴伤处,痛止毒出。

《广》治蝎螫人。研蜘蛛汁,敷之瘥。

《山》蝎螫。苦荬汁涂之。

〔世〕治蝎螫,地磨生姜涂之。又方,南星,米醋调擦之,人参嚼封之。白矾、半夏等分,为末。醋调贴,痛止毒出。又方,用葱白切一片厚二分,置螫处,艾灸三五壮。

蜂 螫

治蜂螫,薄荷贴之瘥。人参嚼封之。以酥敷之。醋磨雄黄涂。

蜂房末猪脂调敷，_{煎汤洗亦得。}黄蜂蜇，热酒洗之立效。又方，清油搽之愈。

蜘蛛咬

　　张荐，昔在剑南，为张延赏判官，忽被斑蜘蛛咬项上，一宿，咬处有二道赤色，细如筋绕项上，从胸前至心经；二宿头面肿疼如数升碗大，肚渐肿，几至不救。张相素重荐，因出家财五百千，并荐家财五百千，募能疗者。忽一人应召云，可治。张相初不甚信，欲验其方，遂令目前合药。其人云：不惜方，当疗人性命耳！遂取大蓝汁一瓷碗，取蜘蛛投入蓝汁，良久方出，甚困不能动；又别捣蓝汁，复加麝香、雄黄和之，更取一蜘蛛投汁中，随化为水。张相及诸人甚异之。遂令点于咬处，两日内悉愈，但咬处作小疮，痂落如旧。

　　《海》蜘蛛咬，遍身成疮。用青葱叶一茎，小头作一孔，盛蚯蚓一条，捏两头不令透气，摇动化为水，点咬处瘥。

　　治蜘蛛疮，用羊乳敷其上，或用清油搽之即安。

　　《丹》蜘蛛咬处，嚼韭白敷之。

　　《山》蜘蛛等诸般虫咬。用葛粉、生姜汁调敷。

　　《经》蜘蛛咬，唾和山豆根末涂之。狗咬，蚍蜉疮，蛇咬并水研山豆根敷之。_{蚍频脂切。蚍蜉大蚁也，蚍即蚁。}又方，蜘蛛咬，一身生丝，羊乳一件饮之。灰藋，捣碎和油敷之。

　　【沈存中】　秦皮一味，治天蛇毒。此疮似癞而非癞也，天蛇即草间黄花蜘蛛，人被其螫，仍为露所濡，乃成此疾。以秦皮煮汁一斗，饮之瘥。

　　壁镜_{大如蜘蛛而形扁，斑色八足而长，作白幕如钱，贴墙壁间}咬，毒人必死，用桑柴烧灰，水煎三四沸滤汁，敷疮上；兼治蛇毒。又方，雄黄，醋磨搽妙。又方，大黄研，醋煮水涂妙。

剌毛虫伤

　　春夏月，树下、墙堑间，有一等杂色毛虫，极毒，凡人触着者，则放毛入人手足上，自皮至肉，自肉至骨。其初皮肉微痒，以渐至痛，经数日,痒在外而痛在内,用手抓搔,或痒或痛,必致骨肉皆烂,有性命之忧,此名中射工毒。诸药不效。用好豆豉约一碗,清油半盏,拌豉捣烂,厚敷痛痒处,经一时久,豉气透骨则引出虫毛,纷纷可见,取下豆豉,埋在土中。煎香白芷汤洗痛处,如肉已烂,用海螵蛸,即乌贼鱼骨为末,敷之愈。一方,取蒲公英根茎白汁,敷之立瘥。又方,用锅底黄土为末,以酸醋捏成团,于痒痛处搓转,其毛皆出在土上,痛痒立止,神效无比。黄土即伏龙肝也。按:治刺蜇伤,无如甘草妙,口内细嚼敷之,即时愈。今苏州虎丘山下民家,皆以种植树木为生,周十里内无刺蜇,乃时用甘草汁,洒树故也。

蚯 蚓 伤

治蛐蟮吹,用老茶叶细末,调敷。

《丹》治蚯蚓咬如大风状,眉髯皆落,夜则蚯蚓鸣于身上,脓作,盐汤浸数次安。《传信方》

《衍》昔有病腹大,夜闻蚯蚓鸣于身,有人教用盐水浸之而愈。

蝼 蛄 咬

治蝼蛄咬,用槲叶烧灰,细研;以泔别浸槲叶,取洗疮拭干,纳少许灰于疮中。又方,治蝼蛄咬人,用石灰,醋和涂之。

蚕 咬

用麝香,研,蜜调敷。又方,用苎根,捣汁饮,涂。若以苎近蚕种,则蚕不生。

犬 咬

犬咬,人屎敷之。犬咬人,以头垢敷伤处;又用热牛粪涂于外《肘后方》

《衍》犬伤人。用杏仁,量所伤大小,嚼烂沃破处,以帛系定,立瘥。

〔世〕治犬咬。用杏仁去皮尖,同马兰根研细,先以葱汤洗,后以此药,涂伤处效。治犬咬伤。用蓖麻子五十粒去壳,以井水研成膏,先以盐水洗咬处,次以此膏敷贴。一方,用虎骨屑,敷之。治犬咬人。不要洗,用红炭火以物击细,待冷,取涂咬处,即愈。治犬咬。用黄荆叶,捣罨疮上,即安。又方,炙生姜乘热擦之,尤妙。又方,砖青和牛粪涂。

《丹》狗咬。用紫苏叶,口嚼碎涂之。犬咬,破伤风肿,以人参,于桑柴火上烧成灰末,敷之安。

〔罗〕**蝉花散**　治夏月犬伤,及诸般损伤,蛆虫极盛,臭恶不可近者。

蛇退皮一两,火烧存性　蝉壳　青黛各半两　细辛二钱五分

上为细末。每服三钱,酒调下。如六畜损伤成疮,用酒灌下。如犬咬伤,用酵子和吃,蛆皆化为水,蝇子不敢再落;又以寒水石末,干掺上。

癫 犬 咬

定风散　治疯犬咬。先口嚼浆水洗净,用绵拭干、贴药。更不再发,大有神效。

天南星生　防风各等分

上为细末,干上。更不再发,无脓,效不可具述。

《丹》治犬咬。栀子皮烧灰,石硫黄等分,研细敷瘥《梅师方》

〔世〕治疯狗咬。用桃核壳半个,将野人干粪填满,以榆皮盖定,罨于伤处;又用艾于桃核上灸十四壮,即愈,永不再发。或用野犬粪,如前法灸之。又方,艾灸伤处,五七壮。

《山》风狗咬。即用犬粪涂,仍拔去顶上红发。

〔世〕癫狗咬方。用蝥蝥七枚,去头足翅,以糯米少许,于新瓦上同炒,以米黄香为度,去米不用。以蝥蝥研碎,好酒调下,能饮人再进酒一杯。伤在上食后服;在下空腹服,当日必有毒物从小便出,如小狗状。如未下,次日再进,亦不下,又进,以毒物出为度。若进至七服,虽不下毒,亦不妨矣。服药后,腹中必不安,小便茎中刺痛者,不必虑,此毒受攻将下耳。痛甚者,以芜青一匙,煎甘草汤

送下,即止。如无芜青,青黛亦可。疾愈后,急以香白芷多,雄黄少许,为末,捣韭根自然汁,汤、酒调下,去螌蝥毒。以水净漱口,嚼生葱白罨伤处,留小窍子出毒气,不可用他草药罨。忌犬、猪、羊及发风毒物。小儿量岁数,加减螌蝥。食癫狗肉致病者,治同即愈。或过二三年再发,治如前。治癫狗所伤,用螌蝥二十一个,去头翅并足,用糯米一勺,先将七个入米内微火炒,不令米赤,去此螌蝥;别用七个,再于前米内炒,令螌蝥色变,复去之;又别用七个,如前法炒,以米出青烟为度,去螌蝥不用。以米研为粉,用冷水入清油少许,空心调服,顷又再进一服,以小便利下恶物为度。如不利,再进一服。利后腹肚疼痛,急用冷水调青靛服之,以解其毒,否则有伤。或煎黄连水亦可,不宜便食热物。或以益元散,水调服尤妙。又方,用米泔洗净,以砂糖涂之,后用益元散四两,螌蝥十四个,去头翅足同煎,空心温服。又方,用雄黄五钱,麝香五分,研匀,酒调二钱服下,去恶物;再服得睡,莫惊觉。或经久复发,亦宜服此。

〔世〕风狗咬。取小儿胎发,炒香敷,野菊花研细,酒调服尽醉止效。又方,韭菜根捣汁,二三盏服。又方,桃白皮一握,水二盏,煎一盏服。

〔世〕治癫犬所伤,或经久复发,无药可疗者,用之极验。

雄黄色极明者,五钱　麝香五分

上研匀,用酒调二钱服。如不肯服者,则捻其鼻而灌之。服药后必使得睡,切勿惊起,任其自醒,候利下恶物,再进前药,则见效矣。

《丹》痴犬咬人。捣地黄汁饮之,并涂疮口愈。又方,煮地榆汁饮之,兼细末敷疮上,服方寸匕,日三忌酒。若疮瘥者,捣生韭汁饮一二升。《梅师》、《肘后》同。风犬咬后,毒发如狗叫声,于化人坛十头顶骨,烧末敷之。风狗咬毒发如狗叫者,百方不治,以人骨烧末之,水下方寸匕,虽烦乱者亦治。《梅师方》。胆矾为末,贴疮立愈。

马 咬

细嚼栗子敷伤处。又方，用益母草细切，和醋炒封之。毒入心，马齿苋汤，饮之瘥。

鼠 咬

用猫儿毛，烧灰敷之。猫粪，填咬处。麝香末傅，包之。

人 咬

龟甲或鳖甲，烧为灰末之，香油调敷。

虎 咬

用野生菜捣烂，塞所伤孔中满，不必换，自然新肉长出而愈。曾有人被咬已死，用此方治之。

《丹》熊、虎伤毒痛，煮生铁，令有味以洗之。《肘后、方》虎伤人疮。取青布紧卷，烧一头内竹筒中，射疮口令烟熏入疮口中佳。《梅师方》清油洗疮口，仍吃清油一碗。又方，用干葛，浓煎汤洗。又方，用沙糖水调涂，仍服沙糖水一两碗。

〔世〕虎伤人疮。用莓子叶杵细涂之。按《本草》莓子叶即猪膏莓能治虎、犬咬伤。

熊 咬

熊伤人，烧青布熏疮中毒出，仍煮葛根浓汁以洗之，日十次；并捣葛根为散，煮葛根汁方寸匕，日五服瘥。

驴涎马汗疮

驴涎、马汗入疮肿渐甚，可急治之，迟则毒深不治。以生乌头末敷疮口上，良久，黄水出立安。

〔世〕治驴涎、马汗入疮。用远志去心为末，酒调涂。又方，用冬瓜青皮，阴干为末，贴疮上。又方，马汗入肉，毒气引入如红线者,急用乌梅肉嚼烂,涂疮上。一方,用乌梅和核烂研,用好醋和成膏。先将疮口针破,出尽紫红血,拭干敷上,以帛缚定。王氏治驴涎马汗毒所伤,白矾飞过,黄丹炒令紫色,各等分,相裹合以贴患处。

〔孟〕马齿苋又主马毒疮,以水煎令服一升,一半涂疮上。湿癣、白秃,以马齿膏,和灰涂效。

方名索引